医学高等专科学校教材

中央广播电视大学医科大专推荐教材

药 理 学

（第二版）

主　编　张　远　张　力
副主编　悦随士　李建恒
编　者　（按姓氏笔画为序）

王新华　邯郸医学高等专科学校

王瑞婷　承德医学院

马丽杰　内蒙古医学院

马俊江　北京大学医学部

田河林　邯郸医学高等专科学校

李卫东　北京大学医学部

李学军　北京大学医学部

李宝群　承德医学院

李建恒　河北省职工医学院

沈丽霞　张家口医学院

张　力　张家口医学院

张　远　北京大学医学部

张延霞　邯郸医学高等专科学校

周玉娟　河北省职工医学院

悦随士　邯郸医学高等专科学校

郝志敏　承德医学院

郝希俊　承德医学院

爱　民　内蒙古医学院

章国良　北京大学医学部

北京大学医学出版社

YAOLIXUE

图书在版编目（CIP）数据

药理学/张远，张力主编 .—2 版 .—北京：北京大
学医学出版社，2003.2（2014.6 重印）
ISBN 978-7-81071-424-2

Ⅰ. 药…　Ⅱ.①张…②张…　Ⅲ. 药理学
Ⅳ.R96

中国版本图书馆 CIP 数据核字（2003）第 000807 号

药理学（第二版）

主　　编：张 远 张 力
出版发行：北京大学医学出版社（电话:010-82802230）
地　　址：（100191）北京市海淀区学院路 38 号　北京大学医学部院内
网　　址：http://www.pumpress.com.cn
E - mail：booksale@ bjmu.edu.cn
印　　刷：莱芜市圣龙印务有限责任公司
经　　销：新华书店
责任编辑：冯智勇　　责任校对：周 励　　责任印制：张京生
开　　本：787mm×1092mm　1/16　印张：19.5　字数：490 千字
版　　次：2003 年 2 月第 2 版　2014 年 6 月第 13 次印刷
书　　号：ISBN 978-7-81071-424-2
定　　价：25.50 元

版权所有，违者必究
（凡属质量问题请与本社发行部联系退换）

出 版 说 明

　　为了适应学科发展和教学改革的新形势，我社组织北京大学医学部以及首都医科大学、山西医科大学、内蒙古医学院、华北煤炭医学院、承德医学院、张家口医学院、河北省职工医学院、邯郸医学高等专科学校的专家教授对我社 1994 年出版的医学大专教材作了修订，出版第二版，尽可能将最优秀的教材奉献给读者。这套医学大专教材，包括人体解剖学、组织学与胚胎学、医学基础化学、人体生理学、医学生物化学、医学寄生虫学、医学免疫学与微生物学、医学遗传学、病理学、病理生理学、药理学、诊断学基础、预防医学、护理学基础、内科学、外科学、妇产科学、儿科学、五官科学（耳鼻咽喉科学、眼科学、口腔科学）、皮肤性病学、传染病学、中医学等 22 本。其中 14 门基础医学教材为"中央广播电视大学医科大专指定教材"。

　　本套教材是根据医学大专学生的培养目标和教学大纲，在总结各校教学经验的基础上编写的。强调少而精和实用性，保证基本理论和基本知识的内容，适当反映学科发展趋势。这套系列教材除主教材外，各书配有辅导教材，即学习指导，便于学生自学。本套教材适用于医学高等专科学生（含临床医学、预防医学、口腔医学、护理学、妇幼卫生、精神卫生、医学检验、医学影像等专业）、大专层次的高职教育、网络教育、成人教育及专业证书班学生。授课教师可根据专业和学时数，选择重点讲授。

　　本套教材在策划、组稿、编写过程中，得到有关院校领导和中央电大医科课程主持教师的大力支持和各位编审人员的通力合作，在此一并致以衷心的感谢。

第二版前言

随着我国医学教育事业的蓬勃发展，教材建设备受重视，《药理学》第二版即将正式出版。《药理学》第一版自 1995 年出版以来得到了广大教师和学生的肯定，在 7 年中已重印 7 次，发行量达 10 万册。本书已列入"北京市高等教育精品教材建设工程立项项目"。第二版是在第一版的基础上，根据新世纪医学教育改革的精神及第一版在使用过程中的反馈意见进行了修订再版。

本版调整了部分编写院校，组织了在第一线、具有丰富教学经验的教师参加编写工作。修订中删减陈旧的内容，增补公认的新概念、新进展，使本书内容能与国家执业医师资格考试、临床助理医师考试、国家执业药师资格考试的要求接轨。编写中注意少而精、重点突出、删繁就简、着重实用的原则，便于学生学习和掌握。

本版主要章节均撰写了临床用药评价，并为保证医疗、教学、科研的安全用药，保留了麻醉药品和精神药品品种附录，便于广大临床医护工作者参考。

由于时间比较仓促及编写人员水平和能力所限，本教材中存在的不妥之处，恳请读者批评、指正。

编　者
2003 年 1 月

目　录

第一章 绪 论

一、药理学的研究对象和任务

药理学（pharmacology）是研究药物与机体相互作用规律和原理的科学，是一门为临床合理用药、防治疾病提供基本理论的医学基础学科。药理学既研究药物对机体的作用及作用原理即药物效应动力学，简称药效学（pharmacodynamics），也研究药物在体内的过程即阐明药物在体内吸收、分布、生物转化及排泄等过程中的变化及规律，称为药物代谢动力学，简称药动学（pharmacokinetics）。药物（drug）是指用于预防、治疗或诊断疾病、但对用药者无害的各种物质。天然药物多数是植物，也有动物和矿物，现代药物多为天然药物的有效成分、人工合成药及生物制品，近年来还发展了基因工程药物。制剂（preparation）是指药物经过加工，制成便于病人使用、符合治疗要求、能安全运输和贮存的各种剂型，如片剂、酊剂、注射剂、软膏等。

药理学也是新药研究以及发掘祖国医药学遗产的重要手段。药理学研究成果还为揭示和发展生命科学提供重要的科学资料。在药理学的教学中，要运用生理学、生物化学、病理学、微生物学和免疫学等知识理解药物的药理作用和不良反应，为临床合理用药提供坚实的理论基础。学习药理学的重点在于掌握各种药物有什么主要药理作用，并联系其临床应用，掌握重要的不良反应和禁忌证等，对药物的作用机制也应有所了解。

近年来新药不断地被研究和开发，新药系指我国未生产过的药品；已生产的药品，凡增加新的适应证、改变给药途径和改变剂型的亦属新药范围。新药的研究可分为临床前研究、临床研究和售后调研三个步骤，最终目的是证明新药人用的安全性和有效性。研制的新药须经我国 1985 年颁布的《新药审批办法》批准。

(1) 临床前研究：包括药学（生产工艺、质量控制和稳定性等）研究、药理学（动物的药效学和药动学）研究以及毒理学（急、慢性毒性和特殊毒性等）研究。临床前研究的资料须经过有关部门审核后方能进行临床研究。

(2) 临床研究：我国目前分 3 期。Ⅰ期以健康志愿者为受试对象，包括药物人体耐受性试验及药代动力学研究，为制定给药方案提供依据。Ⅱ期以少量病人为对象，进行新药与对照药的随机、双盲、对照的临床试验，以观察新药的有效性和安全性。Ⅲ期为扩大的多中心临床试验，一般不少于 300 例，以进一步评价新药的有效性和安全性。新药通过此期试验后，方被批准生产、上市。新药临床试验必须遵循赫尔辛基宣言原则及新药临床试验规范（Good Clinical Practice，GCP）。

(3) 售后调研：是新药上市后进行的社会性考查与评价，考察广泛、长期使用后的疗效和不良反应。

为规范药品管理，我国于 1953 年公布了《中华人民共和国药典》，是记载药品标准的典籍，收载疗效肯定的中西药品和制剂，并规定其标准规格和检验方法，作为药品生产、检验、供应、使用和管理的依据，现为 2000 年版。1984 年公布了《中华人民共和国药品管理法》，2000 年修订。1996 年公布了《国家基本药物目录》，收载了西药约 770 种，中药约

1200 种，均为我国防治疾病必需的药物，可减少滥用药物给人民健康带来的危害，每两年调整一次。近年还规定了处方药和非处方药。须凭医师处方购买的为处方药（prescription drugs）。用于缓解一般常见疾病的症状、其疗效和安全性均较好的药物，不需处方即可购买的为非处方药（over-the-counter，OTC），分为甲、乙两类，均在药房出售，乙类可在一般商店出售。此外我国还有麻醉药品（附录 2）和精神药品（附录 3）管理法等。

二、药理学发展史

药理学是在药物学的基础上发展起来的。《神农本草经》是我国最早的药物学著作，收载中药 365 种，其中不少药物仍然沿用至今，如大黄、麻黄等。明朝李时珍的《本草纲目》（1590 年）是最重要的本草书，全书 52 卷，约 190 万字，共收载药物 1892 种，已译成日、朝、英、德、法、俄、拉丁等 7 种文字，传播到世界各地，成为全世界重要的药物学文献之一。随着科学技术的发展和专业分工，现代研究药物的学科逐渐分化为几门独立的科学，即生药学、药物化学、药剂学和药理学。

现代药理学的建立是从 19 世纪开始的，其发展与现代科学技术的发展紧密相关。20 世纪中叶药理学取得了飞速的发展。1909 年发明的砷凡纳明治疗梅毒，开创了化学合成药治疗传染病的新纪元，1935 年发明磺胺药，1940 年发现青霉素，从此进入抗生素的新时代。此外还在抗精神病药、抗高血压药、抗肿瘤药等方面开辟了药物治疗的新领域。近 20～30 年来，随着基础理论和实验技术的发展，药理学研究已深入到受体和分子水平，使药物作用原理的研究从宏观引入微观。在学科发展上，出现了许多新的分支，如生化药理学、分子药理学、遗传药理学、免疫药理学和临床药理学等。

我国药理学研究始于上世纪 20 年代，开展了麻黄、黄连、常山、鸦胆子等中药研究，取得了一些成果，但进展十分缓慢。新中国成立后，药理学逐步得到发展，专业队伍逐渐扩大，研究成果日益增多，特别是在中草药药理研究如强心苷（羊角拗苷）、镇痛药（罗通定）、抗胆碱药（山莨菪碱）、钙拮抗药（汉防己甲素）、血管舒张药（川芎嗪）、抗疟药（青蒿素）、抗肿瘤药（喜树碱、紫杉醇）等方面成绩显著。在理论研究上也取得不少成果，例如阐明了吗啡的镇痛作用部位是在第三脑室周围和导水管周围灰质，这对镇痛作用机制的研究起了重要作用，但与世界水平相比还有一定距离，我国的药理学工作者还要奋发努力，为药理学及其分支学科的发展做出贡献。

（张　远）

第二章　药物效应动力学

药物效应动力学（pharmacodynamics，简称药效学）研究药物作用于机体而引起的生理、生化效应及其规律和产生的原理，并介绍药效学的基本概念，药物剂量与效应关系、构效关系及药物与受体的相互作用。

一、药物的作用和药理效应

在药物的影响下，机体所产生的机能、形态和生化方面的改变称为药物的作用（action），是指药物与机体的初始反应，如肾上腺素与肾上腺素受体的相互作用。而药物作用于机体引起机体器官原有功能水平的改变，如肾上腺素引起心率加快、血压升高等称为效应（effect）。实际应用中二者互相通用。

1. 药物的基本作用　在药物对机体发生作用的过程中，药物通过影响机体某些器官或组织所固有的生理功能而发挥作用。使原有功能水平增强，称为兴奋（stimulation），如升高血压、兴奋呼吸等；使原有功能水平降低，称为抑制（inhibition），如降压、镇静、催眠等。因此，兴奋和抑制是药物作用的两种基本类型。一种药物对不同器官或组织可分别产生兴奋或抑制作用，例如肾上腺素可收缩皮肤粘膜血管（兴奋作用），舒张骨骼肌血管及松弛支气管平滑肌（抑制作用）。

2. 局部作用和吸收作用　药物与机体接触，在未被吸收入血液循环之前，在用药局部所表现的效应称为局部作用（local action）。例如普鲁卡因局部注射后对外周神经的麻醉作用、抗酸药中和胃酸作用等。药物吸收进入血液循环，分布到全身，对机体内部某些器官发生的作用，则称为吸收作用（absorptive action）或"全身作用"（systemic action），如口服麻黄碱吸收后扩张支气管。外用药也可通过皮肤或粘膜吸收产生吸收作用，甚至引起中毒，在临床用药时必须注意。有些药物口服不易吸收，只在肠道产生局部作用，如口服硫酸镁导泻，口服庆大霉素在肠道内杀菌等。

3. 直接作用和间接作用　药物直接作用于组织或器官引起的效应称为直接作用，如强心苷的强心作用。多数药物还可以通过不同的机制发挥间接作用，如强心苷的强心作用改善了心功能不全病人的体循环和肺循环功能而产生利尿、消除水肿和改善呼吸困难等；给昏倒的病人嗅氨水，可以反射地兴奋呼吸中枢和血管运动中枢，产生苏醒作用；长期大量应用糖皮质激素有抗炎和免疫抑制作用，但外源性激素的增多对脑垂体前叶的负反馈作用，干扰了肾上腺皮质功能的生理调节，使肾上腺皮质功能低下甚至萎缩等均为间接作用。

4. 药物作用的选择性　在一定剂量范围内，多数药物吸收后，只对某一、两种器官或组织产生明显的药理作用，而对其他组织作用很小甚至无作用，药物的这种特性称为选择性（selectivity）。例如强心苷主要兴奋心肌引起收缩力加强，而对骨骼肌的收缩无影响。药物选择性的原因可能与以下几方面有关：①药物化学结构的特异性；②药物只干扰某种组织的生化过程；③不同的组织器官对药物的亲和力和敏感性不同。药物的选择性是相对的，与用药的剂量有关，如苯巴比妥在小剂量时只有镇静作用，增加剂量则可引起催眠甚至昏迷和呼吸抑制。选择性作用的临床意义在于选择性高的药物针对性强，可以准确地治疗某种疾病，毒副反应较少；选择性低的药物，作用范围广，影响多种组织器官，不良反应多。

二、药物的治疗作用与不良反应

1. 治疗作用　有利于改变机体的生理生化功能或病理过程，能达到防治疾病效果的作用称为治疗作用（therapeutic action）。可分为：①对因治疗（治本）：如抗生素杀灭体内致病微生物，解毒药促进体内毒物的消除等；②对症治疗（治标）：可以改善症状治疗疾病，如解热、镇痛、平喘等。有些症状如休克、惊厥、哮喘等如不及时消除或改善，可能造成生命危险，因此对症治疗和对因治疗都很重要。在某些情况下对症治疗比对因治疗更为重要；③补充治疗：补充体内营养或内源性物质（如激素）不足的药物，故又称替代疗法，可部分起到对因治疗作用，但应注意引起缺乏的原因。

2. 不良反应　对机体带来不适、痛苦或损害的反应，称为不良反应（adverse reaction）。

（1）副作用（side reaction）：是在治疗剂量时出现的与治疗目的无关的作用，可能给病人带来不适或痛苦。一般指对机体危害轻，而且是可以恢复的功能性变化，如阿托品引起口干、阿司匹林对胃肠道的刺激作用等。

（2）毒性反应（toxic reaction）：指用药剂量过大、疗程过长或消除器官功能低下时药物蓄积过多引起的危害性反应。毒性反应立即发生称急性毒性，如水杨酸引起恶心、呕吐等。急性毒性多损害胃肠道、循环、呼吸及神经系统功能。长期用药时，药物在体内蓄积逐渐发生的毒性称慢性毒性，如长期或大剂量应用醋氨酚可致肝、肾损害。慢性毒性多损害肝、肾、骨髓及内分泌功能。某些药物还有致癌、致畸胎、致突变（干扰 DNA 复制，引起基因突变）的毒性作用。

（3）后遗效应（after effect）：指停药后血浆药物浓度已降到阈浓度以下时残存的生物效应，如服用巴比妥类催眠药后，次日晨出现乏力、困倦现象，长期应用肾上腺皮质激素后引起肾上腺皮质萎缩，数月内难以恢复。

（4）继发反应（secondary reaction）：是在药物治疗作用之后的一种反应，是药物发挥治疗作用的不良后果，亦称治疗矛盾。例如长期应用广谱抗菌药时，肠道中敏感细菌被消灭，不敏感的细菌如葡萄球菌或真菌则大量繁殖，从而引起继发性感染。

（5）变态反应（allergy）：又称过敏反应，是少数人对某些药物产生的免疫反应，与剂量无关。临床表现有皮疹、药热、哮喘等，严重者引起过敏性休克。致敏原可以是药物本身，或其代谢产物，也可能是制剂中的杂质，它们与体内蛋白质结合形成全抗原，刺激机体产生抗体，引起抗原抗体反应。为预防变态反应发生，用药前要询问病人的过敏史，对于常致过敏的药物（如青霉素等）要做皮肤过敏试验，阳性反应者禁用该药。

（6）特异质反应（idiosyncratic reaction）：少数特异体质病人对某些药物反应特别敏感，反应性质也可能与常人不同，是一类先天性遗传异常反应。例如遗传性血浆胆碱酯酶活性降低的患者对琥珀胆碱高度敏感，易引起中毒。

三、量效关系

药物剂量与效应之间的规律性变化称为量效关系（dose-effect relationship）。在一定剂量范围内，随剂量增加，药物效应逐渐增强。出现疗效的最小剂量，称最小有效量（minimal effective dose）。大于最小有效量，临床用药的剂量称治疗量（therapeutic dose），继续增加剂量引起中毒反应的最小剂量称最小中毒量（minimal toxic dose）。对剧毒药物，药典还规定了极量（maximal dose），比治疗量大，比最小中毒量小。医生用药不得超过极量，否则可能引起医疗事故，医生对此应负法律责任。药理效应有以下两类：

1. 量反应及量效曲线　以数量分级表示的药理效应称量反应（graded response），如血压、心率、尿量的改变等。以药物剂量或浓度为横坐标，药物效应为纵坐标作图，则得量效曲线。如将剂量或浓度改为对数，则呈对称S形曲线（图2-1）。

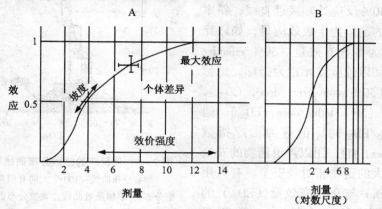

图2-1　量反应的量效曲线

在量效曲线中，中段斜率最大，剂量稍有增减，效应会明显加强或减弱。斜率较陡表明药效激烈，斜率平坦表明药效温和。此外，由此曲线尚可看出剂量或浓度与效应强度的关系：最小有效量，是能引起药理效应的最小剂量，或称阈剂量。随着剂量或浓度的增加，效应逐渐加强，当效应增强至最大程度时，再增加剂量或浓度，效应不再增强，此时的效应称为最大效应（maximal effect），又称效能（efficacy）。若继续增加药物剂量，效应不再加强，反而会引起毒性反应；产生一定效应所需的剂量或浓度，称为药物的效价强度（potency），其值越小则强度越大。同一类药物，他们的最大效应与效价强度不同，如利尿药以每日排钠量为效应指标进行比较，呋塞米的最大效应大于氢氯噻嗪，表明两药效应不同。氢氯噻嗪的效价强度大于呋塞米，而利尿效能低于呋塞米，表明产生等效应时剂量不同（图2-2）。可见最大效应与效价强度均为药物的重要特性，可用于药物的有效性评价。

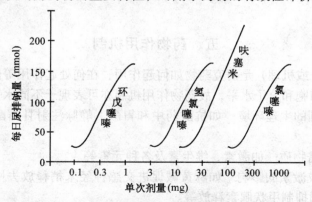

图2-2　各种利尿药的效价强度及最大效应比较

2. 质反应及量效曲线　有些药理效应只能用阴性或阳性、全或无表示，称为质反应（quantal response），如惊厥或不惊厥、生存或死亡等，因此必须用多个动物进行实验。在群

5

体中的个体对同一药物反应（如惊厥）所需要的剂量不同，通常接近常态分布（图2-3），这种因个体而异的药物反应就是个体差异。如以阳性率表示效应，用累加阳性率与对数剂量（或浓度）作图呈对称S形曲线。曲线中央部（50%反应处）接近直线，斜率最大，其相应的剂量为半数效应量，如以疗效为指标则称为半数有效量（50% effective dose，ED_{50}）。如以惊厥或死亡为指标，则称半数惊厥量（50% convulsive dose，CD_{50}），或半数致死量（50% lethal dose，LD_{50}）。通常以药物 LD_{50}/ED_{50} 的比值称为治疗指数（therapeutic index，TI），用以评价药物的安全性，治疗指数大的药物相对较安全。有人用1%致死量（LD_1）与99%有效量（ED_{99}）的比值来衡量药物的安全性，5%致死量（LD_5）与95%有效量（ED_{95}）之间的距离称为药物的"安全范围"。

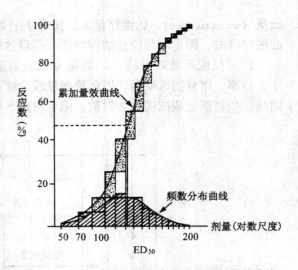

图2-3　质反应的频数分布曲线和累加量效曲线

频数分布曲线：100个人的有限剂量分布情况（常态分布）；累加量效曲线：频数分布曲线中每个长方形的累加曲线

四、构效关系

药物的化学结构决定了药物作用的特异性，如尿嘧啶并无抗癌活性，引入一个氟原子，成为5-氟尿嘧啶，就成了抗癌药。一般地说，结构相似的化合物能与同一酶或受体结合，产生相似的作用或拮抗作用。如氨甲酰胆碱和丙胺太林化学结构均与乙酰胆碱相似，前者具有拟胆碱作用，而后者则具有抗胆碱作用。有的药物结构相同，而光学异构体不同，则药理作用不同。多数左旋体具有药理作用，而右旋体则无作用，如左旋的氯霉素、左旋咪唑、左旋多巴等。也有少数右旋药物有较强的药理作用。近年来进行了定量构效关系（QSAR）药效模式图像技术等方面研究，不仅有助于定向合成新药，而且也有助于药物作用机制的研究和理解。

五、药物作用机制

药物作用机制（或机理）是研究药物如何起作用、在何处起作用等问题。由于药物可作用在器官、组织、细胞和分子水平，故药物作用机制亦可表现于不同水平。

1. 改变细胞周围的生理环境　如抗酸药中和胃酸、静脉注射甘露醇高渗溶液消除脑水肿和引起利尿。

2. 补充机体所需物质　如激素、维生素及各种元素等。

3. 对神经递质或激素的影响　如麻黄碱促进交感神经末梢释放去甲肾上腺素而引起升压作用，大剂量碘剂抑制甲状腺素释放等。

4. 对酶的抑制或促进　如新斯的明抑制胆碱酯酶而产生拟胆碱作用，尿激酶激活血浆纤溶酶原等。

5. 作用于细胞膜的离子通道　药物还可影响细胞膜的离子通道如 Na^+、Ca^{2+}、K^+、Cl^-

等离子的跨膜转运而发挥作用。如钙拮抗药阻断钙离子通道而有血管扩张和抗心律失常作用，局麻药抑制钠离子通道而阻断神经传导等。

6. 影响核酸代谢　多数抗癌药是通过干扰细胞 DNA 或 RNA 的代谢过程而发挥疗效的，许多抗菌药也是影响细菌核酸代谢而发挥抑菌或杀菌效应。

7. 非特异性作用　一些药物并无特异性作用机制，如消毒防腐药对蛋白质的变性作用，因此只能用于体外杀菌或防腐，不能内服。一些麻醉催眠药（包括乙醇）对于细胞膜脂质结构的扰乱，而对各种细胞均有抑制作用，但中枢神经系统对其更为敏感。还有一些药物通过改变细胞膜的兴奋性，但不影响其静息电位。

8. 受体　见下述。

六、药物与受体的相互作用及受体学说

受体（receptor）是指首先与药物结合并能传递信息、引起效应的细胞成分。有些存在于细胞膜上，多为神经递质受体，如去甲肾上腺素、乙酰胆碱等及自身调节物质受体如前列腺素、组胺等；有些存在于胞浆内，多为激素类受体，如糖皮质激素、盐皮质激素、性激素和甲状腺素等。这些受体均为大分子蛋白质（糖蛋白或脂蛋白），在体内有特定的分布点。受体的两个基本特点：一是识别特异性配体及药物；二是受体与配体复合物能引起生理效应。

受体数目有限，故有饱和性。按受体分子结构和功能不同可分为 G 蛋白偶联受体、门控离子通道型受体、酶活性受体和细胞内受体 4 大类。药物与受体的结合多数是通过氢键、离子键和范德华引力，因此是可逆的；少数通过共价键结合，作用比较持久。细胞膜上的受体数目和反应性可因生物活性物质、激动剂及拮抗剂的浓度或作用的影响而发生改变。上述物质浓度过高或作用过强或长期激动受体，可使受体数目减少，称向下调节，此与长期应用激动剂后受体敏感性下降或产生耐受性有关，如哮喘时久用异丙肾上腺素治疗使疗效降低。反之受体数目增加，称向上调节，与长期应用拮抗剂后受体敏感性增加或与撤药症状有关，如长期用普萘洛尔的高血压患者突然停药，可引起血压反跳现象。因此临床选用药物要考虑受体的亚型，恰当地使用激动药和拮抗药，避免不良反应的发生。

药物与受体结合引起生理效应，须具备两个条件，一是与受体相结合的能力即亲和力（affinity），二是有内在活性（intrinsic activity），即药物能产生效应的能力。由此可以将药物分为三类：

（1）激动药（agonist）：药物与受体有较强的亲和力，也有较强的内在活性。它兴奋受体，产生明显效应，如吗啡兴奋阿片受体，引起镇痛和欣快作用。

（2）拮抗药（antagonist）：药物与受体亲和力较强，但无内在活性，故不产生效应，但能阻断激动药与受体结合，因而对抗或取消激动药的作用。如阿托品阻断乙酰胆碱和毛果芸香碱的拟胆碱作用。拮抗药又可分为竞争性拮抗药和非竞争性拮抗药。①竞争性拮抗药：和激动药互相竞争与受体结合，降低了激动药的亲和力，而不影响内在活性，故可使激动药的量效曲线平行右移，但最大效应不变（图 2-4），表明这种拮抗作用是可逆的，若增加激动剂的剂量，药理效应仍能达到未用拮抗药时的水平。②非竞争性拮抗药：和激动药互相竞争与受体结合，使亲和力和内在活性均降低，可使激动药的量效曲线平行右移，但降低最大效应，表明与受体结合牢固。能与受体发生不可逆性结合的药物也属非竞争性拮抗药。

（3）部分激动药：本类药物与受体的亲和力较强，但只有弱的内在活性，能引起较弱的生理效应，较大剂量时，如与激动药同时存在，能拮抗激动药的部分效应。如镇痛新属阿片

受体部分激动药，镇痛作用较弱，但成瘾性小。

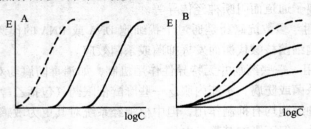

图 2-4　竞争性拮抗药（A图）、非竞争性拮抗药（B图）

药物作用的受体学说，主要有以下三种：

（1）占领学说：认为药物效应的强度与被占领的受体数量成正比，被占领的受体数量愈多，药物效应愈强。占领50%受体，效应是最大效应的一半，但不能解释药物占领了受体但不产生效应的问题。

（2）速率学说：认为药物效应的强弱并不取决于受体被占领的多少，而取决于药物—受体复合物的解离速度。激动药的解离速率大，部分激动药解离速率小，而拮抗药的解离速率很低。

（3）二态模型学说：认为受体有两种构象状态，即活化状态和失活状态，可相互转变。活化状态与激动药有亲和力，结合后产生效应；失活状态与拮抗药有亲和力，结合后不产生效应，但能减弱或阻断激动药的作用；部分激动药对活化状态和失活状态都有不同程度的亲和力，因此本身可以引起弱的效应，也可阻断激动剂的部分效应。

（张　远）

第三章 药物代谢动力学

药物代谢动力学（pharmacokinetics，简称药动学）是研究药物在体内的吸收、分布、代谢和排泄等过程（图3-1）以及血药浓度随时间变化规律的科学。血药浓度及作用部位的药物浓度与药物的疗效及毒性反应密切相关。临床医生可以运用药动学的参数科学地计算药物剂量，以达到所需的血药浓度，指导临床合理用药，对提高药物疗效和用药的安全性有重要的意义。

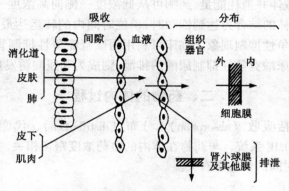

图3-1 药物通过各种生物膜的转运而产生的吸收、分布和排泄

一、药物的跨膜转运

药物的吸收、分布和排泄等体内过程，都要通过体内的各种生物膜，这一过程称为药物的跨膜转运。生物膜主要由类脂质、蛋白质、脂蛋白及低聚糖等组成。膜的结构是以脂质双分子层为基本骨架，其极性部分向外，非极性部分向内，球蛋白镶嵌在脂质双分子层内。生物膜上布满细孔，称为膜孔，水和一些小分子水溶性物质可以通过。多数药物经膜扩散转运。

药物跨膜转运可分为被动转运和主动转运两种方式。

（一）被动转运

被动转运（passive transport）又称下山转运或顺梯度转运，是指药物从膜的高浓度一侧向低浓度一侧的扩散过程，不消耗能量，不需要载体参与，故无饱和与竞争抑制现象，转运速率与膜两侧浓度成正比，浓度差越大，转运越快，当膜两侧药物浓度达平衡时转运停止。转运的程度与药物的理化性质、分子量、脂溶性、极性及解离度等密切相关，非解离型、极性小、脂溶性大的药物易通过生物膜，临床应用的大多数药物以此种方式转运。

常用的药物多属弱酸性或弱碱性化合物，在体液内只部分解离，因而存在解离型与非解离型两种互变形式，解离型的极性高，脂溶性低，难以通过细胞膜；而非解离型的极性低，脂溶性高，易于通过细胞膜。药物解离的多少和药物所在溶液的 pH 值有关，弱酸性药物在碱性体液中易于解离，弱碱性药物则在酸性体液中易于解离。解离特性以 pKa 表示，是指弱酸性或弱碱性药物在 50% 解离时溶液的 pH 值。各种药物有其固定的 pKa 值，同一药物所处体液的 pH 值有微小变化时，其解离度可发生显著变化，从而影响药物在体内的转运。如口服弱酸性药物丙磺舒（pKa = 3.4）后，在胃液（pH = 1.4）中非解离型与解离型之比为100:1，即 99% 为非解离型，解离型约 1%；而在血液中（pH = 7.4），非解离型和解离型之比为1:10000，即 0.01% 为非解离型，解离型约 99.99%。

当细胞膜两侧的 pH 值不同时，弱酸性药物在酸性侧解离少，以非解离型为主，这样就容易通过细胞膜而转运到碱性侧；在碱性侧弱酸性药物则主要呈解离型，不易通过细胞膜，因此，在弱酸性药（如巴比妥类）中毒时，碱化尿液可加速这些药物的排出。

（二）主动转运

主动转运（active transport）又称上山转运，药物的转运与细胞膜两侧浓度高低无关，需要依靠细胞膜上的特异性载体并消耗能量，药物可从低浓度一侧向高浓度一侧转运。载体对药物有特异的选择性，当载体的结合力达到饱和时，单位时间内的转运达最大速率，因此主动转运有饱和性、选择性和竞争性抑制现象。临床可利用丙磺舒竞争性抑制青霉素的分泌而提高青霉素的血药浓度，而利尿酸竞争性抑制尿酸的排泄，则成为利尿酸诱发痛风不良反应的原因。

二、药物的体内过程

药物体内过程包括吸收（absorption）、分布（distribution）、代谢（metabolism）和排泄（excretion），简称为 ADME 系统，与药物在体内的血药浓度密切相关，与药物效应开始快慢、效应的强弱以及维持时间的长短等有关。

（一）吸收

吸收（absorption）是指药物从用药部位向血液循环中转运的过程，多数药物的吸收过程属被动转运，药物吸收的速度与药理效应起始的快慢有关，吸收的程度与药物的作用强度有关。药物口服后从胃肠道粘膜吸收，弱酸性药物如巴比妥类、水杨酸类虽易在胃内吸收，但因胃吸收表面积较小及排空迅速，故吸收量少。药物吸收主要部位在小肠，因小肠粘膜吸收面积大，血流量丰富，肠腔内 pH 值为 4.8～8.2 等原因，弱酸性药大部分在小肠吸收。影响药物吸收的因素主要有以下几方面：

1. 药物的理化性质　分子量小、脂溶性高、极性低以及非解离型药物易被吸收，强酸、强碱和极性强的季铵盐如骨骼肌松弛剂筒箭毒碱，均不易通过细胞膜吸收。

2. 药物的制剂　同一药物制成不同剂型，可影响吸收的速度和程度，注射剂和溶液剂的吸收大于片剂和胶囊剂，片剂的崩解和胶囊剂的溶解速度是吸收的限速因素，油剂、混悬剂或植入片可在局部滞留，形成贮存库，吸收慢但作用持久。

3. 给药途径　不同的给药途径影响药物的吸收速度和程度，它们的药时曲线亦不相同（图 3 - 2）。除静脉注射外，其他给药途径均要通过吸收过程才能进入血液循环，吸收速度快慢的顺序为：吸入、舌下、直肠、肌内注射、皮下注射、口服、皮肤。吸收程度以吸入、舌下、直肠、肌内注射、皮下注射较完全，口服次之。完整的皮肤对多数药物均不易穿透，少数脂

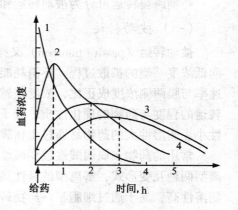

图 3 - 2　不同给药途径的药时曲线
1. 静注　2. 肌注　3. 皮下注射　4. 口服

10

溶性极大的药物及新型药膜能经皮吸收。

4.首关消除　口服某些药物，在胃肠道吸收后，经肝门静脉进入肝脏，在进入体循环前被肠粘膜及肝脏酶代谢灭活或结合贮存，使进入体循环的药量明显减少，这种现象称首关消除（first pass elimination），或称首关效应、第一关卡效应。有明显首关消除的药物如利多卡因、硝酸甘油等，口服给药时，在肝内被大量代谢灭活，因此不宜作口服给药，应改变给药途径，分别采用注射用药及舌下含服才能达到疗效。

5.机体状态　机体生理状态可影响药物的吸收，如年龄、性别、疾病等。口服给药受胃内容物的性质和量及胃肠蠕动快慢的影响，蠕动过快时药物吸收减少；蠕动慢时，药物吸收比较充分。给药部位血流状态，如上臂三角肌比臀部肌肉血流丰富，注射药物吸收迅速而完全。处于休克、微循环障碍患者，肌内或皮下注射吸收缓慢而不完全，一旦纠正休克后全身血液循环改善，药物吸收明显增加，此时必须注意调整药物剂量，避免因血药浓度增高而引起毒性作用。

（二）分布

分布（distribution）是指药物从血循环向各组织脏器、细胞间液和细胞内转运的过程。药物在体内的分布是不均匀的，随着药物的吸收和消除不断变化，药物的作用强度取决于药物分布到靶器官的浓度。影响药物分布的因素有：

1.药物和血浆蛋白结合　药物进入血液循环后可不同程度地与血浆蛋白（主要是白蛋白及少量 β-球蛋白和酸性糖蛋白）结合，成为结合型药物。因而，药物在血循环中以结合型和游离型（活性型）两种形式存在。药物的蛋白结合率是指治疗剂量的药物和血浆蛋白结合的百分率。不同的药物蛋白结合率差异很大，有的可达 95% 以上。结合率高的多种药物同时服用，可发生竞争性排挤现象，使游离型药物浓度增高，药物作用增强而引起不良反应，如抗凝血药双香豆素口服，血浆蛋白结合率为 99%，再服结合率为 98% 的保泰松，保泰松可竞争排挤已与血浆蛋白结合的双香豆素，使其游离型浓度成倍增加，抗凝活性增强引起出血。

结合型药物指药物与蛋白质结合的大分子复合物，其特点是：①暂时失去药理活性；②不易透过毛细血管壁、血脑屏障及肾小球，减少了代谢、排泄，使作用维持时间延长；③与蛋白质的结合是疏松和可逆的，当游离型药物浓度下降时，结合型药物即可释放药物，成为游离型，恢复其原有的药理活性。

2.药物的理化性质和体液 pH 值　脂溶性药物容易分布。水溶性大分子药物或解离型药物则难以分布，如静脉注射右旋糖酐后，因分子大，不易透出血管壁，故可扩充血容量。

血液和细胞间液的 pH 值约为 7.4，细胞内 pH 值较低，为 7.0。故弱酸性药物在细胞外解离型多，不易进入细胞内，弱碱性药物较易分布到细胞内。这一原理可用于巴比妥类药物中毒的治疗，使用碳酸氢钠碱化尿液和血液，有利于药物自脑细胞向血浆转运，并促进药物自肾排泄。

3.药物与组织的亲和力　某些药物对某些组织器官有较高的亲和力，如碘在甲状腺中的浓度比在血浆中高约 25 倍，提供合成甲状腺素的原料。氯喹在肝中浓度比血浆高 700 倍，可用于治疗阿米巴肝脓肿。

4.体内屏障

（1）血脑屏障：是血液与脑细胞、血液与脑脊液、脑脊液与脑细胞间三种隔膜的总称，脑部毛细血管上皮细胞连接紧密，无细胞间隙，并被星状角质细胞所包围，因而起到了保护脑组织的功能。分子量大、极性高、脂溶性小的药物难以通过血脑屏障，脂溶性高的药物如硫喷妥钠则可以透过。药物与血浆蛋白结合使分子增大，不易透过血脑屏障，治疗流行性脑脊髓膜炎时宜选用蛋白结合率低的磺胺嘧啶。在有炎症时，此屏障的通透性增加，使正常情况下难以进入脑脊液的青霉素达到有效治疗浓度。新生儿血脑屏障发育不完善，中枢神经系统易受药物的影响，应慎用药物。

(2) 胎盘屏障：是将母体与胎儿血液隔开的屏障，药物穿透胎盘的能力与一般细胞膜类同，实验证明，几乎所有母体所用药物都能程度不等地进入胎儿体内，应注意某些药物通过胎盘引起胎儿畸形或中毒，故孕妇用药须慎重。

5. 局部器官血流量　血管丰富、血流量大的器官如肾、脑、心、肝，药物分布较多。人体脂肪组织的血流量不丰富，但总量很大，是脂溶性药物的储存库。如静脉注射硫喷妥钠后，先分布到脑组织，迅速产生麻醉作用，随后又转移到脂肪组织，致使病人迅速清醒，此时体内总药量并未明显减少，但脑组织中的药物已降至有效浓度以下。因此，药物由血流量大的器官组织向血流量小的器官组织转移的过程称再分布 (redistribution)。

(三) 代谢

代谢 (metabolism) 是指药物在体内发生化学结构的变化，又称生物转化或药物代谢，药物在体内代谢方式主要是氧化、还原、水解 (Ⅰ相) 和结合 (Ⅱ相)。药物经代谢后其生物活性有四种变化：

1. 大部分药物丧失原有药理作用，由活性药物转化成无活性药物，如阿糖胞苷灭活为阿糖尿苷。

2. 无活性药物经体内代谢后生成具有药理活性的代谢物，如环磷酰胺转化成磷酰胺氮芥，才具有抗癌活性。

3. 活性药物经代谢后仍保持原有药理作用，仅是作用强度有所改变。如解热镇痛药非那西丁，代谢后生成具有明显药理活性的醋氨酚，且毒性小于原药，因而广泛应用于临床。

4. 药物在体内代谢后生成具有毒性作用的代谢物。如抗结核药异烟肼转化成乙酰异烟肼，对肝脏具有较大毒性。因此医护工作者在了解和掌握药物药理知识的同时，应了解其体内代谢情况，有利于提高医疗水平。

药物代谢主要在肝脏经药酶的催化，参与药物代谢的酶系统主要是肝微粒体混合功能酶，还有非微粒体酶，如血浆中的乙酰胆碱酯酶、线粒体中的单胺氧化酶等。肝微粒体酶又称肝药酶，存在于肝细胞内质网中，该系统中主要的酶为细胞色素 P450 (cytochrome P450, CYP)，因为它与一氧化碳结合后吸收光谱主峰在 450nm 处，故名 P450，此酶参与生物体内源性和外源性物质的生物转化，在人类肝中与药物代谢有关的 P450 主要是 CYP 1A1、1A2、2C9、2C19、2D6、2E1 及 3A4 等，其中被 CYP 3A4 代谢的药物约占 1/3 (表 3-1)。

表 3-1　经细胞色素 P450 (CYP) 代谢的常用药物

P450	药　物
CYP1A1	环境中某些致癌物前体的活化
CYP1A2	对乙酰氨基酚、华法林、咖啡因、茶碱、利多卡因、维拉帕米、普罗帕酮、丙咪嗪
CYP2C9	苯妥因、甲磺丁脲、华法林、三甲双酮、双氯芬酸、布洛芬、丙米嗪
CYP2C19	地西泮、萘普生、普萘洛尔、奥美拉唑、甲磺丁脲、苯妥因、双氯芬酸、布洛芬
CYP2D6	阿米替林、氯氮平、地昔帕明、去甲替林、普萘洛尔、可待因、丙米嗪、美托洛尔、美西律、噻吗洛尔
CYP2E1	乙醇、氯唑沙宗、氟烷、恩氟烷、异氟烷、七氟烷、甲氧氟烷
CYP3A4	对乙酰氨基酚、胺碘酮、红霉素、环孢素、氢化可的松、咪康唑、地西泮、咪达唑仑、维拉帕米、地尔硫草、利多卡因、硝苯地平、尼群地平、洛伐他汀、阿芬太尼、三唑仑、奥美拉唑、特非那定、阿司咪唑、炔雌醇、黄体酮、睾酮、奎尼丁、氨苯砜、苯丙芘

12

P450酶的活性和数量具有种属差异和个体差异，遗传、年龄、机体状态、营养、吸烟以及某些药物均可显著地影响药酶的活性。有些药物能增强药酶活性，加速其本身或其他一些药物的代谢，称为药酶诱导剂，如苯巴比妥、苯妥英钠、水合氯醛、利福平、保泰松、灰黄霉素等。临床上苯巴比妥诱导药酶，可加速双香豆素的代谢，使抗凝血作用减弱，需增加剂量才能保持疗效，但一旦停用苯巴比妥，就会使双香豆素血药浓度过高（图3-3），出现出血不止的严重后果。有些药物能抑制或减弱酶活性，减慢某些药物的代谢，称为药酶抑制剂，如氯霉素、异烟肼、西咪替丁等，临床上氯霉素与口服降糖药甲糖宁合用时，使甲糖宁代谢变慢，血药浓度升高，可引起因血糖下降过剧的低血糖症（图3-4）。

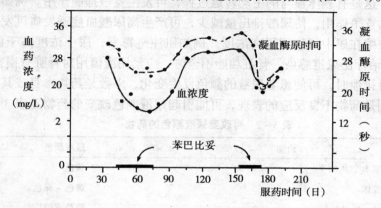

图3-3　苯巴比妥（60mg/d），诱导肝药酶，使双香豆素（75mg/d）血浓度下降及凝血酶原时间缩短

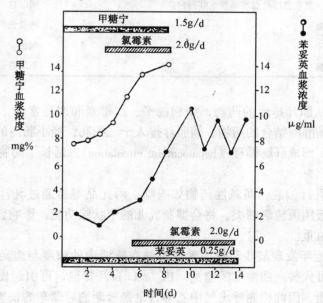

图3-4　氯霉素抑制肝药酶使苯妥英或甲糖宁血浆浓度上升

新生儿和早产儿肝功能发育不全，肝病患者肝功能受损，当应用主要通过肝脏代谢消除的药物时，应当注意适当调整药物剂量，或选用其他药物，以免发生药物中毒。

（四）排泄

排泄（excretion）是指药物及其代谢物被排出体外的过程，多数药物经肾排泄，药物排泄的速度可直接影响其作用持续的时间。

1. 肾脏排泄　多数药物和代谢物（游离型）可通过肾小球滤过，滤过后又可不同程度地被肾小管重吸收，重吸收的程度和药物的理化性质及尿液 pH 值密切相关。如应用阿司匹林治疗风湿性关节炎时，酸化尿液，可增加药物在肾小管内的重吸收，提高血药浓度，加强和延长抗风湿作用。尿液碱化，可加速酸性药物排出体外。弱碱性药物则相反。有的药物自肾小管分泌排泄，这是有载体参与的主动转运过程，可发生竞争抑制作用。例如利尿酸和尿酸，由于对载体的竞争作用，使尿酸排出量减少，可产生高尿酸血症诱发痛风发作。

药物经过肾浓缩在尿中可达到很高浓度，例如肌注链霉素，尿中浓度高于血浆浓度 25 ~ 100 倍，有利于治疗泌尿道感染。肾脏功能不全时，应禁用或慎用对肾脏有损害的药物。

有些药物经肾排泄时，可使患者尿液的颜色发生变化，多数是药物本身或其代谢产物的颜色所致，少数则是药物不良反应的表现，可能引起尿液颜色改变的药物见表 3 - 2。

表 3 - 2　可改变尿液颜色的药物

药物	尿液颜色
维生素 B_2、阿的平	黄色
呋喃妥因	黄色 - 棕色
华法林、呋喃唑酮	橙色或橙棕色
利福平、苯妥英钠、氨基比林、酚酞（碱性尿液中）	红色或棕红色
伯氨喹（发生急性溶血或高铁血红蛋白症）	暗红色
氨苯蝶啶	淡蓝色荧光
吲哚美辛	绿色
阿米替林	蓝绿色

2. 胆汁排泄　从胆汁排泄的药物，如利福平、红霉素和四环素等，可用于治疗胆道感染。在肝脏与葡萄糖醛酸结合的药物，随胆汁排入十二指肠，经小肠内的酶水解后，游离药物重新被吸收入血，形成肝肠循环（hepatoenteral circulation），延长了药物作用时间，如洋地黄毒苷。

3. 乳腺排泄　乳汁偏酸，弱碱性药物如吗啡、阿托品等易通过乳汁排出，可引起乳儿中毒。哺乳期妇女服用丙硫氧嘧啶，将会抑制乳儿的甲状腺功能，影响乳儿的生长发育。故哺乳期妇女用药应慎重。

4. 其他途径　近年发现某些药物如苯妥英钠在唾液中的浓度与血药浓度相关，测定唾液中药物的浓度，可代替血药浓度的监测。Br^-、I^- 自汗排泄，可引起皮炎。某些挥发性药物如乙醇可经肺排泄，因此检测呼出气中乙醇含量是诊断酒后驾车的快速简便的方法。

三、药代动力学基本参数及其概念

药代动力学是研究药物在体内吸收、分布、代谢和排泄的过程及其动力学的规律，特别是血药浓度随时间变化的规律。由时量曲线，将机体模拟为数学模型（房室模型）计算出药代动力学的参数，来说明药物在体内的吸收、分布和消除（包括代谢和排泄）的动力学规

14

律。这些参数对临床制订和调整给药方案，如给药剂量和给药间隔时间等具有重要意义。

（一）时量曲线

血浆药物浓度随时间变化的动态过程，可用时量关系来表示。给药后测定不同时间的血药浓度，以血药浓度为纵坐标、时间为横坐标作图即为时量曲线。一次口服给药后的时量曲线如图 3 - 5 所示。曲线的升段反映药物吸收及分布的快慢，吸收快的药物升段坡度陡，曲线最高点为峰浓度（peak concentration，C_{max}），此时吸收与消除速度相等。达到峰浓度的时间为达峰时间（peak time，T_{peak}）。曲线降段反映药物消除的快慢，消除快的药物时量曲线下降快。药物在体内的吸收与消除是同时进行的，曲线下面积（area under the curve，AUC）与吸收进入体循环的药量成正比。临床实践证明，很多药物的疗效和毒副反应程度与血药浓度的关系较剂量关系更密切，故不少药物以血药浓度作为决定剂量和疗程的依据。

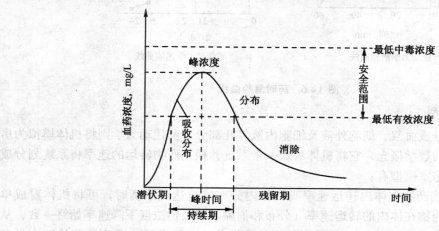

图 3 - 5　时量曲线

（二）药物消除动力学

药物在体内的消除动力学可分为两种方式：

1．一级消除动力学（线性消除）　为恒比消除，其特点如下（图 3 - 6A）：

（1）血浆中药物消除速率与血浆中药物浓度成正比，血药浓度越高，单位时间内消除药量越多，血药浓度降低，药物消除速率按比例下降。

（2）药物的消除半衰期是恒定的，不因血药浓度的高低而变化。

（3）时量曲线的纵坐标若用普通坐标纸则表现为曲线，用对数坐标纸表示时则为直线。

（4）临床应用的治疗剂量药物主要按一级消除动力学规律消除。

2．零级消除动力学（非线性消除）　为恒量消除，有些药物如苯妥因、普萘洛尔、阿司匹林、乙醇、甲氨蝶呤等剂量较大，超过人体最大消除能力时按此方式进行，其特点如下：

（1）血浆中的药物按恒定的速度进行消除，每单位时间内消除的药量相等，消除速度与血浆药物浓度高低无关，即恒量消除。

（2）血浆消除半衰期不是恒定数值，它随药物浓度而变化，当血药浓度降低至最大消除能力以下时，则转变为一级动力学进行消除。

（3）时量曲线如图 3 - 6B 所示。当药物按零级动力学消除时，血药浓度与剂量不成比例地上升，使消除时间延长，引起过强的药理作用和毒性反应。如抗癫痫药物苯妥英钠，小剂量按一级消除动力学消除，增大剂量，由于机体药酶消除药物能力已达饱和极限，血药浓度急剧上升，产生眼球震颤、眩晕或共济失调等不良反应症状。

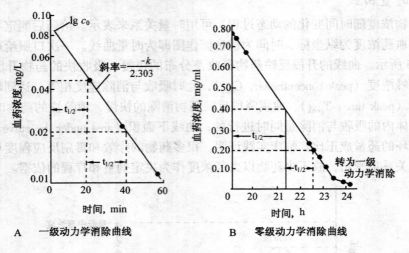

A 一级动力学消除曲线   B 零级动力学消除曲线

图 3-6 药时消除曲线

（三）房室模型

生理学将体液分成血浆、细胞外液及细胞内液等几部分，药代动力学则将机体模拟为房室模型，这是抽象的数学概念，它将机体看成一个系统，根据药物转运的速率将系统划分成若干房室。常用的房室模型有：

1. 一室模型　当药物在体内转运速率高，体内分布迅速达到平衡时，可将机体看成单一房室模型。此时药物在体内的转运速率（分布和消除）和药物浓度下降速率始终一致，从时量曲线上表现为直线（图 3-7A），根据相应的数学公式，可求得一系列的药代动力学参数。

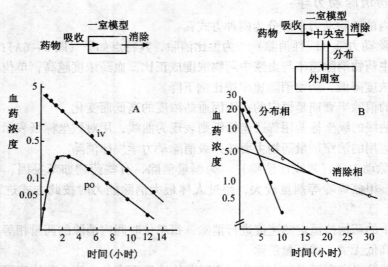

图 3-7 一室模型和二室模型示意图

2. 二室模型　药物在体内不同器官的转运速率不同，血流丰富的心、肝、肾等迅速与血液中药物达到平衡的器官被认为是中央室。血流少，药物不易进入的脂肪、皮肤及静止状

16

态的肌肉组织，不能立即与血液中药物达到平衡，这些器官被认为是周边室，亦可以认为是药物在体内迅速分布，而消除速率比较缓慢的结果。时量曲线可分解成分布相和消除相（图3－7B）。根据相应的数学公式，可求得一系列的动力学参数。

（四）药代动力学参数

药代动力学参数可说明药物在体内吸收、分布和消除的动力学规律，其中 K_a、T_{peak}、C_{max}、AUC 和 F 表示药物吸收程度，V_d 代表药物分布情况，K、$t_{1/2}$、Cl 反映药物消除的特点。

1. 半衰期（half life，$t_{1/2}$） 是指体内血药浓度下降一半所需的时间，是表示药物消除速度的一种参数。半衰期短，说明药物消除迅速，例如青霉素 G 迅速经肾排出体外，半衰期短，约为 0.5～1 小时，即每经过 0.5 小时至 1 小时药物浓度下降 50%，因而比较安全，不易蓄积中毒。而地高辛半衰期长，约为 33～36 小时，即需经过一天半的时间血药浓度才下降 50%，故该药易引起体内蓄积和不良反应。由半衰期亦可估计多次给药后体内药物的蓄积量和停药后药物的消除量。一次用药，约经 5 个半衰期体内药量消除 96% 以上，可以认为基本消除，每隔一个半衰期用药一次，约经 5 个半衰期可达到稳态浓度（表3－3）。

表3－3　药物半衰期与其在体内蓄积量及排泄量的关系

半衰期数	一次用药后药物在体内的存留量	多次用药后药物在体内的累加消除量
1	$100 \times 1/2 = 50\%$	50%
2	$100 \times (1/2)^2 = 25\%$	75%
3	$100 \times (1/2)^3 = 12.5\%$	87.5%
4	$100 \times (1/2)^4 = 6.25\%$	93.8%
5	$100 \times (1/2)^5 = 3.31\%$	96.9%
6	$100 \times (1/2)^6 = 1.57\%$	98.5%
7	$100 \times (1/2)^7 = 0.79\%$	99.3%

2. 表观分布容积（apparent volume of distribution，V_d） 是表示药物应该占有的体液容积，单位是 L 或 L/kg，而不是药物在体内真正占有的体液容积，故称"表观"分布容积。由 V_d 值可以了解药物在体内分布情况，分布容积大，提示药物分布广泛，或集中分布于某组织；分布容积小的药物其血浆浓度高，如阿司匹林。若测得某药的 V_d 为 5L，表示此药基本分布于血浆，此值与血浆容量相似；如 V_d 为 10～20L，表示药物分布于细胞外液；如 V_d 为 40L，表示药物分布于全身体液；如 V_d 为 100L 以上，则表示药物集中分布于某器官。

3. 清除率（clearance，Cl） 是指每单位时间内能将多少容积血中的某药全部清除干净，用 L/h、ml/min 单位表示，通常是指总清除率，包括肾清除率和肾外清除率之和，清除率不受血药浓度的影响，各药都有其正常值。

4. 消除速率常数（elimination rate constant，K） 表示体内消除药物的快慢，可以单位时间内体内药物被消除的百分率表示。K 值大，说明消除速率快。对一个药物在同一个体来说是不变的，因此 K 值大小可用于各种药物的比较性研究，如普鲁卡因酰胺的 K 值为 0.25 小时，表示每小时可消除体内药量的 25%。

5. 生物利用度 亦称生物可用度（bioavailability，F） 指药物吸收进入血液循环的速度和程度，生物利用度高，说明药物吸收良好；反之，则药物吸收差。它是检验药品质量的重

17

要指标之一。目前发现，同样的药物制剂，由于不同厂家生产，或同一厂家，但不同批号的产品，可因药物制剂的配方不同和操作工艺不同而影响药物的吸收，从而产生不同的疗效。因此在给病人用药时，不要随意更换药物的剂型，最好应用同一药厂、同一批号的药品。测定生物利用度可通过分别由血管外和静脉给予相等剂量的被检药物，然后测定该药的药时曲线下面积。生物利用度用达到体循环的药量（A）占剂量（D）的百分数（F）来表示，则 $F = \frac{A}{D} \times 100\%$，又可分为绝对生物利用度和相对生物利用度，绝对生物利用度以静脉注射制剂为参比标准，相对生物利用度则是剂型之间或同种剂型之间的比较研究，一般以吸收最好的剂型为参比标准。

6. 多次给药和稳态血药浓度（steady state concentration，C_{ss}）　临床治疗，一般需多次给药，使药物在体内适当地蓄积以达到并维持有效血药浓度。多次给药后药物血浓度的变化规律：① 按一级消除动力学规律，如恒速静脉滴注药物，血药浓度平稳地上升，没有任何波动，约经 5 个半衰期达到稳态浓度，此时给药速率与消除速率达到平衡（图 3 – 8①），其血药浓度称为稳态浓度（C_{ss}），又称坪值（plateau）；②若分次按 1 个半衰期间隔静脉注射、肌内注射或口服用药，血药浓度有波动，出现峰值（C_{max}）和谷值（C_{min}），经过 5 个半衰期亦可达到稳态浓度（图 3 – 8②）；③如果单位时间内用药总量不变，缩短给药间隔时间，可减少血药浓度的波动。如延长给药时间，则血药浓度波动加大；④给药剂量越大，血药浓度越高；反之给药剂量减小，则血药浓度水平降低；⑤为了使血药浓度迅速达到稳态浓度，可采用首次剂量加倍的方法（图 3 – 8③）。此法适用于毒性小、安全范围大的药物及病情较重的病人。

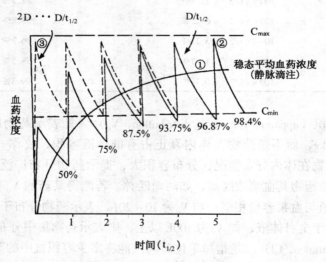

图 3 – 8　多次静脉注射（剂量 2D···D，D，时间间隔 $t_{1/2}$）
或静脉滴注后的时 – 量曲线

①恒速恒量静脉滴注。
②每间隔 1 个半衰期给药 1 次，血药浓度有峰谷变化。
③首剂给 2 倍剂量药物（2D），以后给药同②。

（张　远）

18

第四章　影响药物效应的因素

　　相同的药物剂量及给药方法，在人群中不仅存在着个体之间的差异，在同一个体亦存在个体内的差异，可见药物的效应受多种因素的影响，使药物的作用增强或减弱，甚至发生质的改变。因此如何根据病情，运用药效学和药代动力学的知识，选择最佳的药物、制剂及制定合理的给药方案是医学生学习的内容之一。影响药物效应的主要因素有以下几方面。

一、机体方面的因素

　　（一）年龄

　　1. 婴幼儿正处在出生后发育期，肝、肾、脑、骨骼等发育尚未完全，某些药物的肝脏代谢或肾脏排泄受影响而产生不良反应或毒性。如早产儿及新生儿对氯霉素的生物转化慢，易产生灰婴综合征的毒性反应；婴儿的血脑屏障发育尚未完善，对氨茶碱易致过度兴奋，吗啡易致呼吸抑制；有些药物影响小儿生长发育，如四环素影响钙代谢，使牙齿黄染，还可抑制婴幼儿的骨骼生长。小儿的体液占体重比例大，水盐代谢转换率较成人快，因此对影响水盐代谢和酸碱平衡的药物特别敏感，故儿童常按公斤体重给药。

　　2. 老年人各种生理功能日渐减退，包括肝、肾功能，如应用经肝代谢或肾排泄的药物，可产生血药浓度过高或作用持续时间过久，以至出现不良反应或蓄积中毒；老年人血浆蛋白较低，体液较少，脂肪较多，故药物血浆蛋白结合率偏低。老年人对中枢神经系统及心血管药物的耐受性降低，60 岁以上老年人的用药剂量约为成年人的 3/4。

　　（二）性别

　　男女对药物反应一般无明显差异。妇女有月经、妊娠、分娩、哺乳期等生理特点，这时对药物反应与一般情况不同。如月经期、妊娠期子宫对泻药较敏感，峻泻药有造成流产、早产的危险。妊娠和哺乳期妇女，某些药物有可能通过胎盘进入胎儿体内，或经乳汁排出被乳儿摄入，引起中毒。某些药物可致畸胎或影响胎儿发育，故妊娠期妇女用药应更慎重。

　　（三）精神因素

　　医护人员的语言、态度及病人的乐观或悲观情绪可影响药物的疗效。安慰剂（placebo）是无药理活性的物质，将它制成外观、颜色、气味、大小、包装与服用的药物完全一样的制剂，对一些慢性疾病如高血压、心绞痛、神经官能症等能产生一定疗效，足以说明精神因素对药物作用的影响，因而在新药与对照药的随机、双盲、对照临床试验中是必不可少的。

　　（四）病理状态

　　病理状态可以使效应器官对药物敏感性及体内过程发生改变而影响药物的效应。如甲状腺机能亢进患者对小剂量肾上腺素即可致强升压反应或引起心悸；解热镇痛药只对发烧病人有退烧作用；强心苷只对心脏性水肿病人产生利尿效应；巴比妥类中毒时，虽用大量中枢兴奋药也不易产生惊厥，而处于惊厥状态时，则需大剂量苯巴比妥才能对抗。肝功能不良时，肝药酶活性降低，使药物代谢速度减慢，血浆半衰期延长。某些慢性疾病引起的低蛋白血症会使奎尼丁、地高辛等药物游离型增多而作用增强或加剧不良反应。

（五）遗传因素

药物效应的个体差异主要是由遗传因素对药动学或药效学的影响所致。

1.遗传因素对药动学的影响　表现在药物体内转化的异常。如双香豆素的半衰期在一卵双生个体之间相近，而在二卵双生个体之间可相差几倍。

许多药物通过各种酶，如 P450、过氧化氢酶、单胺氧化酶、假性胆碱酯酶、肝乙酰转移酶等进行转化而消除。由于遗传变异，在个体或人群中出现某种酶的活性改变或缺陷，就可影响某种药物的代谢及效应。人群乙酰化代谢可分为快乙酰化者和慢乙酰化者，异烟肼、肼屈嗪、普鲁卡因胺、咖啡因、硝西泮和氯硝西泮等药物均在肝脏 N-乙酰转移酶作用下进行乙酰化代谢，如慢乙酰化者服用异烟肼，由于血药浓度高，作用持续时间长，周围神经炎的发生率高达 20%。

2.遗传因素对药效学的影响　主要表现为机体对药物的反应异常，如华法林耐受者肝中维生素 K 环氧化物还原酶的受体与华法林亲和力降低而使药效降低；葡萄糖-6-磷酸脱氢酶（G6PD）缺陷者服用伯氨喹、乙酰水杨酸、对乙酰氨基酚及磺胺类药物时易致变性血红蛋白或溶血性贫血。

（六）昼夜节律

生物活动大部分以 24 小时为周期保持节律性变化。如人的肾上腺皮质激素分泌高峰出现在清晨，血浆浓度在早 8 时左右达最高值，此后逐渐下降，直到午夜降至最低值；临床可根据这种昼夜节律变化，采取隔日早晨一次给药法，可提高疗效，减少不良反应。其他如体温、血压、尿钾的排泄等均有昼夜节律变化。

二、药物方面的因素

（一）药物的化学结构

药物效应的特异性取决于药物的化学结构，大部分化学结构相似的药物其药理作用相似，如磺胺类；有些药物结构相似却呈现相互拮抗作用，如安体舒通与醛固酮，双香豆素与维生素 K。有些药物化学结构虽相同，但是立体结构互异，亦可发生不同的作用，例如奎宁的右旋体奎尼丁为抗心律失常药，而奎宁为抗疟药。药物的化学结构中增加卤族元素其药理作用增强，如氟氢可的松的抗炎作用较氢化可的松强。

（二）药物的理化性质和剂型

气体或易挥发性药物经肺吸收及排出，作用迅速，维持时间短，如乙醚。固体性药物必须溶解后才能吸收，作用较慢。

药物的吸收与其溶解度有关。例如，氯化钡及碳酸钡都是可溶性钡盐，服后能被吸收而产生剧烈毒性，硫酸钡不溶解，口服后不吸收，可做 X 光造影剂应用。脂溶性药物更易吸收。药物的稳定性亦影响药物的作用，如硝普钠对光敏感，易被破坏失效，滴注时需用黑纸包裹，药液应临用时新鲜配制。

同一药物的不同制剂在给药途径、吸收速度等方面有所不同，近年来又有新的剂型供临床应用，如缓释制剂，用基质或包衣阻止药物迅速溶出；控释制剂可控制药物近恒速释放。各种剂型吸收速度快慢依次为：溶液剂、混悬剂、胶囊剂、片剂、包衣。

同一种药物由于剂型或是制剂的生产条件、工艺过程的变更而影响药物作用。药物的制剂可因制造工艺不同而影响生物利用度、片剂的崩解速度、溶解度等进而影响药物作用。

（三）药物的剂量

剂量大小决定血浆药物浓度的高低，与作用强度密切有关。剂量不同，机体对药物的反应程度，即药物的效应亦不同。剂量过小，低于阈剂量，就不会产生效应。将剂量加大至药物效应开始出现时，这一剂量为阈剂量（threshold dose）或最小有效量（minimal effective dose）（图4-1）。比最小有效量大，并对机体产生明显效应，但不引起毒性反应的剂量，称为有效量（effective dose）或治疗量；引起毒性反应的剂量，称为中毒量（toxic dose）。引起毒性反应的最小剂量称最小中毒量（minimal toxic dose）。比中毒量大，能引起死亡的剂量称为致死量。药典中还规定了剧毒药的极量，比治疗量大，比最小中毒量小的剂量称极量（maximal dose）。超过极量就有引起中毒的可能，除必要情况外，一般不采用极量，更不应该超过极量，否则可能引起医疗事故。

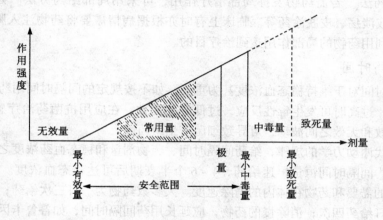

图4-1 剂量与药物作用关系示意图

三、给药途径和用药时间

（一）给药途径

不同给药途径可影响药物效应的速度、强度和持续时间，甚至会改变效应的性质，如硫酸镁口服产生导泻、利胆作用，肌注可产生抗惊厥和降压作用。

1．口服　简便、安全、最常用，但吸收较慢，在肝灭活的药物生物利用度小，不适用于急救、昏迷、惊厥、呕吐等病人。某些易被消化液及肠壁破坏的药物不宜口服，如肾上腺素、胰岛素等。

2．注射给药　将灭菌药液直接注入人体皮下、肌肉、静脉等，显效快、剂量准确、疗效确实可靠，不受消化液破坏以及首关消除的影响，不宜口服者可用此法。常用注射法有：

（1）皮下注射：药物经毛细血管吸收入血后分布到全身，吸收较均匀缓慢，药效维持较持久。不适用于刺激性药物或油类，特别是矿物油，因它们可使注射局部产生疼痛、发炎、硬化或脓肿。

（2）肌内注射：肌肉组织血管丰富，吸收较皮下注射快。刺激性较大、不宜作皮下注射的药物，多采用肌内注射；混悬液或油溶制剂常作肌内注射，吸收缓慢，作用维持时间长。

（3）静脉注射或静脉点滴：可使全部药物立即或连续地进入血液生效，静脉注射起效快，剂量控制准确，常用于急救。当输入大量液体时，可采用静脉滴注给药，为了避免血管栓塞，静脉注射液必须澄明、无异物和热原，不引起溶血或凝血。静脉给药有一定危险，故应慎重应用。

(4) 椎管内注射：将药液注入蛛网膜下腔，用于腰麻和脑脊膜疾病的治疗。

此外，还有较少应用的皮内注射、心内注射、关节腔内注射等。

3. 舌下给药　舌下粘膜血管丰富，吸收迅速，无首关效应，但只适用于少数用量较小的药物，如硝酸甘油片舌下含化用于治疗心绞痛。

4. 吸入给药　挥发性或气体药物常用此法给药。如吸入性麻醉药，通过肺泡扩散入血液，迅速发挥作用。非挥发性药物可制成气雾剂而吸入给药，如异丙肾上腺素气雾剂。

5. 直肠给药　主要用于易被胃肠液破坏或口服易致恶心、呕吐及厌食等少数药物，如水合氯醛。此种方法应用不便，吸收又受限制，不常用。

6. 局部给药法　若需药物发挥局部治疗作用，可采用局部给药方法。如滴眼、滴鼻、滴耳、敷伤口或溃疡、皮肤涂药等。临床上有时亦根据病情需要将药物注入胸膜腔、腹腔、关节腔等处，利用药物的局部作用达到治疗目的。

（二）用药时间

用药间隔时间对于维持稳态血浓度甚为重要，如不按规定的间隔时间用药，血药浓度会发生很大波动，过高时可发生毒性反应，过低时则无效。在应用抗菌药治疗感染性疾病时，血药浓度在有效和无效之间波动，可导致细菌产生耐药性。

按照药物代谢动力学的规律，给药间隔时间、药物剂量和稳态血药浓度之间有一定的关系。以半衰期为间隔时间恒量恒速给药，4~6个半衰期后可达稳态血浓度。用药的间隔时间取决于病情的需要和药物在体内的消除速度。大多数药物为一日三次给药；消除快的药物如四环素，每日给药四次；消除慢的药物，应延长用药间隔时间，如普鲁卡因青霉素 G，每日肌内注射一次；个别特殊药物有特殊间隔时间，如强心苷类。

为了达到一定的治疗目的，通常需要连续用药到一定时间，这一过程称疗程。疗程长短视病情而定。一般情况下，症状消失后即可停药，但在某些感染性疾病用抗菌药治疗时，症状消失后尚需再用一段时间药物，以巩固疗效和避免细菌耐药性的产生。给药时间有时是决定药物能否发生应有作用的重要因素。如对胃有刺激的药饭后服；安眠药睡前服；健胃药饭前服；驱虫药应空腹服等。

四、联合用药及药物相互作用

临床治疗中联合应用两种或两种以上药物，一方面为达到多种治疗目的，另一方面也为增强疗效或减少不良反应，但不恰当的联合用药，往往由于药物间的相互作用反而会降低疗效或出现毒性反应。由于药物之间或药物与机体之间相互影响，使药物在药效学或药动学方面发生改变，在效应上出现较单用时增强或减弱。使原有效应增强称为协同，如磺胺类药与甲氧苄啶合用。使原有效应减弱称为拮抗，如筒箭毒碱的肌松作用可被新斯的明拮抗。

（一）药效学中药物相互作用

1. 协同作用　如青霉素与丙磺舒合用，可增强青霉素的抗菌作用；服用镇静催眠药后饮酒可加重其中枢抑制作用；抗凝血药华法林和抗血小板药阿司匹林合用易导致出血反应。

2. 拮抗作用　服用镇静催眠药后，饮浓茶或咖啡可减弱药物的作用；β受体阻断药普萘洛尔可拮抗异丙肾上腺素的β受体激动作用；阿托品与毛果芸香碱有 M 受体竞争性拮抗作用；麻黄碱止喘所引起的失眠可用镇静催眠药对抗；肝素带强大阴电荷，过量引起的出血，可用带强阳电荷的鱼精蛋白对抗。

（二）药动学中药物相互作用

1．影响吸收　①改变胃肠道 pH 值：如抗酸药可增强弱酸性药阿司匹林等的解离度而影响吸收。②吸附或络合：如四环素与含 Al^{3+}、Ca^{2+}、Mg^{2+} 的药物合用，形成不溶性络合物；浓茶中的鞣酸可与铁剂或生物碱形成沉淀。③胃排空和肠蠕动：促进胃排空的药如甲氧氯普胺可加速药物吸收。相反，抗胆碱药抑制胃排空和减慢肠蠕动，则减慢药物吸收。

2．竞争与血浆蛋白结合　抗凝药双香豆素及口服降糖药易受阿司匹林等解热镇痛药置换，使双香豆素和口服降糖药结合型减少，游离型增多，分别产生出血及低血糖反应。

3．影响生物转化　主要是肝药酶诱导剂苯巴比妥、苯妥英钠、利福平及烟、酒等能加快其他药物代谢而降低疗效。肝药酶抑制剂异烟肼、西咪替丁、氯霉素等则使某些药物代谢减慢，使作用增强。

4．影响排泄　碱化尿液可加速酸性药物自肾排泄。反之，酸性尿液可加速碱性药物排泄，而减慢酸性药物排泄。

五、药物依赖性和耐受性

药物依赖性（drug dependence）可分为身体依赖性和精神依赖性。身体依赖性是由反复用药造成的一种适应状态，中断用药产生一系列痛苦难以忍受的戒断症状，如烦躁不安、流泪、出汗、哈欠嗜睡、腹痛、腹泻、呕吐等，只要再次用药，症状立刻消失。精神依赖性是指反复用药使人产生一种愉快满足的感觉，在精神上驱使人们有一种要周期地连续用药的欲望，以便获得满足感或避免不适感，断药后不出现戒断症状。目前，"精神依赖性"已完全取代"习惯性"这一术语，"身体依赖性"已取代"成瘾性"术语。

能够产生药物依赖性的药物有两大类，一类称"麻醉药品"（见附录 2），另一类称"精神药品"（见附录 3）。所谓麻醉药品是指连续使用后易产生身体依赖性、能成瘾的药品，主要包括有阿片类、可卡因类、大麻类、合成麻醉药类及卫生部指定的其他易成瘾癖的药品、药用植物及其制剂。所谓精神药品是指直接作用于中枢神经系统，使之兴奋或抑制，连续使用产生依赖性的药品，主要包括镇静催眠药、中枢兴奋药和致幻剂。

关于麻醉药品和精神药品的管理，国务院 1987 年 11 月颁布了《麻醉药品管理办法》；1988 年 12 月颁布了《精神药品管理办法》。各级医药卫生行政管理人员及医护人员在使用和保管两类药物时应严格遵守规定。

耐受性（tolerance）：当反复用药后，机体对该药的反应减弱，这种现象称耐受性。快速耐受性（tachyphylaxis）：耐受性的发生一般需反复用药一段时间，但亦有在很短时间内甚至在第二次用药时，机体就已产生耐受性，此现象称快速耐受性。如麻黄碱在连续注射数次后即可产生耐受现象。交叉耐受性（cross tolerance）：有时机体对某药产生耐受性后，对另一药的敏感性亦降低，这种现象称交叉耐受性。耐受性是可逆的，停止用药后，耐受性将逐步消失，机体对药物反应又恢复到原来的敏感程度。耐药性（resistance）又称抗药性，是在长期应用化疗药物后，病原体（微生物或原虫）对药物产生的耐受性。

（张　远）

第五章　传出神经药理概论

传出神经系统包括植物神经系统和运动神经系统两大类。影响这类神经从而改变效应器活动的药物，称为传出神经药。这类药物的药理效应与传出神经功能相似或相反。充分了解传出神经的解剖和生理特点，有助于掌握传出神经药的基本作用。

一、传出神经的分类与化学传递

传出神经按解剖学分类，分为植物神经（自主神经）和运动神经。植物神经包括交感神经和副交感神经，从中枢发出后在神经节更换神经元，故植物神经有节前纤维与节后纤维之分，均支配内脏器官（如心脏、平滑肌、腺体、眼等），但交感神经与副交感神经对同一器官的作用基本相反，其功能不受主观意识支配；运动神经自中枢发出后，直接到达骨骼肌，支配骨骼肌运动，中间不更换神经元，受主观意识支配。

传出神经末梢与次一级神经元的连接处称为突触（synapse），与效应器细胞的连接处称为接点（junction），一般亦称突触，由突触前膜、突触间隙、突触后膜组成。当神经冲动到达神经末梢时，可促使神经末梢向突触间隙释放传递信息的化学物质，作用于突触后膜上的相应受体，从而影响下一级神经元或效应器细胞的活动，这一过程称为化学传递。能够传递神经信息的化学物质叫做递质（transmitter）。传出神经的递质主要有乙酰胆碱（acetylcholine，ACh）和去甲肾上腺素（noradrenaline，NA）。

传出神经按所释放递质不同，可分为胆碱能神经和去甲肾上腺素能神经（图5-1）。

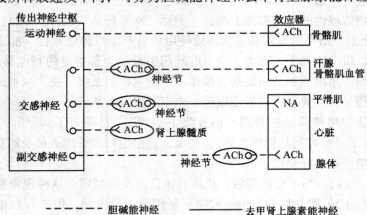

图5-1　传出神经系统分类模式图

1. 胆碱能神经（cholinergic nerve）　当神经兴奋时，末梢释放ACh，包括：①植物神经的全部节前纤维；②副交感神经的节后纤维；③极少数交感神经的节后纤维，如支配汗腺分泌和骨骼肌血管舒张的神经；④运动神经；⑤支配肾上腺髓质的内脏大神经（相当于节前纤维）。

2. 去甲肾上腺素能神经（noradrenergic nerve）　兴奋时末梢释放NA，包括绝大多数交感神经的节后纤维。

24

在某些效应器组织中还存在着多巴胺能神经（主要在肾及肠系膜血管）、5-羟色胺能神经（在肠）、嘌呤能神经（在肠及膀胱）和肽能神经（在结肠）。

二、传出神经的递质

传出神经药可通过影响传出神经递质的合成、贮存、释放、消除等过程而产生药理效应。

（一）乙酰胆碱（acetylcholine，ACh）

1.合成　ACh 在胆碱能神经末梢形成，在胆碱乙酰化酶（胆碱乙酰转移酶）的催化及乙酰辅酶 A 的参与下，使胆碱乙酰化而生成 ACh。胆碱乙酰化酶在胆碱能神经元内含量丰富，胆碱主要来源于血液，乙酰辅酶 A 在线粒体内合成。

2.贮存与释放　ACh 在胞浆内合成后转运进入囊泡，贮存在囊泡内。当神经冲动到达时，由于膜的除极化，钙离子进入神经末梢，使囊泡与突触前膜靠近、融合、形成裂孔，以胞裂外排方式将 ACh 释放到突触间隙。释放出的 ACh 与突触后膜上的受体结合而产生生理效应。平时也有少量 ACh 溢入突触间隙，但由于量较小，不引起扩布性动作电位。

3.消除　ACh 与受体结合产生效应后迅速被位于突触间隙的乙酰胆碱酯酶（AChE）水解而生成乙酸和胆碱，部分胆碱可被神经末梢再摄取利用。AChE 在神经细胞内合成，沿轴突转运到神经末梢。AChE 水解 ACh 效率极高，每一分子的 AChE 在一分钟内能完全水解 10^5 分子的 ACh。少量进入血液的 ACh 可被血浆胆碱酯酶（假性胆碱酯酶）水解（图 5 - 2）。

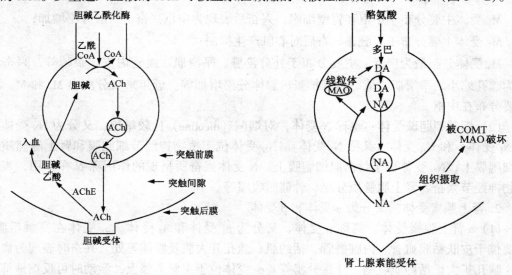

图 5 - 2　乙酰胆碱的合成与消除　　　　图 5 - 3　去甲肾上腺素的合成与消除

（二）去甲肾上腺素（noradrenaline，NA）

1.合成　NA 在去甲肾上腺素能神经的细胞浆中合成。原料来自血液的酪氨酸，在酪氨酸羟化酶的催化下生成多巴，多巴在多巴脱羧酶的作用下生成多巴胺，然后进入囊泡。在囊泡内，多巴胺在多巴胺 β-羟化酶的催化下生成 NA。酪氨酸羟化酶是整个合成过程的限速酶。

2.释放　NA 的贮存和释放与 ACh 相似。

3.消除　NA 在神经末梢的消除有两个途径。①通过突触前膜和囊泡膜对递质的主动再摄取，称为摄取-1（uptake1），也称为神经摄取。释放到突触间隙的 NA，有四分之三以上被突触前膜摄取，重新贮存在囊泡加以利用；②NA 还可被非神经组织如心肌、平滑肌、血管等摄取，即摄取-2（uptake 2），也称非神经摄取。被摄取到组织中的 NA 并不被贮存，而是迅速被组织细胞内的儿茶酚氧位甲基转移酶（COMT）和单胺氧化酶（MAO）所破坏。故摄取-1 为贮存型摄取，摄取-2 为代谢型摄取（图 5 - 3）。

三、传出神经的受体

传出神经释放的递质必须与相应的受体结合才能产生效应。大多数传出神经系统药物也是通过与受体结合而产生效应，所以熟悉传出神经的受体是掌握传出神经系统药物的重要环节。

传出神经的受体位于细胞膜上。受体的命名根据与之选择性结合的主要递质或药物而定。能与 ACh 结合的受体称为乙酰胆碱受体（acetylcholine receptor）。能与肾上腺素或 NA 结合的受体称为肾上腺素受体（adrenoceptor）。

（一）受体的类型、分布与效应

1. 乙酰胆碱受体 又分为毒蕈碱型受体和烟碱型受体。

（1）毒蕈碱型胆碱受体：也称 M 受体，能选择性地与以毒蕈碱（muscarine）为代表的拟胆碱药结合。这类受体位于节后胆碱能神经所支配的效应器细胞膜上。根据其功能与分布不同又分为多个亚型。

M_1 受体主要分布于中枢和胃壁细胞，兴奋后表现为中枢兴奋、胃酸分泌增加；

M_2 受体主要分布于心脏，兴奋后对心脏产生抑制；

M_3 受体分布最为广泛，主要分布于外分泌腺、平滑肌、血管内皮、眼睛等，兴奋后表现为瞳孔缩小、平滑肌收缩、血管扩张、腺体分泌增加等。近年来又分离出 M_4 和 M_5 受体，主要分布在中枢。

（2）烟碱型胆碱受体：也称 N 受体，对烟碱（nicotine）比较敏感，又分为 N_N 受体（又称 N_1 受体）和 N_M 受体（又称 N_2 受体）。N_N 受体位于植物神经节细胞膜和肾上腺髓质效应器细胞膜上；N_M 受体位于骨骼肌细胞膜上。N 受体兴奋所呈现的作用称 N 样作用，表现为植物神经节兴奋、肾上腺髓质分泌、骨骼肌收缩等。

2. 肾上腺素受体 又分为 α 受体和 β 受体。

（1）α 肾上腺素受体：简称 α 受体，又分为 $α_1$ 受体和 $α_2$ 受体。$α_1$ 受体在突触后膜上，主要位于皮肤粘膜血管、内脏血管、括约肌、瞳孔开大肌及腺体等处。兴奋时表现为血管收缩、瞳孔扩大、括约肌收缩、汗腺分泌等。$α_2$ 受体位于突触前膜上，激动时可反馈地抑制去甲肾上腺素自末梢的释放。

（2）β 肾上腺素受体：简称 β 受体，又分为 $β_1$ 和 $β_2$ 受体。$β_1$ 受体主要存在于心脏，$β_2$ 受体分布比较广泛，如血管平滑肌（骨骼肌和冠状血管）、支气管、胆囊、胃肠、膀胱平滑肌等。受体兴奋时表现为心脏兴奋、支气管与血管扩张、脂肪和糖原分解、血糖升高等（表 5 - 1）。

表 5-1　传出神经的受体类型、分布及效应

受体类型		分布	效应
胆碱型受体			
M 受体	M_1 受体	中枢和胃壁细胞	中枢兴奋，胃酸分泌增加
	M_2 受体	心肌	心率减慢，传导减慢，收缩力减弱
	M_3 受体	平滑肌、腺体、血管、眼睛	平滑肌收缩，腺体分泌，血管扩张，缩瞳
N 受体	N_N 受体	植物神经节、肾上腺髓质	神经节兴奋，肾上腺髓质分泌
	N_M 受体	骨骼肌	骨骼肌收缩
肾上腺素受体			
α 受体	α_1 受体	血管（皮肤、粘膜、内脏）、瞳孔	血管收缩，血压升高，瞳孔开大
	α_2 受体	突触前膜	去甲肾上腺素释放减少
β 受体	β_1 受体	心脏	收缩力加强，心率和传导加快
	β_2 受体	支气管、平滑肌	支气管扩张，平滑肌松弛
		血管（冠脉、骨骼肌血管）	血管扩张
		肝脏、骨骼肌	糖原分解，促进糖异生，血糖升高

大部分效应器受着胆碱能神经和肾上腺素能神经的双重支配。在同一器官上，两类神经的作用大多是相互对立的，但又受中枢神经的统一调节。正是由于这种对立统一，才使机体能随着外界环境的改变，调整各器官的功能，维持正常的生理状态。肾上腺素能神经的兴奋使机体更适应环境的急剧变化（应激状态）；而胆碱能神经兴奋与机体的休整和积蓄能量有关。一般地说，胃肠、膀胱等处的平滑肌、腺体以胆碱能神经支配为主，而心脏、血管则以肾上腺素能神经支配为主。

（二）递质与受体结合产生效应的机制

1．α、β 受体效应　α 受体和 β 受体属于 G 蛋白偶联受体，其效应产生与 G 蛋白有关。当肾上腺素等激动剂与受体结合后，可与 G 蛋白偶联，β 受体被激动可激活腺苷酸环化酶，使第二信使环磷酸腺苷（cAMP）增加而产生效应；α_1 受体激动可激活磷脂酶，增加第二信使三磷酸肌醇（IP_3）和二酰基甘油（DAG）的形成而产生效应；α_2 受体激动则可抑制腺苷酸环化酶的活性，而使 cAMP 生成减少。

2．M 样效应　M 受体也属于 G 蛋白偶联受体，M 受体激动也可激活磷脂酶，增加第二信使 IP_3 和 DAG 的形成，进而产生一系列效应；M 受体激动还可使腺苷酸环化酶活性抑制，并可影响 K^+ 通道或 Ca^{2+} 通道，各受体亚型的机制不完全相同。

3．N 样效应　N 受体属于配体门控离子通道型受体，当乙酰胆碱与突触后膜上的 N 受体结合后，促使配体门控离子通道开放，使膜外 Na^+、Ca^{2+} 进入细胞内，产生局部除极化。当局部除极化达到一定程度时，即可使膜上电压门控性离子通道开放，大量 Na^+、Ca^{2+} 进入细胞内，产生扩布性动作电位，引起植物神经节兴奋、骨骼肌收缩等效应。

四、传出神经药物的作用方式与分类

（一）传出神经药物的作用方式

1．直接与受体结合　目前，临床上所用的大部分药物都是直接与受体结合而产生作用

的，药物与受体结合后能兴奋受体而呈现拟似递质的作用，这类药物被称为受体兴奋药或受体激动药，如毛果芸香碱就是 M 受体兴奋药，肾上腺素是 α、β 受体兴奋药。药物与受体结合后，不兴奋该受体，反而占据受体，阻碍递质与受体结合，这类药物被称为受体阻断药或拮抗药，如阿托品为 M 受体阻断药，酚妥拉明为 α 受体阻断药，普萘洛尔则为 β 受体阻断药。

2. 影响递质的生物合成、代谢转化、转运和贮存

（1）影响递质的生物合成：宓胆碱能抑制乙酰胆碱的生物合成，α-甲基酪氨酸能抑制 NA 的生物合成，这些药物目前尚无临床实用价值，只用作实验研究的工具药。

（2）影响递质的转化：有些药物能抑制胆碱酯酶的活性，阻止 ACh 的破坏，使 ACh 在神经末梢大量蓄积，作用增强，故可呈现拟胆碱作用，称为胆碱酯酶抑制药，如毒扁豆碱就是一个短暂的胆碱酯酶抑制药，而敌敌畏则可持久地抑制胆碱酯酶，对机体有很强的毒性；有些药物能使被抑制的胆碱酯酶恢复活性，称为 AChE 复活药；NA 虽可被 MAO 和 COMT 破坏，但主要还是被重新摄取而消除的，因此现有的 MAO 抑制药和 COMT 抑制药，不能呈现理想的外周拟肾上腺素作用。

（3）影响递质的转运和贮存：有些药物是通过促进递质的释放而发挥拟似递质的作用，如麻黄碱促进 NA 在神经末梢的释放而产生拟肾上腺素的作用；而胍乙啶可抑制肾上腺素能神经兴奋时递质的释放，产生抗肾上腺素作用；另外有些药物通过影响递质在神经末梢的贮存而产生作用，例如，利血平主要是抑制肾上腺素能神经末梢的突触前膜、囊泡膜对 NA 的再摄取，并能破坏囊泡膜，使递质逐渐减少而耗竭，引起血压下降。

（二）传出神经药物的分类

根据传出神经药物作用的性质、作用部位和机制不同进行分类（表 5-2）。

表 5-2 传出神经药物分类

分 类		常 用 药 物
拟胆碱药	M、N 受体兴奋药	氨甲酰胆碱
	M 受体兴奋药	毛果芸香碱
	抗胆碱酯酶药	毒扁豆碱、新斯的明、加兰他敏等
抗胆碱药	M 受体阻断药	阿托品、东莨菪碱、山莨菪碱、哌仑西平
	N_N 受体阻断药	美加明、六甲双铵、三甲硫吩、潘必定
	N_M 受体阻断药	筒箭毒碱、琥珀胆碱
	胆碱酯酶复活药	碘解磷定、氯解磷定
拟肾上腺素药	α、β 受体兴奋药	肾上腺素、多巴胺、麻黄碱
	α 受体兴奋药	去甲肾上腺素、间羟胺、去氧肾上腺素
	β 受体兴奋药	异丙肾上腺素、多巴酚丁胺
抗肾上腺素药	α 受体阻断药	酚妥拉明、妥拉唑啉、酚苄明
	β 受体阻断药	普萘洛尔、阿替洛尔
	α、β 受体阻断药	拉贝洛尔

（悦随士）

28

第六章　拟胆碱药

拟胆碱药（cholinomimetic drugs）是一类作用与乙酰胆碱相似的药物。按作用机制可分为两大类，M 胆碱受体兴奋药和胆碱酯酶抑制药。

一、M 胆碱受体兴奋药

毛果芸香碱〔pilocarpine〕

又名匹鲁卡品，是从毛果芸香属植物中提取的生物碱，现已人工合成。

【药理作用】

直接兴奋 M 受体产生 M 样作用。对眼和腺体的作用最明显。

1. 对眼的作用　滴眼后可引起缩瞳、降低眼压和调节痉挛。

（1）缩瞳：虹膜内有两种平滑肌，一种是瞳孔括约肌，受动眼神经的副交感纤维（胆碱能神经）支配，兴奋时瞳孔括约肌向中心收缩，瞳孔缩小；另一种为瞳孔扩大肌，受肾上腺素能神经支配，兴奋时瞳孔扩大肌向外周收缩，使瞳孔扩大。本品可兴奋瞳孔括约肌上的 M 受体，使瞳孔缩小。局部用药后作用可持续数小时至一天。

（2）降低眼压：房水由睫状肌上皮细胞分泌和虹膜后房血管内液体渗出而产生，经瞳孔流入前房，到达前房角间隙，经过小梁网（滤帘）流入巩膜静脉窦，最后进入血液循环（图 6－1）。

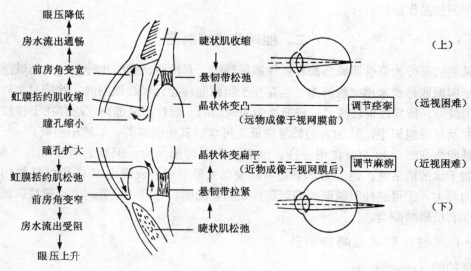

图 6－1　拟胆碱药和抗胆碱药对眼的作用

上：拟胆碱药的作用　下：抗胆碱药的作用

箭头表示房水流通及睫状肌收缩或松弛的方向

毛果芸香碱通过缩瞳作用使虹膜向中心拉紧，虹膜根部变薄，前房角间隙扩大，房水易于通过巩膜静脉窦进入血液循环，使眼压降低。

（3）调节痉挛：毛果芸香碱可兴奋睫状肌环状纤维上的 M 受体，使睫状肌向中心方向收缩，悬韧带松弛，晶状体变凸，屈光度增加，使远距离物体不能成像于视网膜上，故视近物清楚，视远物模糊，这一作用称为调节痉挛。此作用可维持 2 小时。

2. 全身作用：毛果芸香碱（10～15mg 皮下注射）能兴奋腺体上的 M 受体，使腺体分泌增加，以汗腺和唾液腺分泌增加最明显。还能抑制心脏、兴奋胃肠平滑肌等。

【临床应用】

1. 青光眼　青光眼的主要特征是眼压升高，引起头痛、视力减退等，持续性高眼压可使视网膜及视神经萎缩，严重者可失明。青光眼分为闭角型和开角型两种，前者为急性或慢性充血性青光眼，是由于前房角间隙狭窄，房水回流受阻，因而眼压升高；后者为慢性单纯性青光眼，其前房角并不狭窄，而是由于小梁网及巩膜静脉窦变性或硬化，影响房水回流所致。毛果芸香碱对闭角型青光眼疗效较好，用药后由于眼压迅速降低，从而缓解或消除青光眼的各种症状；对开角型青光眼的早期也有一定疗效，但机制未明，可能是通过扩张巩膜静脉窦周围的小血管以及使睫状肌收缩，小梁网结构发生改变，导致眼压降低。常用 1%～2%溶液滴眼，用药后数分钟即可见眼压下降，并可持续 4～8 小时之久。其调节痉挛作用可在 2 小时左右消失。滴眼时应压迫内眦部，以防药液经鼻泪管入鼻腔吸收产生副作用。

2. 虹膜炎　与散瞳药交替使用，以防止虹膜与晶状体粘连。

3. M 胆碱受体阻断药中毒　毛果芸香碱全身用药尚可用作胆碱受体阻断药阿托品等中毒的解救。

【不良反应】

局部应用副作用小，药物吸收后的不良反应主要由 M 样作用所致，表现为流涎、流涕、多汗、呼吸道分泌物增加、恶心、呕吐、腹痛、腹泻，胸闷、气短、支气管痉挛和呼吸困难。可用阿托品作拮抗治疗。

二、胆碱酯酶抑制药

胆碱酯酶可分为真性胆碱酯酶和假性胆碱酯酶。真性胆碱酯酶也称为乙酰胆碱酯酶，主要存在于胆碱能神经末梢突触间隙，也存在于胆碱能神经元和红细胞内，此酶对生理浓度的 ACh 作用最强，特异性也较高，一般简称为胆碱酯酶。假性胆碱酯酶广泛存在于神经胶质细胞、血浆及肝肾组织中，对 ACh 的特异性低，可水解其他胆碱类，如琥珀胆碱。

胆碱酯酶抑制药和 ACh 作用一样，也能和胆碱酯酶结合，但结合较牢固，水解较慢，因此抑制了该酶的活性，使 ACh 水解破坏减少而大量堆积，表现出 M 样和 N 样作用。本类药物分为两类：①可逆性胆碱酯酶抑制药，如新斯的明、毒扁豆碱等。②难逆性胆碱酯酶抑制药，如有机磷酸酯类。

（一）可逆性胆碱酯酶抑制药

新斯的明（neostigmine）

为人工合成药，能可逆性抑制胆碱酯酶，具有如下特点：

（1）脂溶性低、极性大、不易透过生物膜，因而口服吸收少而不规则（口服剂量比皮下注射量大 10 倍以上）。不易通过血脑屏障，对中枢影响较小。

（2）对心血管、腺体、眼和支气管平滑肌的作用较弱。

（3）对胃肠道和膀胱平滑肌的作用较强。

（4）对骨骼肌的兴奋作用特别强。因为：①抑制胆碱酯酶，增强乙酰胆碱的作用；②直接兴奋骨骼肌运动终板上的 N_M 受体；③促进运动神经末梢释放乙酰胆碱（图 6 – 2）。

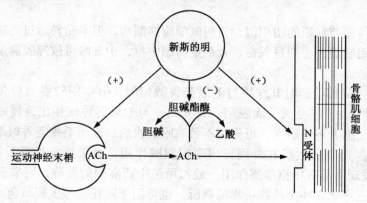

图 6 – 2 新斯的明兴奋骨骼肌的作用环节

【临床应用】

1. 重症肌无力 是神经肌肉接头传递功能障碍的慢性疾病，表现为受累骨骼肌极易疲劳，主要特征是骨骼肌发生进行性肌无力，如眼睑下垂、肢体无力、咀嚼和吞咽困难，严重者可致呼吸困难。这是一种自身免疫性疾病，患者血清中有抗 ACh 受体的抗体，从而导致 ACh 受体数目减少。新斯的明可改善肌无力症状。一般病例可采用口服给药，严重者可皮下或肌内注射给药。本品过量可使终板处 ACh 堆积过多，导致持久除极化，使肌无力症状加重，称为"胆碱能危象"。此时，应停用新斯的明，改用 M 受体阻断药阿托品和胆碱酯酶复活药碘解磷定或氯解磷定。

2. 手术后腹气胀和尿潴留 本品能兴奋胃肠道平滑肌和膀胱逼尿肌，促进排气和排尿。

3. 阵发性室上性心动过速 可通过拟胆碱作用使心率减慢。

4. 非除极化型肌松药中毒 如筒箭毒碱过量中毒的解救。但禁用于琥珀胆碱过量中毒的解救。

【不良反应】

副作用较小。过量可产生恶心、呕吐、腹痛、肌肉颤动和肌无力加重等。机械性肠梗阻、尿路阻塞和支气管哮喘患者应禁用。

其他治疗重症肌无力药物的作用及应用见表 6 – 1。

表 6 – 1 其他治疗重症肌无力的药物

药 名	药理作用	临床应用	其 他
吡斯的明 pyridostigmine	与新斯的明作用相似，但稍弱	可与新斯的明交替使用	对溴过敏者可出现皮疹
安贝氯铵 ambenonium chloride	比新斯的明作用强而持久	主要用于重症肌无力	对溴过敏者可改用此药，尤其是不能耐受新斯的明或吡斯的明者
依酚氯铵（腾喜龙）edrophonium chloride	较强，显效快，维持时间短	为重症肌无力的鉴别诊断用药	用于非除极化型肌松药中毒解救
加兰他敏 galanthamine	作用与新斯的明相似	可用于重症肌无力及脊髓灰白质炎后遗症	也可治疗竞争性神经肌肉阻滞药过量中毒

毒扁豆碱（physostigmine）

又名依色林（eserine），是从非洲生产的毒扁豆种子中提取的生物碱，现已人工合成。

性质不稳定，易被氧化成红棕色而导致药效降低，毒性增加，故应避光保存；溶液以临用前新鲜配制为宜。

毒扁豆碱的作用与新斯的明相似，为胆碱酯酶抑制药，但本品易透过血脑屏障，故对中枢神经系统的作用明显，小剂量兴奋、大剂量抑制中枢，中毒时可致呼吸麻痹。

【临床应用】

1. 眼部作用　局部给药时其作用与毛果芸香碱相似，但作用较强而持久，能使瞳孔缩小，眼压降低，可维持 1～2 天。滴眼用于青光眼，与毛果芸香碱相比，显效快，刺激性也强，长期给药时，患者不易耐受，可先用本品滴眼数次后，改用毛果芸香碱维持疗效。

2. 吸收作用　药物吸收后在外周可出现拟胆碱作用，由于选择性低，很少全身用药。20 世纪 70 年代发现本品有中枢催醒作用，最初用于中药麻醉的催醒，后来又用于苯二氮䓬类、吩噻嗪类和三环化合物类药物中毒的催醒。也可用于阿托品等抗胆碱药的中毒解救。

【不良反应】

本品滴眼后可致睫状肌收缩而引起调节痉挛，并可出现头痛。滴眼时应压迫内眦，以免药液流入鼻腔后吸收中毒。本品全身毒性反应较新斯的明严重，大剂量中毒时可致呼吸麻痹。

（二）难逆性胆碱酯酶抑制药

有机磷酸酯类药物能持久地抑制胆碱酯酶的活性，对人体的毒性很大，主要用于农业杀虫剂和军用毒剂，在使用过程中如果防护不好，可使人体中毒（见第四十七章）。

制剂及用法

硝酸毛果芸香碱　滴眼液或眼膏，1%～2%，滴眼次数按需要决定，晚上或需要时涂眼膏。

溴化新斯的明　片剂，15mg，口服，每次 15mg，3 次/日或按需要而定，极量每次 30mg，100mg/d。

甲硫酸新斯的明　注射剂，0.5mg/1ml，1mg/2ml，皮下或肌内注射，每次 0.25～0.5mg，1～3 次/日，极量，每次 1mg，5 mg/d。

溴吡斯的明　片剂，60mg，口服，每次 60mg，3 次/日，极量每次 120mg，360mg/d。注射剂，1mg/1ml，5mg/1ml。

水杨酸毒扁豆碱　滴眼液或眼膏，0.25%，每 4 小时一次，或按需要决定滴眼次数。溶液变红后不可用。注射剂，0.5mg/1ml，1mg/1ml。

安贝氯铵　片剂，5mg，10mg，25mg，口服，每次 5～25mg，3～4 次/日。

依酚氯铵　注射剂，10mg/1ml，100mg/10ml，对抗肌松剂；肌内注射每次 10mg，诊断重症肌无力；先静注 2mg，如无反应，再静注 8mg。

氢溴酸加兰他敏　片剂，5mg，口服，每次 10mg，3 次/日；注射剂，1mg/1ml，2.5mg/1ml，5mg/1ml，肌内或皮下注射，每次 2.5～10mg，1 次/日。

（张延霞）

第七章　M胆碱受体阻断药

一、阿托品和阿托品类生物碱

本类药物主要为阿托品、东莨菪碱和山莨菪碱，均可由颠茄、曼陀罗、洋金花、莨菪、唐古特莨菪等植物中提取，有的已可人工合成。

阿托品（atropine）

【药理作用】

阿托品与M受体结合后，能阻断ACh或胆碱受体激动药与M受体结合，从而竞争性地拮抗ACh或胆碱受体激动药对M受体的兴奋作用。阿托品对M受体有较高的选择性，但大剂量时对神经节的N受体也有阻断作用。阿托品对各种M受体亚型的选择性较低，对M_1、M_2、M_3受体都有阻断作用。

1. 抑制腺体分泌　阿托品通过阻断M受体而抑制腺体分泌。唾液腺和汗腺最敏感，在一般治疗量时（0.3~0.5mg），即可引起口干和皮肤干燥，大剂量时因抑制汗腺分泌而使体温明显升高；其次泪腺和呼吸道腺体的分泌明显减少；较大剂量使胃液分泌减少，但对胃酸的分泌影响较小，因胃酸分泌主要受胃泌素的调节。

2. 对眼的作用　阿托品通过阻断瞳孔括约肌和睫状肌上的M受体，出现散瞳、眼压升高和调节麻痹。上述作用在局部给药和全身用药时均可出现，应引起注意。

（1）散瞳：阿托品和毛果芸香碱的作用相反，使瞳孔括约肌松弛，而此时肾上腺素能神经支配的瞳孔扩大肌的功能占优势，使瞳孔散大。此作用可维持1周。

（2）升高眼压：由于瞳孔散大时虹膜退向四周外缘，使前房角间隙变窄，阻碍房水回流入巩膜静脉窦，导致眼压升高。故青光眼患者或有眼压升高倾向者禁用。

（3）调节麻痹：阿托品可使睫状肌松弛而退向外缘，悬韧带拉紧，晶状体处于扁平状态，屈光度变小，不能将近物成像在视网膜上，造成看近物模糊不清，只适合看远物，此作用称为调节麻痹。

3. 缓解平滑肌痉挛　阿托品能松弛许多内脏平滑肌，这种作用与平滑肌的功能状态有关。治疗量时，对正常活动的平滑肌影响较小，对过度活动或痉挛的内脏平滑肌有显著松弛作用。其特点：①对胃肠道平滑肌的作用最好，可降低蠕动的幅度和频率。②降低尿道和膀胱逼尿肌的张力和收缩幅度。③对胆道、输尿管和支气管平滑肌的作用较弱。④对子宫平滑肌影响较小。⑤对括约肌的作用不显著或不恒定。

4. 对心脏的作用

（1）心率：治疗量的阿托品（0.4~0.6mg）可使部分病人出现短暂的心率减慢，可能是阿托品阻断突触前膜M_1受体，减弱了ACh对递质释放的抑制作用所致。较大剂量（1~2mg）的阿托品可阻断窦房结的M_2受体，解除迷走神经对心脏的抑制，使心率加快。心率加快的程度取决于迷走神经对心脏抑制的程度，迷走神经张力较高的青壮年，心率加快明显，如肌内注射2mg，心率可增加35~40次/分。而对幼儿和老年人，影响则很小。

（2）房室传导：阿托品可拮抗迷走神经过度兴奋所引起的房室传导阻滞和心律失常。

5. 对血管与血压的影响　阿托品在治疗量时对血管与血压的影响不大，主要原因是许多血管缺乏胆碱能神经支配。大剂量时能扩张外周及内脏血管，解除小血管痉挛，尤其是皮肤血管扩张最明显，表现为皮肤潮红、温热，尤以面、颈部较为明显。在病理状况下，当微循环的小血管痉挛时，大剂量阿托品有明显的解痉作用，可改善微循环，恢复重要器官的血液供应，缓解组织缺氧状态。阿托品扩张血管的作用机制不明，但与 M 受体阻断作用无关，可能是机体对阿托品引起的体温升高后的代偿性散热反应，也可能是阿托品的直接扩血管作用。

6. 兴奋中枢神经系统　治疗量的阿托品对中枢作用不明显，较大剂量（1～2mg），可轻度兴奋延脑和大脑，出现呼吸加快，偶见深度呼吸；2～5mg 时兴奋作用增强，可出现烦躁不安、多语、谵妄；中毒剂量（10mg 以上）可产生幻觉、定向障碍、运动失调和惊厥等。严重中毒时可由兴奋转入抑制，出现昏迷、呼吸麻痹而死亡。

【体内过程】

口服吸收迅速，1 小时后血药浓度达高峰，生物利用度为 50%。吸收后可广泛分布于全身组织，可透过血脑屏障及胎盘屏障。半衰期为 4 小时，作用可维持 3～4 小时。肌内注射约 85%～88% 的药物在 12 小时内经肾脏排泄，其中约 1/3 为原形物，其余为水解产物及与葡萄糖醛酸结合的代谢产物。阿托品亦可经粘膜吸收，但皮肤吸收差。

【临床应用】

1. 麻醉前给药　用于全身麻醉前给药，可减少呼吸道腺体及唾液腺分泌，防止分泌物阻塞呼吸道及吸入性肺炎的发生，并防止手术过程中迷走神经对心、胃、呼吸的反射影响，防止恶心、呕吐、呼吸抑制。也可用于严重的盗汗和流涎症。

2. 眼科方面的应用　①虹膜睫状体炎：可用 0.5%～1% 阿托品溶液滴眼，使瞳孔括约肌和睫状肌松弛，活动减少，有利于炎症消退和止痛，同时可防止虹膜与晶状体粘连。为防止粘连可与缩瞳药交替使用。②检查眼底：阿托品散瞳后检查眼底，为了能观察眼底的周边部分。但其散瞳作用可维持 1～2 周，调节麻痹作用持续 2～3 天，视力恢复较慢，目前常用作用较短的后马托品取代之。③验光配镜：滴入阿托品后，使睫状肌的调节作用充分麻痹，晶状体固定，以便准确测定晶状体的屈光度。因阿托品作用过长，现已少用。但儿童验光仍用，因儿童的睫状肌调节机能较强，需用阿托品充分发挥调节麻痹作用。

3. 缓解内脏绞痛　适用于各种内脏绞痛，对胃肠绞痛能迅速缓解症状；对输尿管痉挛所致的绞痛和膀胱刺激症状如尿频、尿急疗效较好；但对肾绞痛和胆绞痛疗效较差，需配合阿片类镇痛药合用；另外，利用阿托品松弛膀胱逼尿肌，增大膀胱容积及增加膀胱括约肌张力等作用，可治疗遗尿症。

4. 治疗缓慢型心律失常　阿托品可解除迷走神经对心脏的抑制，使心率加快，故可治疗窦性心动过缓、窦房传导阻滞和房室传导阻滞，还可用于窦房结功能低下所致的室性异位节律。对锑中毒所致的室性心律失常及急性心源性脑缺血综合征（阿－斯综合征）亦有一定疗效。

5. 抗感染性休克　对暴发型流行性脑脊髓膜炎、中毒性菌痢、中毒性肺炎等所致的感染性休克，在补足血容量的基础上可用大剂量阿托品治疗，以解除小血管痉挛，改善微循环，保证重要脏器的血流供应，使休克好转。但对休克伴有高热或心率过快者禁用。由于此药副作用较多，目前多用山莨菪碱取代。

6. 解救有机磷酸酯类中毒　阿托品可迅速解除有机磷中毒的 M 样症状，也可部分解除中枢神经症状（见第四十七章）。

【不良反应及中毒】

常见的有口干、视物模糊、心悸、皮肤干燥、潮红、瞳孔扩大、体温升高（可能与兴奋体温中枢及抑制汗腺分泌有关）、排尿困难、便秘等；过量中毒（5mg 以上）时，可出现中枢兴奋症状，如语言不清、烦躁不安、呼吸加深加快、谵妄、幻觉、惊厥等；严重中毒者，可由中枢兴奋转入抑制，出现昏迷、呼吸麻痹而死亡。此外，误服过量的颠茄果、曼陀罗果、洋金花或莨菪根茎等也可出现中毒症状。阿托品的最低致死量，成人为 80～130mg，儿童约为 10mg。

中毒的处理措施：①口服中毒，应立即洗胃、导泻，以促进毒物排出。②外周症状可注射拟胆碱药如毛果芸香碱、毒扁豆碱或新斯的明，但治疗有机磷酸酯类农药中毒用阿托品过量时，不能用新斯的明、毒扁豆碱等抗胆碱酯酶药解救。③中枢症状明显时，可选用地西泮或短效巴比妥类，但不可过量，以免与阿托品类药物的中枢抑制作用产生协同。呼吸抑制可采用人工呼吸及吸氧。此外，还可用冰袋及酒精擦浴，以降低患者的体温，这一点对儿童中毒者更为重要。

【禁忌证】

青光眼、幽门梗阻及前列腺肥大者禁用，因阿托品能加重后者排尿困难。心肌梗死、心动过速及老年人慎用。

东莨菪碱（scopolamine）

东莨菪碱是洋金花的主要有效成分。与阿托品比较，有以下特点：

（1）外周作用：东莨菪碱的外周作用与阿托品相似，仅作用强度有所不同。其散瞳、调节麻痹和抑制腺体分泌作用比阿托品约强 1 倍，对心血管的作用较弱。

（2）中枢作用：与阿托品相反。随着剂量增加，对中枢具有显著的镇静催眠作用，甚至可产生麻醉作用，但对呼吸中枢产生兴奋。此外还有防晕止吐作用，这可能与抑制前庭神经内耳功能或大脑皮层以及抑制胃肠蠕动有关。

【临床应用】

1. 麻醉前用药　比阿托品好，它不仅有镇静作用，还可兴奋呼吸中枢及抑制腺体分泌。

2. 防晕止吐　对晕车、晕船等各种晕动病均有效，若与苯海拉明合用可增强疗效。本品以预防给药效果较好。对妊娠、胃肠炎及放射病所致的呕吐也有一定止吐作用。

3. 抗震颤麻痹症　能缓解流涎、震颤和肌肉强直等症状。

4. 全身麻醉　东莨菪碱可代替中药洋金花做中药复合麻醉。

5. 有机磷酸酯类中毒的解救。

不良反应及禁忌证同阿托品。

山莨菪碱（anisodamine）

山莨菪碱是我国科研人员首先从茄科植物唐古特山莨菪中提出的生物碱，代号 654，天然品为 654-1，人工合成品为 654-2。作用特点是：①松弛平滑肌，解除血管痉挛，改善微循环的作用突出。②抑制腺体分泌，散瞳作用比阿托品弱 10～20 倍。③不易通过血脑屏障，中枢兴奋作用亦弱。主要用于感染性休克和内脏绞痛。不良反应和禁忌证与阿托品相似，但其毒性较低。

二、阿托品的合成代用品

由于阿托品对眼的作用过于持久，影响了正常视力的恢复；用于解痉时，副作用较多，为克服这些缺点，通过改变其化学结构，合成了一些副作用较少的代用品，主要有两类：

1. 人工合成的散瞳药　常用的有后马托品（homatropine）、托吡卡胺（tropicamide）、优卡托品（eucatropine）及环喷托酯（cyclopentolate）等，均属短效散瞳药，与阿托品滴眼作用比较见表 7-1。

表 7-1　合成散瞳药与阿托品滴眼作用的比较

药物	浓度（%）	散瞳作用		调节麻痹作用		强度
		高峰（分）	恢复（日）	高峰（小时）	恢复（日）	
硫酸阿托品	1.0	30~40	7~10	1~3	7~12	+++
后马托品	1.0	40~60	1~3	0.5~1	1~3	+
托吡卡胺	1.0	20~40	1/4	0.5	<1/4	++
环喷托酯	0.5	30~50	1	1	0.25~1	
优卡托品	2~10	30~45	1/4~1/2	不麻痹视调节		

2. 人工合成的解痉药

（1）季铵类解痉药：常用的有溴丙胺太林（propantheline bromide，普鲁本辛）及溴甲阿托品（mebropine，胃疡平）。本类药物与阿托品相比有以下特点：①脂溶性低，口服吸收差；②不易通过血脑屏障，中枢副作用很少；③对胃肠道平滑肌解痉作用较强，并能不同程度地减少胃液分泌。可用于胃、十二指肠溃疡、胃肠痉挛和泌尿道痉挛，也可用于遗尿症及妊娠呕吐。④不良反应类似阿托品，中毒量可因神经肌肉接头阻滞而引起呼吸麻痹。

此外，还有奥芬溴铵（oxyphenonium bromide）、格隆溴铵（glycopyrronium bromide）、戊沙溴铵（valethamate bromide）、地泊溴铵（diponium bromide）和喷噻溴铵（penthienate bromide）等药，均可用于缓解内脏平滑肌痉挛，作为消化性溃疡的辅助用药。

（2）叔胺类解痉药：贝那替秦（benactyzine，胃复康），特点如下：①脂溶性高，口服易吸收，易通过血脑屏障，因此能缓解平滑肌痉挛，抑制胃液分泌，此外还有安定作用。②适用于治疗兼有焦虑的消化性溃疡患者、胃酸过多、胃炎、胃肠道痉挛等。③不良反应有口干、头晕及嗜睡等。

此外，还有双环维林（dicyclomine）、羟苄利明（oxyphencyclimine）、黄酮哌酯（flavoxate）和奥昔布宁（oxybutynin）等，这些药物均有非特异性内脏平滑肌解痉作用。

（3）选择性 M_1 受体阻断药：哌仑西平（pirenzepine）是选择性 M_1 受体阻断药，其结构式与丙咪嗪相似，属三环类药物；替仑西平（telenzepine）是哌仑西平同类物，但其对 M_1 受体的选择性更强。二药均可抑制胃酸及胃蛋白酶的分泌，可用于消化性溃疡的治疗，并且较少出现口干和视物模糊等反应。本药不易进入中枢，故无阿托品样中枢兴奋作用。有研究认为，此二药可治疗支气管阻塞性疾病，可能与其拮抗迷走神经功能有关。

制剂及用法

硫酸阿托品　片剂，0.3mg，口服，每次 0.3~0.6mg，3 次/日。注射剂，0.5mg/1ml，1mg/2ml，5mg/1ml，肌内或静脉注射，每次 0.5mg。滴眼液，0.5%，1%。眼膏，1%。极量，口服，每次 1mg，3mg/d；

皮下注射或静脉注射，每次 2mg。

氢溴酸东莨菪碱 片剂，0.2mg，口服，每次 0.2~0.3mg，3 次/日。注射剂，0.3mg/1ml，0.5mg/1ml，皮下或肌内注射，每次 0.2~0.5mg。极量，口服，每次 0.6mg，2mg/d；注射，每次 0.5mg，1.5mg/d。

氢溴酸山莨菪碱 片剂，5mg，10mg。口服每次 5~10mg，3 次/日。注射剂，5mg/1ml，10mg/1ml，20mg/1ml，静脉注射或肌内注射，每次 5~10mg，1~2 次/日。

氢溴酸后马托品 滴眼液，1%~2%。

托吡卡胺 滴眼液 0.5%，每次 1~2 滴，如需产生调节麻痹作用，可用 1% 浓度，1~2 滴，5 分钟后重复 1 次，20~30 分钟后可再给药 1 次。

环喷托酯 滴眼液，0.5%，1~2 滴，4 次/日。

尤卡托品 滴眼液，0.2%~0.5%，1~2 滴/次。

溴丙胺太林 片剂，15mg，口服，每次 15mg，3 次/日。

奥芬溴铵 片剂，5mg，10mg，口服，每次 5~10mg，3 次/日。注射剂 2mg/1ml，肌内注射，每次 1~2mg，1 次/6 小时。

格隆溴铵 片剂，0.5mg，1mg，口服，1~2mg，2~3 次/日。注射剂，0.2mg/1ml。

戊沙溴铵 片剂，10mg，口服，每次 10~20mg，3 次/日。注射剂，10mg/1ml，20mg/2ml；肌内注射，每次 10mg。

地泊溴铵 片剂，15mg，口服，每次 15mg，3 次/日。

喷噻溴铵 口服每次 2.5~5mg，3~4 次/日。

贝那替秦 片剂，1mg，口服，每次 1~3mg，饭前，3 次/日。

双环维林 片剂，10mg，口服，每次 10~20mg，3~4 次/日。

羟苄利明 口服，每次 5~10mg，2~3 次/日。

哌仑西平 片剂，25mg，口服，每次 20~50mg，2 次/日。

（张延霞）

37

第八章　N胆碱受体阻断药

一、神经节阻断药

神经节阻断药（ganglionic blocking drug）能与乙酰胆碱竞争神经节细胞膜上的 N_N 胆碱受体，从而阻断了神经冲动在植物神经节中的传递。

【药理作用】

神经节阻断药的作用缺乏选择性，对交感神经节和副交感神经节均有阻断作用。它们对器官的作用则视两类神经对该器官的支配以何者占优势而定。

1. 心血管系统　交感神经对血管的支配占优势，故用药后可使小动脉扩张，外周阻力下降，加上静脉扩张，使血液淤积在外周血管，回心血量和心输出量减少，可使血压显著降低，尤其在直立时更为显著。由于副交感神经对窦房结的控制占优势，故用药后心率轻度加快。

2. 平滑肌和腺体　副交感神经对胃肠道、膀胱、眼和腺体的支配占优势，故用药后常表现便秘、尿潴留、散瞳、视物模糊、口干和少汗等。

【临床应用】

本类药物降压作用强，曾用于抗高血压，但因其不良反应多，已基本被其他降压药取代，偶用于高血压急症。可用于麻醉时控制血压。也可用于主动脉瘤手术，此时应用本类药物，不仅能降血压，还可有效地防止因手术剥离而牵拉组织所造成的交感神经反射，使病人血压不致于明显升高。本类药物中除美卡拉明（mecamylamine，美加明）和樟磺咪芬（trimetaphan camsilate，阿方那特）外，其他药物已基本不用。

二、骨骼肌松弛药

骨骼肌松弛药（skeletal muscular relaxants）简称肌松药，本类药物能选择性地与运动终板膜上的 N_M 受体结合，阻滞神经冲动的传递，使骨骼肌松弛。肌松药已成为当前全身麻醉的重要辅助用药。按其作用机制不同，可分为除极化型和非除极化型两类。

（一）除极化型

本类药物与运动终板膜上的 N_M 受体结合，产生与 ACh 相似而更为持久的除极化作用，使运动终板膜对 ACh 不能产生反应，骨骼肌因而松弛。目前临床应用的这类药物只有琥珀胆碱。

琥珀胆碱（succinylcholine）

琥珀胆碱又称司可林（scoline），是人工合成的肌松药。

【药理作用】

琥珀胆碱的作用特点是：①肌松作用出现快，持续时间短，易于控制。静脉注射1分钟后即转为松弛，2分钟时肌松作用达高峰，5分钟后肌松作用消失，持续静脉滴注可维持较长时间的肌松作用。肌松作用从颈部肌肉开始，逐渐波及肩胛、腹部和四肢，以颈部和四肢肌松作用最为明显，面、舌、咽喉部肌肉次之，呼吸肌松弛最不明显。②用药后先出现短时的肌束颤动。③连续用药可产生快速耐受性。④抗胆碱酯酶药不仅不能拮抗其肌松作用，反能加强之。因此，当琥珀胆碱过量中毒时不能用新斯的明治疗。

【体内过程】

琥珀胆碱进入体内后迅速被血液和肝脏中的假性胆碱酯酶水解为琥珀酰单胆碱，肌松作用明显减弱，然后进一步水解为琥珀酸和胆碱，肌松作用消失。约 2% 的药物以原形经肾排泄，其余以代谢产物的形式从尿液中排出。

【临床应用】

因本品对喉肌松弛作用较强，故适用于气管内插管、气管镜、食道镜检查等短时操作。静脉滴注适用于较长时间的手术。

【不良反应及注意事项】

1. 过量时可引起呼吸肌麻痹。故用此药时需备有人工呼吸机及其他抢救器材以便及时抢救。

2. 用药后易引起肌肉酸痛，甚至有形态结构改变。可能由于肌束颤动使肌梭受损之故。一般休息 3~5 天可自愈。

3. 血钾升高。这是由于肌肉持久除极化而释放出钾离子所致。故烧伤、广泛性软组织损伤、偏瘫、恶性肿瘤、肾功能损害及脑血管意外等患者（因血钾已升高）应禁用。

4. 本品能使眼外肌短暂地收缩，可升高眼压。青光眼患者应禁用。

另外，本品尚有增加腺体分泌、促进组胺释放等作用。有遗传性胆碱酯酶缺陷的患者及有机磷中毒者对琥珀胆碱高度敏感，应加注意。严重肝功能不全、营养不良和电解质紊乱者慎用。

（二）非除极化型

本类药物又称竞争型肌松药，能与运动终板上的 N_M 受体结合，不仅不能激动受体，反而阻断 ACh 与运动终板上的 N_M 受体结合，因而使骨骼肌松弛。这类药物的特点是起效慢、持续时间长，主要用于大手术麻醉的辅助药物。

筒箭毒碱（d-tubocurarine）

筒箭毒碱是从南美洲防己科植物中提取的生物碱，右旋体具有活性。此药口服几乎不吸收，可静脉给药，约 4 分钟产生肌松作用，持续 80~120 分钟。肌松作用有一定顺序，首先从颜面部开始，依次为四肢、颈部、躯干，最后累及膈肌，使病人呼吸肌全部麻痹而死亡。恢复过程则以相反顺序进行。筒箭毒碱过量中毒应及时进行人工呼吸，同时应用新斯的明解救。

筒箭毒碱还有神经节阻断和促进组胺释放的作用，可引起心率减慢、血压下降、支气管痉挛，故重症肌无力、支气管哮喘和严重休克患者禁用。10 岁以下儿童对此药高敏反应较多，故不宜用于儿童。由于此药来源有限、副作用较多，现已少用。

三碘季铵酚（gallamine triethiodide，加拉碘胺）

三碘季铵酚是第一个在临床上广泛应用的非除极化型肌松药。与筒箭毒碱相比具有以下特点：①无神经节阻断及组胺释放作用；②有较强的阿托品样作用，能明显解除迷走神经张力，使心率加快，心输出量增加，血压升高。重症肌无力、心动过速、高血压、肾功能不全及碘过敏者应禁用。

非除极化型肌松药除上述两种药物外，还有阿曲库铵（atracurium）、罗库铵（rocuronium）、维库铵（vecuronium）等，这些药物目前已基本上取代了传统的筒箭毒碱。

临床用药评价

神经节阻断药的作用广泛，但其突出作用是降低血压。由于毒副作用较大，临床上不作为治疗高血压的常规用药，偶用于高血压急症的紧急处理。

肌松药在临床上主要与全麻药合用，进行诊断操作和外科手术。这类药物在临床应用中必须加以人工控制呼吸，以防呼吸肌麻痹而致呼吸暂停。目前，筒箭毒碱在临床应用较少，而琥珀胆碱应用则较为广泛。诊断操作或短小手术时一般采用单剂量琥珀胆碱，而长时间外科手术则需反复使用非除极化型肌松药或连续静脉滴注琥珀胆碱。

制剂及用法

盐酸美卡拉明　片剂：每片2.5mg，5mg，每次2.5mg，每日2次，以后递增至每次5mg，2~3次/日。

樟磺咪酚　粉针剂：每瓶0.25g，0.25g溶于250ml生理盐水或5%葡萄糖溶液中静脉滴注，每分钟1~4mg，根据血压变化调整滴入速度。

氯化琥珀胆碱　注射剂：50mg/1ml，100mg/2ml。成人一次用量50~100mg，小儿1~2mg/kg，静脉注射，多用其2%~5%的溶液。也可用生理盐水或5%葡萄糖溶液稀释至0.1%的浓度，进行静脉滴注。极量：每次250mg。每次手术最大用量不宜超过500~600mg。

氯化筒箭毒碱　注射剂：10mg/ml。每次6~9mg，静脉注射。重复给药时用量减半。

三碘季铵酚　注射剂：40mg/2ml。每次1mg/kg，静脉注射，重复给药时用量减半。

（王新华）

第九章　拟肾上腺素药

拟肾上腺素药（adrenergic drugs）是一类化学结构与肾上腺素相似的药物，通过直接兴奋肾上腺素受体或促进肾上腺素能神经末梢释放递质而发挥与肾上腺素相似的作用，故又称为肾上腺素受体激动药。根据药物对肾上腺素受体选择性的不同可分为三大类（表9-1）。

表9-1　拟肾上腺素药的化学结构及分类

类别	名称			β CH	α CH	NH
α和β受体兴奋药	肾上腺素	OH	OH	OH	H	CH_3
	麻黄碱	H	H	OH	CH_3	CH_3
	多巴胺	OH	OH	H	H	H
α受体兴奋药	去甲肾上腺素	OH	OH	OH	H	H
	间羟胺	H	OH	OH	CH_3	H
	去氧肾上腺素	H	OH	OH	H	CH_3
	甲氧胺	H	OH		CH_3	H
β受体兴奋药	异丙肾上腺素	OH	OH	OH	H	$CH{-}(CH_3)_2$
	多巴酚丁胺	OH	OH	H	H	$HC{-}(CH_2)_2\!\!-\!\!\bigcirc\!\!-\!\!OH$，$CH_3$

肾上腺素、去甲肾上腺素、异丙肾上腺素、多巴胺和多巴酚丁胺都具有儿茶酚的结构，故又称儿茶酚胺类。

一、α和β受体兴奋药

肾上腺素〔adrenaline，Adr，epinephrine〕

肾上腺素又名副肾素，是肾上腺髓质分泌的主要激素。药用肾上腺素可从家畜（牛、羊等）的肾上腺提取或人工合成，常用其盐酸盐。本品性质不稳定，遇光易分解，在中性尤其是碱性溶液中迅速氧化为红色或棕色而失效，故忌与碱性药物配伍使用。

【药理作用】

1. 心脏　兴奋心肌、窦房结和传导系统的 $β_1$ 受体，提高心肌的兴奋性，使心肌收缩力加强，传导加速，心率加快，心输出量增加。并能扩张冠状血管，改善心肌的血液供应，为临床常用的心脏兴奋药。但可增加心肌耗氧量，如剂量过大或静脉注射速度太快，则引起心律失常，甚至心室纤颤。

2. 血管　主要影响小动脉和毛细血管前括约肌，对静脉和大动脉的作用弱。原因为前者肾上腺素受体密度高，而后者肾上腺素受体密度低。由于肾上腺素能同时兴奋 α 和 β 受体，因此对不同部位的血管作用不同。可使皮肤、粘膜、内脏（脾、肾）等部位的血管收缩，因为这些部位 α 受体占优势。对脑血管收缩作用微弱，有时由于血压升高而被动性地扩张。可使骨骼肌和冠状血管明显扩张，因为这些部位 β_2 受体占优势（图9-1）。对肺血管具有双相作用，即小剂量时舒张，大剂量时收缩，中毒剂量可产生严重的肺水肿，可能是肺毛细血管滤过压增高所致。

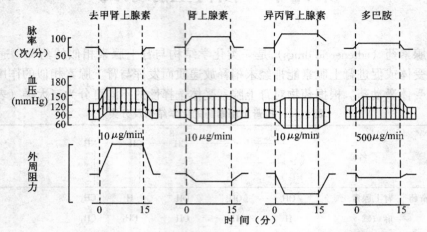

图9-1 人静脉注射肾上腺素、去甲肾上腺素、异丙肾上腺素和多巴胺对心血管系统的影响

3. 血压 因兴奋心脏的 β_1 受体，使心输出量增加，收缩压升高。对舒张压的影响与剂量有关。小剂量时 β_2 受体兴奋占优势，骨骼肌血管扩张作用抵消了皮肤、粘膜、内脏血管的收缩作用，故舒张压不变或稍下降，脉压增大，有利于血液对各组织器官的灌注。大剂量时 α_1 受体兴奋占优势，由于皮肤、粘膜、内脏血管强烈收缩，超过了骨骼肌血管的扩张作用，故舒张压升高。静脉注射肾上腺素后，血压急剧上升，继而迅速下降至原水平以下，称为继发性血压下降。若事先给予 α 受体阻断药如酚妥拉明，再给肾上腺素，由于 α 受体被阻断，β 受体效应占优势，导致外周血管扩张，血压不仅不升反而下降，这种现象称为肾上腺素升压作用的翻转。

4. 支气管 兴奋支气管平滑肌的 β_2 受体，使支气管扩张；并能兴奋支气管粘膜层和粘膜下层肥大细胞的 β_2 受体，抑制肥大细胞释放过敏物质如组胺、白三烯、慢反应物质等；通过兴奋支气管粘膜血管的 α 受体，使支气管粘膜血管收缩，有利于减轻支气管粘膜的充血和水肿。

5. 其他作用 促进肝脏和骨骼肌中糖原分解，使血糖升高；促进脂肪分解，使血液中游离脂肪酸升高。因不易透过血脑屏障，对中枢神经系统仅有较弱的兴奋作用，治疗量时个别高敏患者可发生不安、头痛和震颤等。大剂量时出现激动、呕吐、肌僵直，甚至惊厥。

【体内过程】

本品口服后易被碱性肠液和肝脏破坏，吸收较少，不易达到有效血药浓度。皮下注射使局部血管收缩，吸收缓慢，作用维持1小时左右。肌内注射吸收较快，仅维持 10~30 分钟。静脉注射，绝大部分在体内迅速被 COMT 和 MAO 氧化破坏，作用短暂。

【临床应用】

1. 心跳骤停的复苏 肾上腺素具有较强的强心作用，因此作为心跳骤停复苏的首选药物。主要用于溺水、电击、麻醉和手术过程中的意外、药物中毒、急性传染病以及心脏传导阻滞等所致的心跳骤停。可用肾上腺素 0.5~1.0mg 做心内注射，同时必须进行有效的人工呼吸、心脏按摩等措施。

42

2. 过敏性休克 过敏性休克系由Ⅰ型变态反应所引起，由于大量过敏介质释放，从而引起小血管扩张，毛细血管通透性增加，血压下降，支气管平滑肌痉挛，呼吸困难等。如及时给予肾上腺素可迅速缓解休克的症状。肾上腺素能收缩血管，使血压回升；通过松弛支气管平滑肌，而解除呼吸困难。另外，肾上腺素也可抑制过敏物质的释放，故作为治疗过敏性休克的首选药物。一般采用皮下或肌内注射，危急时可用生理盐水稀释后缓慢静脉注射。

3. 支气管哮喘 肾上腺素的作用强大而迅速，主要用于控制支气管哮喘的急性发作。一般皮下或肌内注射后3~5分钟奏效，可维持1~2小时。

4. 与局麻药配伍 一般在局麻药液中加入肾上腺素，由于肾上腺素可使注射部位周围血管收缩，延缓局麻药的吸收，使局麻作用时间延长，并减少局麻药吸收中毒的发生。

5. 局部止血 鼻粘膜和齿龈出血时，可用浸有0.1%盐酸肾上腺素的棉球或纱布填塞出血处，使局部微血管收缩而止血。

【不良反应】

主要为心悸、头痛、激动、不安、血压升高等。剂量过大可使血压突然升高，有致脑溢血的危险，也能引起心律失常，甚至发展为心室纤颤，故应严格控制剂量。禁用于高血压、器质性心脏病、糖尿病、甲状腺机能亢进症等患者。老年人应慎用。

麻黄碱（ephedrine）

麻黄碱是从中药麻黄中提取的生物碱，现已人工合成。除直接兴奋α和β受体外，还可促进肾上腺素能神经末梢释放去甲肾上腺素，其作用与肾上腺素相似，主要特点是：①作用缓慢、温和而持久；②性质稳定，口服有效；③中枢兴奋作用强，易引起失眠；④反复用药可产生快速耐受性（可能是去甲肾上腺素能神经末梢递质的耗竭所致）。

麻黄碱主要用于：①防治腰麻和硬膜外麻醉引起的低血压；②治疗鼻粘膜充血引起的鼻塞；③防治轻度支气管哮喘；④缓解荨麻疹和血管神经性水肿等变态反应的皮肤粘膜症状。

多巴胺（dopamine，DA）

多巴胺为生物合成NA的前体，也是一种神经递质。药用DA为人工合成品。一般采用静脉滴注给药。

【药理作用】

DA除直接兴奋DA、α_1和β_1受体外，还有促进NA释放的作用。

1. 心血管 小剂量主要兴奋DA受体，使血管舒张，特别是肾、肠系膜和冠状血管。中等剂量兴奋心脏β_1受体，使心脏兴奋，但对心率的影响不如肾上腺素和异丙肾上腺素，较少引起心律失常。大剂量时兴奋α_1受体，使血管收缩，血压升高。

2. 肾脏 小剂量主要兴奋DA受体，使肾血管扩张，肾血流量增加，肾小球滤过率增加，并抑制Na^+的重吸收，产生排钠利尿作用。大剂量则激动α_1受体，使肾血管强烈收缩，肾血流量减少。

【临床应用】

1. 抗休克 DA是治疗休克的常用药物。优点为：①明显增加重要器官的血流量；②增加尿量，改善肾功能；③不易引起心律失常。DA适用于感染性、心源性及出血性休克。

2. 与利尿药合用治疗急性肾功能衰竭。

【不良反应】

一般较轻，偶见恶心、呕吐、头痛。用量过大或滴注太快可出现心动过速、心律失常。一旦发生应减慢滴速或停药。

二、α受体兴奋药

去甲肾上腺素（noradrenaline，NA；norepinephrine，NE）

去甲肾上腺素是肾上腺素能神经末梢释放的主要递质。一般药用的是人工合成品，常用其重酒石酸盐。理化性质与肾上腺素相似。

【药理作用】

主要兴奋α受体，对β_1受体兴奋作用弱，对β_2受体几乎无作用。

1. 收缩血管　兴奋血管平滑肌上的α_1受体，使血管收缩，主要是使小动脉和小静脉收缩。以皮肤、粘膜血管收缩最明显，其次是肾血管，也可收缩脑、肝、肠系膜甚至骨骼肌血管，故总外周阻力增加。但可使冠状血管扩张，可能是由于心脏兴奋，心肌代谢产物腺苷（扩血管物质）等增加所致。

2. 兴奋心脏　通过兴奋心脏β_1受体，使心肌收缩力加强，传导加速，心输出量增加。但对心脏的作用较肾上腺素弱，故在整体情况下，因升高血压而反射性兴奋迷走神经，心率变化不大。当剂量过大时也可引起心律失常。

3. 升高血压　小剂量使心脏兴奋，收缩压升高，但血管收缩作用不明显，故舒张压升高不多，脉压加大。较大剂量时，血管强烈收缩，外周阻力明显增高，使收缩压和舒张压均升高，脉压变小，组织血液灌流量减少。

【体内过程】

NA口服无效，皮下或肌内注射因局部血管强烈收缩，易导致局部组织坏死，故应静脉滴注给药。本药不易透过血脑屏障。进入体内后很快被摄取，其余被COMT、MAO代谢，仅4%～6%以原形由尿排出。

【临床应用】

NA用于休克治疗已不占重要地位。目前仅限于血管扩张性休克、嗜铬细胞瘤切除术后和药物中毒时的严重低血压，一般主张与小剂量α受体阻断药酚妥拉明合用，以部分拮抗其强烈的缩血管作用。另外，取本品1～3mg，适当稀释后口服，使食道或胃粘膜血管收缩而治疗上消化道出血。

【不良反应及防治】

1. 局部组织缺血坏死　多发生于静滴时间过长、浓度过高或药液漏出血管外，引起局部血管收缩，致使组织缺血坏死。若发现注射部位皮肤苍白时，应立即更换注射部位，并局部热敷，必要时用0.25%～1%的普鲁卡因溶液10～15ml局部封闭，或用酚妥拉明5mg溶于20ml生理盐水中作浸润注射。

2. 急性肾功能衰竭　用药时间过长或用量过大，由于肾血管剧烈收缩，肾血流量减少，导致尿少、无尿甚至肾实质损伤。故用药期间应注意尿量的变化，每小时尿量应保持在25ml以上，若少于25ml应减量或停药。

3. 较长时间滴注若突然停药，可引起血压剧降。这是由于处于收缩状态的血管停药后迅速扩张所致。故应逐渐减慢滴注速度而后停药。

高血压、动脉硬化、器质性心脏病、无尿等患者应禁用。

间羟胺（metaraminol）

间羟胺又名阿拉明（aramine），为人工合成品。作用与去甲肾上腺素相似，除直接兴奋α受体、β_1受体外，还可促进肾上腺素能神经末梢释放递质。其作用特点是：①兴奋心脏作用弱，不易引起心律失常；②肾血流量减少不明显，较少引起少尿、无尿；③升压作用弱而持久；④可肌内注射，应用方便。

目前，间羟胺已作为 NA 的良好代用品用于多种休克及低血压的治疗。

去氧肾上腺素（phenylephrine）

去氧肾上腺素即苯肾上腺素，又名新福林（neosynephrine）。本药只兴奋 α_1 受体，其作用特点为：①收缩血管作用比 NA 弱而持久；②由于血压升高可反射性引起心率减慢；③减少肾血流量作用比 NA 更明显；④兴奋瞳孔开大肌上的 α_1 受体，产生散瞳作用。

本品主要用于室上性阵发性心动过速，防治全身麻醉、脊髓麻醉及吩噻嗪类所致的低血压，在眼科可作为眼底检查时的快速短效散瞳剂，一般不引起眼压升高。

甲氧胺（methoxamine）

甲氧胺又名甲氧明，其作用与去氧肾上腺素相似，具有收缩周围血管作用，其作用较 NA 弱而持久。主要用于阵发性室上性心动过速和各种低血压。

三、β 受体兴奋药

异丙肾上腺素（isoprenaline）

异丙肾上腺素又名喘息定、治喘灵（isoproterenol），为人工合成品，常用其盐酸盐或硫酸盐。

【药理作用】

本品对 β 受体的兴奋作用较肾上腺素强，对 α 受体几乎无作用。

1. 兴奋心脏　使心肌收缩力加强，心率加快，传导加速，心输出量增加。对心脏窦房结正位起搏点作用较强，易引起心动过速，但很少引起室性心律失常，产生室颤的机会比肾上腺素少，而肾上腺素对正位及异位起搏点的兴奋作用都较强。

2. 血管和血压　通过兴奋 β_2 受体使血管扩张，对骨骼肌血管的扩张作用最显著，冠脉次之，对肠系膜、肾血管扩张作用较弱。由于心脏兴奋和血管扩张，故收缩压升高，舒张压降低，脉压增大（图 9–1）。大剂量静脉注射异丙肾上腺素，可引起血压明显降低。

3. 扩张支气管　其作用较肾上腺素强，也可抑制过敏物质的释放，但不能消除粘膜充血和水肿。

4. 促进代谢　使糖原和脂肪分解，血糖升高，组织耗氧量增加。

【体内过程】

本品口服无效，舌下给药因能扩张局部血管易通过舌下静脉丛吸收，气雾剂吸入或注射给药均易吸收。吸收后主要在肝脏及其他组织被 COMT 所代谢，较少被 MAO 代谢，肾上腺素能神经末梢摄取也少，因此作用时间较肾上腺素略长。其代谢产物 3-甲氧异丙肾上腺素具有阻断 β 受体作用，这可能是反复用药而产生耐受性的原因。

【临床应用】

1. 支气管哮喘　当支气管哮喘急性发作时舌下含化或吸入本品，可迅速制止哮喘。舌下给药持续 1~2 小时，吸入用药持续 0.5~2 小时。

2. 房室传导阻滞　可用于治疗 Ⅱ、Ⅲ 度房室传导阻滞，一般将本品 0.2mg 加入 500ml 葡萄糖注射液中静脉滴注给药。

3. 心跳骤停的复苏　适用于心室自身节律缓慢、高度房室传导阻滞或窦房结功能衰竭而并发的心跳骤停，常与肾上腺素合用进行心室内注射，可产生强大起搏作用。

4. 抗休克　适用于血容量已补足、低排高阻型休克。但由于本品能明显增加心率和心肌耗氧量而限制了它的应用。

【不良反应】

以心悸、头痛、头晕、皮肤潮红等最常见。偶见严重的心律失常、心绞痛等。支气管哮喘患者因长期反复用药偶有致死者。冠心病、心肌炎、甲状腺功能亢进患者应禁用。

多巴酚丁胺（dobutamine）

多巴酚丁胺又名杜丁胺。本品为新型的拟肾上腺素药，可选择性兴奋 β_1 受体，对 α 受体作用较弱，大剂量可兴奋 β_2 受体，产生血管扩张作用，对多巴胺受体无作用。治疗剂量即能加强心肌收缩力，增加心输出量，对心率影响不大，主要用于心肌梗死伴有心力衰竭的患者。

连续应用本品可产生快速耐受性（因 β 受体下调所致）。偶致恶心、呕吐、头痛、心悸等不良反应。禁用于肥厚性梗死型心肌病、心房颤动等患者。

制剂及用法

盐酸肾上腺素　注射剂：0.5mg/0.5ml 和 1mg/1ml，皮下或肌内注射每次 0.25～1.0mg，必要时可作心内注射每次 0.25～1.0mg，皮下注射的极量为每次 1mg。

盐酸多巴胺　注射剂：20mg/2ml，将 20mg 加入 5％葡萄糖液 250～500ml 内，静脉滴注，极量为每分钟 20μg/kg。

盐酸麻黄碱　片剂：15mg、25mg 和 30mg，每次 15～30mg，3 次/日。注射剂：30mg/ml，皮下或肌内注射每次 15～30mg，极量每次 60mg，150mg/d。0.5％～1％溶液剂，供滴鼻用。

重酒石酸去甲肾上腺素　注射剂：2mg/1ml 和 10mg/2ml，将 2mg 加入 5％葡萄糖液 500ml 中，静脉滴注，1～2ml/min（相当于 4～8μg）。极量为 25μg/min。

重酒石酸间羟胺　注射剂：10mg/1ml 和 50mg/5ml，肌肉注射每次 10～20mg，或将 10～50mg 加入 5％葡萄糖液 100～500ml 中静脉滴注，极量为每次 100mg。

盐酸去氧肾上腺素　注射剂：10mg/1ml，肌肉注射，每次 5～10mg。或将 10mg 加入 5％葡萄糖液 100ml 中稀释，静脉滴注。

盐酸甲氧胺　注射剂：20mg/1ml，肌肉注射每次 10～20mg，静脉注射每次 5～10mg，或将 20mg 加入 5％葡萄糖液 200ml 中稀释，静脉滴注。

盐酸或硫酸异丙肾上腺素　注射剂：1mg/2ml。将 0.1～0.2mg 加入 5％葡萄糖液 100～200ml 中，静脉滴注，0.5～2ml/min。舌下含片每片 10mg，每次 10～15mg，30～45mg/d。气雾剂：0.25％，20ml，喷雾吸入，每次不超过 0.5ml。极量：舌下和喷雾吸入为每次 20mg，60mg/d。

多巴酚丁胺　注射剂：250mg/5ml，250mg 加入 250ml 或 500ml 5％葡萄糖中静脉滴注，每分钟 2.5～10μg/kg。

（王新华）

第十章 抗肾上腺素药

抗肾上腺素药（antiadrenergic drugs）又称肾上腺素受体阻断药，能与肾上腺素能神经递质或拟肾上腺素药争夺受体，从而拮抗其作用。根据药物对肾上腺素受体的选择性不同，可分为 α 受体阻断药和 β 受体阻断药。

一、α 受体阻断药

本类药物能选择性阻断 α 受体，减弱或取消去甲肾上腺素的升压作用，将肾上腺素的升压作用翻转为降压作用（图 10 – 1）。

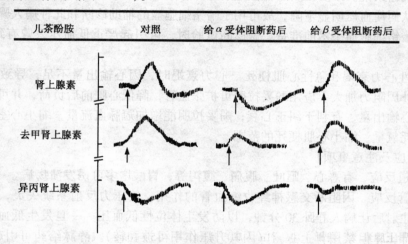

| 儿茶酚胺 | 对照 | 给 α 受体阻断药后 | 给 β 受体阻断药后 |

图 10 – 1　给抗肾上腺素药前后儿茶酚胺对狗血压的影响

↑给儿茶酚胺

根据药物对 α_1、α_2 受体的选择性不同将其分为三类：①α_1、α_2 肾上腺素受体阻断药：酚妥拉明（瑞支亭，regitine）等。②α_1 肾上腺素受体阻断药：哌唑嗪，主要用于治疗高血压。③α_2 肾上腺素受体阻断药：育亨宾，主要用作药理工具药。

本章主要介绍 α_1、α_2 肾上腺素受体阻断药。根据作用时间将其分为短效（酚妥拉明、妥拉唑林）和长效（酚苄明）两类。

酚妥拉明（phentolamine）和妥拉唑啉（tolazoline）

酚妥拉明和妥拉唑啉均可与 α 受体结合，但较疏松，易于解离，故能竞争性阻断 α 受体，对 α_1、α_2 受体选择差。妥拉唑啉作用较弱。

【药理作用】

1. 扩张血管　静注酚妥拉明时，由于阻断 α 受体和直接松弛血管平滑肌作用，可明显扩张血管，使外周阻力降低，血压下降，肺动脉压下降尤为明显。

2. 兴奋心脏　因降低血压，反射性兴奋心脏，并阻断去甲肾上腺素能神经突触前膜 α_2 受体而使去甲肾上腺素释放增多，故可使心肌收缩力加强，心率加快，传导加速，心输出量增加。

3. 其他　酚妥拉明尚有拟胆碱作用，可使胃肠平滑肌兴奋，增强胃肠蠕动；还有组胺样作用，可使胃酸分泌增多。妥拉唑啉可增加唾液腺、汗腺分泌。

【临床应用】

1. 外周血管痉挛性疾病和血栓闭塞性脉管炎　如肢端动脉痉挛、脑血管痉挛引起的偏头痛等。

2. 当静滴去甲肾上腺素外漏时，可用酚妥拉明 10mg 或妥拉唑啉 25mg 溶于 10～20ml 生理盐水浸润注射，以防局部组织坏死。也可用于肾上腺素等拟交感胺类过量所致高血压。

3. 抗休克　用于感染性、心源性和神经性休克的治疗，但应补足血容量，否则可使血压降低。目前主张酚妥拉明与去甲肾上腺素合用，以对抗去甲肾上腺素的 α 受体缩血管作用，保留其 β 受体加强心肌收缩力作用。

4. 诊治嗜铬细胞瘤　肾上腺嗜铬细胞瘤分泌大量肾上腺素及去甲肾上腺素，故可引起血压升高及代谢紊乱。酚妥拉明选择性阻断肾上腺素的 α 受体效应，使肾上腺素升压效应翻转为降压，从而使血压明显下降，故可用于嗜铬细胞瘤的辅助诊断和此种病人骤发高血压危象的治疗及嗜铬细胞瘤手术前准备。做诊断试验时，可引起严重低血压，曾有致死的报告，应特别慎重。

5. 充血性心力衰竭和急性心肌梗死　心力衰竭时，因心输出量不足，导致交感活性代偿性增强，外周阻力加大。应用酚妥拉明可扩张血管，降低心脏前后负荷，并可加强心肌收缩力，增加心输出量，有利于纠正心衰；酚妥拉明能增加冠脉血流量，缩小心室容积，有助于降低心肌耗氧量，缩小心肌梗死的范围。

【不良反应及注意事项】

1. 胃肠道反应　有恶心、呕吐、腹痛、腹泻等，胃酸增多可诱发溃疡病。

2. 心血管反应　因阻断交感神经收缩血管的作用，使压力反射系统失灵，可引起体位性低血压。注射后让病人静卧 30 分钟，以防发生体位性低血压。一旦发生低血压，可用去甲肾上腺素升压，但禁用肾上腺素（因其升压作用可被翻转）。静脉给药可引起心动过速、心律失常和心绞痛。

胃炎、胃及十二指肠溃疡病、冠心病、低血压患者慎用。

酚苄明（phenoxybenzamine）

【药理作用和应用】

本药阻断 α 受体作用强大、缓慢、持久。能扩张血管，改善微循环。由于血压下降，反射性引起心率加快，心肌收缩力加强，心输出量增加。主要用于治疗血管痉挛性疾病、抗休克和治疗嗜铬细胞瘤。用于前列腺增生所致的排尿困难，可改善症状，可能与阻断前列腺和膀胱底部的 α 受体有关。

【体内过程】

口服吸收不完全（仅吸收 20%～30%）。局部刺激性较强，常用静脉注射给药。脂溶性高，进入体内可贮存于脂肪组织缓慢释放，故起效较慢，排泄也慢，加之与 α 受体结合牢固，故作用强大而持久，一次用药可维持 3～4 天。

【不良反应】

常引起体位性低血压、心动过速、鼻塞、恶心、呕吐、嗜睡等。静滴时须缓慢，并充分补液和严密监护。低血压、冠心病患者禁用。

二、β受体阻断药

β受体阻断药能选择性与β受体结合，竞争性阻断肾上腺素能神经递质或拟肾上腺素药的β受体效应。根据β受体阻断药的选择性不同，可将药物分为三类（表10-1）。

表10-1　β受体阻断药的药理特性

药　物	β受体阻断药的效价（普萘洛尔＝1）	膜稳定作用	内在拟交感活性	血浆半衰期（小时）
Ⅰ 非选择性β受体阻断药				
普萘洛尔（心得安）propranolol	1	＋＋	0	2～5
氧烯洛尔（心得平）oxprenolol	2	＋	＋	1～4
吲哚洛尔（心得静）pindolol	5～10	±	＋＋	2～5
烯丙洛尔（心得舒）alprenolol	0.3～1	＋	＋	2～3
噻吗洛尔（噻吗心安）timolol	5～10	0	0	2～5
Ⅱ 选择性β₁受体阻断药				
醋丁洛尔（醋丁酰心安）acebutolol	0.3	＋	＋	3～8
阿替洛尔（氨酰心安）atenolol	0.5	0	0	6～9
美托洛尔（甲氧乙心安）metoprolol	0.5～2	0	0	3～4
Ⅲ α和β受体阻断药				
拉贝洛尔labetolol	0.25	0	±	4～6

【药理作用】

1.β受体阻断作用

（1）心血管的作用：通过阻断心脏β受体，使心肌收缩力减弱，心率减慢，传导速度减慢，心输出量减少，心肌耗氧量降低。这是本类药物用于抗心律失常、抗高血压、抗心绞痛的主要药理基础。由于阻断了血管平滑肌的β₂受体，使α受体的兴奋性相对增高，加上心脏功能受抑制，心输出量降低，反射性兴奋交感神经，可引起血管收缩，使冠状血管血流量减少。

（2）收缩支气管平滑肌：阻断支气管平滑肌β₂受体，使支气管平滑肌收缩，增加呼吸道阻力，这种作用对正常人影响较小，但支气管哮喘患者则甚敏感，可诱发或加重哮喘发作。选择性β₁受体阻断药的此作用较弱。

（3）对代谢的影响：β受体阻断药可拮抗儿茶酚胺所引起的脂肪分解、升高血糖作用。普萘洛尔对正常人的血糖无影响，也不影响胰岛素的降低血糖作用，但能延缓用胰岛素后血糖的恢复，并掩盖低血糖症状如心悸等，从而延误了低血糖的诊治。β受体阻断药还可抑制交感神经兴奋时肾素的释放，并降低其活性，这可能是其降血压作用的原因之一。

2.内在拟交感活性　有些β受体阻断药如吲哚洛尔与β受体结合后，既能阻断β受体，又有直接激动β受体的作用，即为内在拟交感活性（intrinsic sympathomimetic activity）。由于这种作用弱，常被β受体阻断效应所掩盖，不易表现出来。若预先给予利血平将实验动物体内儿茶酚胺耗竭，使药物的β受体阻断作用不能发挥，这时给予有内在拟交感活性的β受体阻断药，其β受体激动作用便可表现出来，如心率加快、心输出量增加等。具有内在拟交感活性的药物，其对心脏的抑制作用和对支气管平滑肌的收缩作用较弱。

3. 膜稳定作用　有些β受体阻断药如普萘洛尔能降低神经或心肌细胞膜对 Na^+ 的通透性，从而稳定神经和心肌细胞膜，产生局麻作用和奎尼丁样作用，称为膜稳定作用。普萘洛尔的膜稳定作用所需的血药浓度比β受体阻断作用所需的血药浓度高 30～100 倍，临床正常剂量不会出现膜稳定作用。此外，无膜稳定作用的β受体阻断药仍然对心律失常有效。故认为这一作用与其治疗作用无关。

4. 其他　普萘洛尔有抗血小板聚集作用。噻吗洛尔尚有降低眼压作用。

【临床应用】

主要用于抗心律失常、抗心绞痛和抗高血压，也可用于缓解甲亢、偏头痛、肌震颤等症状。

【不良反应】

1. 心血管反应　可引起心脏抑制、血压降低等反应，故心力衰竭、房室传导阻滞及低血压患者慎用或禁用，以免加重病情。

2. 诱发或加重支气管哮喘　非选择性β受体阻断药由于阻断 β_2 受体，可引起支气管痉挛，诱发或加重支气管哮喘，故支气管哮喘患者禁用。选择性 β_1 受体阻断药，对支气管影响较小，但支气管哮喘患者仍应慎用。

3. 反跳现象　长期应用β受体阻断药的患者突然停药，可出现原有症状加剧如血压升高，称反跳现象。可能与β受体向上调节有关。因此，长期应用时不可突然停药，应递减剂量逐渐停药。

4. 中枢神经系统症状　有多梦、幻觉、失眠、头晕、乏力和精神抑郁等。

5. 胃肠道症状　如厌食、恶心、呕吐、腹痛和腹泻，可用阿托品纠正之。

6. 其他　偶见皮疹、肢体发冷、间歇性跛行等。

制剂及用法

甲磺酸酚妥拉明　注射剂：5mg/1ml、10mg/1ml。肌注或静注，一次 5～10mg。

盐酸妥拉唑啉　片剂：每片 25mg。一次 25mg，一日 3 次。注射剂：25mg/1ml。一次 25mg，肌注。

盐酸酚苄明　片剂：每片 10mg。一次 10～20mg，一日 3 次。

盐酸普萘洛尔　片剂：每片 10mg。一次 10～30mg，一日 3～4 次。注射剂：5mg/5ml，一次 2.5～5mg，稀释后静滴。

马来酸噻吗洛尔　片剂：每片 5mg、10mg、20mg。0.25% 滴眼剂：一次 1 滴，一日 2 次。

酒石酸美托洛尔　片剂：每片 50mg。一次 50～100mg，一日 100～200mg。

阿替洛尔　片剂：每片 25mg、50mg。一次 50～100mg，一日 1～2 次。

吲哚洛尔　片剂：每片 1mg、5mg。一次 5～10mg，一日 3 次。

拉贝洛尔　片剂：每片 100mg。一次 100mg，一日 2～3 次。

（田河林）

第十一章 全身麻醉药

全身麻醉药（general anesthetics）能可逆性地导致"全身麻醉状态"，包括镇痛、记忆缺失、意识丧失、感觉和反射消失以及骨骼肌松弛等，以便于手术的进行。根据给药途径不同，分为吸入麻醉药和静脉麻醉药。

一、吸入麻醉药

吸入麻醉药有挥发性液体（如乙醚、氟烷、恩氟烷、异氟烷、七氟烷）和气体（如氧化亚氮）两类，主要依靠肺泡通气摄取和排除。吸入麻醉药经肺泡进入血流到达脑组织，当在脑组织内其分压达到一定水平时，即产生临床上的全身麻醉状态。因为全身麻醉药间没有共同的构效关系，认为它们不是作用于选择性的受体。它们的作用强度与其脂溶性成正比，这可能是麻醉药分子与细胞膜脂质层以及特异膜蛋白疏水区相互作用，改变了脂质层的理化特性和膜内蛋白质的功能，从而升高神经细胞的兴奋阈，抑制除极，而产生麻醉作用。

【麻醉分期】

各神经元和神经通路对麻醉药敏感性的不同是麻醉分期的神经药理学基础。传统上依据对乙醚麻醉所观察到的一系列体征变化将麻醉过程分为四期。麻醉诱导开始时大脑皮质受抑制，表现为意识的模糊、迟钝直至消失，称为第一期。大脑皮质受抑制后，皮质下中枢失去皮质的控制而进入兴奋状态，称为第二期。麻醉继续加深则皮质下中枢亦遭受抑制，因此兴奋状态消退，病人进入不感疼痛的宁静状态，称为第三期，亦称手术麻醉期。根据麻醉深度的不同，此期又可划分为四级。第一级的麻醉深度不仅不能使肌肉松弛，而且肌张力高于正常。第二级肌张力开始恢复正常并逐渐减弱。第三级至第四级时肌张力由显著松弛发展到完全麻痹。由第三级开始，肋间肌先于身体其他肌群呈进行性的麻痹，临床表现为胸式呼吸的逐渐减弱直至消失以及腹式呼吸的逐渐增强。麻醉再行加深则延脑始遭抑制，表现为呼吸完全麻痹和所有生命体征的消失，称为第四期。在临床实践中主要通过调节吸入麻醉药量，控制在外科麻醉期的一、二和三级水平上，避免麻醉的不足与过量两个极端。

【体内过程】

药物吸入到肺泡，经肺泡膜吸收入血，然后分布于脑和身体其他组织。当产生麻醉时脑、血、肺泡内吸入麻醉药分压达平衡时，其最小肺泡浓度（MAC）可代表吸入麻醉药的相对作用强度，MAC数据越大，强度越弱。吸入麻醉药吸收的速度与其在肺泡的浓度、肺通气量、肺血流量以及血/气分配系数有关。血/气分配系数是指药物在血中的浓度与在吸入气体中药物浓度达到平衡时的比值，该值较大的药物（如乙醚）在血中的溶解度高，血中药物分压提高慢，而麻醉诱导期长。吸入麻醉药进入脑组织的速度主要与脑/血分配系数有关，该系数较大的药物较易进入脑组织，麻醉作用相对发挥快。吸入麻醉药主要以原形经肺呼出，影响恢复期快慢的因素除肺血流量、肺通气量外，与血/气分配系数有关，系数愈小表示药物易向气相方向弥散，经由呼吸道排出快，而病人苏醒快（表11-1）。另外，吸入麻醉药的时间长短对麻醉恢复有明显的影响，特别是溶解度高的麻醉药，恢复更慢。

表 11 - 1　吸入麻醉药的特性比较

药　物	分配系数		最小肺泡浓度（％）
	血/气	脑/血	
氧化亚氮	0.47	1.1	105.20
乙　醚	12.10	1.14	1.92
氟　烷	2.30	2.9	0.75
恩氟烷（安氟醚）	1.80	1.4	1.68
异氟烷（异氟醚）	1.40	2.6	1.40
七氟烷	0.69	1.7	2.00
甲氧氟烷	12.00	2.0	0.16

麻醉乙醚（anesthetic ether）

乙醚麻醉时安全范围较大，麻醉浓度对呼吸、血压无明显影响，肌肉松弛完全。对心、肝、肾毒性很小。缺点是极易燃烧爆炸，使用场合不可有开放火焰或电火花。对呼吸道有强的刺激性，使粘液分泌增加，易致肺部并发症。麻醉诱导和恢复期长，常伴恶心和呕吐。现已少用。

氟烷（halothane）

氟烷不燃不爆，无刺激性，麻醉诱导和恢复比乙醚快，麻醉强度比乙醚也强。氟烷较易抑制呼吸中枢，并有心肌抑制和血管扩张作用，可引起血压下降。氟烷易致室性心律失常，在麻醉过程中禁用肾上腺素和去甲肾上腺素。能松弛子宫平滑肌，不宜用于产科。可损害肝脏，禁用于肝脏病患者。

甲氧氟烷（methoxyflurane）

甲氧氟烷的大多数作用类似氟烷，但麻醉镇痛作用更强，诱导和恢复期比氟烷长。吸入少量甲氧氟烷不松弛子宫平滑肌。有明显的肾毒性，除产科外，现趋于被淘汰。

恩氟烷（enflurane）和异氟烷（isoflurane）

恩氟烷和异氟烷是氟烷类的两个同分异构体，是目前临床常用的吸入麻醉药。

恩氟烷无可燃性和爆炸性，对呼吸道无刺激性，麻醉效能比氟烷稍弱。血中溶解度较氟烷低，故诱导和苏醒均较快。肌肉松弛作用较氟烷强。对心肌有一定抑制作用，血压下降与麻醉深度有剂量依赖关系。不增加心肌对儿茶酚胺的敏感性，较少发生心律失常。对呼吸也易产生明显的抑制作用。对肝、肾毒性极低。在麻醉诱导和恢复期脑电图可出现癫痫样波，甚至诱发癫痫样发作，应给予注意。

异氟烷具有更多符合或接近理想吸入麻醉药的标准之处。异氟烷的药理作用和麻醉效能与恩氟烷相似。其麻醉诱导和苏醒较恩氟烷快，对循环和呼吸系统的抑制作用也与恩氟烷相类似。心律失常不常见，亦不增加心肌对儿茶酚胺的敏感性。对肝、肾功能影响小，对心肌收缩力影响轻微，肌肉松弛良好。高浓度时能松弛子宫平滑肌，故分娩时慎用。异氟烷不产生脑电图癫痫样发作。

七氟烷（sevoflurane）

七氟烷为较新高效含氟麻醉药。其特点是血/气分配系数低，麻醉诱导和苏醒均较现有的强效麻醉药快。对心血管影响比异氟烷小，心律失常少见。有良好的肌松作用。对脑血流量、颅内压影响与异氟烷相似，未见明显的肝损害。

氧化亚氮（nitrous oxide）

氧化亚氮又名笑气，为无色无臭气体，常以65%氧化亚氮与35%氧混合气体置封闭式麻醉机吸入。其优点是对呼吸道及机体各重要器官均无明显刺激性，血/气分配系数仅0.47，麻醉诱导和苏醒迅速，镇痛作用较强。氧化亚氮缺点是麻醉效能弱，单独应用只能达到外科麻醉期一级深度，肌松不完全。临床上多与其他麻醉药联合应用，以减少麻醉药用量。

二、静脉麻醉药

静脉麻醉药为非挥发性全身麻醉药，此类药经静脉给药作用迅速，分期不明显，排出较慢，单用仅适用于时间短、镇痛要求不高的小手术。临床上常用于吸入麻醉的诱导以及复合全身麻醉。常用的有以下三种：

硫喷妥钠（sodium pentothal）

【体内过程】

硫喷妥钠属巴比妥类药物，其水溶液不稳定，需临用前配制。因其脂溶性高，加之脑血流丰富，注射后极易透过血脑屏障进入组织发挥作用。然后逐渐转移到脂肪等组织储存。故作用迅速，维持时间短。主要在肝脏代谢。

【作用特点及应用】

静注后，约30秒左右即进入麻醉状态，无兴奋期，不能随意调节麻醉深度。镇痛作用弱，肌肉松弛不完全，维持时间短，约30分钟，若需延长时间，需反复给药。适于短时间的小手术、基础麻醉和诱导麻醉。也可用于抗惊厥。

【不良反应】

浅麻醉时可引起喉痉挛和支气管痉挛，麻醉前给予阿托品可预防。给药浓度过高、速度过快时，可明显抑制呼吸、心肌和血管运动中枢，可致严重血压降低，甚至呼吸停止。严重酸血症、贫血、低血压和支气管哮喘病人忌用。本品碱性强，注射时外漏可引起疼痛与红肿。对巴比妥类过敏者禁用。

氯胺酮（ketamine）

【药理作用及应用】

静注后迅速显效，但作用与硫喷妥钠不同，病人的感觉和痛觉消失，对周围环境变化无反应，骨骼肌张力增加，呈木僵状态，而意识不完全消失。可能是氯胺酮选择性阻断痛觉冲动经丘脑向大脑皮质的传导，同时又兴奋大脑边缘叶所致。本品麻醉作用时间短暂，持续约5～10分钟，肌注约持续15～25分钟。氯胺酮不同于其他麻醉药，它使血压和心率增加，有效的麻醉剂量也不影响呼吸。适用于不需肌肉松弛的小手术和诊断性检查操作、全身麻醉、诱导及复合麻醉，亦用于烧伤患者更换敷料、清创、植皮或切痂，尤适用于小儿麻醉。

【不良反应】

在恢复期可有精神失常，如恶梦、幻觉、精神错乱、谵妄等，但小儿少见，安定药可减轻之。高血压、颅内压高、严重心脏代偿失调者及癫痫病人禁用。

异丙酚（propofol）

【药理作用及应用】

又称丙泊酚，为短效静脉麻醉剂，静注后约40秒病人入睡，苏醒较快，约8分钟内恢复。有良好的镇静催眠作用，镇痛效应微弱。在一般的维持麻醉用药情况下，无显著蓄积。

对肝、肾无毒性，不释放组胺，不抑制肾上腺皮质功能，可降低眼压。临床上多用于全麻诱导，与其他全麻药、镇痛药和肌松药合用，尤其适用于颅脑、眼科等手术。

【不良反应】

可有低血压、心动过缓、恶心、呕吐、不自主运动及呼吸暂停等不良反应。妊娠及心肺功能严重不全及对本品过敏者禁用。不推荐作为儿童镇静药使用。

三、复合麻醉

理想的全身麻醉药应该是麻醉平稳，起效和恢复迅速，安全范围大，不良反应小。但现有各种麻醉药都各有一定的缺点，临床上常与其他药物联合应用，采用复合麻醉克服缺点，防止不良反应，达到较满意的麻醉效果。一般有以下几种方法：

1. 麻醉前给药　如使用苯二氮䓬类、巴比妥类、阿片类和抗组胺类等药物，消除病人的紧张、恐惧情绪，并可加强麻醉效果，减少麻醉药的用量。合用抗胆碱药阿托品或东莨菪碱可减少呼吸道分泌物和支气管痉挛等。

2. 基础麻醉　在进入手术室前肌注硫喷妥钠、氯胺酮使病人达到深睡眠的基础麻醉状态，消除其紧张情绪，使麻醉平稳。主要用于不合作的小儿患者。

3. 诱导麻醉　应用作用迅速的硫喷妥钠、异丙酚或氧化亚氮等，使迅速进入外科麻醉期，避免兴奋期各种不利症状，然后改用易于调节麻醉深度的麻醉药维持麻醉。

4. 合用肌松药　注射肌松药如琥珀胆碱等使肌肉松弛以进行气管插管术，然后采用封闭式吸入麻醉，或在较浅麻醉下松弛肌肉有利于手术的进行。

5. 应用安定镇痛药　一些复合麻醉中常用镇痛药吗啡、度冷丁、芬太尼等，或安定药氯丙嗪、氟哌啶等。神经安定镇痛麻醉中，以氟哌啶与芬太尼按 50:1 混合，称为氟芬合剂（innovar）为主的一种静脉复合麻醉，在神志不完全消失的情况下，反射活动轻度抑制，具有相当的镇痛作用。适用于内窥镜检查及需要病人意识存在的神经外科手术，如再加少量全麻药和肌松药，使病人神志消失，肌肉松弛，即可达满意的外科麻醉。

临床用药评价

吸入麻醉药乙醚曾在临床中广泛应用，由于近代手术室内电凝及各种监护仪器的使用，而乙醚可因电火花等造成燃烧爆炸事故，在设备优良的手术室，现很少应用。目前临床上常用的氟类吸入麻醉药，除氟烷外，恩氟烷、异氟烷和七氟烷已成为最为普遍使用的全麻药。甲氧氟烷有明显的肾毒性，限制了它的广泛使用。气体麻醉药氧化亚氮，尽管其麻醉效能不及其他吸入麻醉药，单独应用难以满足手术的要求，但其不燃不爆，毒性小，仍是可应用的麻醉药之一。

现有的静脉麻醉药一般镇痛强度不够，肌松效果差，且均经体内代谢，半衰期较长，仅适用于时间短、镇痛要求不高的手术，主要用于诱导和复合静脉麻醉，以硫喷妥钠和异丙酚为最常用，氯胺酮、羟丁酸钠（sodium hydroxybutyrate）和依托咪酯（etomidate）等次之。

现代麻醉诱导和维持多采用复合麻醉，经常与安定镇痛药及肌松药配伍应用，减少了全身麻醉药用量，避免了过深麻醉，增加了麻醉过程的安全性。

制剂及用法

麻醉乙醚 每瓶 100ml、150ml、250ml。吸入给药,用量按需而定。启封 24 小时后不宜作麻醉用。

氟烷 每瓶 20ml、250ml。吸入给药,用量按需而定。

恩氟烷 每瓶 20ml、250ml。吸入给药,全麻诱导吸入浓度一般成人可逐渐增至不超过 3%,4.5% 为极限。静吸复合麻醉的维持量为 0.5%,3% 为极限。小儿酌减。用量按需而定。

异氟烷 每瓶 100ml。吸入给药,成人全麻诱导时吸气内浓度一般为 1.5%~3%,维持时为 1.0%~1.5%,小儿酌减。用量按需而定。

七氟烷 每瓶 120ml、250ml。用量按需而定。

甲氧氟烷 每瓶 20ml、150ml。吸入给药。用于分娩,镇痛浓度不得大于 0.2%~0.3%,且只能间断吸入。单独用于成人,一般为 0.5%~1.0%,1.0% 为极限。用于复合麻醉浓度为 0.25%,连续使用不得超过 4 小时,0.5% 时不得超过 2 小时。

氧化亚氮 常温为气体,加压成液体装入钢筒,需用特殊麻醉器械调节吸入,常与其他药物合用作复合麻醉,通常以 65% 氧化亚氮与 35% 氧混合吸入。

硫喷妥钠 粉针剂:每支 0.5g、1g。临用前以注射用水配成 1.25%~2.5% 溶液,缓慢 iv。一般用量达 4~8mg/kg 即可进入麻醉。成人一次静注量不可超过 0.5g,一次手术总量 1.0g。

盐酸氯胺酮 注射液:10mg/1ml、50mg/1ml。成人首次 1~2mg/kg 缓慢 iv。如需延长麻醉时间,可每次追加首次量的 1/2 至全量。小儿一次 im 4~6mg/kg,必要时可追加 1/2 至全量。

异丙酚 注射液:50mg/5ml。静脉注射,全麻诱导,2~2.5mg/kg,注速每 10 秒 40mg;维持麻醉,静脉滴注,每分钟 0.1~0.2mg/kg。年老体弱者应减量使用。

(王瑞婷　郝希俊)

第十二章　局部麻醉药

局部麻醉药（local anesthetics）能可逆地阻断钠通道，抑制神经动作电位的产生，而阻止神经冲动的传导，使有关神经支配的部位出现暂时性感觉丧失。在局部感觉丧失时，病人的意识仍然清楚，一般临床用量对其生理机能影响很小。

根据化学结构，属于酯类的局麻药有普鲁卡因（procaine）和丁卡因（tetracaine）等；属于酰胺类的有利多卡因（lidocaine）、布比卡因（bupivacaine）等。依据作用时间长短，分为短效类（如普鲁卡因）、中效类（如利多卡因）和长效类（如丁卡因、布比卡因）。局麻药属于弱碱性化合物，通常制成盐酸盐，供临床应用。

酯类　　　　　　　　　　　　　酰胺类
普鲁卡因　　　　　　　　　　　利多卡因

一、局部麻醉药的药理

【药理作用】

1. 局麻作用及其机制　局部麻醉药逐渐增加浓度与神经纤维接触，使其兴奋阈值增加，传导减慢，动作电位上升速率降低，动作电位幅度减小，最后可取消动作电位的生成。所有这些作用都是由于局麻药和细胞膜内侧钠通道结合，引起神经细胞膜除极时钠内流的阻断，而抑制了动作电位的生成与传导。

局麻药能阻断所有的神经活动。根据神经纤维的粗细和髓鞘的情况，不同类型的神经纤维对局麻药的敏感性明显不同（表 12-1）。局麻药对直径较小、传导速度慢、无髓鞘的神经纤维优先阻断，较小的 B 类和 C 类纤维首先被阻断，小的 A 类 δ 纤维次之。所以，痛觉纤维首先被阻断，其他感觉纤维次之，运动功能最后被阻断。

表 12-1　不同类型神经纤维对局部麻醉药敏感性的比较

纤维类型	功能	直径（μm）	髓鞘	传导速度（m/s）	对局麻药的敏感性
A 类					
α 型	运动	12~20	+++	70~120	+
β 型	触、压觉	5~12	+++	30~70	++
γ 型	肌梭	3~6	+++	15~30	++
δ 型	痛、温觉	2~5	+++	12~30	+++
B 类	植物神经节前纤维	<3	+	3~15	++++
C 类	背根痛觉	0.4~1.2	-	0.5~2.3	++++
	植物神经节后纤维	0.3~1.3	-	0.7~2.3	++++

56

局麻药优先阻断感觉纤维的另一个重要理由是，对较高频率除极、除极化时间较长的神经纤维有更明显的阻断作用。感觉纤维，特别是痛觉纤维发放频率高，动作电位时程相对长（可达 5ms），而运动神经发放频率低，动作电位时程短（0.5ms）。

一些解剖情况有例外，在大的神经干，运动神经在外周，首先接触药物，可先于感觉纤维被阻断。在四肢近侧感觉纤维位于神经干的外表面部位，远端的感觉纤维在神经干的中心部位。所以在大的神经阻滞麻醉时，先从近侧向远端扩散麻醉。

2.吸收作用　常规的临床剂量一般对全身影响很小，但吸收达足够血浓度时，影响若干器官系统的功能，主要是中枢神经系统和心血管系统。

(1)中枢神经系统：小剂量局麻药吸收后可引起镇静、镇痛、头晕和定向障碍。较大剂量的毒性表现是先兴奋后抑制，可出现兴奋不安、视觉和听觉紊乱、寒战和肌肉震颤，甚至惊厥，随后可中枢麻痹。局麻药对所有可兴奋的细胞膜都是抑制传导，中毒量可能先表现对皮层抑制性神经元的抑制，而使兴奋性神经元活动相对亢进，临床上表现出兴奋症状，如果达到一定的血药浓度，则继之整个中枢神经系统抑制。

(2)心血管系统：在高位脊髓或硬膜外麻醉期间，植物神经阻断可致低血压，局麻药吸收入血可减弱心肌收缩力，抑制心肌传导系统，使血管平滑肌松弛等。表现为心律失常，血压下降，甚至心搏停止。局麻药对心肌细胞膜的作用具有重要的临床意义，如利多卡因静脉给药有抗心律失常作用。

【体内过程】

局部麻醉药从注射部位吸收的程度与该部位血流丰富的程度有关。血管收缩药如肾上腺素可减低局部血流量，减少局麻药的吸收，尤其对中效药和短效药如普鲁卡因和利多卡因等作用更明显。较高的局部药物浓度可延长局部麻醉药的作用时间。吸收的局麻药优先分布到血流丰富的脑、肝、肾和心脏等组织，在肝和血浆中被转化成水溶性更高的代谢物，然后由尿排出。酯类局麻药被血浆中的假性胆碱酯酶水解，如普鲁卡因迅速被代谢成对氨基苯甲酸，此化合物可对抗磺胺类抗菌药的作用，并与少数病人的过敏反应有关。酰胺类局麻药被肝微粒体酶水解，但各酰胺类药在肝脏代谢速率有相当大的差异，肝脏病人利多卡因的平均半衰期可从 1.8 小时增加到 6 小时以上。

【不良反应】

常规用量不良反应少见。极少数病人可发生过敏反应，表现为突感胸闷，呼吸困难，血压下降，甚至死亡。这种病例报告集中于用酯类局麻药如普鲁卡因和丁卡因，而酰胺类局麻药的变态反应极罕见。必要时可做过敏试验，防止过敏反应的发生。

局麻药吸收过量中毒出现中枢神经和循环呼吸系统的毒性反应，应立即停药进行抢救，给予维持呼吸及循环功能等对症治疗。防止局麻药中毒的最基本方法是使用所需的最小麻醉剂量，避免过量吸收。

二、局部麻醉的常用给药方法

1.表面麻醉　是将穿透性较强的局麻药应用到局部粘膜表面，使粘膜下神经末梢麻醉。表面麻醉常用于眼、咽喉、气管、尿道和膀胱等粘膜部位的浅表手术，以及部分脏器的内窥镜检查。临床上常用于表面麻醉的药物有利多卡因、丁卡因等。可采用溶液、乳膏、软膏、栓剂等剂型，用滴入、喷雾、棉球塞入或覆盖等方法。表面麻醉常需分次给药，一般需要 2～3 次，间隔 2～4 分钟。对大面积应用表面麻醉药如烧伤面等，所用药液浓度不宜过高，以免大量吸收引起全身毒性反应。

2. 浸润麻醉　是将局麻药注入手术部位的皮内、皮下或深部组织中，使局部受药液浸润的神经末梢传导阻滞。浸润麻醉用药量常较大，临床上最常用毒性较小的普鲁卡因，其次是利多卡因。在每次注药时要避免注入血管内。

3. 传导麻醉　是将局部麻醉药注入神经干周围，阻滞其传导，使该神经所支配组织产生局部麻醉。如颈神经丛、臂神经丛阻滞麻醉等。常用的药物有普鲁卡因、利多卡因等。

4. 蛛网膜下腔麻醉　简称腰麻或脊麻。是将局麻药液经低位腰椎之间注入蛛网膜下腔内，使接触药液的脊神经传导阻滞而麻醉。适用于腹部及下肢的手术。为了使腰麻用药作用时间与手术协调一致，除加用肾上腺素，延长作用时间外，还要适当选择药物。常用药有普鲁卡因、利多卡因和丁卡因等。腰麻时交感神经同时被阻滞，常伴有血压下降，必要时可用麻黄碱防治。腰麻时可使用重比重、轻比重或等比重的麻醉药液，最常用的是重比重方法，要注意药液的比重与病人体位的关系，以防药液扩散至颅腔，麻醉延髓生命中枢。此外腰麻时，如有脑脊液渗漏，易致麻醉后头痛，亦应注意。

5. 硬脊膜外腔麻醉　简称硬膜外麻醉。是将局麻药注入硬脊膜外腔，使通过硬脊膜外腔穿出椎间孔的神经根麻醉。因硬脊膜外腔不与颅腔相通，与腰麻相比，注药平面可达颈椎水平，不会麻痹延髓生命中枢，且可插入硬膜外导管，能够连续重复注药延长麻醉时间，其手术适用范围较广，可用于颈部至下肢的手术。但此法用药量比腰麻大 5～10 倍，不可误入蛛网膜下腔。与腰麻同样阻滞交感神经使血压下降，可用麻黄碱防治之。临床上最常用利多卡因，也可用普鲁卡因和丁卡因等。

三、常用局部麻醉药

现将国内常用的局麻药普鲁卡因、利多卡因、布比卡因和丁卡因的特点分述如下：

普鲁卡因（procaine），又称奴佛卡因（novocaine）

水溶液不稳定，加热或久贮逐渐变黄，麻醉效能下降。对皮肤、粘膜穿透力弱，一般不用于表面麻醉。普鲁卡因毒性小，起效快，麻醉时间约持续 30～60 分钟，若加入少量肾上腺素可延长其作用时间达 90 分钟。广泛用于浸润麻醉、传导麻醉和蛛网膜下腔麻醉。还可用于局部封闭疗法。本药常用量很少出现毒性，如大量吸收入血，可引起中枢神经系统毒性。少数人可出现过敏反应，用药前宜做皮肤过敏试验。

利多卡因（lidocaine），又称昔罗卡因（xylocaine）

水溶液稳定，可耐反复高压消毒而不变质。穿透力较强，作用快，维持时间也长，可达 1.5～2 小时。局麻作用强度约为普鲁卡因的 4 倍，毒性反应发生率比普鲁卡因高，但过敏反应极罕见。利多卡因常用于表面麻醉、浸润麻醉、传导麻醉和硬膜外麻醉。由于其扩散性强，麻醉平面难掌握，蛛网膜下腔麻醉少用。本药还可用于治疗心律失常。

丁卡因（tetracaine），又称地卡因（dicaine）、潘妥卡因（pontocaine）

水溶液较不稳定，不耐久贮，溶液变微混浊时不能再用。穿透力强，局麻作用比普鲁卡因强 10～16 倍，麻醉持续时间可达 3 小时左右，但毒性也比普鲁卡因强 10～15 倍。丁卡因常用于眼、耳、鼻、喉科手术时的表面麻醉，也可用于传导麻醉、腰麻和硬膜外麻醉。因其毒性较大，一般不用于浸润麻醉。

布比卡因（bupivacaine），又称麻卡因（marcaine）

化学结构与利多卡因相似，局麻作用较利多卡因强 4～5 倍，作用持续时间可达 5～10

小时。布比卡因主要用于浸润麻醉、传导麻醉和硬膜外麻醉。发现本药可产生心脏毒性，应给予注意。近来有证明左旋布比卡因可能比市售的外消旋布比卡因心脏毒性低。

制剂及用法

盐酸利多卡因 注射剂：100mg/5ml 及 400mg/20ml。表面麻醉用 2%～4% 溶液；浸润麻醉 0.5%～1% 溶液，总量不应超过 6mg/kg（加肾上腺素）；传导麻醉、硬膜外麻醉用 1%～2% 溶液，腰麻用浓度不应超过 5%，剂量不应超过 100mg。

盐酸普鲁卡因 注射剂：25mg/10ml、50mg/10ml、100mg/10ml、40mg/2ml、每瓶 150mg（粉剂）。浸润麻醉用 0.5%～1% 溶液，传导麻醉、硬膜外麻醉用 0.5%～2% 溶液；腰麻用 2%～5% 溶液，一次量不宜超过 200mg。

盐酸丁卡因 注射剂：50mg/5ml。表面麻醉：眼科用 0.5%～1% 溶液或软膏；鼻、咽喉部用 1%～2% 溶液；腰麻用 0.3%～0.5% 溶液，用量 5～10mg，浓度不应超过 0.5%，总量不宜超过 16mg；传导麻醉与硬膜外麻醉用 0.2%～0.3% 溶液，一次用量，前者不超过 7.5mg，后者不超过 75mg。

盐酸布比卡因 注射剂：0.25%、0.5% 和 0.75% 溶液，加或不加肾上腺素（1:200 000），浸润麻醉用 0.25% 溶液；传导麻醉用 0.25%～0.5% 溶液；硬膜外麻醉用 0.5%～0.75% 溶液，0.75% 不宜用于产科麻醉。一般成人常用剂量为 2mg/kg，一次极量为 200mg。

（李宝群　郝希俊）

第十三章　镇静、催眠、抗焦虑药

本章所述的药物是一类对中枢神经系统具有广泛抑制作用的药物。镇静药（sedatives）系指轻度抑制中枢神经，使烦躁不安的病人安静的药物。催眠药（hypnotics）是对中枢神经具有较深抑制作用，能诱导病人睡眠，促使其产生类似生理睡眠状态的药物。抗焦虑药（antianxiety）是指用来治疗焦虑症或焦虑状态的药物。传统的巴比妥类等催眠药小剂量可以镇静，亦有一定的抗焦虑作用。常用的抗焦虑药苯二氮䓬类有很好的镇静催眠效果。各类药物除有其自己的特点外，尚有许多共同的作用。临床用于镇静催眠、抗焦虑、抗惊厥、抗癫痫和全身麻醉等。

一、苯二氮䓬类

苯二氮䓬类（benzodiazepines，BZ 或 BDZ）药物均具有相似的药理作用，包括抗焦虑、镇静催眠、抗惊厥、抗癫痫和中枢性骨骼肌松弛作用。临床应用的有地西泮、氯氮䓬、奥沙西泮、劳拉西泮、硝西泮、氯硝西泮、氟硝西泮、氟西泮、阿普唑仑、艾司唑仑和三唑仑等，现以地西泮为代表进行讨论。

地西泮（diazepam，valium，安定）

【药理作用及应用】

1. 抗焦虑作用　地西泮对焦虑症或焦虑状态具有高度选择性，在不引起镇静的小剂量就对病人的焦虑、紧张、恐惧、不安及失眠等症状有显著改善作用。在动物焦虑模型实验中，这类药也消除动物的焦虑行为和攻击行为，产生安定作用。巴比妥类药物在低于镇静剂量时无此作用，只有加大剂量才有抗焦虑效力。地西泮可使与情绪有关的边缘系统、海马和杏仁核的放电活动明显减低，可能是其抗焦虑作用的重要部位。地西泮是临床上治疗焦虑症的常用药，其疗效优于巴比妥类等镇静催眠药。

地西泮（安定）

2. 镇静催眠　随剂量增大，地西泮可产生镇静及催眠作用。依据对脑电图、肌电和眼球运动等的观察，将睡眠分为两个时相，即非快动眼（NREM）睡眠与快动眼（REM）睡眠。NREM 睡眠占整个睡眠时间的 70%～75%，可分为四期，其中第 2 期占 50% 的时间，进入第 3、4 期脑电图呈现大而慢的 δ 波，而称为慢波睡眠（SWS）。梦行症及夜惊多发生在第 3、4 期。REM 睡眠脑电图呈去同步化低幅快波，眼球快速运动，骨骼肌进一步松弛，也称快波睡眠（FWS），梦境多发生在此阶段。NREM 睡眠一般经 80～120 分钟后转入 REM 睡眠，一夜中两者交替 4～6 次。

用地西泮后易入睡，睡眠时间延长。NREM 睡眠的第 2 期延长，而第 3、4 期缩短，可减少梦行症及夜惊症的发生。地西泮也缩短 REM 睡眠。地西泮可用于镇静催眠，加大剂量不引起全身麻醉，可引起短暂性记忆缺失，临床上常在心脏电击复律或内窥镜检查前静注地西泮。虽然地西泮和巴比妥类都不同程度地缩短 REM 睡眠，但地西泮的耐受性、成瘾性和 REM 睡眠反跳多梦现象均比巴比妥类轻，加之地西泮的治疗指数也高，目前已逐渐取代了巴比妥类等作为镇静催眠药以及麻醉前给药。

3．抗惊厥、抗癫痫　本类药物有抗惊厥作用，在动物实验性癫痫模型中，其抗化学药物如戊四唑或荷包牡丹碱引起的惊厥比抗电惊厥更有效，但不能对抗士的宁引起的惊厥。这是由于士的宁阻断中枢抑制性递质甘氨酸的作用，而荷包牡丹碱等是作用在 γ-氨基丁酸（GABA）受体。实验证明地西泮可抑制癫痫病灶异常放电的扩散，但不能取消病灶本身的异常放电。地西泮可用于治疗各种类型的癫痫，静注是治疗癫痫持续状态的首选药物。临床上还可用于辅助治疗破伤风、子痫、小儿高热和药物中毒引起的惊厥。

4．中枢性肌肉松弛　地西泮在不影响其他行为的小剂量即可缓解猫去大脑僵直及大脑损伤所致的肌肉僵直。这可能是抑制中枢多突触反射和神经元间传递的结果。临床上可用于缓解脑血管意外等中枢神经病变所致的肌僵直。

【作用机制】

电生理研究表明，BZ 类药在脊髓、下丘脑、海马、黑质、小脑皮质和大脑皮质等所有部位都加强 GABA 能抑制性神经的作用。GABA 和其受体相互作用引起氯离子通道开放，使突触后神经元造成超极化，而产生突触后抑制功能。BZ 类药增强 GABA 和受体相互作用，使氯离子通道开放频率增加，而增强 GABA 的突触后抑制作用，但不能代替 GABA 起作用。神经化学的研究表明，在脊髓、脑干、下丘脑、边缘系统、小脑皮质和大脑皮质都有高亲和力的 BZ 受体，并定位在 GABA 能神经突触处，认为 BZ 类药物与其特异受体结合，能易化 GABA 与其受体的结合，而加强了 GABA 对其受体的激活。

【体内过程】

BZ 类药物属弱碱性化合物，在小肠 pH 值较高的环境更易吸收。地西泮口服吸收较快而完全，约 1 小时后血药浓度达高峰。肌注地西泮的吸收不可靠，一般多采用口服或静脉给药。静脉注射后可迅速分布至脑及其他血流丰富的组织。因地西泮的脂溶性较高，随后出现再分布，进入肌肉及脂肪组织。主要经肝药酶代谢，先转变为仍具有药理活性的去甲地西泮和奥沙西泮，最后与葡萄糖醛酸结合由尿排出（图 13-1）。地西泮血浆半衰期个体差异性很大，平均为 20~100 小时，而去甲地西泮的半衰期达 30~200 小时。重复给药有一定的蓄积性。

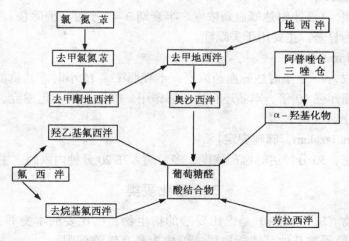

图 13-1　几种苯二氮䓬类药物的生物转化

【不良反应及注意事项】

地西泮及其他 BZ 类药物治疗指数大，毒性低。常见的副作用为头晕、乏力和嗜睡。大剂量可有共济失调、言语不清，重者昏迷和呼吸抑制。在中毒时可应用 BZ 受体的特异性拮抗药如氟马西尼（flumazenil）来治疗。与其他中枢抑制药合用会产生协同作用，应加注意。长期大量服用可产生耐受性和依赖性，久用突然停药可引起戒断现象，包括焦虑、失眠、震颤甚至惊厥等精神症状。静注应缓慢，老年人及肝病患者慎用。地西泮通过胎盘和进入乳汁，临产妇和乳母应禁用。

氯氮䓬（chlordiazepoxide，librium，利眠宁）

口服吸收缓慢，但完全，4 小时达峰血药浓度。主要在肝内代谢，代谢产物去甲氯氮䓬、去甲地西泮仍有作用。药理作用及用途与地西泮相似而较弱，目前已少用。

奥沙西泮（oxazepam，舒宁）

口服吸收较慢，4 小时血药浓度达高峰。半衰期短，清除快，不易蓄积。作用与地西泮相似，副作用少。主要用于焦虑症及癫痫的辅助治疗。

硝西泮（nitrazepam，硝基安定）

口服吸收好，2 小时达血药峰浓度，半衰期 21～25 小时。本药抗癫痫作用强，有显著的催眠作用，无明显后遗效应。主要用于各种失眠及癫痫。

氟硝西泮（flunitrazepam，氟硝安定）

为较强的镇静催眠药，作用与硝西泮相似但较强。亦有较强的肌肉松弛作用。可用于失眠，催眠作用开始快，可持续 5～7 小时。也可用作静脉麻醉药。

艾司唑仑（estazolam，舒乐安定）

其镇静催眠作用比硝西泮强 2～4 倍，对各型实验性癫痫模型均有不同程度的对抗作用。用于焦虑症、失眠、麻醉前给药和癫痫。本药毒副作用较小，个别患者有乏力、口干、头胀和嗜睡等反应，勿需特殊处理。

氟西泮（flurazepam，氟安定）

口服吸收快，0.5～1 小时达峰血药浓度，其活性代谢产物消除慢。本品催眠效果好，平均诱导入睡时间为 17 分钟，持续 7～8 小时。主要用于失眠。

三唑仑（triazolam）

口服吸收迅速，1.3 小时达峰血药浓度。半衰期 3～5 小时，消除快，作用较地西泮强，镇静催眠作用尤为显著。主要用于失眠症。

阿普唑仑（alprazolam）

口服迅速吸收，1～2 小时达峰血药浓度，半衰期 12～15 小时。其镇静催眠、抗焦虑及抗惊厥作用较地西泮强 10 倍。本品还有抗抑郁作用。临床上用于焦虑症、恐怖症以及伴焦虑的抑郁症的治疗。

咪达唑仑（midazolam，咪唑安定）

口服吸收迅速，30 分钟达峰血药浓度，多数病人在 20 分钟内入睡。主要用于催眠。

二、巴比妥类

巴比妥类药物（barbiturates）是巴比妥酸的衍生物。巴比妥酸本身并无中枢抑制作用，当其 C_5 上两个氢原子被其他基团所取代，可成为具有镇静催眠作用的化合物。根据作用时间的长短，一般将巴比妥类药物分为长效、中效、短效和超短效四类（表 13-1）。

表 13 – 1 巴比妥类药物的化学结构及作用比较

分类	药物	R_1	R_2	X	油/水分配系数	显效时间（min）	持续时间（h）	$t_{1/2}$（h）
长效	苯巴比妥	乙基	苯基	= 0	3	30 ~ 60	6 ~ 8	24 ~ 96
中效	戊巴比妥	乙基	1-甲丁基	= 0	39	15 ~ 30	3 ~ 6	21 ~ 42
	异戊巴比妥	乙基	异戊基	= 0	42	15 ~ 30	3 ~ 6	14 ~ 42
短效	司可巴比妥	丙烯基	1-甲丁基	= 0	52	15	2 ~ 3	20 ~ 28
超短效	硫喷妥	乙基	1-甲丁基	= S	580	静注立即显效	0.25	3 ~ 8

【药理作用】

临床上应用的巴比妥类随剂量增加对中枢抑制的程度逐渐加深，小剂量镇静，增加剂量可催眠，较大剂量可抗惊厥甚至麻醉。治疗量的 10 ~ 100 倍量可致呼吸、循环衰竭而死亡。苯巴比妥有特异的抗癫痫作用。巴比妥类引起的睡眠使 REM 睡眠时相明显缩短，可减少做梦的机会，但久用停药可出现 REM 睡眠反跳而明显延长，出现多梦。

巴比妥类镇静催眠作用主要是直接抑制最敏感的脑干网状结构上行激活系统，使大脑皮质兴奋性降低。研究表明，巴比妥类也有促进 GABA 能神经功能的效应，还抑制兴奋性突触的传导，对非突触膜也有作用，因而对中枢神经系统的抑制更深、更广。

【体内过程】

口服或肌注均易吸收，并迅速分布全身组织与体液中。脂溶性高的硫喷妥和司可巴比妥易通过血脑屏障进入脑组织，发挥作用快。如静注硫喷妥，脑血流量大，几乎立即起效，但由于迅速再分布，转移到脂肪组织中，作用维持时间也最短。苯巴比妥的脂溶性低，进入脑组织慢，显效也慢。

巴比妥类药作用时间的长短除与其在体内的再分布有关外，肝脏代谢与肾排泄起着重要作用。脂溶性较高的巴比妥类与血浆蛋白结合率高，司可巴比妥、戊巴比妥和硫喷妥主要由肝药酶代谢，作用时间较短。苯巴比妥部分经肝代谢，也有部分以原形由肾排泄，可从肾小管重吸收，故作用时间长。用碳酸氢钠碱化尿液，可使这类药解离度增加，肾小管重吸收减少，有利于药物由尿排出。

【临床应用】

1. 镇静 常用小剂量长效的苯巴比妥。

2. 催眠 可根据失眠情况，选择不同类型的巴比妥类药物，但应用司可巴比妥、异戊巴比妥及苯巴比妥临床效果相仿。

3. 抗惊厥 用较大剂量的各类巴比妥都可治疗惊厥。常用苯巴比妥钠或异戊巴比妥钠肌注。静脉注射要缓慢，以控制惊厥为度。

4. 抗癫痫 苯巴比妥治疗癫痫大发作和癫痫持续状态。

5. 麻醉及麻醉前给药 硫喷妥钠可做静脉麻醉、诱导麻醉或基础麻醉。苯巴比妥常用于麻醉前给药。

【不良反应及应用注意】

1. 一般不良反应为头晕、困倦、精神不振等后遗效应，长效类最易产生。少数病人可出现皮疹、粒细胞缺乏症。

2. 长期使用可产生耐受性，其原因除神经组织耐受外，长效类苯巴比妥是肝药酶诱导剂，加速了自身的代谢，使药效减低。巴比妥类可使卟啉合成增加，激起急性血卟啉病的发作，卟啉病患者禁忌。

3. 长期应用可产生依赖性，成瘾后突然停药可产生戒断症状，包括不安、震颤、精神失常及癫痫发作。

4. 急性中毒　中毒量巴比妥可表现为昏迷，反射减弱，严重者呼吸高度抑制，血压下降，甚至休克、肾功能衰竭。最后病人可死于呼吸麻痹。抢救措施除洗胃减少继续吸收外，主要维持呼吸和循环功能。应用碳酸氢钠碱化尿液，加强利尿可促进药物排除，这对长效类巴比妥最有效。必要时应用血液透析或腹膜透析疗法。

三、其他类

丁螺环酮（buspirone）

本品有抗焦虑作用，但其作用机制与 BZ 类不同，不是直接与 GABA 能系统相互作用，可能是作为一个部分激动剂作用于 5-HT_{1A} 受体而发挥抗焦虑效应。它没有明显的镇静效应，也没有催眠、抗惊厥和松弛骨骼肌的作用。它与 BZ 类之间无交叉耐受性。主要用于一般性的焦虑状态，对伴有恐怖症状的焦虑症无效。不良反应少，药物依赖性也较低。

唑吡坦（zolpidem）

本品化学结构与 BZ 类不同，但它也与 BZ 受体结合而促进 GABA 介导产生中枢抑制作用。有类似 BZ 类的镇静催眠作用，但肌松和抗惊厥作用不明显。口服后 0.5 小时血药浓度达高峰，半衰期 1.5～3.5 个小时。催眠作用发生快，且第二天头脑清醒。与 BZ 类相比，其较少产生耐受性和依赖性。用于催眠似更有优点。

水合氯醛（chloral hydrate）

本品用于失眠，口服 15 分钟后开始出现作用，维持 6～8 小时。对睡眠时相影响较巴比妥类催眠药小，后遗效应轻是其优点。抗惊厥作用较好，可用于小儿高热、子痫、破伤风等所致的惊厥。口服对胃肠粘膜有刺激性，常稀释后服用。大剂量可抑制心脏。禁用于消化性溃疡及心、肝、肾功能严重障碍的病人。久用可产生耐受性及依赖性。

甲丙氨酯（meprobamate，眠尔通，安宁）、甲喹酮（methaqualone，安眠酮）和格鲁米特（glutethimide，导眠能）可用于催眠，但从 BZ 类药物广泛应用以来，现已少用。

临床用药评价

溴化物是最早用于镇静催眠的药物，随后水合氯醛、副醛、乌拉坦等用于临床，1903 年巴比妥的镇静催眠作用开始被认识，1912 年后，巴比妥类药物被作为镇静催眠药占绝对优势。为了克服巴比妥类药物的成瘾和身体依赖性等不良反应，发展了一些其他类药物如格鲁米特、甲丙氨酯等，但都不优于巴比妥类。1961 年 BZ 类药氯氮䓬问世，随后地西泮及奥沙西泮等相继合成。BZ 类药物抗焦虑作用选择性高，对焦虑症和焦虑状态有较好疗效，催眠治疗指数高，大剂量不引起麻醉或致死，停药后 REM 睡眠反跳也轻；对肝药酶诱导也比巴比妥类小，较少影响其他药物的代谢；身体依赖性和戒断症状轻。为此，BZ 类药物在很大程度上取代了巴比妥类，为目前最常用镇静催眠药，还可用于控制乙醇成瘾后的戒断症状。近年较新合成的非 BZ 类药丁螺环酮、唑吡坦、佐匹克隆（zopiclone）和扎来普隆（zaleplon）等也各有优点，应用于临床。总之，催眠药的选择应该是作用迅速，有足够的持续时间，最小的后遗效应及其他不良反应。还应记住，长期使用药物催眠是不合理的疗法。

制剂及用法

地西泮 片剂：每片 2.5mg、5mg。抗焦虑，镇静：每次 2.5~5mg，tid。注射剂：10mg/2ml。癫痫持续状态：每次 5~20mg，缓慢 iv，再发作时反复应用。栓剂：每剂 4mg、6mg，小儿高热塞肛，每次 1 剂。

硝西泮 片剂：每片 5mg。催眠：每次 5~10mg，睡前服。抗癫痫：5~30mg/d，分三次服，极量：200mg/d。

氟西泮 胶囊剂：每粒 15mg、30mg。催眠：每次 15~30mg，睡前服。

奥沙西泮 片剂：每片 15mg、30mg。抗焦虑，镇静：每次 15~30mg，tid。

氯氮䓬 片剂：每片 5mg、10mg。抗焦虑，镇静：每次 5~10mg，tid。催眠：每次 10~20mg，睡前服。

艾司唑仑 片剂：每片 1mg、2mg。镇静：1~2mg，tid。催眠：每次 2~4mg，睡前服。抗癫痫：每次 2~4mg，tid。注射剂：2mg/1ml，肌注或缓慢静注，每次 1~3mg。

咪达唑仑 片剂：每片 15mg。催眠：每次 15mg，睡前服。注射剂：每瓶 5mg，缓慢静注，每次 0.3mg/kg。

三唑仑 片剂：每片 0.125mg、0.25mg。催眠：每次 0.125~0.25mg，睡前服。

苯巴比妥（鲁米那） 片剂：每片 10mg、15mg、30mg、100mg。镇静：每次 15~30mg，tid。催眠：每次 60~100mg，睡前服。抗癫痫大发作：从小剂量开始，每次 15~30mg，tid。最大剂量每次 60mg，tid。

苯巴比妥钠 注射剂：每瓶 0.1g。抗惊厥：每次 0.1~0.2 g，im。癫痫持续状态：每次 0.1~0.2g，缓慢 iv。

戊巴比妥钠 片剂：每片 50mg、100mg。催眠：每次 50~100mg，睡前服。

异戊巴比妥（阿米妥） 片剂：每片 0.1g。催眠每次 0.1~0.2g，睡前服。

司可巴比妥（速可眠） 胶囊剂：每粒 0.1g。催眠：每次 0.1~0.2g，睡前服。麻醉前给药：每次 0.2~0.3g。

硫喷妥钠 注射剂：每瓶 0.5g，临用前配成 1.25%~2.5% 溶液，缓慢 iv。极量每次 1.0g。

甲丙氨酯（眠尔通，安宁） 片剂：每片 0.2g。镇静，抗焦虑：每次 0.2g，tid。催眠：每次 0.4~0.8g，睡前服。

水合氯醛 溶液剂：10% 溶液剂。催眠：每次 5~10ml，以多量水稀释并加胶浆剂后睡前服。抗惊厥：每次 10~20ml，稀释 1~2 倍后一次灌肠。

甲喹酮（安眠酮） 片剂：每片 0.1g、0.2g。催眠：每次 0.1~0.2g，睡前服。

格鲁米特（导眠能） 片剂：每片 0.25g。催眠：每次 0.25~0.5g，睡前服。

丁螺环酮 片剂：每片 5mg、10mg。20~30mg/d，分次口服。焦虑症：口服，每次 5mg，2~3 次/日，必要时可每隔 2~3 日增加 5mg，最大量 45~60mg/d。

唑吡坦 片剂：每片 10mg。催眠：10mg，睡前服。重症失眠可增至 15~20mg。

（郝志敏）

第十四章　抗精神失常药

精神失常是由多种原因引起的以精神活动障碍为主的一类疾病，临床上最常见的为精神分裂症、躁狂抑郁性精神病及焦虑症等。目前可把抗精神失常药分为：抗精神病药（antipsychotic drugs）、抗躁狂药（antimanic drugs）、抗抑郁药（antidepressant drugs）和抗焦虑药（antianxiety drugs）。

一、抗精神病药

这类药主要用于治疗精神分裂症，也可用于躁狂抑郁症的躁狂症状。也称这类药为抗精神分裂症药。根据化学结构可将其分为吩噻嗪类、硫杂蒽类、丁酰苯类及其他类。

（一）吩噻嗪类

此类药物化学结构特点是都具吩噻嗪的基本结构，根据其侧链 R_1、R_2 不同，又分为二甲胺类（氯丙嗪）、哌嗪类（奋乃静、氟奋乃静、三氟拉嗪）及哌啶类（硫利哒嗪）。它们具有相似的药理作用。氯丙嗪：$R_1 = -(CH_2)_3 - N(CH_3)_2$，$R_2 = -Cl$。

氯丙嗪（chlorpromazine，wintermin，冬眠灵）

【药理作用】

所有的抗精神病药对多巴胺（DA）受体都有不同程度的阻断作用，氯丙嗪阻断 DA 受体，且有较强的 α 受体和 $5-HT_2$ 受体阻断作用，也阻断组胺 H_1 受体和 M 受体，使之具有广泛的药理作用及多种不良反应。

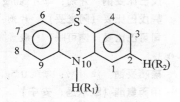

吩噻嗪类基本结构

1. 对精神活动和行为的影响　动物实验表明，氯丙嗪减少动物自发活动和行为，表现为镇静，可诱导入睡，但易觉醒，加大剂量不引起麻醉。能消除动物的攻击行为，使之易驯服。正常人用药后，出现镇静、安定、感情淡漠，对周围事物不感兴趣，环境安静可诱导入睡。精神病人服药后，能迅速控制兴奋躁动的临床症状，而不引起过分中枢抑制；连续长期用药，可使精神分裂症病人消除幻觉、妄想，减轻思维障碍，理智恢复，进行正常社会交往。

目前在脑中发现五种类型 DA 受体，D_1 和 D_5 受体激活腺苷酸环化酶。而 D_2、D_3 和 D_4 受体抑制腺苷酸环化酶。抗精神病药与这些受体都有不同程度的结合，但其抗精神病作用的临床效力都与它们拮抗中脑 – 边缘系统 D_2 受体的效力相平行。

精神分裂症的病因是很复杂的，目前认为中脑 – 边缘系统和大脑皮层 DA 能神经通路失调是重要因素，现认为氯丙嗪阻断该部位的 DA 受体是其抗精神病作用的重要机制。

氯丙嗪阻断网状结构中的 α 受体可能抑制传入刺激的觉醒反应，对组胺 H_1 受体阻断作用与其镇静作用有关。$5-HT_2$ 能介导许多行为反应，阻断其受体，也可能有一定的抗精神病作用。

2. 镇吐作用　氯丙嗪镇吐作用强，小剂量就对延脑第四脑室底部极后区的催吐化学感受区的 DA 受体有抑制作用，大剂量时能直接抑制呕吐中枢。氯丙嗪对刺激前庭引起的呕吐无效。

3. 对体温调节的影响　氯丙嗪对下丘脑体温调节中枢有很强的抑制作用，可使恒温动物的体温随环境温度的变化而有所升降。在外界环境温度低时，使机体不能对寒冷刺激发生反应，体温随环境温度而下降，可降至正常体温以下。在高温环境中，机体散热机制也受到抑制，可使体温升高。服大剂量氯丙嗪的精神病患者，在炎热天气环境中可引起高热，甚至中暑。已知下丘脑内存在着下丘脑间 DA 能神经系统，但其功能是否与体温调节有关尚不清楚。

4. 对内分泌系统的影响　从下丘脑到正中隆起有结节 – 漏斗 DA 能神经通路，释放 DA，它的生理作用是抑制垂体前叶分泌催乳素。氯丙嗪阻断 D_2 受体，增加催乳素的分泌，增高了血中催乳素浓度，可致乳房增大、泌乳及停经。垂体生长激素、促肾上腺皮质激素和促性腺激素的释放也减少。

5. 对植物神经系统的影响　高剂量氯丙嗪明显阻断 α 受体，可翻转肾上腺素的升压作用，也能抑制血管运动中枢和直接扩张血管，对心脏有一定抑制作用，可致外周阻力降低，心输出量降低，血压下降。氯丙嗪对 M 胆碱受体也有较弱的阻断作用。

【体内过程】

口服易吸收但不完全，2 ~ 4 小时达峰血药浓度。肌注吸收迅速。吸收后分布于全身，脑中药物浓度可达血药浓度的 10 倍。主要在肝中代谢成多种代谢物及葡萄糖醛酸结合物，经肾排出。半衰期约 6 小时。一些代谢物如 7-羟基代谢物可能仍具有活性。

【临床应用】

1. 精神病　主要用于治疗精神分裂症，对躁狂抑郁症的躁狂状态有很好疗效，也用于具有类似精神分裂症状的其他精神病。

对精神分裂症急性患者疗效好。氯丙嗪阻滞突触后 DA 受体作用很快出现，但大多数病人需服药 1 ~ 3 周后开始显效，连续服药 6 周至 6 个月充分显效。大多数病人不能根治，需长期服维持量以减少复发。少部分病人发作治疗后可长期缓解。经验证明，氯丙嗪的剂量必须个体化，要因人而异。

2. 止吐　用于治疗多种疾病（妊娠中毒、尿毒症、癌症、放射病等）和一些药物（吗啡、洋地黄、四环素等）所致呕吐。但对晕动病所致的呕吐无效。氯丙嗪也可用于顽固性呃逆。

3. 麻醉前用药　氯丙嗪能加强其他中枢抑制药的作用，并利用其镇静、安定、镇吐等作用，有利于麻醉的进行，减少不良反应。

4. 人工冬眠　与哌替啶、异丙嗪等药配伍使病人深睡，体温、代谢及组织耗氧量均降低，对各种伤害性刺激的反应减弱，有利于病人度过危险的组织损伤阶段，争得治疗时间，称为"人工冬眠"疗法。可用于严重创伤或感染、高热惊厥、中暑、破伤风、甲状腺危象等的辅助治疗。临床上用物理降温配以氯丙嗪，阻止了冷反射寒战，可使患者体温降低到 34℃ 或更低，用于低温麻醉。

【不良反应】

1. 锥体外系反应　在脑中有黑质 – 纹状体 DA 能神经通路，长期大剂量用氯丙嗪阻断纹状体 DA 受体，功能减弱，相对 ACh 功能在此处增强，而出现锥体外系副作用。主要表现有：①震颤麻痹综合征（Parkinson's syndrome）：表现肢体震颤，肌张力增高，运动减少等，发生率约 30%，绝大多数在连续用药 2 ~ 3 个月内，少数可在 1 ~ 2 周内出现。②急性肌张力障碍（acute dystonia）：以肌肉痉挛为特点，主要表现在头颈部肌肉，出现强迫性张口、伸舌、斜颈等头颈部怪异动作，也可波及躯干和四肢肌肉，通常在服药后 24～48 小时内发生，多见于青年，男性较女性为多。③静坐不能（akathisia）：表现为坐立不安，反复徘徊。以上三类症状都可用抗胆碱药苯海索等缓解，但不主张预防性应用，因为并非所有使用氯丙嗪的患者都出现锥体外系反应，并且抗胆碱药会加重其他副作用。④迟发性运动障碍（tardive dyskinesia）：表现为节律的或不规则、不自主的刻板运动，特别以口、舌、面部不自主运动最常见，有时伴有肢体或躯干的舞蹈样动作。在老年女性患者更易发生，发生率报告差异很大，约为 0.5%～41.3%。迟发性运动障碍停药后仍可长期存在。其机制可能是由于 DA 受体长期被阻滞，受体敏感性增加所致，抗胆碱药反可使之加重。

2. 精神方面　服用氯丙嗪开始的几周内，约有 80%病人出现过度的镇静。较大剂量时，活动减低，思维、行动迟缓，反应迟钝，注意力不集中，记忆减退，对周围环境淡漠。也可致抑郁状态。多发生于用药的第 4～8 周。

3. 植物神经与内分泌方面　M 受体阻断可致口干、便秘、视物模糊、眼压升高等；α 受体阻断，加之对血管的扩张作用，易引起体位性低血压，多发生于药物剂量较大或注射给药的病人。长期应用可致乳房增大、停经、泌乳及不育症等，部分病人体重增加。

4. 过敏反应　常见有皮疹、接触性皮炎及光敏性皮炎，也有剥脱性皮炎发生。有粒细胞缺乏症、溶血性贫血及再生障碍性贫血的报道。还有少数人（发生率在 0.3%以下）出现胆汁淤滞性黄疸，大部分发生于服药头 4 周内，一般停药后 4～8 周内恢复，遇以上严重过敏反应，应立即停药治疗。

5. 局部刺激性　2.5%盐酸氯丙嗪 pH 为 4.5，对组织有刺激性，应深部肌注，反复注射时应交替部位，静注可引起血栓性静脉炎，应稀释后缓慢注入。

【禁忌证】

氯丙嗪可诱发癫痫发作，禁用于癫痫病史者。昏迷及严重肝、肾功能不全者禁用。有心血管疾病的老年人慎用，冠心病者易致猝死，应密切注意。

【急性中毒】

一次吞服剂量过大，可致急性中毒。表现为昏睡、血压下降，心肌损害。呈现出异常心电图，QT 或 PR 间期延长，T 波低平或倒置，心率加快。无特效解毒药，应及时对症治疗。

【药物相互作用】

当氯丙嗪与镇静、α 受体阻断及抗胆碱作用的药合用时可产生相加作用，应予以注意。与三环类抗抑郁药联合应用能互相抑制代谢，必要时应减量。氯丙嗪能阻止突触前膜摄取胍乙啶，从而减弱其降压作用。

其他吩噻嗪类药物

它们的作用与氯丙嗪相似，主要不良反应也与氯丙嗪相似，其中氟奋乃静和三氟拉嗪对 D_2 受体阻断作用较强，临床上最常用于治疗精神分裂症，各药特点见表 14-1。

（二）硫杂蒽类

硫杂蒽类代表药是氯普噻吨，此外还有氟哌噻吨（flupentixol）、替沃噻吨（thiothixene）等。

氯普噻吨（chlorprothixene，泰尔登，tardan）

药理作用和锥体外系反应与氯丙嗪相似，但抗肾上腺素和抗胆碱作用较弱。有一定的抗抑郁作用。适用于伴有焦虑、抑郁症状的精神分裂症、更年期精神病及焦虑性神经官能症。

（三）丁酰苯类

氟哌啶醇（haloperidol）

药理作用与氯丙嗪相似，D_2 受体阻断作用较强，对 D_1 受体几无作用，对 α 受体、5-HT$_2$ 受体和 M 受体作用很弱。抗精神病作用及锥体外系反应均很强，镇吐作用亦强。镇静及体位性低血压作用弱。主要用于急、慢性精神分裂症，对吩噻嗪类治疗无效者可能有效。也可用于止吐及顽固性呃逆。本药易引起锥体外系反应，长期大量应用可致心肌损害。

氟哌利多（droperidol，氟哌啶）

作用与氟哌啶醇相似，但体内代谢迅速，作用维持时间短。临床上利用其安定作用及增强镇痛药作用的特点，与芬太尼配伍，用于"神经安定镇痛术"。

表 14 – 1　常用吩噻嗪类药抗精神病剂量和相对效力

药物	最小有效量（mg）	常用量范围（mg/d）	镇静作用	体位性低血压	锥体外系反应	镇吐作用
氯丙嗪（chlorpromazine）	100	100～1000	＋＋＋	＋＋	＋＋	＋＋
氟奋乃静（fluphenazine）	2	2～20	＋	＋	＋＋＋	＋＋＋
三氟拉嗪（trifluoperazine）	5	5～60	＋	＋	＋＋＋	＋＋＋
奋乃静（perphenazine）	10	8～64	＋	＋	＋＋＋	＋＋＋
硫利哒嗪（thioridazine）	100	100～800	＋＋	＋＋	＋	＋

（四）其他类

五氟利多（penfluridol）

药理作用与氟哌啶醇类似，特点是作用持续时间长，每周口服 1 次即可，服药 7 天后，血中仍可检出。这与其贮存于脂肪组织中，然后缓慢释放入血及进入脑组织中有关。可用于各型精神分裂症。锥体外系副作用发生率约 60%。

匹莫齐特（pimozide，哌迷清）

与五氟利多同属二苯丁基哌啶衍生物，选择性阻断 D_2 受体，为长效抗精神病药，口服一次疗效持续 24 小时。适于慢性伴有行为退缩的精神分裂症。锥体外系反应较轻。

舒必利（sulpiride）

属苯酰胺类药物，是选择性 D_2 受体阻滞药。对精神分裂症幻觉、妄想、抑郁症状有较好疗效，对兴奋躁动作用较弱。锥体外系反应轻微。镇吐作用强，可用于止吐。

氯氮平（clozapine）

属二苯并二氮䓬类药物，认为其抗精神病作用之机制为阻断 5-HT$_2$ 受体和 DA 受体，又称其为 5-HT-DA 受体拮抗药。对组胺 H_1 受体、M 受体和 α 受体也有较强的阻滞作用。慢性给予氯氮平选择性地作用于边缘系统 DA 神经元，对纹状体 DA 神经元较少影响，这可能是氯氮平治疗精神病的同时，锥体外系副作用少见的原因，其抗胆碱可能也起一定作用。用于急、慢性精神分裂症，对用其他药治疗无效的病例仍可有效，缺点是可引起粒细胞减少，应定期检查血象。

利培酮（risperidone）

本品为新一代非经典抗精神病药，对 D_2 受体和 5-HT$_2$ 受体有较强阻断作用，而对 α 受体、组胺 H_1 受体和 M 受体作用弱。适用于急性和慢性精神分裂症，对其阳性症状（幻觉、妄想、思维障碍、敌视、怀疑）和阴性症状（反应迟钝、情绪淡漠、社交退缩、少语）均有效。且改善病人的阴性症状似乎优于氟哌啶醇和氯丙嗪等。而锥体外系不良反应较轻，目前已成为一线药物。

二、抗躁狂抑郁症药

躁狂抑郁症是情感性精神病，主要特征为躁狂或抑郁症状两者之一反复发作，或躁狂症与抑郁症交替发作。其病因尚不清楚，但从药理学及生物化学的研究看，与脑内单胺类神经递质有关，5-HT 缺乏可能是其发病的基础，当 NA 能神经功能亢进易出现躁狂，NA 能神经功能不足易出现抑郁。

（一）抗躁狂症药

抗精神分裂症药氯丙嗪、氟哌啶醇及抗癫痫药丙戊酸钠、卡马西平等对躁狂症也有效，但锂盐是典型的抗躁狂症药。

碳酸锂（lithium carbonate）

【药理作用及应用】

治疗量对正常人精神活动几乎无影响，对躁狂症状则有显著疗效。主要用于情感性精神病躁狂症，作用开始慢，可与抗精神病药合用，取得协同效果。治疗时血锂浓度应控制在 0.6 ~ 1.5mmol/L。锂盐作用机制仍不清楚，有认为它能抑制脑内 NA 和 DA 的释放，并增加其再摄取，使突触间隙递质浓度降低，而 5-HT 释放增加。此外，锂离子进入细胞内，可抑制膜三磷酸肌醇及二酰基甘油的生成，使 α 肾上腺素能神经等的功能传递障碍。

【体内过程】

口服易吸收，2 ~ 4 小时后达峰血药浓度。锂离子先分布于细胞外液，然后逐渐蓄积于各组织中。主要经肾排泄，半衰期约为 24 小时。增加钠盐摄入，可促进锂排出。

【不良反应】

不良反应多，其疗效和毒性与血药浓度平行。用药初期有恶心、呕吐、腹泻、乏力、肢体震颤、口干、多尿等。继续用药 1 ~ 2 周后可逐渐减轻或消失。此外还有抗甲状腺作用而致甲状腺肿大，白细胞升高等。血药浓度大于 2mmol/L 即可中毒，表现为意识障碍甚至昏迷、深反射亢进、共济失调、震颤、肌张力增高及癫痫发作等中枢神经症状。

（二）抗抑郁症药

三环类抗抑郁症药包括米帕明（imipramine，丙咪嗪）、阿米替林（amitriptyline）、地昔帕明（desipramine）、多塞平（doxepin）等。近些年开发应用于临床的其他化学结构的抗抑郁症药有阿莫沙平（amoxapine）、马普替林（maprotiline）、文拉法辛（venlafaxine）、氟西汀（fluoxetine）、帕罗西汀（paroxetine）等。它们都是按单胺假说建立的动物模型筛选出来的，故药理作用、不良反应等大同小异，可根据对 5-HT 和 NA 再摄取抑制程度分非选择性单胺再摄取抑制药如米帕明、多塞平等；选择性 NA 再摄取抑制药如马普替林、地昔帕明等；选择性 5-HT 再摄取抑制药如氟西汀、帕罗西汀等。现以米帕明为代表进行讨论，其他药主要药理作用见表 14 - 2。

表 14 - 2　常用抗抑郁药作用比较

药　物	镇静	抗胆碱	阻断再摄取作用			剂量/日（mg）
			5-HT	NA	DA	
米帕明	＋＋	＋＋	＋＋＋	＋＋	0	75～200
阿米替林	＋＋＋	＋＋＋	＋＋＋	＋＋	0	75～200
地昔帕明	＋	＋	0	＋＋＋	0	75～200
多塞平	＋＋＋	＋＋＋	＋＋	＋	0	75～300
阿莫沙平	＋＋	＋＋	＋	＋＋	＋	150～300
马普替林	＋＋	＋＋	0	＋＋＋	0	75～300
文拉法辛	0	0	＋＋	＋＋	0，＋	75～225
氟西汀	＋	＋	＋＋＋	0，＋	0，＋	20～80
帕罗西汀	＋	0	＋＋＋	0	0	20～50

0 无效；＋弱；＋＋较强；＋＋＋强

米帕明（imipramine）

【药理作用】

1. 中枢神经系统　正常人用药后即可有困倦、疲乏、头晕等不适症状，继续用药症状加重，并出现注意力不集中，思维能力下降。抑郁症患者服用后，表现精神振奋，情绪提高，焦虑心情减轻，产生抗抑郁作用。一般需连续用药 2～3 周后才能见效，不能作为应急治疗用。米帕明抑制中枢 NA 和 5-HT 的再摄取，增加突触间隙递质浓度，增强 NA 和 5-HT 能神经作用可能是其重要作用机制。

2. 抗胆碱作用　治疗量具有 M 胆碱受体阻断作用。

3. 心血管系统　治疗量即可降低血压，抑制多种心血管反射。此外，米帕明对人心肌有奎尼丁样作用，也可引起心电图改变，常见 T 波低平或倒置。

【体内过程】

口服易吸收，于 2～8 小时达峰血药浓度。吸收后广泛分布于全身组织。主要被肝药酶代谢，被氧化为无效的羟基化物或与葡萄糖醛酸结合，经肾排出。中间产物地昔帕明也具有显著抗抑郁作用。

【临床应用】

主要用于各类型的抑郁症治疗，对精神分裂症的抑郁状态也有一定疗效。对小儿遗尿症有效，这可能与其影响睡眠时相有关。

【不良反应】

主要是抗胆碱和对心血管作用，引起口干、便秘、散瞳、眼压升高、尿潴留、心悸、体位性低血压、心律失常等。禁用于前列腺肥大和青光眼患者，心血管病患者慎用。中枢神经方面可致乏力、头晕等，少数人转为躁狂兴奋。偶见皮疹、粒细胞减少及阻塞性黄疸等过敏反应。

【药物互相作用】

此类药物与有镇静、抗胆碱作用的药物合用可产生相加作用，应予注意。与单胺氧化酶抑制药合用可互相增强药效及毒性，可引起严重高血压、高热、惊厥。米帕明阻止胍乙啶和可乐定等降压药进入交感神经末梢作用部位，而对抗其降压作用。

单胺氧化酶抑制药

目前应用的有苯乙肼（phenelzine）、环苯丙胺（tranylcypromine）和异卡波肼（isocarboxazid，闷可乐）等。能抑制 MAO 使单胺降解减少，增加突触部位含量，有抗抑郁作用。此类药不良反应多，现少用。可用于其他药无效的病例。

三、抗焦虑药

　　焦虑症或焦虑状态常采用抗焦虑药治疗，目前对其最有选择性的药物是苯二氮䓬类，详见第十三章。

临床用药评价

　　自上世纪 50 年代初，首先用氯丙嗪成功地治疗精神分裂症，导致许多吩噻嗪类衍生物的出现，包括二甲胺类、哌嗪类和哌啶类。硫杂蒽类、丁酰苯类以及其他药也相继问世。抗精神病药的合理选择应依据其化学结构和药理学特性的不同，一般认为化学结构的组间差异比组内的差异大，医生熟悉各组中 1～2 个药即可。没有证据表明任何一个药全面地优于另一个药，一个药可能对病人有效，而另一个可能无效。所以，选择药物的原则是过去病人对药物的反应。近年来倾向用抗精神病作用较强的药如氟奋乃静、氟哌啶醇和替沃噻吨等。氯氮平锥体外系不良反应很少，但可产生粒细胞减少症，应予以注意。以利培酮为代表的较新药物，由于锥体外系不良反应轻而广泛应用。抗精神病药有效量范围相当宽，应找出最佳的给药剂量。对有抑郁症状或有躁狂症状的精神分裂症，抗精神病药可分别与抗抑郁药或锂盐合用。

　　三环类和较新的抗抑郁症药镇静、抗胆碱等作用程度不同，似乎镇静强的更适于明显焦虑不安的抑郁症病人，镇静作用弱的更适于精神运动退缩的病人，但没有进一步的证据。各药大概是等效的，病人服药史是最好的药物选择。单胺氧化酶抑制药对伴随着焦虑、退缩和疑病症的抑郁症病人有较好的疗效，由于毒性大，一般已被三环类和其他药所取代。锂盐的应用为躁狂症治疗开辟了新的途径，为治疗躁狂症的首选药。

制剂及用法

　　盐酸氯丙嗪　片剂：每片 5mg、12.5mg、25mg、50mg。每次 12.5～50mg，tid。治疗精神分裂症，轻症 300 mg/d，中度 450～500 mg/d，重症 600～800 mg/d。注射剂 25 mg/1ml、50mg/1ml，im 或 iv gtt，每次 25～50mg，治疗精神分裂症开始 25～50mg/d，以后渐增至 300～450 mg/d。

　　奋乃静　片剂：每片 2mg、4 mg，每次 2～4mg，tid 或 qid。治疗精神分裂症每次 4～16 mg，bid 或 qid。注射剂：5 mg/1ml，每次 5～10 mg，治疗精神分裂症，轻症 20～30 mg/d，重症 40～60 mg/d，分 2 次 im。

　　盐酸氟奋乃静　片剂：每片 2 mg、5 mg，治疗精神分裂症 2～20 mg/d。

　　氟奋乃静癸酸酯　注射剂：25 mg/1ml，im，每次 12.5～25 mg，每两周 1 次。

　　盐酸三氟拉嗪　片剂：每片 1 mg、5 mg，治疗精神分裂症开始 10 mg/d，增至 30 mg/d，分 2～3 次。

　　盐酸硫利哒嗪　片剂：每片 10 mg、25 mg、100 mg，治疗神经官能症 10～30 mg/d。治疗精神分裂症 30～450 mg/d。

　　氯普噻吨　片剂：每片 12.5 mg、25mg、50mg，治疗神经官能症每次 5～25mg，tid。治疗精神分裂症，轻症 150mg/d，重症 300～600mg/d。注射剂：30mg/2ml，im，每次 30～60mg，bid。

　　氟哌啶醇　片剂：每片 2mg、4mg，治疗精神分裂症每次 2～10mg，tid 或 qid。治疗呕吐和焦虑 0.5～1.5mg/d。注射剂：5mg/1ml，im，每次 5～10mg。

　　五氟利多　片剂：每片 5mg、20mg，每次 20～60mg，每周 1 次，必要时增至每次 100mg。

　　舒必利　片剂：每片 100mg，治疗精神分裂症，开始每日 300～600mg，1 周内增至 600～1200mg。注射剂：50mg/2ml、100 mg/2ml，im 或 iv gtt，400～600mg/d。

氯氮平　片剂：每片 25mg、50mg；注射剂：25mg/2ml，50mg/2ml。口服自小剂量开始，每次 25mg，2 次/日。以后每天递增 25mg，如耐受良好，则在 2 周末增至治疗常用有效量 300～450 mg/d。有效后用维持量 100～200mg/d。

利培酮　片剂：每片 2mg，治疗精神病的常用量 2～8mg/d。

阿莫沙平　片剂：每片 25mg，治疗精神分裂症，开始 25～75mg/d，渐增至 150～300mg/d，维持量 100mg/d。

碳酸锂　片剂：每片 0.125g、0.25g、0.5g，开始 0.125～0.5g/d，渐增至 0.9～1.8g/d，分 3～4 次。

盐酸米帕明　片剂：每片 12.5mg、25mg，抗抑郁 75～150mg/d，分 3 次，老年人及衰弱者应从 12.5mg 开始渐增，极量 0.2～0.3 g/d。

盐酸地昔帕明　片剂：每片 25mg、50mg、75mg、100mg、150mg，100～200mg/d，分 3 次。

阿米替林　片剂：每片 10 mg、25 mg，75～150 mg/d，分 3 次。注射剂：im 或 iv，每次 20～50mg，bid。

盐酸多塞平　片剂：每片 25mg，轻症 50～75mg/d，分 2～3 次，重症 75～150 mg/d，分 3 次。注射剂：25mg/1ml，im，每次 12.5～25 mg。

马普替林　片剂：每片 25mg，门诊患者开始 75mg/d 渐增至 150～225mg/d。住院患者开始每日 100～150mg/d，渐增至 225～300mg/d，分 2～3 次服，维持量 75～150mg/d。

氟西汀　片剂：每片 20mg，抑郁症：20mg/d，早餐后服。如需要渐增至 80mg/d，分次服。

（郝希俊）

第十五章　抗惊厥药和抗癫痫药

一、抗惊厥药

惊厥（convulsion）是由于多种原因引起中枢神经系统过度兴奋，导致全身骨骼肌呈强直性或阵挛性不随意抽搐。常见于脑或脑膜感染、小儿高热、子痫、破伤风、癫痫和中枢兴奋药中毒等。常用于抗惊厥的药物有巴比妥类、水合氯醛和地西泮等（见第十三章）。此处仅介绍硫酸镁。

硫酸镁（magnesium sulfate）

硫酸镁口服难吸收，产生导泻作用，为盐类泻药（见第二十八章）。肌内或静脉注射可以产生全身作用。

【药理作用及应用】

镁为机体功能必需元素之一，在神经冲动的传递和神经肌肉应激性的维持方面均有重要作用。血浆中的镁离子正常含量为 $0.02 \sim 0.035mg/ml$，低于此浓度，出现神经及肌肉组织兴奋性升高。当镁盐使血中镁离子水平增高时，则出现中枢抑制及骨骼肌松弛作用。其原因：①运动神经末梢 ACh 释放减少；②ACh 在终板的除极化作用减弱；③肌纤维膜的兴奋性降低，故可用镁盐对抗惊厥。镁离子尚能抑制心肌、扩张外周血管而使血压降低。主要用于缓解子痫、破伤风作为抗惊厥药，也可用于缓解高血压危象及高血压脑病。

【不良反应】

血镁过高可引起血压下降、呼吸停止以至死亡，肌腱反射消失常为呼吸抑制的先兆。故在连续用药时应经常检查腱反射。中毒时可立即进行人工呼吸，钙离子可拮抗镁离子的作用，静脉注射氯化钙或葡萄糖酸钙以对抗之。

二、抗癫痫药

癫痫（epilepsy）是一类脑局部神经元异常高频放电并向周围扩散而出现的大脑功能失调综合征，具有顽固性、突发性、反复性等特点。临床表现可分别有运动、感觉和精神方面的异常。根据其发作时的症状和脑电图的表现不同可将癫痫分型。常见的几种主要类型如下：

1. 部分性发作　大脑局部异常放电只扩散至局部者。

（1）单纯部分性发作：多种临床表现，一般无意识障碍，局部肢体或某一肌群抽搐，也可局部感觉障碍或其他局部症状。

（2）复杂部分性发作（精神运动性发作）：突发性行为异常，无意识的动作，语言无条理，并伴有泛化性脑电图改变。

2. 全身性发作　大脑异常放电迅速扩散到全脑，导致突然意识丧失。

（1）强直－阵挛性发作（大发作）：突然意识丧失，先全身强直性痉挛，而后进入阵挛性抽搐，一次发作一般持续数分钟。脑电图呈 $15 \sim 40$ 次/秒高幅慢波。如大发作连续出现，病人持续昏迷，则称癫痫持续状态。

（2）失神发作（小发作）：突然短暂的意识丧失，脑电图呈两侧同步的 3 次/秒棘波。多见于儿童。小发作对药物治疗的反应与其他型癫痫明显不同。

抗癫痫药的作用机制主要是抑制病灶神经元异常放电的扩散，有的也直接抑制病灶神经元异常放电。这可能与增强脑内抑制性神经递质 GABA 的作用有关；也可能与作用于 Na^+、Ca^{2+}、K^+ 等离子通道降低神经元的兴奋性有关。

苯妥英钠（sodium phenytoin）

苯妥英钠又名大仑丁（dilantin），是最常用的抗癫痫药。

【药理作用与临床应用】

苯妥英钠对癫痫大发作和部分性发作疗效好，列为首选药。缓慢静注可用于癫痫持续状态，但要注意注射忌过快，以防导致心脏抑制。本品对小发作无效，甚至增加发作次数，故应禁用。苯妥英钠抗癫痫的作用特点是选择性好，抗癫痫的同时并不引起中枢的广泛抑制，不出现催眠作用，不影响患者的正常工作和活动。

苯妥英钠抗癫痫的作用机制是减低神经细胞膜静息期及除极化时钠或钙离子的内流，抑制神经元的重复放电，而阻止了病灶部位异常放电向周围正常脑组织的扩散。

苯妥英钠尚用于治疗三叉神经痛、坐骨神经痛等，一般服药 1～2 天即显效。此作用可能与药物稳定神经膜电位及抑制脑干的多突触传递有关。

苯妥英钠还有抗心律失常作用（见第二十二章）。

【体内过程】

口服可吸收，但慢而不规则。由于其吸收缓慢，常规用药时，要在用药后 6～10 天才能达到有效水平，故当改用本药时，应逐渐停用其他抗癫痫药。苯妥英钠主要在肝脏代谢，苯环对位羟化后而失效。肝脏疾病、先天性肝微粒体酶缺乏或并用肝药酶抑制剂（如异烟肼、双香豆素、西咪替丁、磺胺、氯霉素等）都可使苯妥英钠血浓度增高，而并用肝药酶诱导剂（如乙醇、苯巴比妥、卡马西平等）时，则可使苯妥英钠血浓度降低。苯妥英钠本身也是肝药酶诱导剂，可导致许多其他药物代谢的加速。

【不良反应】

苯妥英钠引起的不良反应与给药剂量、给药持续时间及给药途径有关。如静脉注射时主要为中枢抑制、心血管反应包括房室传导阻滞等；而口服急性中毒则多为小脑和前庭系统症状。长期用药的不良反应主要有：

1. 胃肠道反应　恶心、呕吐、食欲减退、胃痛等，饭后服药或以大量水送服可能减轻。长期应用可发生齿龈增生，发生率约 20%。此反应与部分药物从唾液排出，刺激胶原组织增生有关。注意口腔卫生可减轻此反应。

2. 神经系统反应　偶见眩晕、精神紧张、头痛等。剂量过大时会出现小脑综合征（眼球震颤、共济失调），严重时可致精神错乱。调整剂量或停药后可消失。

3. 造血系统　长期用药可能因影响叶酸吸收和代谢而致巨幼细胞性贫血，也可引起粒细胞、血小板减少，罕见再生障碍性贫血。可用叶酸加维生素 B_{12} 防治。

4. 过敏反应　包括药热、皮疹，偶见严重皮肤反应如剥脱性皮炎、系统性红斑狼疮。一旦出现这些反应，应立刻停药。

5. 其他反应　长期用药可因加速维生素 D 代谢而致软骨病，服用维生素 D 可防治。对内分泌功能的影响可引起男性乳房增大、女性多毛症、抑制抗利尿激素和胰岛素分泌。

在应用苯妥英钠期间，切忌突然停药或突然换用其他药物，因可引起癫痫发作，甚至发生癫痫持续状态。妊娠早期用药，可致畸胎，应给予注意。

卡马西平（carbamazepine，酰胺咪嗪）

该药口服 2 ~ 3 小时达血药浓度高峰。血浆蛋白结合率为 70% ~ 90%。半衰期在用药之初平均 36 小时，连续用药者半衰期可减少到 20 小时左右。

【药理作用及应用】

本药的作用机制与苯妥英钠相似。对复杂部分性发作（如精神运动性发作）有良好疗效。对大发作和单纯部分性发作也为首选药之一。对癫痫并发的精神症状以及锂盐无效的躁狂症也有效。

卡马西平对三叉神经痛和舌咽神经痛的疗效优于苯妥英钠。

【不良反应】

不良反应较少。消化道反应包括恶心、呕吐、食欲减退；神经系统方面反应表现为眩晕、嗜睡、眼球震颤、共济失调。偶见皮疹、血小板减少、粒细胞缺乏及再生障碍性贫血。也有肝功能损害、心血管系统不良反应的报道。

苯巴比妥（phenobarbital，luminal，鲁米那）

【药理作用及应用】

苯巴比妥与苯妥英钠相比，其特点为作用快，一般口服 1 ~ 2 小时即可出现药效；但易引起嗜睡、精神萎靡不振等中枢抑制症状，以致影响日常活动。

苯巴比妥抗癫痫的作用机制是：既能降低病灶细胞的兴奋性，从而抑制病灶放电，又能升高癫痫病灶周围正常细胞的兴奋阈值，从而抑制发作时的电活动扩散。苯巴比妥可增强脑内 GABA 的抑制作用和拮抗谷氨酸的兴奋作用，较高浓度也有类似苯妥英钠抑制 Na^+ 和 Ca^{2+} 内流作用。苯巴比妥对癫痫大发作和单纯部分性发作效果好，对癫痫持续状态，在用地西泮控制惊厥后，可用本药 0.1 ~ 0.2g 肌注以维持疗效。本品对精神运动性发作效差，对小发作无效。

【不良反应】

苯巴比妥过量可致共济失调、手足及眼球震颤。儿童长期应用可影响智力发育。本药对肝功能有一定损害作用。少数病人发生药热、皮疹、剥脱性皮炎等过敏反应。长期应用可成瘾，突然停药有时可出现戒断症状，如焦虑、意识混乱、不安及震颤，甚至可引发癫痫持续状态。停药或改换其他药物时应减量渐停，不可骤停。

扑米酮（primidone）

扑米酮又名去氧苯比妥。药理作用与苯巴比妥相似，但比苯巴比妥有选择性，对癫痫大发作和部分性发作有效，作用强度虽不如苯妥英钠、卡马西平，但与两者合用有协同作用。本药对小发作无效。临床上主要用于苯妥英钠、卡马西平不能控制的大发作治疗及作为精神运动性发作之辅助用药。因本药在体内转变成两种产物——苯巴比妥和苯乙基丙二酰胺均有抗癫痫作用，它们自体内排泄慢，故长期用药应注意蓄积性问题。

乙琥胺（ethosuximide）

乙琥胺为治疗癫痫失神发作的常用药。对其他型癫痫无效。现发现乙琥胺抑制丘脑神经元 T-型钙电流的产生可能是其作用机制。

常见的不良反应为恶心、呕吐，其次为头晕、嗜睡等。还能引起精神不集中、焦虑、不安等精神行为异常表现。偶见过敏反应包括白细胞减少、血小板减少、再生障碍性贫血，以及多形糜烂性红斑、荨麻疹等。

丙戊酸钠（sodium valproate）

【药理作用及应用】

丙戊酸钠对各型癫痫均有不同的疗效。对癫痫大发作、小发作、精神运动性发作均有治疗作用，对失神发作疗效优于乙琥胺，但因丙戊酸钠有肝毒性，仍为次选。对少见的肌阵挛发作有很好疗效。现也用于躁狂症的治疗。

该药的抗癫痫机制主要与其增加脑内 GABA 含量有关。认为本药能竞争性抑制 GABA 转氨酶的活性，从而提高脑内 GABA 的浓度。它也抑制电位敏感性 Na^+ 通道。

【体内过程】

口服吸收良好，生物利用度在 80% 以上。用药 2 小时内血药浓度达高峰。连续用药，需经 3~4 日血中药物浓度达到稳态水平。约 90% 与血浆蛋白结合。丙戊酸钠抑制苯巴比妥、苯妥英钠、卡马西平等的代谢，可使它们血药浓度提高。

【不良反应】

丙戊酸钠不良反应不甚严重。常见胃肠道不适，偶有神经系统反应，包括嗜睡、疲乏、运动失调及震颤等。剂量过大或用药过久可引起肝损害。动物实验有致畸胎作用，故妊娠早期忌用。

地西泮（diazepam）

本品除具有镇静催眠、抗焦虑作用（见第十三章）外，还可用于癫痫持续状态的治疗。地西泮静脉注射对癫痫持续状态疗效好，且安全、作用迅速。成人静脉注射每次 5~10mg，重者用到每次 30mg，80%~90% 病例可得到控制，因此被列为首选药。口服对小发作及精神运动性发作也有一定疗效。单用对大发作无效。

氯硝西泮（clonazepam）

氯硝西泮对各型癫痫均有效。动物实验证明，本品对多种实验性癫痫模型均有对抗作用。抗癫痫的主要机制是抑制大脑皮质、丘脑和边缘系统癫痫病灶的发作性放电向外周扩散，并提高其发作阈值。本品对失神发作有良好的治疗效果，可减少发作或完全中止发作；本药还可用于肌阵挛性发作的治疗；静脉注射可用于癫痫持续状态，一次注射 1~4mg，即可使发作停止，作用可维持 4~6 小时；本药对精神运动性发作及大发作也有部分疗效，但远不如其他抗癫痫药。本药不良反应是中枢抑制作用明显，甚至发生运动失调。久用可产生耐受性，骤然停药时可发生反跳现象和戒断症状。

抗癫痫药的应用原则

1. 选药恰当　应根据癫痫发作类型和脑电图特征合理选药。一般选药原则是：①大发作：对此型有效的药物有苯妥英钠、卡马西平、苯巴比妥、扑米酮、丙戊酸钠等。首选苯妥英钠和卡马西平。②小发作：可选乙琥胺，也可用丙戊酸钠，其次可选用氯硝西泮等。③精神运动性发作：首选苯妥英钠和卡马西平，次选扑米酮和氯硝西泮。④癫痫持续状态：首选地西泮缓慢注射（10mg，3~5 分钟注完），可控制发作。其次可选苯巴比妥钠（100~200mg 肌注），但因其脂溶性小，作用出现慢，急诊少用；还可选用苯妥英钠（150~200mg 加入 5% 葡萄糖液中缓慢静滴，每分钟不超过 10~20mg）。

较新的药物加巴喷丁（gabapentin）和拉莫三嗪（lamotrigine）对部分性发作和大发作有效，托吡酯（topiramate）等对部分性发作有效，可供辅助治疗用药。

2. 剂量适宜　抗癫痫药有效剂量的个体差异较大，应按病人具体情况而定，最好监测血药浓度。剂量宜从小量开始，直到能控制发作而不出现严重不良反应为度。在急诊情况下，开始可用负荷剂量。因许多抗癫痫药需连服数日才能达到稳态血药浓度，所以增加剂量不宜过急。

3．用法得当　一般只用一种药物。服药方法一般是每日 2～3 次有规律地服药。有发作规律可依的，可在发作前集中服用。如果服药不规律可引起不良反应，使发作加重、频率增加。改换药物应逐步进行，即逐渐减少原用药剂量，并逐渐增加换用药的用量。

4．联合用药与长期用药　联合用药的目的是为了克服一种药物的不良反应和提高疗效。如乙琥胺治疗小发作兼有大发作的病人，可能诱发大发作，故常合用苯巴比妥等。联合用药不宜超过三种。药理作用与毒性相似的药物不宜合用。需长期不间断地用药，控制癫痫发作一般需持续用药 2～3 年以上。

5．注意减量和停药　大发作在完全控制后 2 年以上才考虑减量；小发作在完全控制 1 年以上及脑电图已恢复正常才考虑减量；精神运动性发作多数需长期治疗。减量过程根据原用药剂量大小而定，剂量越大，减量应越慢。在减量后仍能控制发作 1 年以上者，可考虑停药。从减量到停药，大发作病人不应少于 1 年，小发作不应少于 6 个月。突然停药是诱发癫痫持续状态的原因之一，应加以防止。

制剂及用法

苯妥英钠　片剂：每片 0.05g，0.1g。每次 0.05～0.1g，tid。极量：每次 0.3g，0.6g/d。注射剂：0.25g/5ml。用于癫痫持续状态，用 0.125～0.25g 加 5%葡萄糖 20～40ml。在 6～10 分钟内 iv inf。

卡马西平　片剂：每片 0.2g，每次 0.2～0.4g，tid。

苯巴比妥　片剂：每片 15mg，30mg。抗癫痫大发作：每次 15～30mg，bid～tid。极量：180mg/d。注射剂：苯巴比妥钠每瓶 0.1g。抗惊厥：每次 0.1～0.2g，im；癫痫持续状态：每次 0.1～0.2g，iv gtt。

扑米酮　片剂：每片 0.25g。每次 0.125～0.25g，bid～tid。极量：2g/d。

乙琥胺　糖浆剂：含 5%乙琥胺。每次 10ml，bid～tid。

丙戊酸钠　胶囊剂：每粒 250mg。糖浆剂：250mg/5ml。成人每次 250～1000mg，tid。

氯硝西泮　片剂：每片 0.5mg，1mg。初始剂量 1mg/d，每 2～3 日增加 0.5～1mg，直至每次 1～4mg，tid。

硫酸镁　注射剂：1g/10ml 及 2.5g/10ml。每次 1.25～2.5g，im 或 iv gtt。静滴时以 5%葡萄糖注射液将其稀释成 1%浓度使用，同时要备好解救用的钙制剂。

（郝希俊）

第十六章　抗震颤麻痹药

震颤麻痹又称帕金森病（Parkinson's disease），是一种锥体外系功能失调引起的慢性进行性疾病。主要症状为肌肉震颤、强直和运动障碍。其主要病变在黑质和纹状体。研究表明，黑质含有大量多巴胺（DA）能神经元，其末梢及相应受体在纹状体（尾核和壳核），形成黑质－纹状体束。DA能神经元属抑制性神经元。纹状体内还含有来自其他部位的胆碱能神经元，属兴奋性神经元，其受体属M胆碱受体。正常情况下，这两类神经元相互制约，处于动态平衡，通过锥体外系调节机体的运动。若黑质内DA能神经元发生退行性变，导致纹状体内DA含量下降，DA能神经功能不足，胆碱能神经相对占优势，就可出现震颤麻痹症状。

临床上用于震颤麻痹治疗的药物就是通过纠正这种不平衡状态而达到治疗目的的。可分为两大类：①拟DA类药：包括左旋多巴、卡比多巴、溴隐亭、金刚烷胺等；②中枢性抗胆碱药：苯海索、丙环定等。

中枢DA受体阻断药（如氯丙嗪）引起的锥体外系症状又称帕金森综合征，与帕金森病相似，但无病理学改变，常用中枢性抗胆碱药治疗。

一、拟多巴胺类药物

左旋多巴 （levodopa）

左旋多巴为DA的前体物质。

【药理作用】

左旋多巴透过血脑屏障后可在纹状体神经细胞内经多巴脱羧酶作用脱去羧基转变为DA，通过补充纹状体内DA的含量起作用，即恢复DA能神经元的抑制性功能。用药后可使帕金森病的肌肉僵直、运动障碍得到明显改善，也能减轻震颤。

【临床应用】

1. 治疗帕金森病　对帕金森病及多种原因引起的帕金森综合征均有效，对轻症病人特别是僵直及运动困难效果好，对重症及震颤症状疗效较差。对抗精神病药引起的锥体外系症状无效，因其能阻断中枢DA受体，使DA难以发挥作用。

2. 治疗肝昏迷　本品对急性肝功能衰竭所致的肝性昏迷有一定疗效，这是由于肝昏迷时脑组织内某些胺类增加从而影响神经传递功能，本品能与某些胺类拮抗而解除神经传递的障碍。一般用药3~4小时后可恢复意识。

【体内过程】

口服易吸收，入血后广泛分部于各器官中，吸收量的95%以上被多巴脱羧酶脱羧形成DA，而后者不能透过血脑屏障，最终入脑的左旋多巴仅有1%左右，故显效较慢，一般需连续服药2~3周才显效。用药期间禁用维生素B_6，因后者为脱羧酶的辅酶，能加速左旋多巴在外周的转化而降低其疗效。左旋多巴在体内部分转变为DA，部分形成黑色素或3-O-甲基多巴由肾排出。

【不良反应】

1. 胃肠道反应　治疗初期常见恶心、呕吐、厌食等，与DA对延脑催吐化学感受区

（CTZ）的作用有关。其他不良反应尚有腹胀、腹痛、腹泻或便秘、消化性溃疡出血或穿孔等。

2. 心血管反应　约有 1/3 病人治疗初期出现体位性低血压，也可引起心律失常。

3. 精神行为异常　常见激动、不安、焦虑、恶梦等。约 15% 的病人可发生严重的精神错乱，如幻觉、妄想和谵妄。这些反应可能与 DA 作用于大脑边缘系统有关。

4. 不自主运动和"开关现象"　长期用药常引起异常的不随意运动，见于面部，也可累及肢体躯干肌群，甚至引起过度呼吸。减少用药剂量症状可减轻。此反应的出现意味此药已达最大耐受量，不可再加剂量了。长期应用（1～2 年）约有 40% 患者出现"开关现象"，短时（几分钟）面部、口部、肢体等处多动（称"开"），突然转为强直不动状态（称"关"），上述反应反复交替出现。此反应发生原因不清，可适当减少左旋多巴的用量。

卡比多巴（carbidopa）

卡比多巴为 α-甲基多巴肼（α-methyldopahydrazine）的左旋异构体。

本药不易透过血脑屏障，当应用小剂量时，选择性地抑制外周多巴脱羧酶。临床上常与左旋多巴合用，减少后者在外周脱羧，使其更多地进入黑质和纹状体以增强疗效。将本品与左旋多巴按 1∶10 比例给予，可以减少左旋多巴的剂量 75%，在仍可获得相当于左旋多巴原剂量疗效的同时，外周不良反应大为减少。其复方制剂称信尼麦（sinemet）。

苄丝肼（benserazide）与卡比多巴同属芳香族氨基酸脱羧酶抑制药，有同样的效应，它与左旋多巴按 1∶4 的剂量制成的复方制剂称美多巴（madopar），应用于临床。

溴隐亭（bromocriptine）

溴隐亭又称溴麦角隐亭，是半合成的麦角生物碱，为 DA 受体激动药。

现发现黑质、纹状体 DA 受体尚可分为 D_1、D_2 两种受体亚型，并认为 DA 在 D_2 受体处不足时可引起帕金森综合征。溴隐亭能选择性兴奋 D_2 受体，故可用于帕金森病的治疗。本品对重症患者疗效佳，可能是重症患者 DA 受体有去神经敏化的原因，与左旋多巴合用效果更好。因其可抑制催乳素的分泌，可用于产后停乳和高催乳素血症。

溴隐亭的不良反应有口干、恶心、呕吐、消化性溃疡出血；心悸、心律失常、体位性低血压；不安、幻觉、复视等。故溃疡病、心血管病、精神病人慎用。

培高利特（pergolide）

也是一个麦角碱衍生物，直接激动 D_1 和 D_2 受体。经比较研究，在缓解帕金森病者的症状和体征上优于溴隐亭。

金刚烷胺（amantadine）

金刚烷胺为一种人工合成的抗病毒药，临床发现对帕金森病有效。可缓解帕金森病的肌肉僵直、震颤和运动障碍，其疗效优于抗胆碱药，但不及左旋多巴。此药特点为显效快，用药后 48 小时作用已达高峰，但疗效维持时间短。常与左旋多巴合用发挥协同作用。本品的作用机制可能是通过促进纹状体中残存的完整神经元释放 DA 和抑制 DA 再摄取，而加强 DA 能神经功能。金刚烷胺不良反应较少，常见四肢皮肤出现网状青斑和踝部水肿；其次为易激动、失眠，也有发生精神不安、口干及胃肠道不适者，但均不严重。

司来吉兰（selegiline）

司来吉兰为选择性单胺氧化酶 B 抑制药，在脑内可使 DA 代谢减少，使纹状体内 DA 增多。可作为帕金森病的辅助治疗。近来发现单胺氧化酶 B 能氧化某些物质，使其变成神经毒物，认为早期应用本品可以起到细胞保护作用，延缓病情发展。

80

二、抗胆碱药

抗胆碱药可阻断中枢 M 胆碱受体，减弱纹状体内 ACh 的兴奋作用，使纹状体内 DA 与 ACh 失平衡状态得到纠正，用于抗震颤麻痹。此类药疗效不及左旋多巴，但仍有临床价值。特别是可用于不能耐受或禁用左旋多巴的患者，对抗精神病药引起的帕金森综合征也有效。

苯海索（benzhexol, artane，安坦）

中枢性抗胆碱作用较强，对纹状体胆碱能神经占优势引起的帕金森病和其他原因引起的帕金森综合征有治疗作用。用药后运动障碍、僵直、震颤、流涎、多汗及忧郁等症状得到改善。临床上用于帕金森病而忌用左旋多巴者的治疗；亦可与左旋多巴合用起协同作用；还可用于长期服用吩噻嗪等类抗精神病药物引起的锥体外系反应的治疗。外周作用较弱，仅为阿托品的 1/10，故引起口干、散瞳、视物模糊等副作用较轻。青光眼病人禁用。

丙环定（procyclidine，开马君）

与苯海索相似，有中枢性抗胆碱作用，亦有阿托品样作用。可替代苯海索用于帕金森病的治疗。不良反应与苯海索同。

临床用药评价

目前尚无预防或根治帕金森病的公认的办法，药物治疗存在着副作用多和长期应用后药效衰减的缺点。左旋多巴在相对早期的治疗对缓解病人的症状和体征是很有效的，但应用中应注意掌握平衡剂量、疗效与不良反应之间的关系。对轻症病例，试用金刚烷胺或抗胆碱药，或二者合用可能是有价值的。随着病情的进展，常必须用多巴胺受体激动药，单独或与低剂量信尼麦合用治疗。司来吉兰对年轻、轻度帕金森病患者治疗，可能延迟疾病的进展。药物治疗失败的病例，外科治疗可有帮助。

对抗精神病药引起的帕金森综合征只能选择中枢性抗胆碱药进行治疗。

制剂及用法

左旋多巴 片剂：每片 50mg、0.1g、0.25g、0.5g。抗震颤麻痹：开始每次 0.1～0.25g，每日 4 次，以后每隔 2～4 天递增 0.25～0.75g。通常有效量为 2～5g。每日最多不超过 8g。如与卡比多巴合用，左旋多巴 600mg/d，最多不超过 2g/d，卡比多巴 60mg/d，分次服。治疗肝昏迷：将本药 0.3～0.4g/d，加入 5% 葡萄糖溶液 500ml 中静滴。完全清醒后减量至 0.2g/d，继续 1～2 日停药。

复方卡比多巴（信尼麦） 片剂：每片含卡比多巴 12.5mg，左旋多巴 125mg。开始每次 1 片，治疗量视耐受情况而定，一般 1 日剂量范围为 6～12 片，分 3 次服。维持量为 4 片，疗程 20～40 周。

复方苄丝肼胶囊（美多巴） 每胶囊含左旋多巴 100mg，苄丝肼 25mg；或含左旋多巴 200mg，苄丝肼 50mg。开始时用 125mg 之胶囊，每日 3 次，3～4 日后增加剂量，每日增加 1 胶囊，至每日用左旋多巴及苄丝肼分别达 1000mg 及 250mg 为止。

溴隐亭 片剂：每片 2.5mg，开始时 1.25mg，每日 2 次，2 周内逐渐增加剂量，以找到最佳疗效的最小剂量。

金刚烷胺 片剂：每片 100mg，胶囊剂：每囊 100mg，每日不超过 200mg。

盐酸苯海索 片剂：每片 2mg。开始每次 1～2mg，每日 3 次，以后渐增量，每日不超过 20mg。

丙环定（卡马特灵、开马君） 片剂：每片 2mg、5mg。开始每次 2.5mg，3 次/日。以后渐增量，每日总量 20～30mg。

（郝希俊）

第十七章　镇痛药

镇痛药（analgesics）是一类通过激动中枢神经系统内的阿片受体（opiate receptors），在不影响意识和其他感觉（触觉、视觉、听觉等）的情况下选择性地消除或缓解疼痛并可产生镇静、镇咳、呼吸抑制等作用的药物。

疼痛是多种疾病的常见症状，是伤害性刺激通过传入神经传至中枢后经大脑皮层综合分析产生的一种特殊的感觉。它使患者感受痛苦，尤其是剧痛还可能引起生理功能紊乱，甚至休克。适时应用镇痛药不仅能解除痛苦，防止休克的发生，还可缓解疼痛引起的紧张不安的情绪以及疼痛伴随而来的其他生理功能紊乱。但应认识到，疼痛的部位与性质往往是诊断疾病的重要依据，在未确诊前不应轻易使用镇痛药，以免延误诊治。

本章介绍的镇痛药大多在具有镇痛、镇静作用的同时可产生欣快感（euphoria），若反复应用易引起耐受性（tolerance）和依赖性（dependence，亦称成瘾 addiction），包括身体依赖和精神依赖。成瘾者一旦停药会出现生理及心理的特殊强烈反应，称为戒断症状（abstinence syndrome），故又称本类药物为"成瘾性镇痛药"或"麻醉性镇痛药"（narcotic analgesics）。本类药物属麻醉药品管理范畴，应根据国家颁布的《麻醉药品管理条例细则规定》严格控制使用。

镇痛药可分为阿片生物碱类和合成代用品（统称阿片类药物——opioids）。

一、阿片生物碱类镇痛药

【来源】

阿片（opium）为罂粟科植物罂粟（papaver somniferum）未成熟蒴果浆汁的干燥物，含有20 余种生物碱（包括吗啡、可待因、二甲基吗啡、罂粟碱等）。其中二甲基吗啡和罂粟碱本身无镇痛作用，但二甲基吗啡是几种半合成阿片类的前体物。

【化学结构及构效关系】

按化学结构可分为两大类：菲类生物碱，如吗啡（含量约 10%）和可待因（含量约0.5%），主要具有镇痛、镇咳等作用；异喹啉类生物碱，如罂粟碱（含量约 1%），主要具有平滑肌松弛作用。化学结构见表 17 - 1。若叔胺氮被烯丙基取代，则不仅镇痛作用减弱，而且成为吗啡的拮抗药，如烯丙吗啡和纳洛酮。

吗啡（morphine）

【药理作用】

1. 中枢神经系统　吗啡对中枢神经系统的影响有抑制作用（如抑制大脑皮质、下丘脑和延髓中枢，抑制呼吸中枢和咳嗽中枢等），也有兴奋作用（兴奋呕吐中枢、第三对脑神经的缩瞳核等）。

（1）镇痛、镇静作用：吗啡镇痛作用强大，在不影响意识及其他感觉的条件下明显减轻或消除疼痛。吗啡对各种疼痛都有效，对持续性慢性钝痛作用强（5～10 mg 即有效），增加剂量对间断性锐痛也有效。镇痛的同时伴有明显镇静作用，还可消除由疼痛所引起的焦虑、紧张、恐惧等情绪反应，因而可显著提高对疼痛的耐受力。若外界安静，病人易入睡。随着疼痛的缓解以及对情绪的影响，90%以上病人可出现欣快感，此为引起成瘾的基础。

表 17－1　吗啡及其衍生物的化学结构

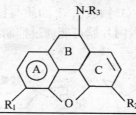

药　　　物	3 位（R_1）	6 位（R_2）	17 位（R_3）
吗啡（morphine）	—OH	—OH	—CH₃
可待因（codeine）	—OCH₃	—OH	—CH₃
烯丙吗啡（nalorphine）	—OH	—OH	—CH₂CH＝CH₂
纳洛酮（naloxone）	—OH	＝O	—CH₂CH＝CH₂
纳丁啡（nalbuphine）	—OH	—OH	—CH—CH〈CH₂ CH₂ CH₂〉

（2）抑制呼吸：吗啡直接抑制呼吸中枢。小于镇痛剂量即可抑制呼吸,使呼吸频率减慢、潮气量降低及每分钟呼吸量减少;随着剂量增大,呼吸抑制作用增强。急性中毒时呼吸极度抑制,呼吸频率可减慢至 3~4 次/分,这与吗啡降低呼吸中枢对血液 CO_2 张力的敏感性有关,也与对桥脑内呼吸调整中枢具有抑制作用有关。过大剂量吗啡可引起呼吸骤停和死亡。

（3）镇咳：与吗啡作用于延脑孤束核的阿片受体、抑制咳嗽中枢有关。对各种剧烈咳嗽均有良好疗效。但不作常规镇咳药应用,仅在肺外伤或肺出血等需要立刻止咳的情况下应用。

（4）其他作用：吗啡刺激延脑催吐化学感受区可引起恶心、呕吐,可能与兴奋 DA 受体有关,可用氯丙嗪、氟哌啶醇及纳洛酮对抗;吗啡兴奋动眼神经缩瞳核引起缩瞳,针尖样瞳孔为其中毒特征。

2. 兴奋平滑肌　吗啡兴奋胃肠平滑肌和括约肌,提高其张力,使肠蠕动减慢,甚至达到痉挛的程度,具有止泻作用。由于肠蠕动减慢,胃排空延迟,小肠及大肠平滑肌张力提高,推进性蠕动减弱使食糜通过延缓,回盲瓣及肛门括约肌张力提高,肠内容物通过受阻等原因,加之吗啡抑制消化液的分泌,使食物消化延缓。吗啡对中枢的抑制,使患者便意迟钝,因而引起便秘。治疗量吗啡引起胆道奥狄（Oddi）括约肌痉挛性收缩,使胆道排空受阻,胆囊内压力明显提高,可导致上腹不适甚至诱发胆绞痛。治疗量对支气管平滑肌的兴奋作用不明显,较大剂量引起支气管平滑肌收缩可致哮喘发作或加重。治疗剂量的吗啡可对抗催产素对子宫的兴奋作用,延长产妇的分娩过程。

3. 心血管系统　吗啡扩张阻力血管及容量血管,引起体位性低血压,这是由于吗啡促进组胺释放及抑制血管运动中枢使中枢交感张力降低所致。治疗量吗啡可扩张脑血管而升高颅内压,这与吗啡抑制呼吸使体内 CO_2 蓄积从而致脑血管扩张有关。脑外伤时应当禁用。

4. 其他　治疗量吗啡能提高膀胱括约肌张力,导致尿潴留;能促进垂体后叶释放抗利尿激素。

【作用机制】

已知体内存在有"抗痛系统",它由释放内阿片肽的神经元、内阿片肽及阿片受体组成。内阿片肽是指脑内可能存在的内源性阿片样活性物质,包括甲硫氨酸脑啡肽（M-enkephalin）、亮氨酸脑啡肽(L-enkephalin)、β-内啡肽(β-endorphin)及强啡肽(dynorphin A)等。疼痛刺激使感觉神经末梢兴奋并释放兴奋性递质（P物质），P物质与接受神经元上受体结合，痛觉冲动传入脑内引起疼痛。生理情况下，内阿片肽可能通过抑制感觉神经末梢释放P物质，干扰痛觉冲动传入中枢（图17-1）。

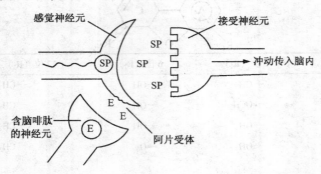

E：脑啡肽；SP：P物质

图17-1 含脑啡肽的神经元与疼痛模式图

吗啡类药物作用机制：通过与不同脑区的阿片受体结合，模拟内源性阿片肽的作用，抑制P物质的释放，干扰痛觉冲动传入中枢而发挥镇痛作用。吗啡类药物对不同类型阿片受体亲和力及内在活性不完全相同，与脊髓胶质区、丘脑内侧、脑室及导水管周围灰质的阿片受体结合可引起镇痛作用；与边缘系统阿片受体结合可消除由于疼痛而伴有的情绪变化；与蓝斑中的阿片受体结合则与产生欣快感有关。研究已知，中脑盖前核的阿片受体可能与缩瞳有关，延脑的孤束核处的阿片受体与药物引起的镇咳、呼吸抑制、中枢交感张力降低有关，脑干极后区、孤束核、迷走神经背核等部位的阿片受体与胃肠活动有关。

阿片受体的多型性、亚型及其效应：通过对阿片受体配体结合的实验研究，现认为阿片受体可分为μ、δ、κ三型，还可能存在σ和ε等型受体，μ、δ及σ型又可分为1和2两种亚型。各型受体在脑内和体内的分布不同，激动后的效应不同，各种内阿片肽或镇痛药对不同型阿片受体的亲和力不同。因此有些药物是阿片受体激动药（如吗啡、哌替啶等），有些是阿片受体拮抗药（如纳洛酮），还有些药物对某亚型是拮抗作用，而对另一亚型则是激动或部分激动作用（如喷他佐辛、烯丙吗啡、丁丙诺啡）。现认为亮氨酸脑啡肽及强啡肽分别为δ及κ受体的内源性配体，而μ受体及σ受体的内源性配体则尚未明确。阿片受体的分型为研究提供方便，对临床用药指导意义不大。阿片受体亚型与药物作用见表17-2。

表17-2 激动各型阿片受体亚型后产生的效应及药物作用比较

受体亚型	μ	κ	δ	σ	ε
激动时效应	镇痛（脊髓以上水平），呼吸抑制，缩瞳，欣快，成瘾	镇痛（脊髓水平），镇静，消除疼痛伴随的情绪变化	惊厥，抑制痛觉，缩瞳，平滑肌收缩，呼吸抑制，欣快	烦躁不安，幻觉，焦虑，血管运动中枢兴奋，呼吸兴奋	与μ受体激动类似
激动药或内源性阿片肽	吗啡，哌替啶等，β-内啡肽	吗啡，哌替啶等，镇痛新，烯丙吗啡，β-内啡肽，强啡肽	β-内啡肽，亮氨酸脑啡肽，甲硫氨酸脑啡肽	镇痛新，烯丙吗啡	β-内啡肽
部分激动药	镇痛新，烯丙吗啡		镇痛新		
拮抗药	纳洛酮，纳曲酮	纳洛酮，纳曲酮	纳洛酮，纳曲酮	纳洛酮	

【体内过程】

口服易自胃肠道吸收，但存在首关消除效应，口服制剂生物利用度较低（约25%），多采用注射给药。注射给药吸收快，皮下注射后30分钟已有60%吸收，肌注吸收良好。虽有约1/3与血浆蛋白结合，但很快以游离型迅速分布于全身各组织中。少量通过血脑屏障，但足以发挥中枢性药理作用。主要在肝脏代谢，与葡萄糖醛酸结合，结合物及少量未结合的吗啡于24小时内大部分由肾排泄。吗啡有少量可由乳腺排出，也可通过胎盘进入胎儿体内，故孕妇和哺乳期妇女禁用吗啡。血浆半衰期2.5～3小时。

【临床应用】

1. 镇痛 吗啡对锐痛、钝痛及内脏绞痛均有效，但因久用易成瘾，所以除癌症剧痛可长期应用外，仅短期用于其他镇痛药无效的急性锐痛，如严重创伤、战伤、烧伤痛等。对于心肌梗死引起剧痛，如血压正常可用吗啡止痛，吗啡镇静及扩张血管作用也有利于消除患者焦虑情绪，减轻心脏负担。

2. 心源性哮喘 左心衰竭患者可突然发生急性肺水肿而引起呼吸急促和窒息，称心源性哮喘，对此除采取吸氧和静注速效强心苷、氨茶碱外，静脉注射吗啡可产生良好效果。其作用机制是：①吗啡有镇静作用，有利于消除患者由于窒息感带来的恐惧、不安情绪；②吗啡降低呼吸中枢对CO_2敏感性，减弱无代偿的呼吸过度兴奋；③吗啡扩张外周血管，降低外周阻力，有利于肺水肿消除，可减轻心脏负荷。但对于伴有昏迷、休克及严重肺功能不全者禁用。

3. 止泻 适用于急、慢性消耗性腹泻以减轻症状。可选用阿片酊或复方樟脑酊；如为细菌感染，应同时服用抗菌药。

【不良反应】

1. 一般反应 治疗量吗啡可引起头晕、嗜睡、恶心、呕吐、便秘、排尿困难、胆绞痛、呼吸抑制等副作用。

2. 成瘾 连续多次应用吗啡1～2周即可产生耐受性及成瘾。一旦停药8小时后即出现戒断症状，如烦躁不安、失眠、肌肉震颤、流泪、流涕、出汗、呕吐、腹泻、打哈欠、散瞳，甚至虚脱、意识丧失等。若给以治疗量吗啡，则症状可立即消失。成瘾者意志消退、身体消瘦、精神萎靡，为追求吗啡的欣快感及避免停药所致戒断症状的痛苦，常不择手段获取吗啡（称为"强迫性觅药行为"）而造成社会问题。故对吗啡等成瘾性药物应严格控制使用，并按国家颁布的《麻醉药品管理条例》严格管理。吗啡耐受性与成瘾性的产生主要是由于神经组织对吗啡的适应性；与吗啡成瘾及戒断症状有直接联系的是蓝斑核，该核由去甲肾上腺素能神经元组成，阿片受体密集。吗啡或脑啡肽均可抑制蓝斑核放电，当动物对吗啡耐受或成瘾后，该核放电也出现耐受，一旦停用吗啡，则放电加速，同时出现戒断症状，提示戒断症状与蓝斑核去甲肾上腺素能神经元活动增强有关。据报道，能抑制蓝斑核放电的可乐定可缓解吗啡戒断症状。

3. 急性中毒 表现为昏迷、瞳孔极度缩小（严重缺氧时则瞳孔散大）、呼吸高度抑制（也称为吗啡中毒三联症状），还可出现血压降低甚至休克。呼吸麻痹是致死的主要原因。急性中毒解救：无论口服或注射中毒者应尽早洗胃；如呼吸中枢已发生障碍或昏迷时需用人工呼吸、迅速给氧（不给纯氧）抢救，并酌情给予山梗菜碱、尼可刹米、苯甲酸钠咖啡因、麻黄碱等，直至呼吸好转、意识恢复为止，不可应用印防己毒和士的宁，以免和吗啡的脊髓兴奋作用相加而导致惊厥；静脉注射吗啡拮抗药纳洛酮对吗啡的呼吸抑制有显著效果。吗啡中毒量成人为 0.06g，致死量为 0.25g，阿片的致死量为吗啡的 10 倍，其口服致死量为 2～5g。

【禁忌证】

吗啡能通过胎盘或乳汁抑制胎儿或新生儿呼吸，同时能对抗催产素对子宫的兴奋作用而延长产程（原因未明），故禁用于分娩止痛及哺乳妇女止痛。由于抑制呼吸及抑制咳嗽反射以及释放组胺而致支气管收缩，故禁用于支气管哮喘及肺心病患者。颅脑损伤所致颅内压增高、肝功能严重减退患者禁用。

可待因（codeine）

可待因又称甲基吗啡，在阿片中含量约 0.5%。口服后易吸收。大部分在肝内代谢，有 10% 可待因脱甲基后转变为吗啡而发挥作用。

可待因的镇痛作用仅为吗啡的 1/12，镇咳作用为 1/4。抑制呼吸、镇静和欣快作用及成瘾性均弱于吗啡。可待因也无明显降压、便秘、尿潴留等不良反应。可待因用于中等程度疼痛的止痛，疗效好于解热镇痛药，也可与解热镇痛药合用有协同作用。对剧烈的无痰干咳引起的胸痛、失眠有效。可待因也是典型的中枢性镇咳药（见第二十七章）。

二、人工合成镇痛药

吗啡镇痛作用虽强，但易成瘾是其主要缺点。为了寻找更好的吗啡代用品，合成了多种人工合成的镇痛药，如哌替啶、安那度、芬太尼、美沙酮、喷他佐辛等，成瘾性均弱于吗啡。

哌替啶（pethidine）

哌替啶又名度冷丁（dolantin），为苯基哌啶衍生物，是临床常用的人工合成镇痛药。

【药理作用】

哌替啶主要为 μ 受体的激动剂，其作用和作用机制与吗啡相似。

1.中枢神经系统　作用与吗啡相似，作用于中枢神经系统的阿片受体发挥作用，但作用持续时间比吗啡短；镇痛效力弱于吗啡，注射 80～100mg 哌替啶约相当于 10mg 吗啡的镇痛效力。本药镇静作用明显，可消除病人紧张烦躁情绪。约 10%～20% 患者用药后出现欣快，久用亦可成瘾。哌替啶与吗啡在等效镇痛剂量时，抑制呼吸的程度相等。哌替啶对延脑 CTZ 有兴奋作用并可增加前庭器官的敏感性，致眩晕、恶心、呕吐。哌替啶无明显镇咳作用，不引起缩瞳。

2.平滑肌　作用与吗啡相似。能中度提高胃肠道平滑肌及括约肌张力，减少推进性蠕动，但作用时间短，不引起便秘，也无止泻作用。能引起胆道括约肌痉挛，提高胆道内压力，作用比吗啡弱。治疗量对支气管平滑肌无影响；无对抗催产素兴奋子宫的作用，故不延缓产程。

3.心血管系统　治疗量可致体位性低血压。由于抑制呼吸使体内 CO_2 蓄积，引起脑血管扩张而致颅内压升高。

【体内过程】

口服易吸收，但首关效应明显，约 50% 经肝脏代谢，镇痛效果为注射给药的 1/4～1/2，故采用皮下或肌内注射给药。肌内注射 45 分钟血浆浓度达峰值，持续 3～5 小时，血浆半衰期约 3 小时。血浆蛋白结合率约 60%。主要在肝代谢为哌替啶酸及去甲哌替啶，再以结合型或游离型自尿排出。去甲哌替啶有中枢兴奋作用，可能与中毒时发生的惊厥有关。

【临床应用】

1. 镇痛 哌替啶对各种剧痛如创伤、烧伤、烫伤、晚期恶性肿瘤引起的疼痛都有止痛效果，且术后用本品一般无吗啡引起的腹胀和尿潴留的缺点；亦可用于平滑肌痉挛引起的内脏绞痛，但须合用解痉药。哌替啶可用于分娩止痛，由于新生儿对哌替啶抑制呼吸作用极为敏感，故产妇于临产前 2～4 小时内不宜使用；因本品作用时间短，常用于膀胱镜、胃镜检查及脑血管造影等诊断性操作时的镇痛。

2. 麻醉前给药及人工冬眠 利用哌替啶的镇静作用，术前给药可消除患者紧张、恐惧情绪，减少麻醉药用量；与氯丙嗪、异丙嗪合用组成冬眠合剂用于人工冬眠疗法。

【不良反应】

治疗量哌替啶与吗啡相似，可致眩晕、口干、恶心、呕吐、出汗、心动过速，有时也可以引起体位性低血压。久用也可成瘾。过量中毒可出现昏迷、呼吸过度抑制，还可引起类似阿托品的中毒症状，如瞳孔散大、心跳加速、兴奋、谵妄甚至惊厥，中毒解救时可配合抗惊厥药。禁忌证与吗啡相同。

安那度（anadol）

安那度又名安侬痛，为短效镇痛药。药理作用与哌替啶相似。特点是作用出现快，持续时间短。主要用于短时止痛，如骨科、外科、五官科小手术及泌尿外科器械检查等。也可与阿托品合用，解除胃肠道、泌尿道平滑肌痉挛性疼痛。副作用有轻微而短暂的眩晕、多汗、无力等。本品亦能成瘾，故不宜长期使用。

芬太尼（fentanyl）

镇痛作用强，镇痛作用的等效剂量为吗啡的 1/100；作用出现快（15 分钟起效），持续时间短（1～2 小时）；呼吸抑制作用较吗啡轻。可用于各种剧痛。亦可用于麻醉辅助用药和静脉复合麻醉。不良反应较吗啡轻，有眩晕、恶心、呕吐及胆道括约肌痉挛。静注剂量过大或过快可产生明显肌肉僵直，可给予纳洛酮对抗。静脉注射过速易抑制呼吸，应加注意。禁用于支气管哮喘、颅脑肿瘤或颅脑外伤引起昏迷的患者以及 2 岁以下小儿。本药成瘾性小。

美沙酮（methadone）

为 μ 受体的激动剂，常用其消旋体。其作用和作用机制与吗啡相似。口服与注射同样有效。其镇痛作用强度与持续时间与吗啡相当。耐受性与成瘾性出现较慢、程度较吗啡戒断者轻且易于治疗。一次给药后，镇静作用较弱，但多次用药有显著镇静作用。抑制呼吸、缩瞳、引起便秘及升高胆道内压力都较吗啡轻。适用于创伤、手术及晚期癌症等所致剧痛，还可用于海洛因成瘾者脱毒治疗（利用本品能防止海洛因成瘾时出现的戒断症状，并利用本品作用有效时间长、戒断症状相对较轻、戒断症状出现较慢等特点）。

喷他佐辛（pentazocine）

又名镇痛新。主要激动 κ、σ 受体；但又可拮抗 μ 受体，为吗啡受体的部分激动剂。

【药理作用和临床应用】

本品为强效镇痛剂，按等效剂量计算，本药的镇痛效力为吗啡的 1/3，但较哌替啶强，作用可持续 3～4 小时。其镇咳作用较吗啡弱，呼吸抑制作用约为吗啡的 1/2。本药可减慢胃排空并延缓肠管运送肠内容物的时间，但对胆道括约肌作用不明显。大剂量可增快心率，升高血压。对冠心病患者，静脉注射能提高平均主动脉压、左室舒张末期压，因而增加心脏做功量，这可能与本药提高血浆中肾上腺素和去甲肾上腺素水平，从而兴奋心血管系统有关。

本药尚有一定的拮抗 μ 受体的作用，能减弱吗啡的镇痛作用；对吗啡已产生耐受性的患者，可加速戒断症状的产生。本药成瘾性很小，在药政管理上已列入非麻醉品。

主要用于各种慢性剧痛，口服及注射吸收良好。本药主要在肝内代谢，代谢速率个体差异较大，可能是镇痛效果个体差异大的原因。肌内注射后半衰期约2小时；口服1小时显效，作用持续4~5小时。

【不良反应】

常见嗜睡、眩晕、恶心、呕吐和出汗。剂量增大能引起呼吸抑制、血压升高、心率增快；有时可引起焦虑、恶梦、幻觉、思维障碍和发音困难等。可诱发吗啡、海洛因依赖者的戒断症状。纳洛酮能对抗本品呼吸抑制等作用。

曲马朵（tramadol）

为阿片受体弱激动药，其镇痛作用强度较弱。口服易于吸收，生物利用度约90%，半衰期约6小时。不良反应和其他镇痛药相似，偶有多汗、头晕、恶心、呕吐、口干、疲劳等。治疗剂量时不抑制呼吸，也不影响心血管功能，不产生便秘等副作用。适用于中度及重度急慢性疼痛及外科手术。不用于轻度疼痛，长期应用也可发生成瘾。

强痛定（fortanodyn，AP-273）

强痛定的镇痛效力约为吗啡的1/3。临床上适用于中度创伤、癌性疼痛和神经性疼痛（如偏头痛、三叉神经痛）以及炎症性疼痛的止痛。不良反应为偶有恶心、头晕、困倦、黄视及全身发麻等神经系统反应，停药后即消失。个别病例曾出现成瘾性，宜慎用。

三、其他类镇痛药

延胡索乙素及罗通定

延胡索乙素（tetrahydropalmatine）为罂粟科植物延胡索中提取的生物碱，其左旋体即为罗通定（rotundine），又称颅通定。药用的罗通定是由防己科植物金不换的根提取得到或由人工合成而得的。

口服延胡索乙素及罗通定吸收良好，具有显著的镇痛、安眠、止吐和降压等作用。镇痛作用较解热镇痛药强。研究证明其镇痛作用与脑内阿片受体无关。临床用于治疗慢性持续性钝痛，如头痛、腹痛、神经性胃痛、关节痛、月经痛等。也可用于痛经及分娩止痛，对产程及胎儿均无不良影响。也适用于因疼痛而不能入睡的失眠患者。对创伤或手术后疼痛或晚期癌症的止痛效果较差。

四、阿片受体拮抗剂

本类药物与阿片受体有亲和力但不产生激动作用，从而表现为拮抗阿片受体激动剂的各种作用。

纳洛酮（naloxone）

纳洛酮化学结构与吗啡极相似，主要区别为叔氮上以烯丙基取代甲基，6位羟基变为酮基（表17－1）。纳洛酮为阿片受体阻断剂，对阿片受体阻断作用强度依次为 μ 受体 > κ 受体 > δ 受体。它本身并无明显药理效应及毒性，但对吗啡中毒者，小剂量（0.4~0.8mg）肌内或静脉注射能迅速翻转吗啡的作用，1~2分钟就可消除呼吸抑制现象，增加呼吸频率。对吗啡成瘾者可迅速诱发戒断症状，表明纳洛酮在体内与吗啡竞争同一受体。临床用于吗啡类镇痛药过量中毒；解救阿片类药物麻醉的术后呼吸抑制及其他中枢抑制症状，可使昏迷者迅速复苏；用于阿片类药物成瘾者的鉴别诊断（阿片类药物依赖者肌注本品后可激发严重戒断反应，再结合用药史和尿检结果即可确认阿片类成瘾）。在镇痛药的理论研究中，纳洛酮是重要的工具药。

纳曲酮（naltrexone）

纳曲酮的作用与纳洛酮相同，但口服生物利用度较高，作用维持时间较长。

五、镇痛药成瘾及戒毒治疗

不适当地应用镇痛药后，有些患者为追求药物所产生的欣快感及避免因停药而出现的戒断症状和伴随的痛苦，自行、强迫性而非用于医疗目的的反复应用镇痛药的行为称为药物滥用（drug abuse）。药物滥用是一种反复发作和伴有多种行为障碍的大脑疾病，一旦罹患，根治困难。阿片类药物一旦成瘾，要进行戒毒治疗，而为使吸毒成瘾者摆脱对毒品的依赖而进行的医疗行为称作戒毒。戒毒治疗主要包括三个阶段：脱毒、康复和后续照管。

现仅介绍药物戒毒治疗方法，主要有：冬眠法、替代递减法、可乐定法、福康片科学戒毒法等。

1. 冬眠法　俗称冷火鸡法，主要是使吸毒者处于休眠状态而强行戒毒，为原始的戒毒方法，效果差，且给病人造成极大痛苦甚至危险，为现代医学所不提倡。

2. 替代递减法　脱毒方案主要采用以同类而效弱药物逐渐减量替代的疗法，也称为姑息疗法。它是先用美沙酮、丁丙诺啡等"小毒"替代海洛因等"大毒"，让吸毒者定量服用美沙酮缓解毒力，以达到戒毒目的。由于美沙酮替代疗法可减少针剂注射毒品，因此可在一定程度上控制艾滋病的传播。但用这种方法治标不治本，毒品的成瘾问题并不能彻底解决。

3. 可乐定法　可乐定本是一种降压药，因在临床运用中发现可以对有毒瘾者起到镇静作用，可部分缓解吸毒者的戒断症状，所以有时也被用来进行戒毒治疗。用这种方法戒毒成功率低且副作用较大，易造成严重的低血压、脉搏缓慢等危险。

4. 福康片科学戒毒法　福康片是一种纯天然的中药、藏药复方，是目前中国卫生部唯一正式批准的戒毒特效药。本药通过调整人体免疫系统，激发人体本身的免疫力驱除毒素。该法抑制戒断症状明显，疗效较好。

我国对国际公认疗效确切的药物脱毒方法进行了评估，并于1993年由卫生部药政管理局制定了《阿片类成瘾常用戒毒疗法的指导原则》。

六、癌症病人的止痛治疗

癌症发展到晚期的病人，约70%伴有不同程度癌痛。为此，WHO提出"让癌症病人不痛"的目标，推荐首选"三阶梯治疗"方案。

"三阶梯治疗"方案是在对癌痛的性质和原因做出正确的评估后，根据癌症病人的疼痛程度和原因选择相应的镇痛药。"三阶梯疗法"的应用原则是：①口服给药；②按时给药；③按阶梯给药；④药物剂量个体化，防止出现胃肠刺激、肾功能损害和凝血功能障碍等副作用。

第一阶梯用药以非甾体抗炎药（NSAIDs）为主。NSAIDs的作用机制是通过抑制环氧化酶以减少前列腺素（PG）的合成。代表药物为阿司匹林、消炎痛（包括片剂、栓剂和控释片等剂型）。还可选用痛力克、奥湿克和优妥等。

第二阶梯用药以弱阿片类药物为主。WHO推荐的代表药物为可待因。路盖克为双氢可待因与醋氨酚的复方制剂，可通过不同的途径发挥镇痛作用。奇曼丁为盐酸曲马朵缓释片，通过激动中枢的不同受体（阿片受体和α受体）增强镇痛作用。双克因为可待因控释片，镇痛作用为可待因的2倍，可延长用药的间隔，不影响睡眠。还可应用强痛定、曲马朵等药。

第三阶梯用药以强效阿片类药为主。WHO推荐的代表药物为吗啡。临床常用美施康定（盐酸吗啡控释片），每12小时给药一次。另外还有哌替啶、美沙酮、二氢埃托啡等均可应用。第三阶梯用药要遵循按时给药和用药剂量个体化原则。

辅助用药：辅助用药应始终贯穿于整个"三阶梯方案"的治疗中。辅助用药的目的是：①增强阿片药物的镇痛效果，解除因疼痛带来的焦虑、抑郁和烦躁等精神症状。药物包括安定类药物如安定、三唑仑；抗抑郁药物如阿米替林等。②针对性预防或减轻各种镇痛药物的副作用。药物包括胃粘膜保护剂、胃肠动力药物和通便缓泻药等。

但有部分癌痛患者接受"三阶梯治疗"后仍然剧痛，或因不能进食、药物禁忌、药物副作用而无法接受正规的"三阶梯疗法"。因此，临床上可采用其他治疗方法，如神经阻滞、神经破坏治疗、PCA（病人自控镇痛，patient controlled analgesia）治疗、透皮给药治疗等。它们是三阶梯疗法的有效补充，可减轻或控制疼痛，提高患者生活质量，为进一步抗癌治疗提供机会和时间。

临床用药评价

吗啡镇痛作用强，但因易成瘾、抑制呼吸等缺点限制了它的广泛应用，但对较强的疼痛或晚期恶性肿瘤引起的疼痛仍是重要的选择药物之一。人工合成的镇痛药哌替啶镇痛作用较吗啡弱，成瘾性也较弱，不良反应较吗啡少，成为吗啡的良好代用品，临床常用。美散痛、芬太尼、安那度等药的镇痛强度、作用持续时间不同，可供临床选用，但也均具有可成瘾的特点，同属于麻醉性药品。喷他佐辛、强痛定等药成瘾性很弱，虽未列入麻醉性镇痛药的范畴，但仍应注意不可滥用。罗通定镇痛作用弱但不成瘾，可用于一般疼痛的治疗。

制剂及用法

盐酸吗啡 注射液：每支5 mg（0.5ml）或10 mg（1ml）。片剂：每片5 mg或10 mg。口服：每次5~15mg，一日5~15mg。皮下注射：每次5~15mg，一日15~40mg。极量：口服每次30mg，100mg/d；皮下注射每次20mg，60mg/d。

磷酸可待因 片剂：每片15 mg或30 mg。注射液：每支15 mg（1ml）或30 mg（1ml）。糖浆剂：5%。口服或皮下注射：每次15~30mg，3次/日。极量：每次100mg，250mg/d。

盐酸哌替啶 片剂：每片25 mg或50 mg。注射液：每支50 mg（1ml）或100 mg（2ml）。口服：每次50~100mg，200~400mg/d。皮下或肌内注射：每次25~100mg，100~400mg/d。极量：每次150mg，600mg/d。

安那度 注射液：每支10 mg（1ml）或20 mg（1ml）或40 mg（1ml）。皮下注射：每次10~20mg，20mg/d。静注：每次20mg。极量：每次30mg，60mg/d。

盐酸美沙酮 片剂：每片2.5 mg或7.5 mg或10mg。注射液：每支5 mg（1ml）或7.5 mg（2ml）。口服：每次5~10mg，2~3次/日。肌内注射：每次2.5~5mg，极量1次10mg，1日20mg。

枸橼酸芬太尼 注射液：每支0.1 mg（2ml）。皮下或肌内注射：每次0.05~0.1mg。

盐酸喷他佐辛 片剂：每片25 mg或50mg。注射液：30mg（1ml）。口服：每次25~50mg。静注、肌注或皮下注射：每次30mg。

盐酸曲马朵 注射液：每支50mg（2ml）或100mg（2ml）。胶囊剂：50mg。栓剂：每粒50mg。口服：每次不超过100mg，3次/日。肌注：每次50~100mg，不超过400mg/d。

强痛定 片剂：每片30 mg或60mg。注射液：每支50mg（2ml）或100mg（2ml）。口服：每次60mg，3~

4次/日。皮下注射或肌注：每次 50～100mg。

纳洛酮　注射液：0.4mg（1ml）。肌注或静注：每次 0.4～0.8mg。

硫酸延胡索乙素　片剂：50mg。注射液：每支 60mg（2ml）或 100mg（2ml）。口服：每次 100～150mg，3次/日。皮下注射：每次 60～100mg。

罗通定　片剂：每片 30 mg 或 60mg。注射液（硫酸罗通定）：每支 60mg（2ml）。口服：每次 60～120mg。3次/日。肌注：每次 60～90mg。

（李卫东）

第十八章 中枢兴奋药

中枢兴奋药（central stimulants）是一类能提高中枢神经系统机能活动的药物。特别是当中枢神经系统受到抑制引起昏迷或呼吸衰竭时，此类药物可通过兴奋呼吸和血管运动中枢发挥作用。根据其主要作用部位可将药物分为二类：①主要兴奋大脑皮层的药物：咖啡因、哌甲酯、甲氯芬酯等；②直接兴奋延脑呼吸中枢和刺激颈动脉体和主动脉体化学感受器药物：尼可刹米、美解眠、二甲弗林、洛贝林等。

此外，本章对脑功能改善药一并加以介绍。

一、主要兴奋大脑皮层的药物

咖啡因（caffeine）

咖啡因又称咖啡碱，是咖啡豆、茶叶及可可中所含的主要生物碱，茶叶中含量约 1% ~ 5%。此外，茶叶中还含茶碱（theophyline），与咖啡因一样同属黄嘌呤类，药理作用相似。咖啡因的中枢兴奋作用较强，临床主要用作中枢兴奋药；茶碱的舒张平滑肌作用较强，主要用作平喘药。

【药理作用】

小剂量（50 ~ 200mg）咖啡因对大脑皮层具有选择性兴奋作用，可振奋精神，消除疲劳，使思维敏捷，工作效率提高。动物实验发现，咖啡因可引起觉醒型脑电波，损伤动物的间脑与中脑后，此作用仍存在，提示此作用部位在大脑皮层。中等剂量咖啡因直接兴奋延脑呼吸中枢及增加中枢对二氧化碳的敏感性，使呼吸加深加快，在呼吸中枢受抑制时，此作用尤为明显；咖啡因兴奋血管运动中枢使血压升高，同时，咖啡因还有直接兴奋心脏的作用。中毒剂量时则兴奋脊髓，动物可发生阵挛性惊厥。咖啡因还有舒张支气管平滑肌、利尿及刺激胃酸分泌等作用。咖啡因的作用机制为：治疗量咖啡因和茶碱能在体内竞争性拮抗腺苷受体；抑制磷酸二酯酶，增加细胞内 cAMP 水平；抑制细胞内钙的运动与利用等。

【临床应用】

对抗中枢抑制状态，如严重传染病、镇静催眠药或抗组胺药过量引起的昏睡及呼吸循环抑制等。咖啡因与麦角胺配伍治疗偏头痛；与解热镇痛药配伍治疗一般性头痛。

【不良反应】

较轻。有时出现激动、不安、失眠等；剂量过大也可引起反射亢进、心动过速、呼吸加快，更大剂量可引起惊厥。咖啡因是胃酸分泌的强刺激剂，并可使十二指肠溃疡加重。乳婴高热时应用本品易致惊厥，应选用无咖啡因的复方解热药。

哌甲酯（methylphenidate）

哌甲酯又名利他林（ritalin）、哌醋甲酯，本品作用机制为促进中枢释放去甲肾上腺素，大剂量对多巴胺、5-HT 释放也有促进作用，抑制重吸收。中枢兴奋作用较温和，小剂量使皮质处于较活跃状态，能改善精神活动，解除轻度抑制及疲乏感，提高运动能力。临床用于治疗：①巴比妥类及其他中枢抑制药中毒；②轻度抑郁状态；③小儿遗尿症，因可兴奋大脑皮层使之易被尿意唤醒；④对儿童多动综合征有效，该病是由于脑干网状结构上行激活系统内去甲肾上腺素、多巴胺、5-羟色胺等递质中某一种缺乏所致，本药能促进这类递质的释放。治疗量时不良反应较少，偶有失眠和焦虑、心悸、厌食、口干等。大剂量尤其是注射给药时可因升高血压而致眩晕、头痛等，大剂量也能引起惊厥。久用可产生耐受性，并可抑制儿童生长发育。癫痫、高血压患者禁用。

二、主要兴奋延脑呼吸中枢与刺激颈动脉体和主动脉体化学感受器药物

尼可刹米 （nikethamide）

尼可刹米又名可拉明（coramine）。

【药理作用】

直接兴奋延脑呼吸中枢，也可刺激颈动脉体化学感受器而反射性兴奋呼吸中枢，提高呼吸中枢对 CO_2 的敏感性，使呼吸加深加快。对大脑皮层、血管运动中枢和脊髓也有弱的兴奋作用。本品作用温和，安全性较大，但一次静脉注射作用仅维持数分钟。

【临床应用】

因作用温和，安全范围大，临床常用于各种原因引起的呼吸抑制，对肺心病引起的呼吸衰竭及吗啡中毒引起的呼吸抑制效果较好；对巴比妥类引起的呼吸抑制效果较差。作用持续时间短，须间歇静脉注射给药。

【不良反应】

较少。过量可致血压上升、心悸、肌僵直及震颤、咳嗽、呕吐、出汗等，如不及时停药可致惊厥。

二甲弗林 （dimefline）

二甲弗林又名回苏灵。直接兴奋呼吸中枢，用药后使肺换气量增加，提高动脉 O_2 分压，降低 CO_2 分压，作用强于尼可刹米、贝美格。临床用于严重感染或药物中毒引起的中枢性呼吸抑制，也可用于肺性脑病，因可降低血内 CO_2 分压而有苏醒作用。过量可致惊厥。静脉给药需稀释后缓慢注射，并严密观察患者反应。

洛贝林 （lobeline）

洛贝林又名山梗菜碱，是从山梗菜提取的生物碱，现已能人工合成。本药通过刺激颈动脉体和主动脉体化学感受器的 N 胆碱受体，反射性地兴奋延脑呼吸中枢。作用短暂，仅数分钟，但安全范围大，不易致惊厥。静脉注射的作用表现为血压和心率上升。本品也兴奋延髓极后区催吐化学感受区可致呕吐。临床常用于治疗新生儿窒息、小儿感染性疾病引起的呼吸衰竭以及一氧化碳中毒。

贝美格 （bemegride）

贝美格又名美解眠（megimide）。直接兴奋呼吸中枢，作用较迅速但维持时间短。主要用于催眠药（巴比妥类、导眠能、水合氯醛）中毒解救的辅助用药。用量过大或注射过快也可引起惊厥。

三、脑功能改善药

甲氯芬酯 （meclofenoxate）

甲氯芬酯又名氯酯醒，能促进脑细胞代谢，增加糖类的利用。对中枢抑制状态的患者有兴奋作用。临床用于颅脑外伤后昏迷、脑动脉硬化及中毒所致意识障碍、儿童精神迟钝、小

儿遗尿等。作用出现缓慢，需反复用药。尚未发现不良反应。

吡拉西坦（piracetam）

吡拉西坦又名脑复康，为 GABA 同类物，能促进大脑皮层细胞代谢，增进线粒体内 ATP 的合成，提高脑组织对葡萄糖的利用率，保护脑缺氧所致的脑损伤，促进正处于发育的儿童大脑及智力的发展。用于脑外伤后遗症，老年性痴呆，脑动脉硬化症、脑血管意外所致记忆及思维功能减退，慢性酒精中毒，老年人脑机能不全综合征，儿童的行为障碍及儿童智力下降等。

麦角溴烟酯（nicergoline）

麦角溴烟酯为 α_1-受体拮抗剂，可选择性扩张脑及肺血管，减少脑血管阻力，增加动脉血流量及血氧浓度，对脑内多种神经递质有影响，包括促进谷氨酸再摄取，减少兴奋性氨基酸积聚，从而减轻细胞损害，保护神经系统功能；调整海马回乙酰胆碱的释放，从而改善记忆功能。该药尚具有抗氧化活性及对抗神经抑制药物的作用，可治疗神经变性性疾病及安定类药物引起的副作用。

CoQ$_{10}$

CoQ$_{10}$ 是组织细胞重要的活性酶，在心脏、肝、肾等器官中含量较高，在细胞内主要分布在线粒体，在电子传递系统中起到递氢体作用，也是细胞代谢、细胞呼吸的激活剂，具有天然的抗自由基能力。可促进心肌氧化磷酸化过程，提高氧利用率，提高 ATP 产生的效率；保持细胞膜的完整性，减轻线粒体损伤，保护线粒体的各种酶系统。

胞二磷胆碱（cytidine diphosphate choline，CDPC）

胞二磷胆碱为核苷衍生物，能解除催眠药对网状结构系统的抑制作用及对抗纹状体和边缘系统多巴胺的作用。脑损伤时，大脑代谢的氧利用紊乱，线粒体摄氧障碍，ATP 减少，胞二磷胆碱可提高线粒体呼吸功能，使磷酸化能力和摄氧量都明显提高。主要用于急性颅脑外伤和脑手术后的意识恢复；也可作为抢救催眠药中毒的有效药物，但须应用大剂量。

吡硫醇（pyrithioxine）

吡硫醇又名脑复新，为维生素 B$_6$ 的衍生物，能促进脑内葡萄糖及氨基酸代谢，增加颈动脉血流量，改善脑血流量。用于脑外伤后遗症、脑炎及脑膜炎后遗症等引起的头痛、头晕、失眠、记忆力减退、注意力不集中等症状的改善。也用于脑动脉硬化症、老年痴呆性精神病等辅助治疗。

临床用药评价

中枢兴奋药主要用于对抗中枢抑制药中毒或某些传染病引起的中枢性呼吸衰竭，选择性都不高，安全范围小，兴奋呼吸中枢的剂量与致惊厥剂量之间的距离小。对深度中枢抑制的患者，大多数中枢兴奋药在不产生惊厥的剂量时往往无效，而且作用时间都很短，需要反复用药才能长时间维持患者呼吸，因而很难避免惊厥的发生。所以除严格掌握剂量外，这类药物的应用宜限于短时就能纠正的呼吸衰竭患者。临床主要采用人工呼吸机维持呼吸，远比呼吸兴奋药有效而且安全可靠。脑功能改善药能促进脑内基础代谢，增加颈动脉血流量，改善脑血流量。临床用于改善脑外伤、脑炎及脑膜炎后遗症等引起的头痛头晕、失眠、记忆力减退、注意力不集中等症状。也用于脑动脉硬化症、老年痴呆性精神病等的辅助治疗。

制剂及用法

苯甲酸钠咖啡因 注射液：每支含无水咖啡因 0.12g，苯甲酸钠 0.13g（1ml）。皮下或肌内注射：每次 0.25～0.5g。极量：每次 0.8g，3g/d。

尼可刹米 注射液：每支 0.375g（1.5ml）或 0.5g（2ml）。皮下、肌内或静脉注射：每次 0.25～0.5g。必要时，每 1～2 小时重复 1 次，或与其他中枢兴奋药交替使用，直到可以"唤醒"患者而无肌震颤或抽搐。极量：皮下、肌内或静脉注射，每次 1.25g。

二甲弗林 片剂：8mg。注射液：每支 8mg（2ml）。肌内注射每次 8mg；静脉注射每次 8～16mg，以葡萄糖溶液稀释后缓慢注射；重症患者 16～32mg，用生理盐水稀释后，静脉滴注。

盐酸山梗菜碱 注射液：每支 3mg（1ml）或 10mg（1ml）。皮下或肌内注射：每次 3～10mg。极量：每次 20mg。

贝美格 注射液：每支 50mg（10ml）。静脉滴注，用 5% 葡萄糖液稀释后，每 3～5 分钟静脉滴注 50mg，至病情改善或出现毒性症状为止。

吡拉西坦 片剂：0.4g。口服：每次 0.4～0.8g，2～3 次/日。

甲氯芬酯 胶囊剂：每胶囊 0.1g。注射液：每支 0.1g 或 0.2g。口服：每次 100～200mg，3 次/日，至少服 1 周。成人昏迷状态，每次 250mg，每 2 小时肌内注射 1 次。

麦角溴烟酯 片剂：5 mg。注射剂：2.5 mg（1ml）。口服：每次 5 mg，3 次/日。肌注或静注：每次 2.5～5 mg。

CoQ₁₀ 片剂：5 mg。胶囊剂：每胶囊 5 mg 或 10 mg 或 15 mg。口服：每次 10～15 mg，3 次/日，饭后服。

胞二磷胆碱 注射剂：200 mg（2ml）。静滴：200～300mg/d。肌注：200mg/d。

吡硫醇 片剂：每片 100 mg 或 200 mg。糖浆剂：10 mg/ml。注射剂：每支 100 mg 或 200 mg。口服：每次 100～200 mg。糖浆剂：每次 10～20 mg，3 次/日。静滴：200～400mg/d。

（李卫东）

第十九章　解热镇痛抗炎药

解热镇痛抗炎药（antipyretic-analgesic and antiinflammatory drugs）是一类具有解热、镇痛而且大多数还有抗炎、抗风湿作用的药物。它们在化学结构上虽属不同类别，但都可抑制体内前列腺素（prostaglandin，PG）的生物合成，目前认为这是它们共同作用的基础。又由于本类药物抗炎作用机制与糖皮质激素（甾体激素）类药物有所不同，故也被称为非甾体抗炎药（non-steroidal antiinflammatory drugs，NSAIDs）。本章主要介绍水杨酸类、苯胺类、吡唑酮类、其他抗炎有机酸类以及选择性抑制COX-2类等药物。

一、概　述

（一）炎症反应

炎症可分为三期——急性炎症期、免疫反应期和慢性炎症期。急性炎症期是机体对组织损伤的初始反应，由所释放的自身活性物质（表19－1）介导，且可进一步发展为免疫反应。免疫反应是由炎症反应释放的抗原性物质激活免疫反应细胞所发生的反应，有引发慢性炎症的可能。慢性炎症介质（表19－2）可致疼痛、骨和软骨损伤，最终会导致严重的残疾、全身机能改变乃至寿命缩短。

表 19－1　一些急性炎症介质及其作用

介质	血管舒张	血管通透性	化学趋化性	疼痛
组胺	＋＋	↑	－	－
5-羟色胺	＋/－	↑	－	－
缓激肽	＋＋＋	↑	－	＋＋＋
前列腺素	＋＋＋	↑	＋＋＋	＋
白三烯	－	↑↑↑	＋＋＋	

表 19－2　慢性炎症反应介质

介质	来源	初始作用
白细胞介素 1,2 和 3	淋巴细胞	前列腺素产生
粒细胞-巨噬细胞集落刺激因子（GM-CSF）	T淋巴细胞,内皮细胞,成纤维细胞	巨噬细胞和粒细胞活化
肿瘤坏死因子-α(TNF-α)	巨噬细胞	前列腺素产生
干扰素(INF)	巨噬细胞,内皮细胞,T淋巴细胞	多重作用
血小板衍生生长因子(PDGF)	巨噬细胞,内皮细胞,成纤维细胞,血小板	成纤维细胞化学趋化性,增殖反应

（二）多不饱和脂肪酸代谢产物——前列腺素、血栓烷及白三烯

花生四烯酸为二十碳不饱和脂肪酸，它经磷脂酶C和二酰甘油酯酶的作用从膜磷脂释

放出来，也可经磷脂酶 A_2 直接作用于膜磷脂而产生。花生四烯酸的代谢产物有多种，主要可分为两类：经环氧化酶作用产生的前列腺素类和经脂氧化酶作用产生的白三烯（leukotrienes，LTs）类。血栓烷（thromboxane，TX）来自血小板，是二十碳多不饱和脂肪酸的衍生物。PG、TXA_2 及 LTs 几乎参与了所有细胞代谢活动，并且与炎症、免疫、过敏等重要病理过程有关（图 19-1）。

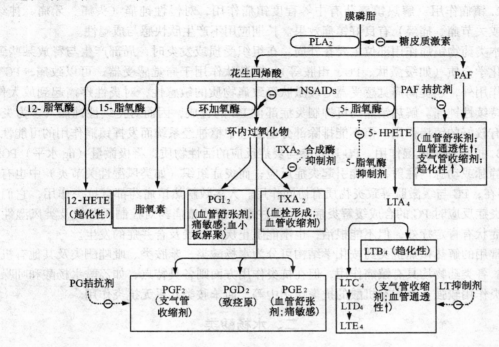

图 19-1　自膜磷脂生成的各种物质及其作用以及抗炎药的作用部位示意图

PLA2-磷脂酶 A_2；NSAIDs-非甾体抗炎药；PAF-血小板活化因子；5-HPETE-5-氢过氧化二十碳四烯酸；12-HETE-12-羟二十碳四烯酸；PGI_2-前列环素；PG-前列腺素；TXA_2-血栓素 A_2；LT-白三烯

（三）解热、抗炎及镇痛作用原理

此类药均可抑制体内 PG 生物合成，目前认为这是它们共同作用的基础（图 19-1）。乙酰水杨酸是这类药物的代表。

1. 解热作用　解热镇痛抗炎药能使发热者的体温降低，而对体温正常者几乎无影响。下丘脑体温调节中枢通过对产热及散热两个过程的精细调节，使体温维持于相对恒定水平（正常人为 37℃ 左右）。细菌和病毒等感染引起的发热，是由于病原体及其毒素刺激中性粒细胞及其他细胞产生与释放内热原（可能为白介素-1），后者进入中枢神经系统作用于体温调节中枢，将调定点提高至 37℃ 以上，这时产热增加，散热减少，体温升高。其他能引起内热原释放的各种因素（如组织损伤、炎症、抗原抗体反应和恶性肿瘤等）也都可引起发热。现认为，内热原并非直接作用于体温调节中枢，而是通过使该处 PG 合成与释放增加，PG 再作用于体温调节中枢而引起发热。实验证明，微量 PG 注入动物脑室内可引起发热，其中 PGE_2 致热作用最强；其他致热物质引起发热时，脑脊液中 PG 样物质含量增高数倍。现认为，解热镇痛药是通过抑制中枢 PG 合成而发挥作用的。实验依据是：①解热镇痛药对内热原引起的发热有解热作用，但对直接注射 PG 引起的发热则无效；②PG 合成酶（环氧酶，COX）活性被抑制程度的大小与药物作用强弱相一致。认为解热镇痛药可抑制 COX，减少

PG 的合成而发挥作用；③这类药物使发热者体温下降，对正常体温没有影响。

发热是机体的防御反应，热型也是诊断疾病的重要依据。故对一般发热患者可不必急于使用解热药。但热度过高和持久发热的患者适当应用解热药可降低体温，缓解高热引起的并发症，如失眠、谵妄、昏迷、小儿高热惊厥等。使用中应注意解热药只是对症治疗，应着重病因治疗。

2. 镇痛作用　解热镇痛药有中等程度镇痛作用，对慢性钝痛（头痛、牙痛、神经痛、肌肉或关节痛、痛经）有良好镇痛效果。长期应用不产生欣快感与成瘾性。

本类药物镇痛作用部位主要在外周。在组织受损或发炎时，局部产生与释放某些致痛、致炎化学介质（如缓激肽、PG、组胺等）。缓激肽作用于痛觉感受器，可以致痛；PG 除有致痛作用外，还提高痛觉感受器对缓激肽等致痛物质的敏感性，对炎性疼痛起到放大作用，产生持续性钝痛。解热镇痛药可抑制炎症部位 PG 的合成，因而对持续性钝痛（多为炎性疼痛）有较好的镇痛作用。但不能排除部分地通过中枢神经系统而发挥镇痛作用的可能性。

3. 抗炎和抗风湿作用　PG 还是参与炎症反应的活性物质，将极微量（ng 水平）PGE_2 皮内、静脉或动脉内注射，均能引起炎症反应；而炎症组织（如类风湿性关节炎）中也有大量 PG 存在；PG 与缓激肽等致炎物质有协同作用。大多数解热镇痛药都有抗炎作用，它们通过抑制炎症反应时 PG 的合成缓解炎症。但须注意，解热镇痛药对控制风湿性及类风湿性关节炎的症状有肯定疗效，但不能根治，也不能阻止疾病发展及合并症的发生。

常用的解热镇痛抗炎药按化学结构可分为水杨酸类、苯胺类、吡唑酮类及其他有机酸等类别。各类药物均具有镇痛作用，但在抗炎作用方面则各具特点，如乙酰水杨酸和吲哚美辛的抗炎作用较强，某些有机酸的抗炎作用中等，而苯胺类几乎无抗炎作用。

二、水杨酸类

水杨酸类（salicylates）药物包括乙酰水杨酸（acetylsalicylic acid）和水杨酸钠（sodium salicylate）。水杨酸本身因刺激性强，仅外用作为抗真菌及角质溶解药。本类药物中最常用的是乙酰水杨酸。

乙酰水杨酸〔acetylsalicylic acid〕
本品又称阿司匹林（aspirin）。
【药理作用及临床应用】

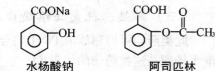

水杨酸钠　　　　　阿司匹林

本类药物的作用机制为通过不可逆地阻断环氧酶从而抑制 PG 和 TXA_2 的合成，发挥解热镇痛抗炎作用。

1. 解热镇痛及抗炎抗风湿　有较强的解热、镇痛作用，常单用或与其他药配成复方，用于感冒发热及头痛、牙痛、肌肉痛、神经痛、痛经和术后伤口痛等慢性钝痛；抗炎抗风湿作用也较强，较大剂量（成人每日 3～5g）治疗急性风湿热疗效迅速而确实，故也可用于鉴别诊断。治疗类风湿性关节炎目前仍是首选药，可迅速镇痛，消退关节炎症，减轻关节损伤。

2. 影响血栓形成　TXA_2 是强大的血小板释放 ADP 及聚集的诱导剂，乙酰水杨酸通过乙酰化环氧酶活性中心的丝氨酸使其失活，减少血小板中 TXA_2 的生成而抗血小板聚集及抗血栓形成。可用于防治冠状动脉血栓形成和脑血栓，减少缺血性心脏病发作和复发危险，对进行性心肌梗死患者能降低病死率及再梗死率，可降低一过性脑缺血发作患者的中风率。此外，用于血管成形术及旁路移植术也有效。但在高浓度时，乙酰水杨酸也能抑制血管壁中环氧酶，减少前列环素（PGI_2）合成。因此，用乙酰水杨酸防止血栓形成以小剂量为宜。

3. 其他 研究表明，本药可减少白内障的形成；长期应用小剂量的本品与降低结肠癌发病率有相关性。

【体内过程】

乙酰水杨酸是 pK_a 为 3.5 的有机酸。口服后迅速经胃及小肠吸收。1～2 小时血药浓度达峰值。吸收后迅速被酯酶水解为水杨酸并以水杨酸盐的形式迅速分布至全身组织。也可进入关节腔及脑脊液，并可通过胎盘。水杨酸与血浆蛋白结合率高，可达 80%～90%。水杨酸经肝药酶代谢，大部分代谢物与甘氨酸结合，少部分与葡萄糖醛酸结合。肝对水杨酸的代谢能力有限，当口服小剂量乙酰水杨酸（1g 以下）时，其代谢按一级动力学进行，血浆半衰期约 2～3 小时；但当乙酰水杨酸剂量≥1g 时，水杨酸生成量增多，甘氨酸、葡萄糖醛酸的结合反应已达到饱和，其代谢以零级动力学进行，血浆半衰期延长为 15～30 小时，如剂量再增大，血中游离水杨酸浓度将急剧上升，可突然出现中毒症状。代谢物自肾排泄，碱化尿液可减少肾小管的再吸收，加速排泄。

【不良反应】

短期服用副作用少；长期大量用于抗风湿治疗则有不良反应。

1. 胃肠道反应 口服对胃粘膜有直接刺激作用，引起上腹部不适、恶心、呕吐；较大剂量或长期口服可诱发胃溃疡及不易察觉的胃出血，使原有溃疡病患者的症状加重。因内源性 PG 对胃粘膜有保护作用，乙酰水杨酸致溃疡可能与本品抑制胃粘膜合成 PG 有关。胃溃疡患者应慎用或禁用。

2. 凝血障碍 久用可抑制血小板聚集，延长出血时间。大剂量（5 g/d 以上）或长期服用，还能抑制凝血酶原形成，延长凝血酶原时间，可用维生素 K 防治。严重肝损害、低凝血酶原血症、维生素 K 缺乏和血友病等应避免服用乙酰水杨酸。术前 1 周也应停用。

3. 水杨酸反应 剂量过大（5 g/d 以上）时，可出现头痛、眩晕、恶心、呕吐、耳鸣及视、听力减退，总称为水杨酸反应。严重者可出现过度呼吸、酸碱平衡失调，甚至精神错乱。严重中毒者应立即停药，静滴碳酸氢钠溶液以碱化尿液，加速其自尿排泄。

4. 过敏反应 偶见皮疹、荨麻疹、血管神经性水肿和过敏性休克。某些哮喘患者服乙酰水杨酸或其他解热镇痛药后可诱发哮喘，称为"阿司匹林哮喘"，它不是以抗原-抗体反应为基础的过敏反应，而与抑制 PG 生物合成有关。因 PG 合成受阻，由花生四烯酸生成的白三烯以及其他脂氧酶代谢产物增多，内源性支气管收缩物质居优势，导致支气管痉挛，诱发哮喘。故哮喘患者禁用乙酰水杨酸。肾上腺素治疗"阿司匹林哮喘"无效。

5. 瑞夷综合征（Reye's syndrome） 据报道患病毒性感染伴有发热的儿童或青年服用乙酰水杨酸后有发生瑞夷综合征的危险，表现为开始短暂发热、惊厥或频繁呕吐、严重肝功能不良合并脑病等。此病虽少见，但可致死，故水痘或流行性感冒等病毒性感染者应慎用。

【药物相互作用】

本药与香豆素类抗凝血药、甲磺丁脲或肾上腺皮质激素合用时，因与血浆蛋白的竞争作用，使后者游离型血药浓度增高，易致出血、增强降血糖作用或诱发溃疡等。本药阻碍甲氨蝶呤从肾小管分泌而增强其毒性。与呋塞米合用，因竞争肾小管分泌系统而使水杨酸排泄减少，造成蓄积中毒。

三、苯 胺 类

对乙酰氨基酚（acetaminophen）

对乙酰氨基酚又名扑热息痛（paracetamol）或醋氨酚，是非那西丁（phenacetin）的体内代谢产物。

【药理作用及临床应用】

对乙酰氨基酚抑制中枢 PG 合成作用强度与乙酰水杨酸相似，但抑制外周 PG 合成的作用较弱，这可能是两种同工酶对药物的敏感性不同所致。因此，对乙酰氨基酚的解热镇痛作用缓和持久，作用强度类似乙酰水杨酸；但其抗炎作用很弱，无实际疗效，几乎无抗炎作用。常用于感冒发热、神经痛、肌肉痛及乙酰水杨酸不能耐受或过敏的患者。

【体内过程】

口服易吸收，约 1 小时血药浓度达高峰；约有 60% 对乙酰氨基酚与葡萄糖醛酸结合；35% 与硫酸结合失效后经肾排泄。

【不良反应及应用注意】

治疗量的对乙酰氨基酚不良反应少，偶见过敏反应，如皮疹、药热及粒细胞减少等。对乙酰氨基酚过量（成人 10～15g）急性中毒可致肝坏死。

四、吡唑酮类

保泰松（phenylbutazone）及羟基保泰松（oxyphenbutazone）

保泰松又名布他酮（butazolidin），羟基保泰松为保泰松活性代谢产物。

【药理作用及临床应用】

保泰松抗炎抗风湿作用强而解热镇痛作用较弱。临床主要用于风湿性及类风湿性关节炎、强直性脊柱炎，对以上疾病的急性进展期疗效很好，但因本类药物不良反应多且严重，故不作为抗风湿首选药。较大剂量可减少肾小管对尿酸盐的再吸收，故可促进尿酸排泄，用于急性痛风。偶也用于某些高热如恶性肿瘤及寄生虫病（急性丝虫病、急性血吸虫病）引起的发热。

【体内过程】

口服吸收迅速，2 小时血药浓度达峰值。吸收后 98% 与血浆蛋白结合，再缓慢释出，故作用持久，血浆半衰期为 50～65 小时。保泰松可穿透滑液膜，在滑液膜间隙内的浓度可达血浓度的 50%，停药后，关节组织中保持较高浓度可达 3 周之久。本药主要由肝药酶代谢，其羟化代谢物之一羟基保泰松，为活性代谢物。保泰松的代谢物主要与葡萄糖醛酸结合，经肾排出。保泰松可诱导肝药酶，加速自身代谢。

【不良反应】

本药毒性大，不良反应多，故不宜大量长期用药。常见胃肠反应，如恶心、上腹不适、呕吐、腹泻。饭后服药可减轻。大剂量可引起胃、十二指肠出血、溃疡，与本药抑制 PG 合成有关，溃疡病者禁用。保泰松能直接促进肾小管对氯化钠及水的再吸收，造成水钠潴留引起水肿。高血压、心功能不全患者禁用。偶见皮疹、剥脱性皮炎、粒细胞缺乏、血小板减少及再生障碍性贫血等过敏反应，有致死报道，应高度警惕。如见粒细胞减少，应立即停药并用抗菌药防治感染。大剂量可致肝、肾损害。肝、肾功能不全者禁用。

羟基保泰松除无排尿酸作用及胃肠反应较轻外，作用、用途及不良反应同保泰松。

【药物相互作用】

保泰松诱导肝药酶，加速自身代谢，也加速强心苷代谢；本品血浆蛋白结合率高，可通过血浆蛋白结合部位的置换，加强口服抗凝药、口服降糖药、苯妥英钠及肾上腺皮质激素的作用及毒性，当保泰松与上述药物合用时，应予注意。

五、其他抗炎有机酸类

吲哚美辛（indomethacin）

吲哚美辛又名消炎痛，为人工合成的吲哚衍生物。

【药理作用及临床应用】

吲哚美辛是最强的 PG 合成酶抑制药之一，有显著抗炎及解热作用，对炎性疼痛有明显镇痛效果。由于本药不良反应多，故适用于其他药物不能耐受或疗效不显著的强直性关节炎、骨关节炎及风湿性关节炎的治疗。对急性痛风也有效。对癌性发热及其他不易控制的发热常能见效。

【不良反应】

较多见。服用治疗量后约 30%～50% 患者发生不良反应，约 20% 患者因不能耐受而被迫停药。主要不良反应为：①胃肠反应：有食欲减退、恶心、腹痛、上消化道溃疡等反应，偶可致胃穿孔、出血。还可引起急性胰腺炎；②中枢神经系统反应：25%～50% 患者有前额头痛、眩晕反应，偶见精神失常；③造血系统反应：偶可引起粒细胞减少、血小板减少、再生障碍性贫血等；④过敏反应：常见皮疹，严重者出现哮喘，与本药抑制 PG 合成酶作用强大有关，"阿司匹林哮喘"者禁用本药。

舒林酸（sulindac）

舒林酸又名苏林大，作用及应用均似吲哚美辛，但作用强度不及后者的一半；其特点是作用较持久，不良反应较少。

甲芬那酸（mefenamic acid）、氯芬那酸（clofenamic acid）和双氯芬酸（diclofenac）

甲芬那酸（又名甲灭酸）、氯芬那酸（又名氯灭酸）和双氯芬酸（又名扶他林）均为邻氨苯甲酸（芬那酸）的衍生物。它们抑制环氧酶而具有抗炎、解热及镇痛作用。双氯芬酸在本类药物中抗炎作用最强，与吲哚美辛相当，镇痛作用比吲哚美辛强且起效快。主要用于风湿性及类风湿性关节炎。甲芬那酸常见不良反应有嗜睡、眩晕、头痛、恶心、腹泻，也可发生胃肠溃疡及出血；偶致溶血性贫血及骨髓抑制、暂时性肝功能及肾功能异常。连续用药一般不应超过 1 周。肝、肾功能损害者及孕妇慎用。氯芬那酸不良反应较少，常见头晕及头痛。双氯芬酸的抗炎作用为芬酸类中最强者，副作用小，偶见肝功能异常、白细胞减少。

布洛芬（ibuprofen）

布洛芬又名异丁苯丙酸，是苯丙酸的衍生物。

口服吸收迅速，1～2 小时血浆浓度达峰值，血浆半衰期 2 小时，99% 与血浆蛋白结合，可缓慢进入滑膜腔，并在此保持高浓度。口服剂量的 90% 以代谢物形式自尿排泄。

本药是有效的环氧酶抑制药，具有抗炎、解热及镇痛作用，主要用于治疗风湿性及类风湿性关节炎，也可用于一般解热镇痛，主要特点是胃肠反应较轻，患者易耐受。

不良反应有轻度消化不良、皮疹；胃肠出血不常见，但长期服用者仍应注意；偶见视物模糊及中毒性弱视，出现视力障碍者应立即停药。

吡罗昔康（piroxicam）

吡罗昔康又名炎痛喜康，属苯噻嗪类。

口服吸收完全，$2 \sim 4$ 小时血药浓度达峰值。在体外抑制 PG 合成酶的效力与吲哚美辛相等。对风湿性及类风湿性关节炎的疗效与乙酰水杨酸、吲哚美辛相同而不良反应少，患者耐受良好。主要优点是血浆半衰期长（$36 \sim 45$ 小时），用药剂量小，每日服 1 次（20mg）即可有效。由于本药为强效抗炎镇痛药，对胃肠道有刺激作用，剂量过大或长期服用可致消化道出血、溃疡，应予注意。

六、选择性抑制 COX-2 的药物

非甾体抗炎药（NSAIDs）临床应用广泛，但此类药物所具有的胃肠道副作用和肾毒性使其应用受限，因为本类药物主要通过抑制 COX 活性，从而抑制花生四烯酸转变为 PG 而发挥治疗作用。研究已知，PG 在体内有广泛的生理功能，药物抗炎的机制为抑制 PGE_2 在炎症组织中发挥扩张血管、增加神经末梢对缓激肽和组胺的敏感性以及导致炎症疼痛的作用。同时，PGE_2 还可维持肾血流，尤其对维持微循环不足的肾血流十分重要；此外，PGI_2 尚作为一种胃保护剂发挥作用，故 NSAIDs 抑制 PG 发挥抗炎作用，也会引起消化性溃疡和肾毒性。

近年来发现，COX 有两种同工酶：①COX-1：与产生一般结构保护（house keeping）功能的 PG 有关（如胃保护功能和肾灌注的维持）；②COX-2：与组织炎症部位的 PG 产生有关。所以，发展优先抑制 COX-2 的新药物是一个方向，可有效减少对胃和肾的毒性。选择性抑制 COX-2 的药物有：

萘丁美酮（nabumetone）

特点：①与其他 NSAIDs 相比，本药属非酸性，可经小肠吸收；②原形药无 COX 抑制作用，经肝脏首过代谢为活性物质 6-甲氧基-2-萘醋酸（6MNA）发挥作用；③不经胆汁排泄，无肝肠循环，不会发生活性药物随胆汁反流至胃；④在胃酸环境中，本品仍以离子化形式存在，可阻止其弥散和聚集于胃上皮细胞内；⑤临床研究证明，本品对 COX-2 有选择性作用，不影响血小板聚集，对肾功能无损害。

在缓解类风湿性关节炎症状方面与其他 NSAIDs 同样有效，而胃肠道不良反应发生率低（$0.002\% \sim 0.95\%$）。

美洛昔康（meloxicam）

是一种新的烯醇类 NSAIDs（包括吡罗昔康和替诺昔康），正在进行 III 期临床试验。在体外，美洛昔康具有高度的 COX-2 选择性抑制作用。

七、解热镇痛药的复方配伍

一些常用解热镇痛药常相互配伍，或配伍巴比妥类、咖啡因或抗组胺药（如氯苯那敏）以期提高疗效和减少不良反应（表 19-3）。但据对照观察，复方并不优于单用，且复方中大多含有非那西丁，久用可致肾乳头坏死，并可能引起肾盂癌；非那西丁还可能与某些复方久用引起依赖性有关。此外，不少复方还含氨基比林，少数患者服用后出现粒细胞缺乏。因此，对这些复方需重新评价；对含氨基比林的复方应慎用。

表 19－3　常用复方解热镇痛药成分与含量

名　称	成分与含量(g/片)									用　法
	乙酰水杨酸	非那西丁	*氨基比林	*安替比林	扑热息痛	咖啡因	苯巴比妥	巴比妥	氯苯那敏	
复方阿司匹林片(APC)	0.22				0.162	0.035				每次 1~2 片，3 次/日
复方氯苯那敏片	0.2268	0.162				0.0324			0.002	每次 1~2 片，3 次/日
氨啡咖片		0.15	0.1			0.03				每次 1~2 片，3 次/日
去痛片		0.15	0.15			0.05		0.015		每次 1~2 片，3 次/日
安痛定注射液(2ml)			0.1	0.04					0.18	皮下或肌注，一次 2ml

　*为吡唑酮类解热镇痛药

八、抗痛风药

痛风(gout)是遗传性或获得性病因导致嘌呤代谢障碍和血清尿酸持续升高引起的疾病。尿酸盐在关节、结缔组织和肾脏等组织中沉积，导致临床上以关节炎发作为特征的疾病。治疗除控制饮食，少食高嘌呤类食物，多食碱性食物外，尚需药物治疗。药物包括以下两类：

（一）痛风炎症干扰药

秋水仙碱（colchicine）

用于治疗急性痛风。该药具有选择性消炎作用，干扰尿酸盐微晶体炎症反应，为痛风治疗首选药物。用药数小时后关节红、肿、热、痛即行消退。可能的作用机制：①抑制多核白细胞的趋化、增殖和吞噬尿酸盐晶体；②抑制溶酶体和乳酸的释放；③提高关节腔内 pH，减少尿酸盐结晶析出。但本药不能降低血尿酸，亦不增加尿酸排泄。本药不良反应较多，常见消化道反应；对肾及骨髓也有损害作用；中毒时出现水样腹泻、血便、脱水、休克。

非甾体抗炎药

用于治疗大多数急性痛风有效。副作用比秋水仙碱小，即使在发作开始后数日给药亦有效。常用药物：吲哚美辛（消炎痛）、羟基保泰松、布洛芬、炎痛喜康、优布芬等。

肾上腺皮质激素类

在严重急性痛风发作伴有较重全身症状、秋水仙碱或 NSAIDs 无效或不能耐受时可采用。

（二）降尿酸药

丙磺舒（probenecid，又名羧苯磺胺 benemid）

本药竞争性抑制肾小管对有机酸转运，抑制肾小管对尿酸再吸收，增加尿酸排泄，可用于治疗慢性痛风。因无镇痛及消炎作用，故不适用于急性痛风。主要副作用：胃肠反应、发热、皮疹等，偶见溶血性贫血。因本药属磺胺类，故对磺胺类药物过敏者忌用。

磺吡酮（sulfinpyrazone）

本药为保泰松的衍生物，有微弱的消炎镇痛作用。排尿酸作用明显强于丙磺舒。本药尚有抑制血小板凝聚和延长血小板存活时间的作用，故对伴有血液流变学改变者尤为适合。

别嘌醇（allopurinol）

又名别嘌呤醇，为次黄嘌呤的异构体。能竞争性抑制黄嘌呤氧化酶，使次黄嘌呤不能氧化成黄嘌呤，使尿酸生成减少，避免尿酸盐微结晶的沉积。主要用于原发性或继发性痛风。

临床用药评价

本章药物属于非甾体抗炎药，具有三大基本作用，即解热、镇痛、抗炎抗风湿等。在临床上有广泛的应用。阿司匹林除具有上述三大基本作用外，还有抑制血小板聚集的作用。临床上该药除用于解热、镇痛、抗炎抗风湿外，还可防治各种血栓栓塞性疾病，但必须在小剂量时才有此作用，大剂量作用相反；扑热息痛为苯胺类，特点是解热镇痛效果与阿司匹林相似，但抗炎抗风湿作用弱；保泰松、羟基保泰松为吡唑酮类，特点是解热作用弱，抗炎抗风湿作用强，对炎症疼痛效果较好，主要用于风湿及类风湿性关节炎、强直性脊柱炎的治疗；吲哚美辛（消炎痛）是最强的环氧酶抑制剂，具有显著的抗炎抗风湿及解热、镇痛作用，但不良反应多，临床上主要用于应用其他药效差时的风湿、类风湿性关节炎、骨关节炎、强直性脊柱炎及癌症发热或其他不易控制的发热；吡罗昔康为新型长效药物，特点是抗炎抗风湿作用显著，起效快，作用持久，用量小，病人易于耐受；双氯芬酸为新型强效抗炎镇痛药，作用强于乙酰水杨酸和吲哚美辛等，用于类风湿性关节炎、神经炎、红斑狼疮的治疗，也可用于癌症和术后疼痛。目前正在开发抑制 COX-2 的新药，此类药物在发挥抗炎抗风湿作用的同时可有效减少对胃和肾的毒性。

制剂及用法

乙酰水杨酸 片剂：每片 0.05g；0.1g；0.2g；0.3g；0.5g。泡腾片：每片 0.3g；0.5g。肠溶片：每片 0.3g；0.5g。栓剂：每粒 0.1g；0.3g；0.5g。解热镇痛：每次 0.3～0.6g，3 次/日，饭后服。抗风湿：3～5g/d，分 4 次服，症状控制后逐渐减量。预防心肌梗死、动脉血栓、动脉粥样硬化：1 次/日，每次 0.3g。

对乙酰氨基酚 片剂：每片 0.3g；0.5g。胶囊剂：每胶囊 0.3g。每次 0.3～0.6g，3 次/日，一日量不宜超过 2 g，疗程不宜超过 10 日。

保泰松 片（胶囊）剂：每片（胶囊）0.1g；0.2g。栓剂：每粒 0.25g。注射液：600mg（3ml）。每次 0.1～0.2g，3 次/日。症状改善后改为 1 次/日。

羟基保泰松 片剂：每片 0.1g。口服：每次 0.1～0.2 g，3 次/日，饭后服用。

吲哚美辛 肠溶片剂：每片 25 mg。胶囊剂：每胶囊 25 mg。胶丸：每胶丸 25 mg。栓剂：每粒 25 mg；50 mg；100 mg。乳膏剂：每支 100 mg；10g。每次 25mg，2～3 次/日，餐中服，以后每周可递增 25mg 至每日总量为 100～150mg。

舒林酸 片剂：每片 150 mg；200 mg。口服：每次 150～200 mg，2 次/日。

甲芬那酸 胶囊剂：每胶囊 50 mg；100mg。首次 0.5g，以后每次 0.25g。用药不宜超过一周。

氯酚那酸 片剂：每片 0.2g。口服：每次 0.2～0.4g，3 次/日。

双氯芬酸 片剂：每片 25 mg。栓剂：每粒 50 mg。注射液：75mg（2ml）。乳胶剂：1%。口服每次 25mg，3 次/日。栓剂：每次 50 mg，每日 2 次。肌注：每次 75mg，1 次/日，深臀部肌注。

布洛芬 片剂：每片 0.1g；0.2g。缓释胶囊：每胶囊 0.3g。每次 0.2～0.4g，3 次/日，餐中服。

吡罗昔康 片（胶囊）剂：每片（胶囊）10mg；20mg。注射液：20mg（2ml）。口服，20mg/d，分 1～2 次服。肌注：每次 10～20mg，1 次/日。

萘丁美酮 片剂：每片 0.5g。口服：每次 1g，睡前服。

秋水仙碱 片剂：每片 0.5 mg；1 mg。口服：每次 0.5mg，1～2 小时 1 次，1 日总量不得超过 6mg。

丙磺舒 片剂：每片 0.25g。口服：开始每次 0.25g，2 次/日，一周后增至每次 0.5g。

磺吡酮 片剂：每片 0.1g。口服：每次 0.1～0.2g，2 次/日。

别嘌醇 片剂：每片 0.1g。第一周 0.1g/d，第二周 0.2g/d，第三周以后为 0.3g/d，分 2～3 次服。

（李卫东）

第二十章　抗高血压药

抗高血压药又称降压药，临床上主要用于治疗高血压和防止并发症如脑卒中、慢性心功能不全、肾功能衰竭等的发生。世界卫生组织建议，成人正常时血压在 140/90mmHg（18.7/12kPa）或以下。收缩压 160mmHg（21.3kPa）或以上，及（或）舒张压在 95mmHg（12.7kPa）或以上者为高血压。高血压可分为原发性高血压（高血压病，约占 90%）和继发性高血压（症状性高血压）。根据舒张压的高低和血管病变及重要脏器受累的程度，又可分为轻、中、重度高血压病。

根据各种药物的作用部位和作用机制，可将抗高血压药分为以下几类。

1．利尿药　如氢氯噻嗪等。

2．钙拮抗药　如硝苯地平、尼群地平等。

3．血管紧张素Ⅰ转化酶抑制药及血管紧张素Ⅱ受体（AT_1）拮抗剂　如卡托普利、依那普利及氯沙坦等。

4．影响交感神经系统药

（1）改变交感中枢活性药：如可乐定、甲基多巴等。

（2）抗去甲肾上腺素能神经末梢药：如利血平、胍乙啶等。

（3）神经节阻断药：如美加明等。

（4）肾上腺素受体阻断药：α_1 受体阻断药，如哌唑嗪；β 受体阻断药，如普萘洛尔；α、β 受体阻断药，如拉贝洛尔。

5．血管平滑肌舒张药　如肼屈嗪、吲达帕胺、二氮嗪、硝普钠等。

一、利尿药

氢氯噻嗪（hydrochlorothiazide）

氢氯噻嗪降压作用温和、持久。降压机制与利尿排钠有关。用药早期通过排钠利尿，使细胞外液和血容量减少而血压下降；长期用药 3～4 周后，血容量和心输出量已逐渐恢复至用药前水平，血压仍持久降低，则由于血管平滑肌细胞内缺钠，使细胞内的钠－钙交换减少，细胞内钙也降低，导致血管壁对 NA 等升压物质的敏感性降低，血管张力减弱而降压。轻度高血压可单用。与其他降压药合用可增加疗效，并能减少水钠潴留的不良反应，常用于中、重度高血压。不良反应见第二十六章。

二、钙拮抗药

硝苯地平（nifedipine，硝苯啶、心痛定）

硝苯地平是常用的二氢吡啶类钙拮抗药，降压作用显著，外周阻力愈高者，降压作用愈明显。对血压正常者无降压作用。口服 20 分钟内起效，舌下或嚼碎后吞下，1～5 分钟内起效，最大降压作用在口服后 1～2 小时，作用可持续 6～8 小时。缓释长效剂作用可持续 24 小时。降压时伴反射性心率加快和心输出量增加，但长期用药心率增加不明显，血浆肾素活性也增高。对心肌有轻度抑制作用，对冠状血管有显著的扩张作用，对脑、肾、肠系膜血管也有较好扩张作用。

高血压时血管平滑肌细胞的 Ca^{2+} 内流增加，钙拮抗药硝苯地平能阻滞 Ca^{2+} 的内流，使细胞内 Ca^{2+} 量减少，舒张血管而降压。对冠状血管也有扩张作用。

硝苯地平对各型高血压均有良好的治疗效果。尤其适用于不能用 β 受体阻断药的高血压患者。亦可用于各型心绞痛和充血性心力衰竭。舌下含服适用于治疗高血压危象。常见不良反应有眩晕、头痛、心悸和乏力等。久用可引起关节水肿。

尼群地平 （nitrendipine）

尼群地平对血管平滑肌有较高的选择性，降压作用比硝苯地平温和持久，口服 15 分钟开始降压，60～90 分钟达最大降压效应。每日 20～40mg 能持续降压 24 小时。适用于各型高血压，尤其适用于老年性高血压患者，与 β 受体阻断药、利尿药或卡托普利合用降压疗效增加。不良反应轻微，可见头痛、眩晕、心悸、多尿、皮疹等。

三、血管紧张素Ⅰ转化酶抑制药及血管紧张素Ⅱ受体（AT₁）拮抗剂

（一）血管紧张素Ⅰ转化酶抑制药

血管紧张素Ⅰ转化酶抑制药（ACEI）可抑制血管紧张素Ⅰ转化酶（ACE）的活性，从而减少血管紧张素Ⅱ（Ang Ⅱ）的形成。该药是治疗高血压的重大进展。近年来合成了一系列 ACEI，如卡托普利和依那普利等。

卡托普利 （captopril，巯甲丙脯酸）

【药理作用】

本药对高血压患者降压作用快而强，口服 15 分钟见效，1～1.5 小时降压作用达高峰，持续 4～6 小时。对收缩压和舒张压皆有降低作用。降压同时，不增加心率，并能改善心脏功能及肾血流量，不产生水钠潴留，对脂代谢无影响，长期应用不产生耐受性，可用于高血压的长期治疗。

降压机制是选择性抑制血管紧张素Ⅰ转化酶，使血管紧张素Ⅱ生成减少，导致动、静脉舒张，外周阻力下降，血压降低；也使醛固酮生成减少，引起排水、排钠作用；同时使缓激肽水解受阻，血中缓激肽浓度增高；促进前列腺素释放，使 PGE_2 和 PGI_2 形成增加，缓激肽和前列腺素均有扩张血管作用，使血压下降。

【临床应用】

适用于原发性和肾性高血压，对不同肾素水平的患者均有降压作用，特别是对高肾素型高血压疗效最好。对重度高血压与利尿药或 β 受体阻断药合用，可增强降压疗效。也可用于治疗充血性心力衰竭，尤其对高血压伴有左室肥厚者，长期降压治疗，可逆转左室肥厚。

【不良反应】

常见不良反应有头晕、头痛、恶心、呕吐、食欲减退等，一般不影响治疗。首次应用可引起血压骤降。长期用药个别患者可出现皮疹、味觉异常、粒细胞减少、刺激性干咳等。减量或停药可消失。双侧肾动脉狭窄、高血钾患者禁用。

依那普利 （enalapril）

依那普利为不含巯基的血管紧张素转化酶抑制药。口服吸收后在体内代谢为依那普利拉（enalaprilata）而发挥降压作用。作用发生较卡托普利慢但持久，每日用药一次即可。不良反应较卡托普利轻。

（二）血管紧张素Ⅱ受体（AT_1）拮抗剂

血管紧张素Ⅱ受体有 4 种亚型，即 AT_1、AT_2、AT_3 及 AT_4。在人类大多数组织中以 AT_1 和 AT_2 为主。AT_1 分布于血管平滑肌、心肌组织，对心血管功能的稳定有调节作用；AT_2 位于肾上腺髓质，也可能存在于中枢神经系统，对其生理功能尚未完全阐明。目前应用于临床的药物有氯沙坦、颉沙坦及厄贝沙坦等，可选择性阻断 AT_1 受体，抑制 Ang Ⅱ 的血管收缩作用，促进醛固酮分泌，降低血压，还能逆转肥大的心肌细胞。

氯沙坦（losartan）

为非肽类强效选择性 AT_1 受体阻断药。氯沙坦及其活性代谢物能有效地阻断 Ang Ⅱ 与 AT_1 的结合，降低外周阻力及血容量，使血压下降。此外，能促进尿酸排泄，降低血浆尿酸水平。口服吸收迅速，生物利用度为 33%，1 小时达血浆峰浓度，半衰期为 2 小时。用于治疗高血压，尚能改善左室心肌肥厚，治疗充血性心力衰竭，降低心脏后负荷，增加心输出量等。不良反应轻、短暂。干咳和血管神经性水肿极少，偶有头晕、胃肠道不适、乏力等。

四、影响交感神经系统药

可乐定（clonidine，可乐宁，氯压定）

【药理作用】

为中枢性降压药。降压作用较强，口服起效快，降压同时减慢心率，减少心输出量。对肾血管有扩张作用，但对肾血流量无明显影响。此外尚有镇静、抑制胃肠运动和分泌作用。

中枢神经系统存在抑制性和兴奋性两种神经元控制外周交感神经的活动，抑制性神经元 α_2 受体及咪唑啉受体（I_1 受体）兴奋具有外周交感神经抑制的功能，兴奋性神经元 β 受体兴奋具有外周交感神经兴奋的功能。可乐定降压机制为选择性激动延脑孤束核次一级神经元（抑制性神经元）突触后膜 α_2 受体和延髓吻端网状腹外侧核咪唑啉受体（I_1 受体），激动了抑制性神经元，而使外周交感神经活性降低，血压下降。另外，可乐定还可通过激活外周交感神经突触前膜 α_2 受体，引起负反馈，抑制 NA 释放，使血压下降。

【体内过程】

口服吸收良好，生物利用度平均 75%，口服后 30~60 分钟发生作用，2~4 小时达高峰，持续 6~8 小时，血浆半衰期约 9 小时，30%~50% 经肝代谢，其余以原形由肾排出。

【临床应用】

适用于各型高血压，尤其适用于兼有溃疡病的高血压患者和肾性高血压。

【不良反应】

常见口干、乏力、嗜睡、头晕、心率减慢等。久用可引起水钠潴留，合用利尿药可避免此缺点。久用突然停药，可出现反跳现象，如血压突然升高、心悸、失眠、出汗等。可用 α 受体阻断药酚妥拉明治疗。静脉给药，可先有短暂血压升高现象，是可乐定激动外周血管 α_1 受体所致，采用递增法给药可避免短暂升压。

【药物相互作用】

可乐定与普萘洛尔都具有抑制心肌收缩力、降低心输出量作用，两者合用降压作用加强，心脏抑制作用加剧，对心功能不全者不宜合用；去甲丙咪嗪、阿米替林及普鲁替林等可与可乐定竞争心血管运动中枢 α 受体而拮抗可乐定的中枢降压作用。

甲基多巴（α-methyldopa）

甲基多巴是与可乐定相似的中枢性降压药。甲基多巴可透过血脑屏障进入脑内，在脑内

转变为 α-甲基去甲肾上腺素，后者可激活中枢突触后膜 α_2 受体，而发挥降压作用。降压强度比可乐定弱，降压作用温和持久。对肾血管有明显扩张作用，故不减少肾血流量，并有降低肾素活性作用。

甲基多巴主要用于中度高血压，尤其适用于肾功能不良的高血压患者，常见不良反应同可乐定。久用也可引起水钠潴留；少数患者可出现自身免疫性反应，如溶血性贫血、粒细胞减少、肝损害等。因不良反应较多，现已较少应用。

利血平 （reserpine）

利血平是从印度萝芙木（rauwolfia serpentina）中提取的一种生物碱。国产萝芙木（rauwolfia verticillata）中分离出的生物总碱称为降压灵，主要成分为利血平。利血平具有镇静、安定和降压作用。降压作用起效慢、温和、持久。口服 1 周以上才出现降压作用，2～3 周达高峰，增大剂量只能延长作用时间，降压效应并不增加，不良反应却随剂量增加而加重。停药后降压作用可持续 3～4 周。降压同时伴心率减慢。肌内注射 2～4 小时显效，持续 l0 小时。静注后 1 小时显效。注射给药时利血平对小动脉有直接扩张作用，降压作用比口服快。

利血平降压机制主要是抑制交感神经末梢囊泡膜胺泵对 NA 的再摄取和阻止 DA 进入囊泡内，使 NA 的合成和储存逐渐减少而耗竭，从而阻断交感神经冲动的传导，使血管扩张、血压下降。

临床用于轻、中度高血压，与利尿药合用可提高疗效，主要不良反应有镇静、嗜睡和副交感神经亢进症状，如鼻塞、胃酸分泌过多、大便次数增多等，长期大剂量应用可致抑郁症。对伴有溃疡病者、有抑郁症病史者及哺乳期的妇女禁用或慎用。

胍乙啶 （guanethidine）

胍乙啶的降压作用比利血平快而强，口服 24 小时后见效，2～3 天作用达高峰，停药后维持 1～2 周。降压时伴心率减慢，心输出量减少，肾血流量也减少。胍乙啶脂溶性低，不易透过血脑屏障，故无中枢镇静等作用。

降压机制较复杂，用药初期，能选择性地与去甲肾上腺素能神经末梢细胞结合，稳定囊泡膜，阻止 NA 释放，降压作用较快。连续应用，阻止 NA 再摄取和合成，最终使递质耗竭。

临床用于中度和重度高血压及经其他降压治疗无效的高血压患者。主要不良反应是直立性低血压和明显的水钠潴留。另可有乏力、鼻塞、心动过缓等。久用可产生耐受性。

美加明 （mecamylamine）

美加明为神经节阻断药，详见第八章。

哌唑嗪 （prazosin）

【药理作用】

本药主要通过选择性阻断突触后膜 α_1 受体，使容量血管和阻力血管扩张，外周阻力降低，而使血压下降。大剂量可直接松弛血管平滑肌而降压。其作用特点是降压时不引起心率加快，对心输出量、肾血流量和肾小球滤过率无明显影响，不增加肾素分泌。哌唑嗪长期应用，能降低血清总胆固醇、低密度脂蛋白和极低密度脂蛋白，升高高密度脂蛋白，因而在治疗高血压时兼顾了动脉粥样硬化的问题。对糖耐量无影响，因而伴有糖尿病的高血压者也可应用。

【体内过程】

口服吸收良好，与食物同进不影响吸收。口服后 30 分钟起效，1～3 小时血药浓度达高峰，首过消除显著，生物利用度 60%，大部分在肝脏代谢，代谢物主要经胆汁排泄，约5%～

10%原形药经肾排出。血浆半衰期 2～3 小时，降压作用维持 8～10 小时。

【临床应用】

主要用于治疗轻、中度高血压及伴有肾功能不全的高血压患者。由于本药扩张小动脉和小静脉，降低心脏前后负荷，亦可用于治疗中、重度心力衰竭。

【不良反应】

1. 一般不良反应常见眩晕、乏力、鼻塞、头痛等。

2. "首剂现象"，即部分患者首次给予哌唑嗪（2mg 以上）后出现直立性低血压、心悸、昏厥等。若将首次剂量减至 0.5mg、睡前服用即可避免。

普萘洛尔（propranolol）

本品降压作用温和、缓慢、持久，口服约 2～3 周开始显效，收缩压和舒张压平稳下降。不引起直立性低血压和水钠潴留，长期应用不易产生耐受性。其降压机制较复杂，一般认为与以下因素有关：

（1）阻断心脏 β_1 受体，使心率减慢，心输出量减少，血压下降。

（2）抑制肾小球旁器细胞分泌肾素，阻碍肾素－血管紧张素－醛固酮系统对血压的影响。

（3）阻断中枢 β 受体，抑制中枢兴奋性神经元，使外周交感神经张力降低。

（4）阻断去甲肾上腺素能神经末梢突触前膜的 β 受体，减少 NA 释放。

主要用于轻、中度高血压的治疗。对心输出量及肾素活性偏高的病人疗效较好；尤其适用于伴有心绞痛、心动过速或脑血管疾病的高血压患者。与利尿药或扩张血管药合用，可用于治疗重度高血压，并能减轻扩血管药引起的心率加快及水钠潴留等不良反应。不良反应和禁忌证见第十章。

除普萘洛尔外，近年来尚有阿替洛尔、美托洛尔，吲哚洛尔、噻吗洛尔等 β 受体阻断药已用于治疗高血压。选择性 β_1 受体阻断药美托洛尔和阿替洛尔的作用优于普萘洛尔。拉贝洛尔是 α、β 受体阻断药，降压作用温和，用药后不引起心率加快，适用于治疗各型高血压。无严重不良反应。

五、松弛血管平滑肌药

肼屈嗪（hydralazine，肼苯哒嗪）

【药理作用及应用】

本药直接松弛小动脉平滑肌，降低外周血管阻力而降压。降压作用比利血平快、强。由于血压下降快，反射兴奋交感神经而增加心率和心输出量，增加心肌耗氧量。对舒张压下降比收缩压显著。主要用于治疗中度高血压。单用效差，且易产生耐受性，与利尿药及 β 受体阻断药合用疗效增高而副作用减少。

【体内过程】

肼屈嗪口服吸收良好，0.5～2 小时血药浓度达高峰，血浆半衰期 2～3 小时，降压作用维持 6～8 小时。主要在肝内经乙酰化代谢，代谢产物由尿排出。乙酰化速率受遗传因素影响，乙酰化缓慢者的血药浓度为乙酰化快者的 2 倍，故降压作用明显，但不良反应发生率较高。

【不良反应】

常见有头痛、眩晕、恶心、呕吐、心悸等。对伴有冠心病的高血压患者可诱发心绞痛或心力衰竭，冠心病及心功能不全者慎用。久用可致肾素分泌增加及水钠潴留。长期（5个月以上）大剂量（每日400mg以上）应用，可出现类风湿性关节炎或红斑狼疮样综合征等自身免疫性反应，病人血清中出现抗核抗体，每日200mg以下者很少发生。发病者应立即停药，并用糖皮质激素治疗。

二氮嗪（diazoxide，降压嗪、氯甲苯噻嗪）

二氮嗪为噻嗪类药物，无排钠利尿作用。能激活ATP敏感的K^+通道，促进细胞内K^+外流，使血管平滑肌细胞膜超极化，血管平滑肌松弛，小动脉扩张，外周阻力降低而降压。降压作用快而强，用于高血压危象、高血压脑病、恶性高血压等。常见副作用有心动过速、眩晕、头痛、恶心、面部发红等。久用可致肾素分泌增加、水钠潴留、高血糖和高尿酸血症。

吲达帕胺（indapamide，寿比山、茚磺苯酰胺）

吲达帕胺是一种非噻嗪类氯磺酰胺衍生物，它具有降压效果好、副作用少、可长期使用等优点。降压作用除与其利尿作用有关外，也能直接舒张血管。可用于轻、中度高血压，伴有浮肿者更适宜。口服用药吸收迅速而完全。一次给药降压作用可维持24小时。本品经肝脏代谢，主要由肾脏排泄。不良反应少，偶见恶心、头晕、轻度血钾下降及血尿酸升高等。肝肾功能不良者、对磺胺类和噻嗪类过敏者禁用。

硝普钠（sodium nitroprusside）

硝普钠即亚硝基铁氰化钠，其水溶液不稳定，遇光、热或长时间贮存易分解产生有毒的氰化物。滴注液应新鲜配制，立即使用，滴瓶必须用黑纸包盖遮光，使用时间不超过4小时。正常稀释液为淡棕色，如变色应立即停用。

【药理作用】

本药为快速、强效而短暂的降压药。由于直接扩张小动脉和小静脉，可迅速降低收缩压和舒张压。静滴后数秒钟血压下降，2分钟内血压明显下降，停药后2～10分钟血压回升至给药前水平，通过调整静滴速度，可使血压控制在所需水平。

【临床应用】

主要用于治疗高血压危象和急慢性心功能不全。

【不良反应】

血压下降太快时，可出现恶心、呕吐、心悸等，减慢滴速可避免。长期或过量给药可致血中硫氰化物蓄积，引起急性精神病和甲状腺功能低下等。

临床用药评价

目前β受体阻断药、钙拮抗药和血管紧张素转化酶抑制药已成为治疗高血压的一线药物。β受体阻断药降压效果肯定，副作用是对心脏的负性肌力、房室传导延缓或阻滞，长期应用使血浆胆固醇和甘油三酯升高，高密度脂蛋白降低。钙拮抗药特别是双氢吡啶类，其负性肌力作用较轻，对血脂、血糖均无影响，特别适用于禁用β受体阻断药的高血压患者，长期用药尚可减轻心肌肥厚的发展，减少缺血性脑并发症及脑血管痉挛的发生率。血管紧张素转化酶抑制药对心脏、血脂、血糖也无不良影响，疗效肯定。

利血平类降压药起效慢，作用持久，长期应用易引起抑郁症，现已少用。

肼屈嗪在降压的同时可引起反射性心率加快，可诱发和加重心绞痛，使应用受到限制。

噻嗪类利尿药早期应用作为基础降压药有较好的临床治疗作用，长期应用可引起血清胆固醇、甘油三酯和低密度脂蛋白含量升高、血糖和血浆肾素活性升高等。

常用抗高血压药物的作用特点与不良反应比较见表 20-1。

表 20-1　常用抗高血压药作用特点与不良反应比较表

药名	降压强度	外周阻力	心输出量	心率	肾血流量	血浆肾素活性	耐受性	直立性低血压	水钠潴留
氢氯噻嗪	弱	↓	0	0	↓0	↑	0	0	0
可乐定	较强	↓	↓	↓	0	↓	+	±	+
甲基多巴	中等	↓	↓0	↓	↑0	↓	+	±	+
利血平	弱	↓	↓0	↓	0	↓	0	0	0
胍乙啶	较强	↓	↓	↓	↓	↓	+	+	+
普萘洛尔	弱	↓0	↓	↓	0	↓	0	0	0
哌唑嗪	较强	↑0	↓0	↓0	0	0	+	+	±
硝普钠	强	↓	*	0↑	0↓	↑	0	0	0
肼屈嗪	中	↑	↑	↑0	↑	↑	+	±	+
硝苯地平	较强	↓	↑	↑	↑0		+	+	
卡托普利	较强	↓	0	0	↑0	↓	0	0	0

注：↑：增加　↓：减少　0：无变化　±：偶有或久用可有　+：有

　　*：衰竭心脏可增加心输出量

制剂及用法

氢氯噻嗪　片剂：每片 25mg，每次 12.5～25mg，2 次/日。见效后，酌情减量，给维持量。

硝苯地平　片剂：每片 10mg。胶囊剂：每粒 5mg。每次 5～10mg，3 次/日，急用时舌下含服。

尼群地平　片剂：每片 10mg，每次 10mg，2 次/日或 3 次/日，po。

卡托普利　片剂：每片 25mg，50mg，100mg。开始每次 25mg，3 次/日，渐增至每次 50mg，3 次/日。

马来酸依那普利　片剂：每片 10mg，每次 2.5～5.0mg，每天 5～10mg。

盐酸可乐定　片剂：每片 0.075mg，每次 0.075～0.15mg，3 次/日。按病情逐渐增量。注射剂每支 0.15mg，每次 0.15～0.3mg，im 或 iv。必要时每 6 小时重复 1 次。

甲基多巴　片剂：每片 0.25g，每次 0.25g，3 次/日，po。以后按病情调整用量，每 2 日增或减 1～2 片，达到疗效后，改用维持量。

利血平　每片 0.25mg，0.125～0.5mg/d，分 1～2 次口服。注射剂：1mg/ml，每次 1～2mg，肌注或静注。

降压灵　片剂：每片 4mg，每次 4～8mg，bid 或 tid。

硫酸胍乙啶　片剂：每片 10mg，25mg，每次 10mg，qd 或 bid。以后每周递增 10mg/d，血压控制改用维持量，一般 20～80mg/d 不等。急需降压的重症病人给突击量 80mg，以后每 6 小时给体内储量的 30%，夜间停药 1 次。每次给药前要测立、卧位血压，血压降至满意水平时改用维持量。

盐酸哌唑嗪　胶囊剂：每胶囊 1mg，2mg，5mg，每次 1mg，tid，po。

盐酸普萘洛尔　片剂：每片 10mg，每次 10～20mg，3 次/日，po。以后每周增量 10～20mg/d。

盐酸肼屈嗪　片剂：每片 10mg，25mg，50mg。每次 12.5～25mg，3 次/日，po。

硫酸双肼屈嗪　片剂：每片 12.5mg，25mg，每次 12.5～25mg，3 次/日，po。

二氮嗪　注射剂：300mg/20ml，每次 300mg，快速静注。溶液碱性极强，避免漏至血管外。

吲达帕胺　片剂：每片 2.5mg，每次 2.5mg，每天一、二次。1～2 个月后若疗效不满意者，可增至 5mg。

注射用硝普钠　每瓶 50mg。临用时以 5% 葡萄糖溶液 2～3ml 溶解后再用同一溶液 500ml 稀释，缓慢静滴，每分钟速度不超过 3μg/kg，配制时间超过 24 小时的溶液不宜再用。

（爱　民）

第二十一章　治疗慢性心功能不全药

　　慢性心功能不全（即充血性心力衰竭）是指心脏病发展到一定程度，即使充分发挥代偿能力仍然不能泵出足够的血液以应机体所需而产生的一种综合征。虽然引起心衰发生的病因不同，但主要原因是由于缺血性心脏病、高血压、心肌肥厚、特发性扩张性心肌病、慢性心脏瓣膜病和先天性心脏病等。

　　近年来由于分子生物学的发展，科学家对心衰的发生机制研究不断深化，继而国际上多项大规模、随机双盲、对照的临床试验又对心衰的治疗给予了新的评价，因此心衰的治疗概念也发生了根本性的变化。

一、慢性心功能不全的病理生理和药物作用的环节

　　导致心衰发生和加重的因素中，最重要的是神经激素的激活和心肌重构。其他因素还包括氧化应激和自由基的产生、细胞因子的激活和细胞凋亡、下调和/或上调各种心脏的受体、细胞内信号转导通路的异常等，以上所有因素都可能成为药物治疗和新药发展的靶点。

　　1. 交感神经激活和 β 受体信号转导的变化　　在心衰发展的早期阶段，由于心肌功能损伤，导致心脏和全身的交感神经系统激活，可以触发多种病理生理学过程，包括心率加快、心肌缺血、心脏的重构和 β 受体下调。

　　2. 肾素–血管紧张素–醛固酮系统（renin-angiotensin-aldosterone system，RAAS）激活心输出量减少和交感神经张力的增加可以作用于肾脏，促进肾素释放。另外，许多局部器官也以旁分泌和自分泌的形式产生血管紧张素 II（angiotensin II，Ang II）。

　　Ang II 不仅是一个强的血管收缩和生长促进肽，而且也与心脏的重构有关。Ang II 有两种受体，即 AT_1 和 AT_2，Ang II 的生长和促进纤维化作用主要通过 AT_1 受体，而 AT_2 受体激活则可能导致抗肥厚或抗增值效应，并可能促进凋亡。此外，Ang II 对心衰尚有其他的影响，如增加中枢交感神经张力，促进神经末梢释放 NA，促进醛固酮的分泌等。

　　3. 醛固酮　　醛固酮不仅通过水、钠潴留和排钾而影响心衰的病理过程，它也可以引起心肌和血管的纤维化，直接损伤心肌和血管，损伤压力感受器的功能，并促进交感神经的激活和抑制副交感神经功能。

　　4. 心脏重构（cardiac remodeling）　　心脏重构是心脏损伤或在血流动力学的应激反应时，由于分子和基因表达的变化，导致心脏的大小、形状和功能发生变化。20 世纪 50～80 年代认为心衰的发生发展机制主要是血流动力学异常。80 年代后期认识到慢性心衰时神经激素的激活对心肌有直接毒性作用，从而促进心衰的恶化和发展。90 年代以后人们逐渐明确了心脏重构是心衰发生发展的基本机制。

　　针对以上心衰发病的病理生理机制，现在临床上使用的药物主要包括：①正性肌力药，如强心苷；拟交感神经药，如多巴酚丁胺；磷酸二酯酶抑制剂，如氨力农、米力农；②血管扩张药；③β 肾上腺素受体阻断药；④ACE 抑制药或 Ang II 受体阻断药；⑤醛固酮拮抗药；⑥利尿药。其作用环节如图 21－1 所示。

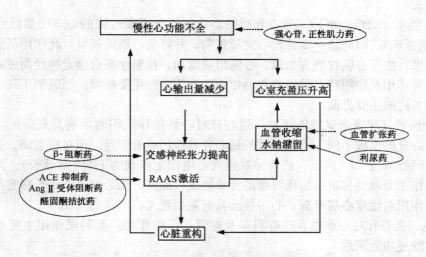

图 21 - 1　心衰的病理生理机制和药物作用的主要环节

　　交感神经和 RAAS 的激活是一种代偿机制，可以增加心脏的前负荷和提高全身血管的张力。但随着时间的延长，这些因素也可以加重心衰。由于血管收缩，心室的后负荷增加；心室充盈压或心室后负荷增加、NA 以及 Ang Ⅱ 和醛固酮的作用，促进心脏的重构，加重心衰的症状，从而形成恶性循环。现在临床上使用的药物及其作用部位如图所示。

二、常用药物

（一）正性肌力药

强心苷（cardiac glycoside）

　　强心苷是具有强心作用的苷类，主要从植物中提得，如洋地黄、康毗毒毛旋花以及铃兰等。

　　强心苷有一级、二级之分。植物中原有的为一级心苷，如西地兰；提取过程中经水解而得的为二级心苷，如地高辛、洋地黄毒苷、铃兰毒苷等。

　　强心苷是由苷元和糖结合而成；苷元含有一个甾核和一个不饱和内酯环，是发挥正性肌力作用的基本结构。糖的种类除葡萄糖外都是稀有糖，如洋地黄毒糖，是正性肌力的辅助成分，能增加苷元的水溶性，延长苷元的作用时间。各种强心苷的作用性质基本相同，只是由于化学结构上的某些取代基不同而有作用强弱、快慢和久暂之分。

【药理作用】

　　强心苷制剂治疗心功能不全主要基于下面的作用：

　　1. 正性肌力（加强心收缩力）　治疗量强心苷可选择性作用于心肌，使其收缩力加强，心输出量增多。主要特点是：①加快心肌纤维缩短速度，使心室收缩期缩短（心电图上表现为 QT 间期缩短），舒张期相对延长，从而增加心肌供血和回心血量；②心肌收缩力加强，心排血量增加，心室残余血量减少，心室容积缩小，室壁张力降低而使心衰患者的心肌耗氧量降低。

　　正性肌力的作用机制，认为是能增加心肌细胞内游离 Ca^{2+} 浓度，始发因素是抑制了心肌细胞膜上的 Na^+/K^+-ATP 酶，已证实心肌细胞膜上的 Na^+/K^+-ATP 酶就是强心苷的受体。由于抑制了心肌细胞膜上的 Na^+/K^+-ATP 酶，细胞内 Na^+ 增多，影响 Na^+/Ca^{2+} 交换，减少细胞 Na^+ 的内流，促进外流，而交换 Ca^{2+}，导致心肌细胞内 Ca^{2+} 增多，心肌收缩力增加。

113

2. 负性频率（减慢心率） 强心苷可使心功能不全患者过快的心率明显减慢（心电图表现 PP 间期延长），因此进一步延长心室舒张期，并降低心肌耗氧量。此作用是前述正性肌力作用的结果，由于心肌收缩力加强，心输出量增加，反射性兴奋迷走神经而使心率减慢。

上述两种作用及作用特点是强心苷治疗心功能不全的重要依据，是区别于某些拟交感神经类正性肌力药的主要方面。

3. 负性传导（减慢房室结传导） 强心苷对心脏传导组织的影响是复杂的。心脏的不同部位对强心苷的反应不同，不同剂量的强心苷其作用也有差异。但对房室结，强心苷可因兴奋迷走神经而减慢 Ca^{2+} 内流，使传导减慢（心电图上表现为 PR 间期延长）。大剂量的强心苷可直接作用而减慢房室和浦氏纤维的传导速度。此外，强心苷也能延长房室结的有效不应期。这些作用对治疗心房纤颤、心房扑动具有重要意义。

4. 其他 强心苷对心衰患者还有利尿及血管扩张的作用。其利尿作用主要是增加肾血流和肾小球滤过功能所致。

【体内过程】

不同的强心苷制剂，其体内过程不同，主要与其极性或脂溶性有关。强心苷的极性主要取决于甾核上的极性基团——羟基的数目。只有一个羟基的洋地黄毒苷极性最低，脂溶性最高，因此其口服吸收率、血浆蛋白结合率和被肝代谢程度都较高，且很少以原形从肾脏排泄。毒毛花苷 K 的甾核上有多个羟基，极性最高，脂溶性最低，所以口服后生物利用度最低，故亦常采用静注的方式给药。具有两个羟基的地高辛，其体内过程特点居于二者之间。常用强心苷类的体内过程见表 21 - 1。

表 21 - 1　常用强心苷的体内过程比较

药物	口服吸收%	蛋白结合%	肝肠循环%	生物转化%	肾排泄%	血浆 $t_{1/2}$（小时）
洋地黄毒苷（digitoxin）	90~100	97	27	30~70	10	120~168
地高辛（digoxin）	60~85	<30	6.8	5~10	60~90	33~36
西地兰（cedilanid）	20~40	5	少	极少	90~100	23
毒毛花苷 K（strophanthin K）	2~5	5	少	0	90~100	12~19

需要指出的是：

1. 地高辛的口服吸收率存在较大的个体差异，主要与制剂的制备过程有关（生物利用度的差异）。因此，用药时应注意选择同一来源的制剂。

2. 地高辛主要经肾小球滤过和肾小管分泌，约 60%~90% 以原形从尿中排出。肾功能不全、老人肾功能减退者易发生地高辛蓄积中毒。但肝功能降低的患者可以安全使用。

【临床应用】

1. 慢性心功能不全 强心苷治疗慢性心功能不全的疗效可因不同情况而有差异。对伴有心房纤颤或心室率快的心功能不全疗效最好。对风湿性、高血压性心脏病以及慢性冠心病尤其是心脏已扩大者引起的心功能不全，疗效也好。对甲亢、严重贫血和维生素 B_1 缺乏症诱发的心功能不全，因能量产生障碍，强心苷的疗效较差。对心肌炎等心肌严重损伤以及肺心病所致的心功能不全，疗效也差且易致中毒。因为缺氧的心肌，除能量代谢障碍外，还可因儿茶酚胺释放增加，提高浦氏纤维的兴奋性。对伴有机械阻塞性病变如缩窄性心包炎、重度二尖瓣狭窄等疗效也比较差，甚至无效或有害。因为此时心脏的舒张或血液充盈受限，强

114

心苷难以使之改善。

2. 某些心律失常

（1）心房纤颤、心房扑动：房颤的主要危害在于心室率过快，心室充盈不足，不能有效地泵出血液，强心苷可通过抑制房室结传导而减慢心室率，从而缓解心功能不全的症状，但对大多数病人并不能制止房颤。心房扑动的冲动虽然较房颤为少，但易传入心室，故心室率较快且难以控制，强心苷通过缩短心房肌的有效不应期，使房扑变为房颤，然后再通过负性传导作用，减慢心室率，此时若停用强心苷，部分病人可恢复窦性心律。

（2）阵发性室上性心动过速：强心苷还可以通过增强迷走神经的功能降低心房肌的自律性而终止阵发性室上性心动过速的发作。

【不良反应】

强心苷类药物，治疗安全范围小。对药物的敏感性个体差异大，中毒症状与心衰症状不易鉴别。因此，毒性反应发生率高，约有 20% 的用药者发生不同程度的毒性反应。

1. 强心苷的毒性反应

（1）胃肠道反应：厌食、恶心、呕吐、腹痛和腹泻等。恶心、呕吐是由于强心苷兴奋了延髓的催吐化学感受区。需注意与心衰引起的胃肠道症状相鉴别。常为中毒先兆。

（2）神经系统反应：可有头痛、头晕、疲倦、失眠、谵妄等。此外，还可见视觉异常如黄视、绿视、视物模糊等，可能与强心苷分布于视网膜有关。视觉异常亦为中毒先兆，也是停药的指征之一。

（3）心脏反应：是强心苷最危险的毒性反应，主要表现为各种类型的心律失常。①快速型心律失常：主要为室性早搏、二联律、三联律和房性、房室结性、室性心动过速，甚至危及生命的室颤。可能因为中毒量强心苷高度抑制 Na^+/K^+-ATP 酶，细胞内严重失钾而使最大舒张电位负值变小，自律性提高；另外，强心苷尚可引起迟后除极（是心肌细胞在完全复极之后所产生的异常除极反应），导致心律失常。频发室性早搏、二联律、三联律即为停药指征，应立即停药以免发展成为更为严重的室性心动过速和室颤。②房室传导阻滞：强心苷可引起不同程度的传导阻滞，也是因为强心苷高度抑制 Na^+/K^+-ATP 酶，细胞内失钾，静息膜电位负值变小，从而使动作电位 0 相斜率降低，传导阻滞。③窦性心动过缓：因强心苷降低窦房结的自律性而引起，若心率低于 60 次/分，为停药指征。

2. 强心苷中毒的预防　应充分认识到强心苷的治疗安全范围是相当窄的，而且一旦中毒可能造成致命的危害，故要高度警惕及避免发生强心苷中毒。

（1）剂量个体化。病人耐受强心苷类药物的个体差异极大，应根据病人的具体情况随时调整剂量。

（2）开始用药后，每天除观察心衰症状改善的情况外，还应密切观察是否有中毒的先兆出现，如出现恶心、呕吐、视觉异常。心室率低于 60 次/分及频发性室性早搏、二联律和三联律应立即停药。

注意，儿童则以房性心律失常为最可靠的中毒征兆。而恶心、呕吐和视觉异常的中毒症状却很少见。

（3）必要时监测血药浓度。地高辛血药浓度在 3ng/ml 及洋地黄毒苷在 45ng/ml 以上，可认为是中毒。

（4）注意避免促发强心苷中毒的各种因素，见表 21-2。

表 21－2　强心苷中毒的易促因素

易促因素	作　用
1. 电解质紊乱	
低血钾、高血钙	诱发、加重强心苷中毒
低血镁	增加心肌对地高辛的结合而导致中毒
酸血症	促进浦氏纤维的自发除极
碱血症	延缓强心苷中毒的恢复时间
2. 生理、病理状态	
老年人	肌肉少，表观分布容积小；肾功能减退，地高辛消除慢
甲状腺机能低下	代谢率低，药物消除慢
肝、肾功能不良	分别减慢不同强心苷类制剂的消除速率
肺心病、严重心肌损害	心肌缺氧，促进心肌细胞失钾
3. 联合用药	
普鲁本辛	减弱肠蠕动，地高辛吸收增加
排钾利尿药、皮质激素、胰岛素	可致低血钾
抗生素	四环素、红霉素等抑制肠道细菌水解地高辛，使地高辛吸收增加
奎尼丁、维拉帕米、胺碘酮	使地高辛血药浓度升高
拟肾上腺素药	提高心肌自律性
普萘洛尔、利血平	使心动过缓、加重传导阻滞，抑制心肌

3. 强心苷中毒的治疗　轻度中毒者，若及时停用强心苷及排钾利尿药，中毒症状可自行消失。严重者，可采取如下措施：

（1）对出现快速型心律失常者可给予下列药物：①氯化钾：口服，每次 1g，4 小时 1 次，重症者可将氯化钾 1.5～3.0g 溶于 5%的葡萄糖液 500～1000ml 中，以每分钟 1ml 的速度静滴。实验证明，钾离子能与强心苷竞争心肌细胞膜的 Na^+/K^+-ATP 酶，减少强心苷与酶的结合，从而减轻毒性的发生和发展。因钾离子能抑制传导，对并发传导阻滞的强心苷中毒不能用钾盐。同时注意，补钾不可过量。②苯妥英钠：对治疗频发室性早搏、二联律、三联律及室性心动过速有明显疗效。苯妥英钠能使与强心苷结合的 Na^+/K^+-ATP 酶解离下来，恢复该酶的活性。③利多卡因：可用于治疗强心苷引起的重症室性心动过速和心室纤颤。

（2）对强心苷引起的心动过缓和房室传导阻滞：可应用 M 受体阻断药阿托品治疗。

（3）近年来，已成功地应用强心苷抗体治疗强心苷中毒。

【禁忌证】

下述情况禁用强心苷：房室传导阻滞，室性心律失常，病态窦房结综合征和预激综合征，梗阻性心肌病，主动脉瘤。

【制剂和用法】

1. 常用强心苷类制剂的作用时间及剂量见表 21－3。

2. 给药方法

（1）全效量法：是经典的给药方法。即先在短期内给予能充分发挥效应、而不致中毒的最大耐受剂量，使达"洋地黄化"，即全效量。然后再给予维持量，以补充每日排出的药量而维持疗效。全效量分为速给法及缓给法两种。

速给法：适用于病情紧急，两周内未用过强心苷者，在 24 小时内达全效量。

缓给法：适用于病情不急的病例，于 3～4 天内达全效量。

达全效量后，每日应使用一定剂量以维持疗效。地高辛、洋地黄毒苷均能口服，作用持久，均适用于作维持给药，剂量见表 21-3。

（2）每日维持量法：近年来证明，对病情不急或两周内用过强心苷者，不必先给全效量，而是每日给维持量，经 4~5 个半衰期也能在体内达到稳态血药浓度而发挥疗效。此法采用地高辛 0.25~0.375mg/d，经 6~7 日可达稳态血药浓度。洋地黄毒苷因半衰期太长而不适用。此法优点是明显降低毒性发生率，但不适合于急性病例的治疗。

表 21-3　强心苷类制剂的作用时间及剂量

分类	药物	给药方法	起效时间	达峰时间（小时）	维持时间（天）	每天消除体存量的%	全效量（mg）	维持量（mg）
慢效	洋地黄毒苷（digitoxin）	口服	2~4 小时	8~14	14~21	15~20	0.7~1.2	0.03~0.1
中效	地高辛（digoxin）	口服	1~2 小时	4~8	3~6	33	1.0~1.5	0.125~0.5
速效	西地兰（cedilanid）	静注	10~30 分钟	1~2	3~6	33	0.8~1.2	0.1
	毒毛花苷 K（strophanthin K）	静注	5~15 分钟	0.5~2	1~5		0.25~0.5	—

拟交感神经药

强心苷治疗慢性心功能不全虽已有 200 多年历史，但是其安全范围窄且正性肌力效应有限，对于一些难治性心衰不能充分发挥作用。因此，促使人们去寻找更为安全而有效的正性肌力药物。拟交感神经药即为其中一类。

这类药物的共同特点是：通过兴奋心脏的 β_1 和 β_2 受体以及血管平滑肌上的 β_2 和 DA 受体，分别产生正性肌力和血管扩张作用。

本类药物主要制剂有多巴胺、多巴酚丁胺，以及新的选择性 DA_1 受体激动药如异波帕胺（ibopamine）等。

应用本类药物必须注意以下几点：

（1）安全性和有效性尚待观察，较轻的心衰多不使用。

（2）与强心苷不同。此类药物的不同制剂其血流动力学效应有很大差异，故宜在血流动力学监护下用药。

（3）有诱发心律失常和心绞痛的潜在危险。

（4）长时间应用，可因 β 受体向下调节而产生耐受性，使疗效降低。

磷酸二酯酶Ⅲ抑制剂

本类药的代表药为氨力农和米力农（为双吡啶类衍生物）。它们的共同特点是兼具正性肌力和血管扩张作用，又称正肌扩管药。作用机制一般认为是抑制了磷酸二酯酶Ⅲ，该酶催化 cAMP 的降解，磷酸二酯酶Ⅲ受药物抑制后则细胞内 cAMP 的浓度增加，从而激活 cAMP 依赖的蛋白激酶，促进心肌细胞 Ca^{2+} 内流及 Ca^{2+} 自肌浆网释放，增加细胞内游离 Ca^{2+} 的浓度，而加强心肌收缩力。平滑肌细胞内 cAMP 增加的结果，则使 Ca^{2+} 外流增加而内流受到抑制，因而使血管平滑肌松弛，血管扩张。

氨力农（amrinone）

心衰病人应用此药后，可使心输出量增加，左室充盈压及外周血管阻力降低，心功能改善，但不引起心率和血压的明显改变。

本品长期应用，不良反应发生率高，以恶心、呕吐等胃肠道反应较为常见，此外也可发生血小板减少及肝脏损害，尤以口服用药多见。但静注给药可能产生严重心律失常。

米力农（milrinone）

是氨力农的第二代产品。作用比氨力农更强，与氨力农有相似的作用和血流动力学效应，而且口服给药无严重不良反应。因其对病人的生存有不利影响，故不主张长期用药。

（二）血管扩张药

应用血管扩张药减轻心衰时由于神经－内分泌反应引起的水、钠潴留和周围血管收缩，并降低心室前、后负荷，在慢性心功能不全的治疗中有一定的重要性。它们能明显改善难治性心衰的治疗效果和预后，本身很少直接产生正性肌力作用。

常用的血管扩张药包括：硝酸酯类（nitrites），以舒张小静脉为主；肼屈嗪（hydralazine）和钙拮抗药，以舒张小动脉为主；哌唑嗪（prazosin）和硝普钠（sodium nitroprusside），它们均衡地舒张小动脉和小静脉（表21－4）。

表 21－4　治疗心功能不全的血管扩张药

药　　物	剂　　量	作用部位	作用机制	血流动力学效应			
				血压	心输出量	左室充盈压	心率
肼屈嗪 (hydralazine)	50~100mg, 口服 每6小时	动脉	直接扩张血管	0/↓	↑↑	↓/0	0
哌唑嗪 (prazosin)	3~10mg, 口服 每8小时	动脉>静脉	阻断 α_1 受体	↓	↑↑	↓	0
硝酸甘油 (nitroglycerine)	0.3~0.6mg, 舌下 12.5~50mg, 油膏敷 由每分10μg开始, 静滴	静脉	直接扩张血管	↓	↑	↓↓↓	0
硝酸异山梨 酯（消心痛） (isosorbide dinitrate)	2.5~20mg, 舌下 每1~2小时 20~80mg, 口服 每4小时	静脉	直接扩张血管	0	↑	↓↓	0
硝普钠 (sodium nitroprusside)	每分10~400μg, 静滴	动、静脉	直接扩张血管	↓	↑↑	↓↓	0/↑
酚妥拉明 (phentolamine)	每分0.1~2mg, 静滴	动、静脉	阻断α受体	↓	↑↑	↓↓	0/↑
卡托普利 (captopril)	25~100mg, 口服, 每8小时	动、静脉	抑制血管紧张 素转化酶	↓	↑↑	↓	0

【药理作用】

血管扩张药通过各自不同的作用机制，打断神经－内分泌反应引起的恶性循环，扩张小静脉或小动脉而产生疗效。

1．扩张小动脉，使外周血管阻力即心脏后负荷降低而增加心输出量。

2．扩张小静脉，使回心血量减少，降低左室舒张末压而减轻心脏前负荷。

3．改善左室舒张期顺应性。心衰时，左室舒张末压的增高大于左室舒张末容积的增高，表明左室舒张末期顺应性降低。血管扩张剂可降低左室舒张末压，使心肌的收缩与舒张更趋于一致。

【常用制剂及作用特点】

不同的血管扩张药对血管的选择性作用不同，作用机制及血流动力学效应亦不尽相同，见表21－4。

【用药注意事项】

1.本类药物治疗心功能不全不能代替正性肌力药物，主要适用于对正性肌力药物、利尿药无效的顽固性心衰的病人。

2.需注意经常测量血压，以调整给药剂量。勿使动脉血压下降超过1.3～2.0kPa（10～15mmHg），以免影响冠脉血流，使心肌供血减少。

（三）β肾上腺素受体阻断药

长期应用β受体阻断药可以给大多数心衰病人带来益处。大量的研究表明，β受体阻断药能改善轻、中度甚至重度心衰病人的死亡率。而且明显降低各种原因的心血管病人的住院率并改善心功能，尤其明显提高左心室的射血分数。其中卡维地洛最为常用，它可以阻断β_1、β_2和α_1受体。

【药理作用】

1.抗交感神经作用　拮抗心衰时过高的交感神经活性、减慢心率、抗心律失常；抑制外周血管收缩；抑制RAAS系统激活；抑制心衰时高浓度的NA对心肌的直接毒性，抑制由于NA过多导致的钙超载、细胞能量消耗以及线粒体损伤，从而避免心肌坏死。

2.长期应用β受体阻断剂，可以上调β_1受体。

3.非选择性β受体阻断药如卡维地洛可以阻断突触前膜的β_2受体，抑制NA释放。

4.卡维地洛亦可阻断α_1受体。在衰竭的心脏，α_1受体是上调的，因而产生血管收缩并刺激心肌肥厚。卡维地洛阻断α_1受体，可扩张血管，抑制心肌重构。

另外，卡维地洛具有强烈的抗氧化作用和抗炎作用。这些特性表明卡维地洛比β_1受体选择性阻断药在治疗心衰中更为有益。

【临床应用】

β受体阻断药适用于各种原因导致的心衰，但疗效最好的为扩张性心肌病或缺血性心肌病导致的心衰。应在患者病情稳定时使用该类药。β受体阻断剂应用的初期可出现短暂的（第3～5周内）心功能恶化，因此，β阻断药应从小剂量开始逐渐增加剂量到临床有效剂量。

美托洛尔（metoprolol）：低剂量使用时耐受性良好，由于不阻断β_2受体，不导致血管阻力增加。初始剂量为5mg/d，2～3个月达到目标剂量为100～150mg/d。

卡维地洛（carvedilol）：具有较好的耐受性。初始剂量为3.125mg/d，2～3个月达到目标剂量为50mg/d。

【不良反应】

β受体阻断药可使血压降低、心率减慢和暂时的心功能恶化。这些不良反应可以通过采用其他的抗心衰药物或暂时减少β受体阻断药的剂量来避免。要注意长期用药后不能突然停药，以免出现撤药反应。

有以下情况者，应忌用或慎用β受体阻断药：

（1）急性心衰：急性心衰时，交感神经的兴奋是维持心输出量和组织灌注的主要代偿机制。

（2）伴有哮喘、低血压、心动过缓（心率＜60次/分）、Ⅱ度以上房室传导阻滞者。

3.纽约心脏病学会（NYHA）心功能分级为Ⅲ级的不稳定心衰和NYHA为Ⅳ级者，不应常规使用。

（四）血管紧张素转化酶抑制药和血管紧张素Ⅱ受体拮抗药

血管紧张素转化酶抑制药（angiotensin converting enzyme inhibitor，ACE inhibitor）

ACE抑制药最初作为扩血管药用于治疗心衰，后来发现其疗效较其他扩血管药为优，而且作用机制也有特点。

【药理作用】

见图21-2。ACE可以转化10肽的血管紧张素Ⅰ成为8肽的血管紧张素Ⅱ（AngⅡ）。另外，AngⅡ的产生尚有非ACE依赖途径，一些酶如胰蛋白酶、糜蛋白酶、组织蛋白酶G、激肽释放酶等均可使AngⅠ转化为AngⅡ。ACE抑制药有以下几方面的作用：

1．抑制ACE，减少血液循环中和局部组织中AngⅡ的产生，减轻AngⅡ的不利作用。如血管收缩；促进醛固酮释放，导致水、钠的潴留；促进儿茶酚胺的释放，引起血管的增生和心肌的病理性肥厚并刺激心肌细胞的死亡等效应。

2．增加缓激肽的水平。已证实ACE与激肽酶Ⅱ是同一种物质，后者降解缓激肽和其他的激肽。缓激肽进而通过刺激NO、cGMP、血管活性前列腺素的产生而发挥扩张血管、拮抗AngⅡ、抑制血管和心肌生长的作用。

3．抑制心脏重构。ACE抑制药抑制心脏的重构和肥厚是其降低心衰病死率的重要原因。AngⅡ作用于AT_1受体后，引起细胞增殖和心肌的构型重建。ACE抑制药减少AngⅡ的产生，阻止AngⅡ、NA和醛固酮的促生长作用，并增强缓激肽抑制心脏重构的作用。

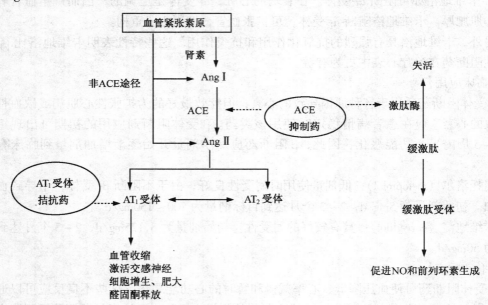

图21-2 肾素-血管紧张素-醛固酮系统，以及ACE抑制药和血管紧张素Ⅱ受体阻断药的作用机制

【不良反应】

ACE抑制药的主要不良反应是高血钾症、低血压、咳嗽、肾功能不全，双侧肾动脉狭窄者忌用。减慢药物静滴的速度和/或剂量，可以减少肾功能不全、高血钾症和低血压的发生率。

严重心衰的病人、年老的病人、肾功能障碍或低钠血症的病人、服用大剂量利尿药的病人容易发生低血压和肾功能障碍。

120

干咳是缓激肽引起的常见副作用，将近 15% 的病人因此而停用 ACE 抑制药。需注意与心衰肺充血导致的咳嗽加以区别。

【临床应用】

ACE 抑制药治疗心衰的最佳剂量还不清楚。大规模的临床实验显示，在心衰时，高剂量的 ACE 抑制药比低剂量效果好，高剂量 ACE 抑制药可以显著降低住院率和死亡率。

ACE 抑制药的治疗应以低剂量开始，逐渐增量至大规模临床实验所使用的最大耐受剂量。达到靶剂量后，应长期维持以继续缓解症状并降低心血管事件的危险性，而不应轻易撤药。根据国外大规模实验结果，推荐采用以下剂量：

卡托普利（captopril）：每次 6.25mg，每日 2 次，至每次 50mg，每日 3 次；

依那普利（enalapril）：每次 2.5mg，每日 2 次，至每次 10mg，每日 2 次；

赖诺普利（lisinopril）：每次 2.5mg，每日 2 次，至每日 5 ~ 20mg。ATLAS（1999 年）研究显示，高剂量赖诺普利（32.5mg 或 35mg）较低剂量（2.5mg 或 5mg），使心衰的住院率和死亡率均有降低。

血管紧张素 II 受体拮抗药 （见第二十章）

现有的血管紧张素 II 受体拮抗药主要拮抗 AT_1 受体。对 AT_1 受体拮抗药的血流动力学研究发现，它们可以剂量依赖性地降低左心室充盈压，且对神经激素无明显不良影响。AT_1 拮抗药对心衰病人的射血分数、运动耐力和神经激素影响与 ACE 抑制药比较没有明显差别。

病人容易耐受血管紧张素 II 受体拮抗药，故很多心衰病人愿意接受血管紧张素 II 受体拮抗药而不用 ACE 抑制药。血管紧张素 II 受体拮抗药是否是一个良好的抗心衰药物，目前还不能确定，但可以作为不能耐受 ACE 抑制药的替代治疗措施。

（五）醛固酮拮抗药

以往我们将醛固酮拮抗药归类为利尿剂，作为利尿药使用。1999 年有研究者提出了挑战性的证据：一个老药，醛固酮受体拮抗药——螺内酯（spironolactone）在多项临床实验研究中可使心衰患者的病死率下降，总死亡率与对照组相比，约下降了 30%。

【药理作用】

醛固酮是 RAAS 的一部分，现在发现它的参与是导致左室肥厚和心衰的重要的病理生理机制之一。在心肌细胞、成纤维细胞、血管平滑肌细胞中存在大量的醛固酮受体，它们参与心肌重构过程，引起心肌纤维化。此外，还可引起水、钠潴留；使 Mg^{2+} 和 K^+ 丢失，可能诱发心律失常和猝死；减少心肌细胞摄取儿茶酚胺，加强 NA 致心律失常和心肌重构的作用；降低压力感受器的敏感性，减弱副交感神经活性，增加猝死的危险；它还可以影响 Na^+ 通道，增加心肌细胞的兴奋性和收缩性。

醛固酮的这些作用都能促进心脏功能障碍和心衰的恶化。螺内酯通过拮抗醛固酮受体，调节上述反应。

【临床应用】

用于各种原因引起的心室收缩功能不良导致的心衰，在用了 ACE 抑制药、β 受体阻断剂和利尿剂后仍有严重症状者，都可给予螺内酯。

（六）利尿药

见第二十六章。

临床用药评价

近年来，对慢性心功能不全药物治疗的临床评价已侧重于对其长期疗效的观察，如症状减轻、运动耐力改善以及生存率提高的程度上。虽然有一些新型正性肌力药和血管扩张药问世，但强心苷仍不失为治疗心力衰竭的基本药物。对于中、重度心衰的治疗，强心苷仍是不可缺少的；但目前尚无资料证明，强心苷能提高病人的生存率。

拟交感神经药治疗心衰的最大缺点是易诱发心绞痛和心律失常，本类药物虽能短期改善心衰患者的血流动力学，但长期观察并不能提高病人的生存率。

磷酸二酯酶抑制剂在治疗急性心功能不全时有效，但现有资料证明它们对严重慢性心功能不全的治疗并无很好的疗效，反而对生存有害。其减少生存率的机制尚不清楚，可能与其促进心律失常的发生有关。

血管扩张剂不仅在减轻症状、改善运动耐力以及提高生活质量方面的作用优于正性肌力药，其中有些药如肼苯哒嗪与硝酸异山梨醇酯合用还能提高病人的生存率。

β肾上腺素受体阻断药，在美国 FDA 批准用于临床的只有卡维地洛。美国对卡维地洛的研究发现，长期使用卡维地洛治疗，可以大幅度降低住院率。目前治疗心衰的最理想的剂量还未确定。中国人的合适剂量尚有待临床试验探索。

ACE 抑制药已经成为治疗心衰的基础药物或称基石，是标准治疗的主要药物。大规模多中心对照实验证实，ACE 抑制药能降低左心室重构的发生率，提高轻、中、重度心衰病人的生存率。对无症状的左心室功能障碍的病人，ACE 抑制药能预防或延迟症状出现。此外，ACE 抑制药可以明显提高有症状的心衰的病人运动耐力，提高生活质量。ACE 抑制药已被欧洲心脏病学会推荐为治疗左室收缩功能不全（无论有否心衰症状）的一线治疗药物。1999年在美国治疗慢性心衰的指南中指出，所有左心功能不全者，无论是否有症状，均应使用 ACE 抑制药。

血管紧张素 II 受体拮抗药是否是一个良好的抗心衰药物还不能确定，但其可以作为不能耐受 ACE 抑制药的替代治疗措施。

最近的研究发现，醛固酮有独立于 Ang II 以外对心肌的不良作用。因此，应用醛固酮受体阻断药治疗心衰是必要的。最近有研究证实，螺内酯可以提高严重心衰病人的生存率。

利尿剂一直是治疗各种程度慢性心功能不全的第一线药物，地位是肯定的。

制剂及用法

洋地黄　片剂：每片 0.05g，0.1g。每次 0.05～0.1g，po。

洋地黄毒苷　片剂：每片 0.1mg，每次 0.05～0.2mg，po。极量：每次 0.4mg，1mg/d。

地高辛　片剂：每片 0.25mg。一般首剂 0.25～0.75mg，以后 0.25～0.5mg q6h，直至洋地黄化，再改用维持量（0.25～0.5mg/d）。轻型慢性病例：0.5mg/d。

西地兰　片剂：每片 0.5mg。注射液：0.4mg/2ml，iv 或 im。

毒毛花苷 K　注射剂：0.25mg/ml，每次 0.25mg，0.5～1mg/d。极量：每次 0.5mg，1mg/d，iv。

米力农　每次 5～7.5mg，每 4～6 小时一次，po，iv 25～50μg/kg；iv gtt 每分 0.25～1μg/kg。

氨力农　100～300mg/d，po，iv 每次 1～4mg/kg。

（李学军）

第二十二章　抗心律失常药

心律失常可分为快速型及缓慢型心律失常，后者常用异丙肾上腺素或阿托品治疗。本章只讨论治疗快速型心律失常的药物。这些药物直接作用在心肌的离子通道，影响心肌细胞膜对 Na^+、K^+、Ca^{2+} 的通透性或阻断心肌的受体，改变心肌的自律性、传导性而恢复心脏的正常节律。

一、正常的心肌电生理

（一）心肌细胞膜电位

心肌细胞在静息期，细胞膜的两侧呈内负外正极化状态，所测的电位差为静息电位（RP）。心肌细胞受刺激而兴奋时，发生除极和复极，形成动作电位（action potential，AP）。动作电位分为 5 相，即 0、1、2、3、4 相。0 相为除极过程，1、2、3 为复极过程。0 相至 3相时间称为动作电位时程（action potential duration，APD）（图 22-1A）。

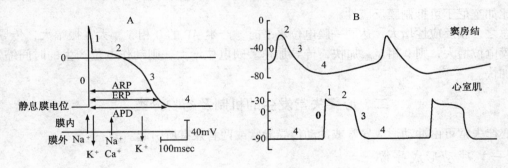

图 22-1　心肌动作电位及离子转运

A. 心肌细胞动作电位与离子转运及其时相，ARP：绝对不应期；ERP：有效不应期；APD：动作电位时程

B. 心室肌和窦房结的动作电位

0 相　心肌细胞膜快钠通道突然开放，大量细胞外 Na^+ 迅速内流。0 相电位上升的最大速度表示兴奋传导速度。

1 相（复极早期）　钠通道失活，短暂 K^+ 外流和 Cl^- 内流而形成。

2 相（平台期）　此相慢钙通道开放，Ca^{2+} 内流及少量 Na^+ 内流，同时伴有 K^+ 外流和 Cl^- 内流，此期电位维持较稳定水平，形成平台。

3 相（复极末期）　细胞膜对 K^+ 的通透性增高，大量的 K^+ 外流，膜内负电位增大，膜电位恢复到静息电位水平。

4 相（静息期）　此时膜电位已恢复到静息水平，但膜内外的离子分布却与原来不同。膜内 Na^+、Ca^{2+} 增多，K^+ 减少。此时主要靠 Na^+/K^+-ATP 酶和钙泵的作用，排出 Na^+、Ca^{2+}，摄入 K^+，使其恢复到原来水平。

（二）自律性

自律细胞（窦房结、房室结、浦氏纤维）达最大舒张电位（相当于非自律细胞如心房肌、心室肌的静息电位）时，便自动缓慢除极（舒张期除极，图 22－1B），使其膜电位减小，一旦达到阈电位就可引起动作电位，这就是自律细胞的自律性。浦氏纤维的 4 相缓慢除极的离子流主要是衰减的 K^+ 外流和特殊的 Na^+ 内流，而窦房结主导起搏细胞的 4 相缓慢除极主要是衰减的 K^+ 外流和缓慢的 Ca^{2+} 内流。

影响自律性的因素有三个，即自动除极速度、最大舒张电位水平和阈电位水平。

（三）兴奋性和不应期

兴奋性是指细胞受到刺激后产生动作电位的能力。心肌细胞在一次兴奋后的不同时期内，其兴奋性发生一系列的变化。可分为绝对不应期、有效不应期（ERP）、相对不应期和超常期。ERP 是指从除极开始到膜电位复极到 －60 mV 以前的一段时间。此阶段细胞对任何刺激都不产生可扩布的动作电位，抗心律失常药可延长或相对延长有效不应期（ERP），一个 APD 中，ERP 比值大，就意味着心肌不能产生可扩布动作电位的时间延长，不易发生快速型心律失常。

（四）传导性

传导的快慢主要取决于 0 相除极速度及幅度、膜电位和阈电位水平，其中以 0 相除极速度及幅度最为重要。后者又取决于膜反应性。膜反应性是指在某一膜电位水平所能激发的动作电位 0 相最大除极速度（V_{max}）。同时它受多种因素（包括药物）的影响，可以增高或降低。比如奎尼丁可抑制膜反应性。

总之，膜反应性增大，达同一膜电位水平时，产生 AP 的 0 相 V_{max} 大，振幅大，传导加速。膜电位增大，则 0 相 V_{max} 加快，传导加速。阈电位增大，则动作电位产生的时间缩短，传导加快。

二、心律失常发生的机制及药物分类

心律失常可由冲动形成异常或冲动传导异常或两者兼有所引起。

（一）冲动形成异常

1. 自律性增高　自律细胞的 4 相自动除极速率加快或最大舒张电位减小都会使冲动形成增多，引起快速型心律失常。此外，自律和非自律细胞的膜电位减小到 －60 mV 或更小时，它们就发生 4 相自动除极而发放冲动，称为异常自律性。

2. 后除极与触发活动　后除极是指一次动作电位复极后的一段时间内，膜电位自发出现的一种振荡性除极活动，当这种振荡电位使膜电位除极达阈值时即可产生冲动，形成触发活动。后除极分早后除极与迟后除极。前者发生在完全复极之前的 2 或 3 相中，主要由 Ca^{2+} 内流增多所引起；迟后除极发生在完全复极之后的 4 相中，是细胞内 Ca^{2+} 过多超负荷诱发 Na^+ 短暂内流而引起的。

（二）冲动传导异常

1. 单纯性传导障碍　包括传导减慢、传导阻滞、单向传导阻滞等。后者的发生可能与邻近细胞不应期长短不一（见下文折返激动）或病变引起的递减传导有关。

2. 折返激动　指冲动经传导通路折返回原处而反复运行的现象，心室浦氏纤维的末梢分支与心室肌相连，形成一个环状结构（图 22－2）。正常时，激动经主支、侧支分别传向心室肌，并分别落到对方的不应期而自动消失。在病理状态下，如一侧分支中形成一个单向传导阻滞区，当冲动下达到此区时，因被阻滞而不能通过；但在正常一侧，激动顺利通过，

124

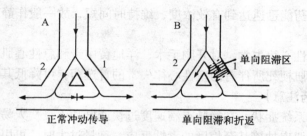

图 22-2　浦氏纤维末梢正常冲动传导、单向阻滞和折返形成

并经心室肌逆传至另一侧，通过阻滞区（因为是单向传导阻滞），如果这时正常一侧的不应期已过，则可因受到折返来的影响而再次兴奋，然后冲动沿上述通道继续运行，形成折返。这样，单个折返引起早搏，连续折返则引起阵发性心动过速、扑动或颤动。

中断折返激动有两种方式：①使单向传导阻滞变为双向传导阻滞，如奎尼丁、普萘洛尔、维拉帕米等。②改变病变部位的传导性，消除单向传导阻滞，恢复冲动传导，如利多卡因。

根据药物对心肌电生理作用，可分为以下四类：

第Ⅰ类　钠通道阻滞药，根据阻滞钠通道程度的不同又分为ⅠA、ⅠB、ⅠC三个亚类：

ⅠA类：适度阻滞钠通道，如奎尼丁、普鲁卡因胺等。

ⅠB类：轻度阻滞钠通道，如利多卡因、苯妥英钠、美西律等。

ⅠC类：明显阻滞钠通道，如普鲁帕酮、氟卡尼等。

第Ⅱ类　β肾上腺素受体阻断药，如普萘洛尔、美托洛尔等。

第Ⅲ类　延长动作电位时程药，如胺碘酮、索他洛尔等。

第Ⅳ类　钙拮抗药，如维拉帕米，地尔硫草等。

三、常用的抗心律失常药物

利多卡因（lidocaine）

利多卡因是一局部麻醉药，同时亦是防治急性心肌梗死并发室性快速性心律失常的有效药物。

【药理作用】

利多卡因对心脏的直接作用是抑制 Na^+ 内流，促进 K^+ 外流，但仅影响浦氏纤维，对心房几乎无作用。

1. 降低自律性　治疗浓度（$2 \sim 5\mu g/ml$）能降低浦氏纤维的自律性。

2. 动作电位时程和有效不应期　利多卡因缩短浦氏纤维及心室肌的 APD 和 ERP，且缩短 APD 更为显著，故相对延长 ERP。这些作用是阻止 2 相小量 Na^+ 内流的结果。

3. 传导速度　在心肌缺血时，治疗浓度的利多卡因能减慢浦氏纤维的传导速度，但对正常心肌的传导性影响较小。心肌缺血部位细胞外 K^+ 浓度升高，利多卡因对传导有明显的抑制作用，使单向传导阻滞变为双向阻滞而消除折返，这可能是其防止急性心肌梗死后心室纤颤的原因之一。当血 K^+ 较低时，利多卡因则促 K^+ 外流而加速传导。大量、高浓度（$10\mu g/ml$）的利多卡因则明显抑制 0 相上升速率而减慢传导。

【体内过程】

口服吸收虽好，但肝脏首关消除作用可使 70% 药物被代谢，生物利用度低，故不宜口服给药。静脉注射给药能迅速达到有效浓度，维持时间短，故一般作静脉点滴给药。

【临床应用】

主要用于治疗室性心律失常，对开胸手术、洋地黄中毒和急性心肌梗死的室性心律失常有效。为防治急性心肌梗死所伴有的室性心律失常的首选药，可降低其发病率和死亡率。

【不良反应及用药注意】

主要是中枢神经系统症状，在静脉点滴速度过快或肝功不良病人易出现嗜睡、头痛、视物模糊、感觉异常、肌肉抽搐甚至惊厥的毒性反应。剂量过大时，可引起血压下降，心率减慢，窦性停搏。Ⅱ、Ⅲ度房室传导阻滞病人禁用此药。

奎尼丁（quinidine）

【来源】

奎尼丁为金鸡纳树皮中所含的生物碱，是奎宁的右旋体。

【药理作用】

1. 降低自律性　治疗剂量奎尼丁降低心房肌、心室肌和浦氏纤维的自律性。有利于消除因异位节律引起的各型心律失常，这与延长 ERP 及抑制 4 相自动除极有关。

2. 延长动作电位时程和有效不应期　奎尼丁抑制 K^+ 外流，延缓 3 相复极过程，使 ERP 和 APD 延长，从而有利于消除折返引起的心律失常。

3. 减慢传导　奎尼丁抑制钠通道，使 0 相上升速率减慢（抑制膜反应性），幅度变小，故传导减慢，使病理情况下的单向传导阻滞变为双向阻滞，从而消除折返引起的心律失常。

4. 对心电图的影响　使 PR 间期延长，QRS 波加宽，QT 延长。

5. 抗胆碱作用　竞争性地阻断 M 胆碱受体。

【体内过程】

奎尼丁口服吸收良好，生物利用度可达 80% 左右。1～2 小时达峰浓度，约 80% 的药物与血浆蛋白结合。有效血药浓度为 3～6μg/ml，超过 6～8μg/ml 时，即可中毒。心肌中的药物浓度比血药浓度高约 10 倍。主要在肝内代谢，其代谢产物仍具有药理活性，10%、20% 的原形药及代谢物由尿排泄。半衰期约 5～7 小时。奎尼丁为弱碱性药，故酸化尿液可增加药物的排泄。

【临床应用】

奎尼丁是广谱抗心律失常药，适用于治疗心房纤颤及心房扑动，现多用电转复方法，但奎尼丁仍有应用价值。

【不良反应】

此药的安全范围小，易出现不良反应，使其应用受到限制。常见的有

1. 胃肠道反应　多见于用药早期。

2. 久用后有耳鸣、听力减退、视物模糊、晕厥、谵妄等金鸡纳反应。

3. 肾上腺素受体阻断作用　可引起低血压。

4. 心脏毒性　可致心室内传导减慢，高浓度可致窦房阻滞、房室阻滞、室性心动过速。

此外可致药热、血小板减少等过敏反应。奎尼丁晕厥或猝死是偶见而严重的不良反应。发作时病人意识丧失，四肢抽搐，呼吸停止，出现阵发性室性心动过速，甚至心室纤颤而死亡。

【禁忌证】

Ⅲ度传导阻滞者禁用，因可引起心脏停搏。此药有负性肌力作用，心功能不全者禁用。

【药物相互作用】

药物代谢酶诱导剂能加速奎尼丁的代谢而缩短并减弱其作用。奎尼丁有 α 肾上腺素受体阻断作用而降低血压，与其他血管扩张药合用时有相加作用。

普鲁卡因胺（procainamide）

【药理作用与应用】

普鲁卡因胺为广谱抗心律失常药，与奎尼丁相似，具有膜稳定作用，能降低浦氏纤维的自律性，减慢传导速度，延长 ERP。和奎尼丁不同的是，它没有 α 肾上腺素受体阻断作用，对心肌收缩力的抑制和抗胆碱作用也较弱。主要用于室性心律失常，如室性早搏、室性心动过速等。对室上性心动过速也有效，但对心房纤颤和心房扑动疗效差。

【体内过程】

普鲁卡因胺为人工合成的普鲁卡因衍生物。口服吸收较好，1～1.5 小时达峰浓度，肌内注射时 0.5～1 小时达峰浓度。在肝内的代谢物 N－乙酰普鲁卡因胺仍具有抗心律失常作用。乙酰化代谢分快、慢两型，慢乙酰化者血药浓度高，半衰期长，引起狼疮综合征者占 40%，明显高于快乙酰化者（占 25%）。约有 50% 原形药由肾排出。

【不良反应及用药注意】

口服时常有消化道反应。静脉注射可致低血压。过敏反应表现为皮疹、药热或粒细胞减少，长期服用可能产生全身性红斑狼疮样症状，主要发生在慢乙酰化病人，但不损害肾功能，停药后症状可消失，中毒剂量可引起室性心动过速、室颤和房室传导阻滞。

丙吡胺（disopyramide）

丙吡胺又称双异丙吡胺、吡二丙胺、达舒平，作用与奎尼丁相似，但对血压的影响较小，主要用于治疗房性早搏、阵发性房性心动过速、心房纤颤和室性早搏等，对室上性心律失常的疗效较好。主要不良反应为抗胆碱作用，较奎尼丁、普鲁卡因酰胺强，表现为口干、便秘、尿潴留、视觉障碍等。禁用于青光眼。

苯妥英钠（phenytoin sodium）

苯妥英钠为抗癫痫药，但亦具有抗心律失常作用，尤其是治疗洋地黄中毒引起的心律失常，优于其他抗心律失常药。

【药理作用】

与利多卡因相似，仅作用于浦氏纤维。

1. 降低自律性　抑制浦氏纤维自律性，能与强心苷竞争 Na^+/K^+-ATP 酶抑制强心苷中毒时迟后除极化引起的触发活动，故治疗洋地黄类药物中毒的室性心律失常有较好的效果。

2. 动作电位时程和有效不应期　缩短浦氏纤维及心室肌的 APD 和 ERP，且缩短 APD 更为显著，故相对延长 ERP。

3. 传导速度　正常心率，苯妥英钠对传导速度无明显影响，大剂量则减慢传导；细胞外低 K^+ 时苯妥英钠能加快传导速度。对强心苷中毒受抑制的传导可使之恢复。

【临床应用】

用于治疗室性心律失常，对强心苷中毒者更为有效，其特点是改善被强心苷所抑制的房室传导。对其他原因引起的窦性心律失常疗效不如利多卡因。

【体内过程和不良反应】

参见第十五章抗癫痫药。

美西律（mexiletine）

美西律又名慢心律、脉律定，其化学结构与利多卡因相似，对心肌电生理的影响及临床应用也与利多卡因相似。特点是可供口服，作用维持时间长达 6~8 小时。主要用于治疗室性心律失常，对心肌梗死和洋地黄中毒引起的室性心律失常有效，而且利多卡因治疗无效时，此药仍有效。

不良反应在用药早期表现为消化道症状，长期应用后可见眩晕、步态不稳、共济失调等。

妥卡尼（tocainide）

妥卡尼又名室安卡因，其化学结构、作用及应用都与利多卡因相似，特点是口服有效，作用持久但较弱，不良反应有消化道症状及眩晕、共济失调等神经症状。

普罗帕酮（propafenone）

普罗帕酮又名心律平，是近十年来合成的 I 类抗心律失常药之一。

【药理作用和应用】

具有膜稳定作用，主要抑制心肌细胞 Na^+ 通道，减少 Na^+ 内流，故降低自律性，减慢传导，延长心肌 ERP 及 APD。用于治疗室上性和室性心律失常。

【体内过程】

口服吸收虽好，但首关消除明显，生物利用度仅 45%。2~3 小时达峰浓度，作用较持久，达 6~8 小时以上。主要在肝内代谢，血药浓度及药物反应的个体差异很大。

【不良反应】

毒性较低。但亦可引起心动过缓和房室或室内传导阻滞的心脏毒性反应、消化道反应，另外尚可引起粒细胞减少和狼疮样综合征。

β 受体阻断药

常用于治疗心律失常的 β 受体阻断药有普萘洛尔、美托洛尔、阿替洛尔及噻吗洛尔等。

【药理作用】

儿茶酚胺释放过多时，心肌自律性增高，不应期缩短，传导速度加快，可引起快速型心律失常。此类药物主要通过阻断心脏上的 β 受体而发挥抗心律失常作用。大剂量时尚有膜稳定作用，表现为降低窦房结的自律性，减慢心率，特别当运动或精神紧张引起的心率加快时，此作用更为明显。使房室结传导减慢，ERP 延长。大剂量时，减慢浦氏纤维的传导性。

【临床应用】

适用于治疗与交感神经兴奋有关的各种心律失常。

1. 室上性心律失常　包括窦性心动过速、心房纤颤、心房扑动及阵发性室上性心动过速。

2. 室性心律失常　对症状性室性早搏能改善症状。对由运动或情绪激动所诱发的室性心律失常疗效较好。

【体内过程及不良反应】

参见第十章抗肾上腺素药。

胺碘酮（amiodarone）

胺碘酮又称乙胺碘呋酮、安律酮。胺碘酮化学结构和甲状腺素相似，含有两个碘原子。

【药理作用和应用】

1. 降低自律性　可降低窦房结的自律性。

2. 延长不应期　此药的特点是延长心肌的复极时间，故明显延长心房肌、心室肌、房室结和浦氏纤维的 APD 和 EPR。

3. 减慢传导　可减慢房室结和浦氏纤维的传导性，延长 QT 时间。上述三方面电生理效应与其阻滞钠、钾、钙通道有关。

4. 血管平滑肌　胺碘酮静脉给药能降低外周阻力，增加冠脉血流量，降低血压，减少心肌耗氧量。

胺碘酮用于治疗房扑、房颤和室上性心动过速的效果较好，尤其对伴有预激综合征的心动过速效果更佳。

【体内过程】

口服吸收缓慢，5 小时后达峰浓度，生物利用度为 50%。服药一周左右才呈现明显作用，消除半衰期为 10～50 天，停药后仍维持疗效 4～8 周。静注 10 分钟起作用，维持 1～2 小时。

【不良反应及用药注意】

长期用药可引起角膜褐色微粒沉着，一般不影响视力，停药后微粒逐渐消失。此药可影响 T_4 转变为 T_3，故应注意甲状腺功能的检查；尚可引起间质性肺炎或肺纤维化，应注意肺部检查，静脉注射过快可引起心动过缓、房室阻滞、低血压等。

溴苄铵（bretylium）

溴苄铵能明显延长心房肌、心室肌和浦氏纤维的 APD、ERP。用于其他药物治疗无效的心室纤颤和室性心动过速。主要不良反应有体位性低血压、胃肠道反应等。

维拉帕米（verapamil）

维拉帕米又称异搏停、戊脉安。能阻断心肌慢通道，抑制慢钙内向电流，是窄谱的抗心律失常药。

【药理作用】

1. 降低自律性　能降低因病变而致的心房肌、心室肌及浦氏纤维异常升高的自律性。通过降低舒张期自动除极速度，增加最大舒张电位而使自律性降低。

2. 延长不应期　维拉帕米可缩短慢反应电位的 APD 而延长 ERP，前者由促进 K^+ 外流加速复极所致，后者则与延缓慢钙通道的开放有关。

3. 减慢传导　减慢窦房结和房室结的传导速度，此作用除可终止房室结的折返激动外，尚能防止心房扑动、心房纤颤引起的心室率加快。

【体内过程】

口服吸收完全，但首关消除明显。口服生物利用度仅为 10%～20%。药物主要在肝内代谢，其代谢产物仍具有药理活性，主要由肾脏排泄。

【临床应用】

对室上性和房室结折返激动引起的心律失常疗效好，对室性心律失常疗效差。

【不良反应及禁忌证】

维拉帕米毒副反应较轻，常见消化道反应、皮肤瘙痒及头痛、眩晕等。偶见窦性心动过缓、房室阻滞、室性停搏。快速静脉注射可致低血压。病窦综合征、Ⅱ～Ⅲ度房室传导阻滞、心功能不全病人禁用此药。

腺苷（adenosine）

腺苷为体内重要的核苷酸之一，在心房、窦房结及房室结与腺苷受体结合而激活该受体，与 G 蛋白偶联，使 K^+ 外流增加、细胞膜超极化而降低自律性。抑制 Ca^{2+} 内流，延长房室结的不应期和减慢传导，抑制交感神经兴奋引起的心律失常。静脉注射起效快，在体内迅速被腺苷脱氨酶灭活，半衰期约 10 秒，故作用短暂。主要用于阵发性室上性心动过速。常见不良反应为头晕、恶心、呼吸困难、胸部不适及颜面潮红等。

临床用药评价

选用抗心律失常药物应考虑抗心律失常的类别、病情的紧迫性、病人的心功能状态及医师对各个药物的了解及应用的经验。药物治疗最满意的效果是恢复并维持窦性节律；其次是减少或取消异位节律；再是控制心室率，维持一定的循环功能。一般讲，心律失常电生理基础已清楚者，应选针对性药物；应用中应予以注意的是几乎所有的抗心律失常药，有引起新的心律失常或使原有心律失常加重的可能性，因此，药物中毒所致心律失常，不应再用同一类型药物治疗；若所用药物治疗无效，应更换电生理机制不同的药物；有房室传导阻滞者，不应选用可能抑制房室传导的药物。抗心律失常药物作用复杂，一般不宜联合用药，因一旦出现心脏毒性反应，不易处理，近年来介入心脏病学迅速发展，非药物治疗已占有一定的地位，不容忽视。快速型心律失常的药物选用如下：

（1）窦性心动过速：除病因治疗外，需要治疗时可选用 β 受体阻断药或钙拮抗药。

（2）房性早搏：一般无需治疗，必要时选用 β 受体阻断药、维拉帕米或奎尼丁等。

（3）心房扑动、心房纤颤：主要应控制心室率。首选洋地黄类药物或加用 β 受体阻断药、维拉帕米。转律选用奎尼丁、胺碘酮。

（4）阵发性室上性心动过速：可先用兴奋迷走神经方法，急性发作首选维拉帕米或用 β 受体阻断药、普萘洛尔等。

（5）室性早搏：可选用普鲁卡因胺、丙吡胺、美西律、妥尼卡等。急性心肌梗死时宜选用静滴利多卡因。强心苷中毒者首选苯妥英钠。

（6）阵发性室性心动过速：选用利多卡因、普鲁卡因胺、丙吡胺、胺碘酮、美西律、妥卡尼等。

（7）心室纤颤：选用利多卡因、普鲁卡因胺等。

制剂及用法

硫酸奎尼丁 片剂：每片 0.2g。心房纤颤或心房扑动：先服 0.1g，观察 1 天，如无不良反应，次日每次服 0.2g，每 2～4 小时一次，共 5 次；如第 1 日未转为窦性心律，但无明显毒性反应，则第 2 日每次服 0.3g，q2h，连续 5 次；如仍未转为窦性心律，可再服 1 日，然后改为每次 0.4g，每日剂量不宜超过 2g，转为窦性后，可用维持量，开始时 0.2g，q6h，以后 0.2g，tid；频繁发作早搏时：0.2g，tid 或 qid。极量：口服，每次 0.6g，3g/d。

盐酸普鲁卡因胺 片剂：每片 0.125g，0.25g。首剂每次 0.5～1g，qid；心律正常后，渐减至 0.25g，bid 或 tid。注射液：0.25g/5ml，1g/10ml。每次 0.5～1g，im；必要时每次 0.5g，用 5% 葡萄糖液 200ml 稀释，iv gtt，滴注速度为每分钟 1～2ml，滴注时应注意血压和心电图变化。如效果不显著可再重复一次。极量：口服，每次 1g，3g/d。

丙吡胺 片剂：每片 100mg，每次 100mg，tid。

盐酸利多卡因 注射液：0.1g/5ml，0.4g/20ml。先以每次 50～100mg 或每次 1～2mg/kg，iv，见效后可改为 100mg 以 5% 葡萄糖液 100～200ml 稀释后 iv gtt，每分钟 1～2ml。

苯妥英钠 片剂：每片 0.1g。每次 0.1～0.2g，bid 或 tid。注射液：0.25g/5ml，每次 0.25g，以注射用水

20~40ml 稀释，iv，于6~10分钟注完，静脉注射速度小于25~50mg/min 为宜，必要时5~10分钟后再静注 0.1g，直至心律纠正或总量达0.5g为止。每次3~5mg/kg，隔4~6小时一次，im。极量：口服每次0.3g，0.6g/d。

　　美西律　片剂：每片100mg。po，200~300mg，q6~8h。iv，100~200mg，10分钟注完；iv gtt，250mg，30分钟内滴入，然后每分钟静滴1~2mg维持。

　　盐酸妥卡尼　片剂：每片0.2g，0.4~0.6g，tid，po。注射液：100mg/5ml，200mg/10ml，750mg/15ml iv gtt，每分0.5~0.75mg/kg，15分钟可见效。

　　普罗帕酮　片剂：每片150mg，100~300mg，tid，po，一周后改为300~600mg/d。静注，70mg，3~5分钟注完，如无效10~20分钟可再注射一次。

　　盐酸普萘洛尔　片剂：每片10mg，抗心律失常：每次10~20mg，tid。注射液：5mg/5ml。每次1~3mg，以5%葡萄糖液100ml稀释，iv gtt。按需要调整滴注速度。

　　酒石酸美托洛尔　片剂：每片50mg，100mg，初始剂量每次50mg，bid。根据病情逐渐增加剂量。

　　胺碘酮　片剂：每片100mg，200mg。口服开始时200mg，tid。维持量100mg，tid。iv，300~450mg/d。或iv gtt，30mg加至250ml等渗盐水中，于30分钟内滴完。

　　溴苄铵　片剂：每片0.1g。开始0.1g，tid。以后逐渐增量，至疗效出现后，即以该量维持之，一般0.1~0.2g，qid。注射液：0.25mg/2ml。2~3mg/kg，以5%或25%葡萄糖液20ml稀释后，以5~10分钟缓慢iv。必要时4~6小时后重复，也可用此量以5%葡萄糖液稀释后iv gtt，有效后要改为im，250mg q6h，逐渐减为q8~12h。

　　维拉帕米　片剂：每片40mg，80mg，120mg。口服每次40~80mg，tid。维持量为每次40mg，tid。注射液：5mg/2ml，每次5~10mg，2~3次/日。

　　腺苷　注射液：3mg/ml。静注开始3mg，快速注射，如1~2分钟内无效，可iv 6mg，必要时1~2分钟后给予12mg。

（张　远）

第二十三章　钙拮抗药

钙拮抗药（calcium antagonists；Ca－A），又称钙通道阻滞药（calcium channel blockers），是指选择性地作用于电压依赖性钙通道，抑制钙离子从细胞外液经电压依赖性钙通道进入细胞内的药物。

一、钙离子通道及钙拮抗药的分类

（一）钙离子通道

钙离子通道是一种跨膜蛋白质，有电压依赖性和受体操纵性之分，目前临床应用的钙拮抗药均选择性地作用于电压依赖性钙通道。根据其存在部位及开放时间的久暂，电压依赖性钙通道又分为 L－、T－、N－、P－、Q－及 R－六种亚型。在心血管系统中，以 L－型钙通道最为重要，是影响心肌、平滑肌收缩，窦房结和房室结自律性的主要通道。L－型钙通道由 5 个亚单位组成，其中 α 亚单位贯穿细胞膜内外侧，是主要的功能单位。钙拮抗药可与 α 亚单位结合，进而通过影响钙通道蛋白质构象变化，阻碍钙离子经过通道进入细胞内，故钙拮抗药的作用并非单纯阻塞钙通道所致。

（二）钙拮抗药的分类

1987 年世界卫生组织（WHO）根据药物的化学结构及其对组织选择性的不同，将钙拮抗药分为以下几类：

1. 选择性钙拮抗药

（1）苯烷胺类：维拉帕米（verapamil）、加洛帕米（gallopamil）；

（2）二氢吡啶类：硝苯地平（nifedipine）、尼莫地平（nimodipine）、尼群地平（nitrendipine）、尼索地平（nisoldipine）、尼伐地平（nivaldipine）、氨氯地平（amlodipine）、拉西地平（lacidipine）等；

（3）地尔硫草类：地尔硫草（diltiazem）。

2. 非选择性钙拮抗药

（1）氟桂嗪类：氟桂利嗪（flunarizine），桂利嗪（cinnarizine）；

（2）心可定类：普尼拉明（prenylamine，心可定）；

（3）其他类：哌克西林（perhexiline）、卡罗维林（caroverine）、苄普地尔（bepridil）。

目前认为，钙拮抗药的选择性取决于以下几点：

（1）钙通道的机能状态与药物的理化性质：钙通道在静止状态时处于关闭状态，虽可被激活，但与钙拮抗药亲和力较低，一般不受药物影响；激活态时钙通道开放，钙离子内流，具有亲水性分子的维拉帕米、地尔硫草等可通过降低通道开放速率，阻断钙通道；在失活态时通道关闭，不能被激活，具有疏水性分子的硝苯地平可延长失活时间，发挥阻断作用。

（2）频率依赖性：苯烷胺类如维拉帕米或地尔硫草等具有较高的频率依赖性，钙通道开放越频繁，阻滞作用越强，对心脏自律细胞如房室结作用占优势，故对心脏选择性高；二氢吡啶类如硝苯地平等则属于电位依赖性，钙通道除极水平越高，阻滞作用越强，对扩血管作用占优势，故对血管选择性高。

此外，即使同类化学结构的钙拮抗药，如果取代基不同，对组织的敏感性也会有差异，如硝苯地平对冠状动脉敏感，而尼莫地平对脑血管敏感。

二、钙拮抗药的药理作用与应用

【药理作用】

1. 对心脏的作用

（1）负性肌力作用：Ca^{2+}是心肌兴奋－收缩偶联的关键物质。钙拮抗药的共同作用是阻滞Ca^{2+}内流，降低其细胞内浓度，从而使心肌的兴奋－收缩脱偶联，故心肌收缩力减弱。在整体条件下，以维拉帕米负性肌力作用最强，地尔硫䓬次之。硝苯地平的负性肌力作用常被降压作用的反射性交感神经兴奋所抵消。

心肌收缩力减弱时，心脏做功减少，心肌耗氧也相应下降，同时由于外周阻力降低，心脏后负荷减轻，故能进一步减少心肌耗氧量。

（2）负性频率和负性传导作用：心脏的窦房结和房室结属慢反应细胞，钙离子是使其除极化的主要离子，故对钙拮抗药敏感。此作用随钙拮抗剂的剂量增加而增强。维拉帕米和地尔硫䓬能使窦房结、房室结4期除极化速率降低，而减慢心率。硝苯地平降低窦房结发放冲动作用弱，且降压作用强，由于交感神经反射作用，反而引起心率加快。维拉帕米和地尔硫䓬还能减慢房室传导，延长有效不应期，故为治疗房室结折返所致室上性心动过速的首选药。硝苯地平抑制房室结作用弱，故不减慢房室传导及延长有效不应期。

心房、心室、希氏束和浦氏纤维等快反应细胞除极依赖钠通道开放，钙拮抗药对其无影响。病理状况下，钠通道失活，上述组织表现为慢反应细胞特性，钙拮抗药亦能发挥作用。

2. 对平滑肌的作用

（1）对血管平滑肌的作用：血管平滑肌调节机制与心肌不同。钙离子通过钙通道进入血管平滑肌后，首先与钙调蛋白结合，二者形成复合物激活肌球蛋白轻链激酶，使肌球蛋白磷酸化，进而启动血管平滑肌的收缩。钙拮抗药除通过电压依赖性钙通道阻滞钙内流外，还可能影响钙与钙调蛋白结合，或通过受体启动通道阻滞肌膜和肌浆网的钙离子触发性释放，使血管平滑肌内钙减少。这可能代表了某些钙拮抗药在血管平滑肌的作用点，此机制可分别解释钙拮抗药对血管平滑肌松弛作用的最大敏感性。

钙拮抗药对冠状动脉以及外周动脉，包括肺动脉、肾动脉及肠系膜动脉的舒张作用强于静脉，因此具有降低血压作用。其中以硝苯地平作用最强。

某些钙拮抗药如尼莫地平、尼卡地平和桂利嗪、氟桂利嗪等能选择性扩张脑血管、增加脑血流量，改善脑循环。其中尼莫地平脂溶性高，易透过血脑屏障，扩张脑血管作用最强。

（2）对其他平滑肌的作用：钙拮抗药对支气管平滑肌、胃肠道平滑肌、泌尿道及子宫平滑肌均有舒张作用。仍以硝苯地平作用最强。

3. 抗血小板聚集作用　钙离子在血小板的激活过程中起重要的作用，钙拮抗药可通过抑制钙离子内流，从而抑制由肾上腺素、二磷酸腺苷（ADP）、胶原和花生四烯酸等诱导的血小板聚集和释放，并降低血液粘滞度。这种作用有助于心血管、脑血管血栓疾病的治疗。

4. 抗动脉粥样硬化作用　近年来的研究发现，钙拮抗药能明显抑制或延缓动脉粥样硬化斑块的形成，但其机制尚无定论。可能是通过抑制钙内流，减轻了钙超载所造成的动脉壁损害；或通过抑制在动脉壁蛋白质的合成以及脂质的沉积等。

【体内过程】

口服吸收迅速而完全，但是由于肝脏代谢的首关消除效应可明显降低其生物利用度。其中以氨氯地平生物利用度最高，其次为硝苯地平＞地尔硫䓬＞维拉帕米。几乎所有钙拮抗药都在肝脏被氧化代谢为无活性或活性明显减低的物质后，经肾脏排出。因此，对肝硬化等肝功能障碍的病人应酌情减量。硝苯地平、地尔硫䓬与维拉帕米的半衰期较短，约为4小时，但其缓释制剂和新第二代双氢吡啶类药物如非洛地平、依拉地平、拉西地平和尼伐地平半衰期较长，药效可保持24小时，故每日给药一次即可。由于血药浓度上升平稳，还可减少血压波动所致颜面潮红、眩晕、头痛及心动过缓等不良反应。

【临床应用】

1. 心律失常　维拉帕米是治疗阵发性室上性心动过速的首选药物。治疗房颤、房扑时可减慢心室率，少数患者也可转为窦性节律。地尔硫䓬也可应用。硝苯地平由于扩张外周血管作用强，可反射性引起心率增快，故疗效较差。苄普地尔兼有阻滞钙通道与钠通道的双重作用，对室上性和室性快速型心律失常可奏效，对合并心绞痛患者更为适宜。

2. 心绞痛　钙拮抗药是防治心绞痛的有效药物，治疗效果与心绞痛类型和药物种类有关。其中硝苯地平对冠状动脉痉挛所致变异性心绞痛疗效最佳，对稳定性心绞痛亦有效。对急性心肌梗死能促进侧支循环，缩小梗死区。但对劳累性心绞痛二氢吡啶类可因其扩张外周血管作用，引起交感神经兴奋性增高而加重不良反应，与普萘洛尔合用可避免此不良反应。维拉帕米对变异性、稳定性心绞痛均有效。但因负性肌力、负性频率及负性传导作用，与普萘洛尔合用时应慎重。伴有心力衰竭、窦房结或房室传导障碍的心绞痛患者禁用此药。地尔硫䓬可用于各型心绞痛，其作用强度介于上述二者之间。

3. 高血压病　钙拮抗药对青年人和老年人高血压均适用，对高血压合并冠心病及支气管哮喘者尤其适宜。硝苯地平降压作用最强，尼群地平、尼卡地平等均有效，维拉帕米、地尔硫䓬也可应用。

4. 脑血管病　尼莫地平、尼卡地平、桂利嗪、氟桂利嗪等钙拮抗药对脑血管有较强的选择性舒张作用，增加脑血流量，明显改善脑缺血后神经功能障碍的症状。尼莫地平舒张脑血管作用最强。临床上用于治疗脑血管痉挛和脑供血不足等疾病。

5. 外周血管痉挛性疾病　桂利嗪、氟桂利嗪可用于治疗间歇性跛行，增加缺血区血流量和运动耐量。硝苯地平、地尔硫䓬治疗雷诺综合征有一定疗效。

6. 保护心肌缺血和再灌注损伤　钙拮抗药可以减少心肌细胞内和线粒体内钙离子的过度负荷，有利于改善心肌细胞的代谢，从而抑制心肌缺血时cAMP的堆积，拮抗ATP的降解及大量自由基的生成，因此对再灌注损伤的心肌有保护作用。临床已用于心脏直视手术的停搏液内（低钙、高钾液），或心肌梗死后再灌注损伤的预防用药。

7. 其他　肥厚性心肌病、肺动脉高压、食管贲门失缓症、支气管哮喘等疾病亦在试用钙拮抗药，但疗效尚待进一步确定。

【不良反应】

主要不良反应均由负性肌力、负性传导及血管扩张作用所致。且随钙拮抗药种类及给药途径而不同。维拉帕米静注常有短暂性低血压，严重者可发生心动过缓、房室传导阻滞。但口服一般耐受较好。少数人可发生便秘、眩晕、头痛和踝关节水肿。地尔硫䓬与之相似。房室传导阻滞和病窦综合征患者禁用上述两药。硝苯地平可见低血压反应、头痛和踝关节水肿，个别病人可引起心绞痛。

134

三、常用钙拮抗药

维拉帕米（verapamil，isoptin，异搏定）

作用于钙通道的细胞膜内侧，当钙通道开放时，经钙通道进入细胞内，降低激活状态钙通道的开放频率，即通道开放次数越多，阻滞作用越强。此为降低窦性频率、房室传导的机制。在钙拮抗药中，以维拉帕米对心脏的抑制作用最强，治疗室上性和房室结折返激动引起的心律失常效果好，阵发性室上性心动过速首选此药。维拉帕米也可舒张冠状血管及外周血管，增加心肌冠脉流量，降低血压。尚可用于心绞痛及高血压的治疗。

本药口服吸收迅速、完全，口服后 30 分钟起效，2~3 小时血药浓度达峰值，由于首关效应强，生物利用度仅 20%~35%。消除半衰期 6 小时。口服可出现便秘、腹胀、腹泻、头痛等，静注可致低血压、房室传导阻滞、心肌收缩力下降。与 β 受体阻断剂合用时，因两者均有抑制心肌收缩力、减慢心率和抑制传导的作用，合用有致心脏停搏的危险。禁用于严重心衰及中、重度房室传导阻滞病人。

硝苯地平（nifedipine，硝苯啶，心痛定）

作用于细胞膜外侧，延长失活状态钙通道的关闭时间，产生电位依赖性钙通道阻滞作用，舒张血管作用强，对心肌收缩力、窦房结和房室结的直接抑制作用小。能明显扩张冠状动脉，尤其对痉挛的冠脉敏感，改善缺血心肌的供血、供氧量。也可舒张外周小动脉，降低外周血管阻力。由于降压，可反射性兴奋交感神经，引起心率加快。与 β 受体阻断剂合用可减少此不良反应。

主要用于防治各种心绞痛，尤其适用于变异型心绞痛，还可用于各型高血压和顽固性心力衰竭的治疗。本药口服吸收良好，半衰期 4 小时，生物利用度为 45%~70%，肝中代谢为无活性产物，肾排泄。常见不良反应有眩晕、头痛、心悸、低血压等，低血压患者慎用。

硝苯地平的控释剂或缓释剂，作用时间延长，用药次数减少，血药浓度波动小，可避免短效制剂所致的反射性交感神经兴奋，不良反应的发生率明显降低，病人易于接受。

地尔硫䓬（diltiazem，硫氮䓬酮）

对心脏的作用类似维拉帕米，可抑制窦房结自律性，减慢房室结传导，适用于阵发性室上性心动过速。对外周及冠状血管的扩张作用弱于硝苯地平，可增加冠脉流量，降低血压，适用于心绞痛、高血压的治疗。该药口服吸收迅速完全，半衰期约 3~4 小时，生物利用度为 40%~65%。不良反应有皮疹、头痛、潮红、房室传导阻滞等，禁忌证同维拉帕米。

氨氯地平（amlodipine）

为第二代二氢吡啶类钙拮抗药，作用与硝苯地平相似，其特点为：①作用维持久，半衰期约为 36 小时，每天只需用药 1 次。②起效慢，可减轻由于快速扩张血管所致的反射性心率加快、头痛、面红等症状。③用药期间血压波动小，病人能较好耐受，既能在 24 小时内较好控制血压，又可减少在此期间内因血压波动所致的器官损伤。

生物利用度为 65%，无首关效应，6~8 小时血药浓度达峰值，血浆消除半衰期（$t_{1/2}$）为钙拮抗药中最长者。可用于治疗高血压、各型心绞痛和充血性心力衰竭。不良反应与硝苯地平相似，但发生率较低。

其左旋制剂左旋氨氯地平（levoamlodipine），作用与氨氯地平相同，但用量较后者少 1/2。

尼莫地平（nimodipine）

为一强效脑血管扩张药，亦为二氢吡啶类钙拮抗药。其脂溶性高，可迅速通过血脑屏障，脑脊液中的药物浓度约为血浆的 10 %。在降压作用不明显时就表现出对脑血管的舒张作用，并对脑细胞有保护作用。其治疗量能缓解脑血管痉挛，增加脑血流量，改善脑循环。用于脑血管疾病，如蛛网膜下腔出血、缺血性脑卒中、脑血管灌注不足、脑血管痉挛、痴呆、偏头痛等。

桂利嗪（cinnarizine）和氟桂利嗪（flunarizine）

主要用于治疗脑血管功能障碍，如血管性痴呆及脑供血障碍，能改善记忆、增加智力，也用于治疗偏头痛或各种眩晕。不良反应较少，偶见嗜睡、皮疹。

临床用药评价

钙离子是机体内重要的阳离子，也是许多活性细胞内的第二信使，功能广泛，亦参与多种疾病的发病机制。钙拮抗药自 20 世纪 60 年代问世以来，得到了极大的发展。由于钙拮抗药对高血压、心绞痛和心律失常疗效确切，不影响血糖和血脂，无严重的不良反应，因此临床应用日益广泛，治疗效果也得到好评。

但 1995 年以来对其远期疗效的调查指出，长期应用硝苯地平的高血压病人病死率呈剂量依赖性增高，每日口服 80mg 组的病死率是安慰剂对照组的 2.5 倍，由此引发了对钙拮抗剂临床效果的争论。目前多数人认为硝苯地平半衰期较短，导致作用短暂，不规律的服药可造成血压波动，又可反射性引起交感神经兴奋，可能导致心肌缺血事件发生，但不应将其作为钙拮抗剂的普遍现象，也不可延伸至其缓释剂。积极采用长效钙拮抗剂（如氨氯地平、非洛地平缓释剂、硝苯地平控释剂及尼群地平控释剂等），可望稳定地控制血压，减少血压波动，减少心血管事件的发生。钙拮抗剂还能扩张肾脏小动脉，降低肾小球内压，对高血压伴糖尿病、实质性肾病的患者更为有利。还可逆转高血压患者的心肌肥厚，但这一作用不如卡托普利等明显。其抗动脉粥样硬化作用尚未做出结论。对钙拮抗药的全面评价仍待进行。

制剂及用法

硝苯地平　口服①控释片每片 10mg，20mg，20mg ~ 30mg/d。②缓释片：每片 20mg，每 12 小时 1 次，每次 20mg。③常规制剂（包括片剂、胶囊剂等），每片（粒）5mg，10mg，每次 5 ~ 10mg，tid，口服或舌下含服。

维拉帕米　片：每片 40mg，每次 40 ~ 80mg，tid，口服。注射剂每次 5 ~ 10mg，bid 或 tid。缓释片 120 ~ 240mg/d。

地尔硫䓬　片剂：每片 30mg，每次 30 ~ 60mg，tid，口服。缓释片 180 ~ 360mg/d。

氨氯地平　片剂：每片 5mg，5 ~ 10mg/d，口服。

尼群地平　片剂：每片 10mg，每次 10mg，bid 或 tid，口服。

尼莫地平　片剂：每片 20mg，30mg，40 ~ 60mg/d，bid 或 tid，口服。

盐酸氟桂嗪　胶囊：每粒 6mg，每晚口服 1 ~ 2 粒，首次可加倍。

普尼拉明　片剂：每片 15mg，每次 15 ~ 30mg，bid 或 tid，口服。

（章国良）

136

第二十四章　抗心绞痛药

心绞痛是冠状动脉粥样硬化性心脏病（冠心病）的常见症状，是由于冠状动脉供血不足，心肌急剧并短暂地缺血、缺氧所引起的临床综合征。典型发作特点为胸骨后或左心前区阵发性绞痛或压榨性疼痛，可放射至左肩及左上肢。

心绞痛大致可分为三种类型：①劳累性（稳定型）心绞痛：较为常见，特点是由于劳累、情绪激动、或其他增加心肌需氧量因素所诱发，休息或舌下含服硝酸甘油可缓解疼痛。②自发性（不稳定型）心绞痛：较为严重，特点是疼痛与心肌需氧量增加无明显关系，昼夜、休息与否都可发作，疼痛时间长且重，不易为硝酸甘油缓解。③变异性心绞痛：为冠状动脉痉挛所诱发，在一般活动或夜间休息时也可发生。

心肌耗氧量主要取决于以下三因素：心肌收缩力、心室壁张力和心率。心肌收缩力增强（如收缩压增高，心室压力曲线最大压力随时间变化率增加）、心室壁张力增加（如心室容积增大、心室舒张末期压力增高）以及心率加快等均可使心肌耗氧量增加。

心肌供氧主要取决于以下因素：冠脉血流量、冠脉灌注压、侧支循环和舒张时间。其中冠脉血流量与冠脉灌注压的大小取决于冠脉口径的大小，但冠心病患者已硬化狭窄的动脉很难通过药物再行扩张；诱导侧支循环血管生成则需时较长；过度增加舒张时间又可导致心室容积增大，心室壁张力增大，反而增加心肌耗氧量。

目前尚缺乏可以有效地增加心肌供氧的药物，已知的抗心绞痛药物主要是通过降低心肌耗氧量而达到治疗目的。

一、硝酸酯类

硝酸酯类药物有硝酸甘油、硝酸异山梨酯、单硝酸异山梨酯和戊四硝酯等，其中硝酸甘油最常用。所有硝酸酯类化合物均为硝酸多元酯结构，具有高脂溶性，其结构中的—O—NO$_2$，是发挥疗效的关键部分。硝酸酯类化学结构如图 24－1。

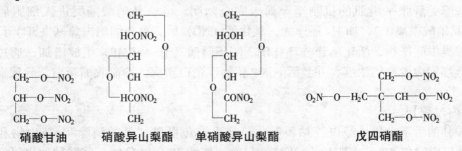

图 24－1　硝酸酯类化学结构式

硝酸甘油（nitroglycerin，glyceryl trinitrate，NTG）

【药理作用】

1. 降低心肌耗氧量

（1）舒张静脉血管，降低心脏前负荷：硝酸甘油主要舒张较大的静脉（容量血管），使血液储存于静脉储血池，从而使回心血量减少，心室容积减小，心室壁肌张力降低，心肌耗氧量减少。

（2）舒张动脉血管，降低心脏后负荷：硝酸甘油也可舒张较大的动脉（阻力血管），由于外周血管扩张，心脏做功的阻力下降，心室射血时间缩短，心肌收缩更为敏捷，从而降低心肌耗氧量。

治疗量时虽然由于扩张外周血管，使血压下降，反射性引起心率加快，使心肌耗氧量增大，但与心室壁肌张力减少、心脏负荷降低所致耗氧量减少相比，心脏总耗氧量仍减少。

2. 改善心肌缺血区供血

（1）选择性扩张冠状动脉较大的输送血管和侧支血管，对小阻力血管舒张作用弱：心绞痛时心肌缺血区小阻力血管因缺血缺氧、代谢产物堆积而处于高度舒张状态，故对扩血管药物不敏感；而较大的输送血管不受代谢产物影响，硝酸甘油通过降低大血管阻力，促使血液从输送血管经侧支更多地流到缺血区，改善缺血区的血流供应（图24－2）。

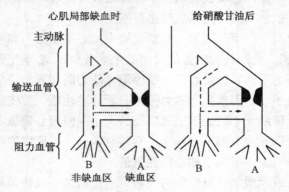

图24－2　硝酸酯类对冠状动脉的作用部位示意图

（2）降低左室舒张压，增加心内膜血流量：心绞痛时由于缺血缺氧，使左室舒张末压增高，心内膜下冠状动脉灌注压增高，心内膜血管受压而严重缺血。硝酸甘油通过扩张外周血管，使回心血量减少，左室舒张末期压力减小，心室壁肌张力减小，心内膜血管阻力减小，从而有利于血液从心外膜流向心内膜缺血区。

【舒张平滑肌的作用机制】

硝酸酯类舒张平滑肌的机制至今尚未完全阐明。可能是硝酸酯类进入细胞后释放出 NO_2^-（亚硝酸根离子），加 H^+ 还原为一氧化氮（NO）后，再与细胞内巯基（SH）反应生成硝基硫醇类中间产物，活化鸟苷酸环化酶，使环磷酸鸟苷（cGMP）生成增加，通过未阐明机制降低细胞内游离钙浓度，并激活 cGMP 依赖性蛋白激酶，抑制收缩蛋白，导致血管扩张（图24－3）。

【体内过程】

硝酸甘油舌下含化易经口腔粘膜吸收，且可避免肝脏"首关消除"，其生物利用度达80％，而口服时仅8％。含服后 1～2 分钟起效，持续 20～30 分钟。硝酸甘油也可经皮肤吸收，用2％硝酸甘油软膏或贴膜剂睡前涂抹在前臂皮肤或贴在胸部皮肤，可持续较长的有效浓度。硝酸甘油在肝内经谷胱苷肽－有机硝酸酯还原酶降解后，生成易水溶的二硝酸代谢物、少量一硝酸代谢物及无机亚硝酸盐，最后与葡萄糖醛酸结合由肾排出。

【临床应用】

1. 防治各类心绞痛发作　硝酸酯类能迅速缓解各型心绞痛的症状，改善缺血心电图的

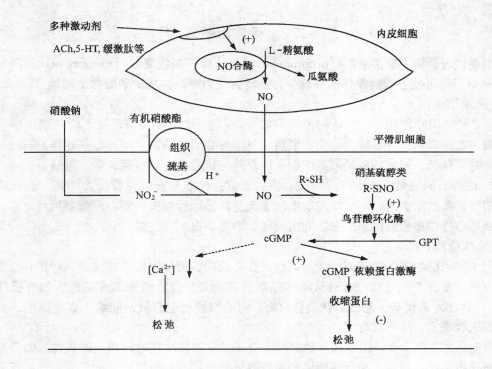

图 24-3 硝酸酯类作用机制模式图

变化，降低左心室舒张末期压，减少缺血心肌耗氧量。硝酸酯类的速效类可即刻缓解急性心绞痛发作，长效类口服可预防发作。宜采用坐位含服，因卧位可使回心血量增多，疗效降低，而站位易导致体位性低血压。

2. 急性心肌梗死　可降低心肌耗氧量，增加缺血区供血，缩小梗死区面积。但血压过低者禁用，因冠状动脉灌注压过低，冠状动脉血流量减少，反而加重心肌缺血。

3. 有血管扩张作用，可用于治疗急、慢性充血性心力衰竭。

【不良反应】

1. 一般不良反应多为扩张血管所致。可见面部潮红、反射性心率增快、脑血管扩张、搏动性头痛、体位性低血压、晕厥等。眼内血管扩张可致眼压升高。故颅内压增高及青光眼患者禁用。

2. 大剂量可引起高铁血红蛋白血症。

3. 连续应用硝酸甘油 2~3 周后可出现耐受性，停药 1~2 周后可恢复疗效。不同硝酸酯类之间存在交叉耐受性。出现耐受性后，必需增加用量，但又会增加不良反应。故宜采用间歇给药法，每一病人应从最小有效量开始，留有逐渐加量的余地。耐受性产生机制还不清楚，可能是由于在细胞内生成 NO 过程中需要使 SH 氧化，造成 SH 消耗，含量减少，导致耐受性。在停药间隙必要时可用钙拮抗药。

硝酸异山梨酯（isosorbide dinitrate，消心痛）和**戊四硝酯（pentaerythrityl tetranitrate）**属于长效硝酸酯类，舌下含服起效慢，其作用较硝酸甘油弱而持久，一般用于预防心绞痛发作。硝酸异山梨酯的代谢物**单硝酸异山梨酯（isosorbidemononitrate）**因无首关效应，口服后血药浓度高，半衰期约 4~5 小时，持续作用可达 8 小时。

二、β受体阻断药

本类代表药物为**普萘洛尔**（propranolol），此外尚有**美托洛尔**（metoprolol）和**阿替洛尔**（atenolol）等。可使心绞痛发作次数减少，运动耐受力提高，减少硝酸甘油用量。

【药理作用】

1. β受体阻断作用　本类药物通过阻滞心脏β_1受体过度兴奋，使心肌收缩力减弱，心率减慢，血压降低，故可减少心肌耗氧量。虽然对心肌的抑制可增加心室容积，同时由于心室射血时间延长，导致心肌耗氧量增加，但总效应仍是减少心肌耗氧量，缓解心绞痛。

2. 改善心肌缺血区供血　①降低心肌耗氧量：使非缺血区血管阻力增高，血液流向已失代偿性扩张的缺血区，从而增加缺血区血流量。②减慢心率：使心舒张期相对延长，有利于血液从心外膜血管流向易缺血的心内膜区，增加缺血区灌注量。

【临床应用】

用于对硝酸酯类不敏感或疗效差的稳定性心绞痛，可使发作次数减少，对伴有心律失常及高血压的患者尤为适宜。对冠状动脉痉挛诱发的变异性心绞痛不宜应用，因β受体被阻断，α受体相对占优势，易致冠状动脉收缩。对心肌梗死也有效，能缩小梗死面积，但因能抑制心肌收缩力，故不宜常用。

目前临床主张β受体阻断药和硝酸酯类合用，宜选用作用时间相近的药物，如普萘洛尔与硝酸异山梨酯合用。二药合用能协同降低耗氧量，同时能对抗硝酸酯类所引起的反射性心率加快，硝酸酯类可缩小β受体阻断药所致的心室容积增大和心室射血时间延长，可相互取长补短，合用时用量减少，副作用也减少。但由于二者都可降压，β受体阻断药抑制交感神经的作用，使压力感受器的反应和心率、心搏出量的调节不能实现，可引起血压显著下降，从而造成冠脉流量的显著减少，对心绞痛不利。一般宜口服给药，剂量的个体差异较大，应从小量开始逐渐增加剂量，停用β受体阻断药时应逐渐减量。

【不良反应】

1. 常见的不良反应为消化道反应，如恶心、呕吐或轻度腹泻。

2. 可诱发或加剧支气管哮喘、窦性心动过缓、房室传导阻滞。有哮喘病史者禁用。

3. 久用骤停可见反跳现象。可致反跳性心动过速、心绞痛发作加剧、心律失常甚至诱发心肌梗死。故必须于停药前两周内逐渐减量。

三、常用钙拮抗药

钙拮抗药品种多，作用广泛，具有共同抑制钙离子内流的作用。常用于抗心绞痛的有**硝苯地平**（nifedipine，心痛定）、**维拉帕米**（verapamil，异搏定）、**地尔硫䓬**（diltiazem，硫氮䓬酮）及**普尼拉明**（prenylamine，心可定）等。

【抗心绞痛作用】

1. 降低心肌耗氧量　通过抑制钙离子内流，抑制心肌收缩力，使心率减慢，血管平滑肌舒张，血压下降，减轻心脏负荷，使心肌耗氧量减少。

2. 舒张冠状血管　扩张冠脉中较大的输送血管及小阻力血管，解除痉挛，增加缺血区灌注。此外，可增加侧支循环，改善缺血区的供血和供氧。但因对血管作用无选择性，可使血液流入非缺血区，引起不利的"冠脉窃流"，故尚不能取代硝酸酯类。

3. 保护缺血心肌细胞　心肌缺血时，可增加细胞膜对钙离子通透性或干扰钙离子主动外排，使细胞内钙离子积聚，特别是在线粒体内可形成"钙超载"，从而使其失去氧化磷酸化的能力，促使细胞死亡。本类药通过抑制钙离子内流而起到保护作用。

【临床应用】

硝苯地平对变异性心绞痛最有效，对老年患者尤为适用。对稳定型心绞痛亦有效。对急性心肌梗死能促进侧支循环，缩小梗死区，与β受体阻断药合用，可产生协同作用。

维拉帕米对变异性心绞痛疗效近似硝苯地平，对稳定型心绞痛亦有效，疗效近似普萘洛尔，但二者合用应慎重，因均可显著抑制心肌收缩力及心传导系统。对伴有心力衰竭、窦房结或房室传导障碍的心绞痛患者禁用此药。

地尔硫草对各型心绞痛均可应用，其作用强度介于上述二者之间。

临床用药评价

硝酸酯类用于抗心绞痛已有一个世纪的历史，由于起效快、疗效确实、经济和方便，至今仍为首选药物。其速效类可即刻缓解急性心绞痛发作，长效类口服可预防发作。缺点在于反复应用可迅速产生耐受性，且不同硝酸酯类之间存在交叉耐受性。出现耐受性后，抗心绞痛作用减弱，增加用量又会增加不良反应，必须停药恢复一定时间以待耐受性消失。

钙拮抗剂对于各型心绞痛均有效，特别对变异性心绞痛疗效最佳。可防止缺血心肌细胞钙超载，避免心肌坏死，也不易出现耐受性。但因对冠脉血管作用无选择性，可使血液流入非缺血区，引起不利的"冠脉窃流"，故尚不能取代硝酸酯类。

β受体阻断剂对稳定型及不稳定型心绞痛均有效，但不适用于变异性心绞痛。与硝酸酯类联合应用治疗难治性心绞痛，可以取长补短，起到协同作用。但β受体阻断剂有抑制心脏、增加冠脉阻力、不能用于伴有哮喘的患者等缺点，且久用不能骤停，在治疗心绞痛方面不如钙拮抗剂应用广泛。

制剂及用法

硝酸甘油 片剂：每片 0.3mg，0.6mg。每次 0.3~0.6mg，舌下含服。软膏：2%，每管 30g。涂于前臂或胸部皮肤上，直径为 1.5~3.0cm，用作预防。硝酸甘油贴膜剂：每贴 16mg，每次一贴。硝酸甘油喷雾剂：每瓶 200 次用量，每次 0.4mg，用本品时对着口腔喷射 1~2 次。注射剂：每支 10mg，稀释后作 iv gtt。硝酸甘油缓释片（胶囊）：每胶囊 2.5mg、每片 2.6mg。每次 1 片（胶囊），2 次/日。

硝酸异山梨酯 片剂：每片 2.5mg，5mg，10mg。每次 2.5~5mg，舌下含服。每次 5~10mg，口服。硝酸异山梨酯缓释片（胶囊）：每片（胶囊）20mg。每次 20mg，2 次/日。

单硝酸异山梨酯 片剂：每片 20mg。2~3 次/日。单硝酸异山梨酯缓释片（胶囊）：每片或胶囊 40mg、每片 50mg。每次 1 片（胶囊），1 次/日。

硝酸戊四硝酯 片剂：每片 10mg，20mg。每次 10~30mg，口服。复方硝酸戊四硝酯片：每片含硝酸戊四硝酯 20mg，硝酸甘油 0.5mg。每次 1 片。

普萘洛尔 片剂：每片 10mg。每次 10mg，3~4 次/日，因个体差异大应从小剂量开始。根据病情增减剂量，可增至 80~240mg/d。

硝苯地平 片剂：每片 10mg。每次 10~20mg，3 次/日，舌下含服或口服。

维拉帕米 片剂：每片 40mg。开始口服每次 40~80mg，3 次/日，逐渐增至 240~360mg/d。

地尔硫草 片剂：每片 30mg。每次 30~60mg，3 次/日。

（章国良）

第二十五章 抗高脂血症药

一、血脂代谢与高脂血症

(一) 血脂代谢

血脂是以胆固醇酯（CE）和甘油三酯（TG）为核心，外包胆固醇（CH）和磷脂（PL）形成的球形颗粒，与蛋白质（载脂蛋白，apo）结合后，以脂蛋白的形式溶于血浆而运输和代谢。各种脂蛋白含脂类及蛋白质的量各不相同，故其颗粒大小及密度亦不同，一般将脂蛋白分为乳糜微粒（CM）、极低密度脂蛋白（VLDL）、中间密度脂蛋白（IDL）、低密度脂蛋白（LDL，前β脂蛋白）、高密度脂蛋白（HDL，β脂蛋白）及α脂蛋白（LP-α）等六种。

CM 可将消化吸收的外源性脂质由肠道转运到肝及外周组织，而 VLDL、IDL 及 LDL 可将肝脏合成的内源性脂质转运至肝外组织。CM 和 VLDL 由于颗粒较大，难以通过血管内皮细胞间隙，故无致动脉粥样硬化作用。但在病理情况下产生的 CM 和 VLDL 的代谢残粒，如β-VLDL 和 IDL 颗粒较小，胆固醇含量较高，可产生强烈的致动脉粥样硬化作用。CM 和 VLDL 在血循环中被脂蛋白酯酶消化，除去甘油三酯而形成 LDL。LDL 在血中持续时间较长，是血浆胆固醇的主要储库。正常的肝脏可通过 LDL 受体摄取血浆中 60% ~ 80% 的 LDL，以获得胆固醇并合成胆汁酸，其余 LDL 被肝外组织清除。人血浆中 LDL 被胆固醇氧化酶和超氧阴离子氧化成 OX-LDL 后，可促使循环中的单核细胞粘附聚集于动脉壁，并进入动脉内膜下转化为巨噬细胞。巨噬细胞可产生"清除受体"，识别和摄取 OX-LDL，导致大量胆固醇蓄积于动脉内膜下，因而具有很强的致动脉粥样硬化作用。HDL 由肝脏合成，其主要功能是促进周围组织中的甘油三酯、胆固醇转运到肝脏，肝脏细胞摄取 HDL，分解和利用其中的胆固醇，从而完成胆固醇的逆转运，因而具有抗动脉粥样硬化作用。LP-α 的生理作用尚不清楚。

(二) 高脂血症

高脂血症（hyperlipemia）指血浆中脂质或脂蛋白（主要是 CM、VLDL、IDL、LDL 和 apoB）高于正常水平，易导致动脉粥样硬化和急性胰腺炎；而 HDL、apoA 浓度低于正常水平，也易发生动脉粥样硬化。高脂血症的分型如表 25 – 1 所示。其中主要是 II ~ IV 型与动脉粥样硬化的发生及发展有关。

表 25 – 1　高脂蛋白血症的分型

	分型	脂蛋白变化	血脂变化
I	原发性高乳糜微粒血症	CM ↑	TG ↑ ↑ ↑ TC ↑
IIa	家族性高脂蛋白血症	LDL ↑	TC ↑ ↑
	（家族性高胆固醇血症）		
IIb	家族性复合型高脂蛋白血症	VLDL 及 LDL ↑	TG ↑ ↑ TC ↑ ↑
	（多基因性高胆固醇血症）		
III	家族性异常β脂蛋白血症	IDL ↑	TG ↑ ↑ TC ↑ ↑
IV	家族性高甘油三酯血症	VLDL ↑	TG ↑ ↑
V	混合型高甘油三酯血症	CM 及 VLDL ↑	TG ↑ ↑ TC ↑

对于高脂血症的治疗，首先应采取限制饮食中胆固醇、动物脂肪和热量的摄入、增加体育锻炼等措施。在此基础上给予调血脂药物，使血浆中 LDL、VLDL、TC（总胆固醇）、TG、apoB 降低；或使 HDL、apoA 升高，以减少脂质的吸收、代谢与脂蛋白的合成，均有可能延缓动脉粥样硬化的病理生理进程，稳定或缩小动脉粥样硬化斑块，防止或减少冠心病及高血压患者的心脑血管意外事件的发生。

二、抗高脂血症药

目前用于临床的抗高脂血症药按作用机制可分为以下六类：①HMG-CoA 还原酶抑制剂：洛伐他汀、普伐他汀、辛伐他汀、氟伐他汀及阿伐他汀。②胆汁酸结合树脂类：考来烯胺（消胆胺）、考来替泊（降胆宁）。③苯氧酸类：氯贝特（安妥明）、吉非贝齐、非诺贝特、环丙贝特、苯扎贝特（必降脂）。④烟酸类：烟酸、烟酸肌醇酯。⑤多烯脂肪酸类：亚油酸、γ-亚麻油酸、花生四烯酸、二十碳五烯酸等。⑥抗脂质氧化剂：普罗布考。

（一）HMG-CoA 还原酶抑制剂

又称他汀类（statins），是一类可有效降低血浆胆固醇浓度的新型药物。目前用于临床的主要有洛伐他汀（lovastatin）、普伐他汀（pravastatin）、辛伐他汀（simvastatin）等。此外新近人工合成品尚有氟伐他汀（fluvastatin）、阿伐他汀（atorvastatin）等。

【药理作用及应用】

他汀类药物可在肝脏竞争性抑制羟甲戊二酰辅酶 A（HMG-CoA）还原酶活性。该酶是肝细胞中胆固醇从头合成的限速酶，HMG-CoA 还原酶抑制剂对其有强大的亲和力，可阻断 HMG-CoA 向甲羟戊酸转化，使内源性胆固醇合成明显减少，胆汁酸合成也随之减少。从而促使肝脏合成更多的 LDL 受体，将血浆中携带胆固醇的 LDL 转运至肝内以合成胆酸，使血浆中 LDL-C（LDL-胆固醇）、VLDL-C 水平降低，而 HDL-C 可轻度上升。

主要用于各种原发性和继发性高胆固醇血症。

【不良反应】

少数病人有胃肠道反应、头痛或皮疹。少数患者可见转氨酶升高，停药后恢复正常，应在用药后 1～6 个月检测肝功能。极少数病人发生骨骼肌溶解症，可见肌痛、肌球蛋白尿和肾功能衰竭，在合用免疫抑制剂环孢菌素或降血脂药烟酸、吉非贝齐时较易发生。如果患者在服药期间出现肌痛、肌无力或深色尿时，则应立即停药，如处理及时症状可很快得到控制。孕妇及哺乳妇女禁用。

（二）胆汁酸结合树脂

考来烯胺（cholestyramine，消胆胺，降脂树脂 I 号）

【药理作用】

考来烯胺为强碱性阴离子交换树脂。口服后不被消化道吸收，在肠道与胆汁酸形成络合物随粪便排出，故能阻断胆汁酸的肝肠循环，使胆汁酸重吸收入肝的量减少。由于肝中胆汁酸减少，激活 7α-羟化酶，促使肝中胆固醇向胆汁酸转化。由于胆汁酸也是肠道吸收胆固醇所必需，树脂与胆汁酸形成络合物后，使肠道吸收外源性胆固醇亦减少。肝内胆固醇减少，还可促使肝细胞表面 LDL 受体增多，血浆中 LDL 向肝中转移。以上作用均可降低血浆 TC、LDL-C 浓度，亦可轻度升高 HDL-C 浓度。

【临床应用】

用于 IIa 型高脂蛋白血症，如家族性高胆固醇血症或多因素的高脂蛋白血症，是目前最

143

安全的降胆固醇药物。可与烟酸或 HMG-CoA 还原酶抑制剂合用。用药后 4~7 天起效，2 周达最大效应。

【不良反应】

可致恶心、腹胀、便秘等。干扰脂溶性维生素的吸收，高剂量时可发生脂肪痢。

【药物相互作用】

可妨碍噻嗪类、巴比妥类、香豆素类及洋地黄类药物在肠内的吸收。合用时需在本类药用前 1 小时或用后 4 小时服用。

同类药物**考来替泊（colestipol，降胆宁，降脂树脂 Ⅱ 号）**，作用同考来烯胺。

（三）苯氧酸（fibric acid）类

本类药物第一代有**氯贝特（clofibrate，安妥明）**和**吉非贝齐（gemfibrozil）**，第二代有**非诺贝特（fenofibrate）、环丙贝特（ciprofibrate）**及**苯扎贝特（benzafibrate）**。

【药理作用】

可显著降低血浆中 VLDL 和甘油三酯浓度，轻度升高 HDL。长期治疗时甘油三酯水平降低 40%，通常用药 3~4 周达最大效应。作用机制可能是通过增加脂蛋白酯酶的活性，抑制脂肪组织中甘油三酯的水解和降低肝脏对游离脂肪酸的摄取，减少肝脏甘油三酯和 VLDL 的合成。此外，该类药还可减少血浆纤维蛋白原浓度，减少血小板聚集，而具有抗血栓形成作用。

【临床应用】

主要用于 Ⅱa、Ⅱb 和 Ⅳ 型高脂血症患者。氯贝特对 Ⅲ 型高脂血症（家族性异常 β 脂蛋白血症）效果好。吉非贝齐及新一代贝特类对 VLDL、IDL 及血浆甘油三酯浓度增高的病人特别有效，且长期应用较氯贝特不良反应少。

【不良反应】

氯贝特原为较常用的抗高脂血症药，因可致皮疹、脱发、性功能减退，动物可引起良、恶性肝脏肿瘤等，不良反应多且重，限制了其应用。新一代苯氧酸类不良反应较轻微，偶见恶心、腹泻等胃肠道反应，长期用药应定期检查肝、肾功能。

（四）烟酸类

烟酸（nicotinic acid，niacin）

【药理作用】

烟酸为水溶性维生素，大剂量时对多种类型高脂血症均有效。

烟酸通过降低脂肪组织内 cAMP，使甘油三酯脂肪酶活性降低，减少脂肪动员，使血浆中游离脂肪酸含量下降，甘油三酯和 VLDL 明显减少，VLDL 的转化物 LDL 亦随之减少。烟酸通过抑制 HMG-CoA 还原酶，可使血浆总胆固醇降低。

口服大剂量烟酸 1~4 天后，甘油三酯浓度可下降 20%~80% 以上，作用强度直接与 VLDL 的原水平有关。LDL-胆固醇下降较慢，5~7 天显效，3~5 周达最大效应。一般单用烟酸下降 10%~15%，如与树脂合用可下降 40%~60%，烟酸合用树脂再加用 HMG-CoA 还原酶抑制剂，可使杂合子家族性高胆固醇血症患者的 LDL-胆固醇下降 69%。烟酸还可轻、中度升高 HDL-胆固醇水平，以及抑制血小板聚集和扩张血管作用，故还有抗动脉粥样硬化及冠心病的作用。

【临床应用】

对 Ⅱ、Ⅲ、Ⅳ、Ⅴ 型高脂血症均有效，也可用于预防心肌梗死及胰腺炎。

【不良反应】

可见呕吐、腹泻甚至溃疡等消化道刺激症状，亦可见面红和皮肤瘙痒，预先服用阿司匹林可以减轻。大剂量有肝毒性，表现为黄疸和转氨酶升高。烟酸还可引起高血糖及高尿酸血症。故痛风、溃疡病、活动性肝炎、Ⅱ型糖尿病患者及孕妇禁用此药。

同类药物**烟酸肌醇酯**在体内水解为烟酸和肌醇而发挥作用。

（五）多烯脂肪酸类

【药理作用及应用】

多烯脂肪酸（polyunsaturated fatty acid，PUFA）又称不饱和脂肪酸。根据不饱和双键开始出现的位置，可将其分为 N-6 和 N-3 两大类。前者包括亚油酸和 γ-亚麻油酸，存在于玉米油、葵花子油、红花油和亚麻油等植物油中，降血脂作用弱。后者除 α-亚麻油酸外，主要还有长链 PUFA、二十碳五烯酸（EPA）和二十二碳六烯酸（DHA）等，存在于海藻及海鱼脂肪中，降血脂作用较 N-6 类显著，多烯康胶丸等鱼油类制剂属于此类药。PUFA 可通过与胆固醇结合成酯，使胆固醇易于转运、代谢和排泄，使血中胆固醇、甘油三酯降低。N-3 类还可抑制血小板聚集，降低血液粘滞度。适用于 Ⅱ 型高脂蛋白血症。但疗效尚需进一步观察。

【不良反应】

一般无不良反应。但长期应用可诱发胆结石和自发性出血等。

（六）抗脂质氧化剂

普罗布考（probucol，丙丁酚）

【药理作用及应用】

普罗布考是合成的亲脂性抗氧化剂，可降低血管内皮细胞摄取 OX-LDL 的能力，抑制 OX-LDL 的形成，延缓动脉粥样硬化的发展。因亲脂性强，一次用药后可在脂肪组织保留数月。可与树脂类合用于各种高胆固醇血症病人。

【不良反应】

可见胃肠道刺激症状，偶见嗜酸性粒细胞增多、血管神经性水肿。还可发生心电图异常，故心律失常病人不用。

临床用药评价

近 30 年来贝特类及他汀类调血脂药发展迅速。其中氯贝特是 20 世纪 60 年代第一个用于临床的调血脂药。但 70 年代对其所进行的大规模临床研究表明，虽然该药降低甘油三酯（TG）的作用可靠，但因不良反应较多且重，限制了其临床应用。80 年代发展的新一代贝特类药物如非诺贝特、苯扎贝特、吉非贝齐等，其降低 TG 作用以及升高 HDL 作用显著增强，且不良反应明显减少，故贝特类调血脂药又逐渐受到重视。

90 年代开展的关于他汀类药物临床研究证实，此类药物除具有降低血浆胆固醇（CH）作用外，还具有改善血管内皮细胞功能、稳定粥样硬化斑块和抗炎等有益的非降血脂作用。因此，应用他汀类药物已成为冠心病防治的重要措施之一。他汀类药物的主要不良反应为骨骼肌溶解症，尤其与红霉素、环孢素、吉非贝齐等药物合用时较易发生，应予警惕。尚未见氟伐他汀引起骨骼肌溶解症的报道。

制剂及用法

洛伐他汀 片剂：每片 10mg，20mg，40mg。开始 20～40mg/d，晚餐时服用，如需要在 4 周间隔可增至最大剂量 80mg/d，进餐时服。

普伐他汀 片剂：每片 5mg，10mg。1 次/日，睡前服。

辛伐他汀 片剂：每片 5mg，10mg。1 次/日。

氟伐他汀 片剂（胶囊剂）：每片（胶囊）20mg，每次 20～40mg，1 次/日。

考来烯胺（消胆胺，降脂树脂 I 号） 粉剂：4～5g，tid，进餐时服。

考来替泊（降胆宁，降脂树脂 II 号） 粉剂：4～5g，tid 或 qid，进餐时服。

氯贝特 胶丸剂：每粒 0.25g。0.5g，bid 或 tid。

吉非贝齐 片剂：每片 600mg。胶囊剂：每胶囊 300mg。成人：600mg，bid。

苯扎贝特 片剂：每片 200mg，每次 100～200mg，tid。

非诺贝特 片剂：每片 100mg，每次 100mg，tid，饭后服。

烟酸 片剂：每片 0.05g，0.1g。开始每次 0.1g，以后增为 1～2g，tid 或 qid，饭后服。

烟酸肌醇酯 片剂：每片 0.2g，每次 0.2～0.6g，tid。

普罗布考 片剂：每片 250mg，500mg。成人：每次 250～500mg，bid，早晚进餐时服。

多烯康胶丸 每丸 0.45g，每次 4 丸，tid。

（章国良）

146

第二十六章 利尿药和脱水药

一、利尿药

利尿药（diuretics）是作用于肾脏，能增加电解质特别是 Na^+ 和水的排出，使尿量增加的药物。临床上主要用于治疗各种原因引起的水肿，也可用于某些非水肿性疾病，如高血压、肾结石、高血钙症等。

目前依据药物作用部位和排钠作用强弱可将利尿药分为三类：

1. 高效能利尿药　该类药主要作用于肾脏髓袢升支粗段髓质部和皮质部，利尿作用强大，如呋塞米、依他尼酸、布美他尼等。

2. 中效能利尿药　主要作用于髓袢升支粗段皮质部和远曲小管近端，利尿效能中等，如噻嗪类、氯噻酮等。

3. 低效能利尿药　主要作用于远曲小管和集合管，利尿作用弱于上述两类。如螺内酯、氨苯喋啶、阿米洛利等保钾利尿药以及作用于近曲小管的碳酸酐酶抑制药，如乙酰唑胺等。

（一）利尿药作用的生理学基础

尿的生成包括三个环节：肾小球滤过；肾小管和集合管的重吸收；肾小管和集合管的分泌。现在临床上应用的利尿药主要影响后两者（图 26-1）。

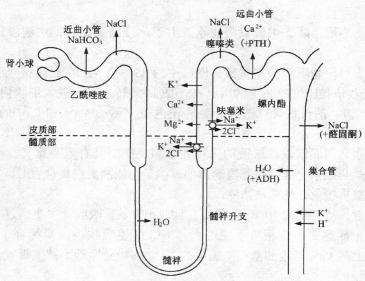

图 26-1　肾小管各段功能及利尿药作用部位示意图

1. 肾小球滤过　血液中的成分除蛋白质和血细胞外均可经肾小球滤过而形成原尿。原尿量的多少取决于肾血流量及有效滤过压。每日约 99% 的原尿在肾小管被重吸收。有些药物如强心苷、氨茶碱、多巴胺等，可以通过加强心肌收缩力、扩张肾血管、增加肾血流量和肾小球滤过率，使原尿量生成增加，但由于肾脏存在球、管平衡的调节机制，终尿量并不能明显增多，利尿作用很弱。因此，目前常用的利尿药不是作用于肾小球，而是直接作用于肾

147

小管，通过减少对水、电解质的重吸收而发挥利尿作用。

2. 肾小管的重吸收

(1) 近曲小管：原尿中约 85% $NaHCO_3$、40% NaCl 以及葡萄糖、氨基酸和其他所有的可滤过的有机溶质通过近曲小管特定的转运系统被重吸收，60% 的水被动重吸收以维持近曲小管液体渗透压的稳定。在目前应用的利尿药中，只有碳酸酐酶抑制剂主要在近曲小管中起作用。

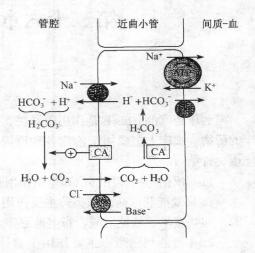

图26-2 近曲小管上皮细胞的 Na^+/H^+ 交换和 HCO_3^- 的重吸收

Na^+-K^+ ATP 酶存在于基侧质膜，以维持细胞内的 Na^+ 与 K^+ 在正常水平

近曲小管重吸收 $NaHCO_3$ 是由近曲小管上皮细胞（管腔面）的 Na^+/H^+ 交换子所触发的。该转运系统促进管腔的 Na^+ 进入细胞，以 1:1 的比例交换细胞内的 H^+。H^+ 分泌进入管腔与 HCO_3^- 形成 H_2CO_3，再脱水成为 CO_2 和 H_2O，后二者迅速跨越细胞膜，在细胞内再水化成为 H_2CO_3。H_2CO_3 分解后，H^+ 用于 Na^+/H^+ 交换，CO_2 经一种特殊的转运子转运通过基侧质膜进入血。管腔内的脱水反应和细胞内的再水化反应均被碳酸酐酶催化（图 26-2）。碳酸酐酶的活性可以被碳酸酐酶抑制剂所抑制。

在近曲小管远端，可以重吸收 NaCl。目前尚无利尿药影响该过程。

由于近曲小管对水有高度通透性，管腔液的渗透压和 Na^+ 浓度在整个近曲小管液保持恒定。

(2) 髓袢降支细段：降支细段只吸收水。由于此段髓质高渗，水被渗透压驱动而重吸收。

(3) 髓袢升支粗段髓质部和皮质部：原尿中约 35% 的 Na^+ 在此段被重吸收。髓袢升支粗段对 NaCl 重吸收依赖于管腔膜上的 $Na^+/K^+/2Cl^-$ 共转运子。进入细胞内的 K^+，可以扩散返回管腔，形成 K^+ 的再循环，造成管腔内正电位，驱动 Mg^{2+} 和 Ca^{2+} 的重吸收。因此，抑制升支粗段的利尿药，不仅增加 NaCl 的排出，也增加 Ca^{2+}、Mg^{2+} 的排出。

此段不通透水，因而该段在尿液的稀释和浓缩机制中具有重要意义。不仅稀释了管腔液，而且吸收 Na^+ 与尿素一起维持此段髓质的高渗，当尿液流经集合管时，在抗利尿激素调节下，大量的水被再吸收，使尿液浓缩。

(4) 远曲小管：滤液中约 10% 的 NaCl 在远曲小管被重吸收，主要通过 Na^+/Cl^- 共转运子。与升支粗段一样远曲小管相对不通透，NaCl 的重吸收进一步稀释了小管液。另外，Ca^{2+} 通过顶质膜上的 Ca^{2+} 通道和基侧质膜上的 Na^+/Ca^{2+} 交换子而被重吸收，甲状旁腺激素可以调节这个过程。

(5) 集合管：集合管重吸收原尿中 2%～5% 的 NaCl，重吸收的机制与其他节段不同，主细胞顶质膜通过分离的通道重吸收 Na^+ 和排出 K^+。由于 Na^+ 的重吸收要超过 K^+ 的分泌，可产生显著的管腔负电位。该负电位驱动 Cl^- 通过旁细胞途径吸收入血。

醛固酮通过对基因转录的影响，增加肾小管上皮细胞 Na^+ 和 K^+ 通道活性，以及 Na^+/K^+ ATPase 的活性，促进 Na^+ 的重吸收以及 K^+ 的分泌。影响尿浓缩的最后关键是 ADH，也称加压素，在无 ADH 存在的情况下，集合管不通透水。现在已经阐明加压素对水重吸收的调节是通过水孔蛋白（aquaporins，AQPs）或称水通道完成的。

（二）常用利尿药

高效能利尿药（袢利尿药）

本类药物主要作用部位在髓袢升支粗段，选择性地抑制 NaCl 的重吸收，又称袢利尿药。本类药主要包括**呋塞米（furosemide，速尿）、依他尼酸（ethacrynic acid，利尿酸），布美他尼（bumetanide）。**

【药理作用】

1.袢利尿药利尿作用迅速、强大、短暂。口服均易吸收，30分钟开始生效，1～2小时达峰浓度，维持6～8小时；静脉注射2～10分钟生效，30分钟达高峰，维持2～4小时。

利尿作用的分子机制是特异性地抑制分布在髓袢升支肾小管上皮细胞管腔侧的 $Na^+/K^+/2Cl^-$ 共同转运子，因而抑制 NaCl 的重吸收，使此段髓质不能维持高渗，当尿液流经集合管时，水的重吸收减少，排尿增多。

由于 K^+ 重吸收减少，也可以降低由于 K^+ 的再循环导致的管腔正电位，减小了 Ca^{2+}、Mg^{2+} 重吸收的驱动力，使它们的排泄也增加。输送到远曲小管和集合管的 Na^+ 增加又促使 Na^+/K^+ 交换增加，从而使 K^+ 的排泄进一步增加。

2.袢利尿药通过对血管床的直接作用影响血流动力学。呋塞米和依他尼酸对心力衰竭的病人，能迅速增加全身静脉容量，降低左室充盈压。还能增加肾血流量，改变肾皮质内血流分布。其作用机制尚未完全阐明。

【临床应用】

1.急性肺水肿和脑水肿　静脉注射呋塞米能迅速扩张容量血管，回心血量减少，在利尿作用发生之前即可缓解急性肺水肿，是急性肺水肿的迅速有效的治疗手段之一。同时由于利尿，使血液浓缩，血浆渗透压增高，也有利于消除脑水肿。

2.其他严重水肿　可治疗心、肝、肾等各类水肿。主要用于其他利尿药无效的严重水肿病人。

3.急慢性肾功能衰竭　急性肾衰时，袢利尿药可增加尿量和 K^+ 的排出，冲洗肾小管，减少肾小管的萎缩和坏死。大剂量呋塞米可以治疗慢性肾衰，增加尿量，在其他药物无效时，仍然能产生利尿作用。

4.高钙血症　本类药可以抑制 Ca^{2+} 的重吸收，降低血钙。

5.加速某些毒物的排泄　主要用于经肾排泄药物中毒的抢救，如长效巴比妥类、水杨酸类、溴剂、氟化物、碘化物等。

【不良反应】

1.水与电解质紊乱　表现为低血容量、低血钾、低血钠、低钾性碱血症，长期应用还可引起低血镁。低血钾可增强强心苷对心脏的毒性，对肝硬化的病人可能诱发肝昏迷，故应注意及时补充钾盐或加服保钾利尿药。

2.耳毒性　表现为耳鸣、听力减退或暂时性耳聋，呈剂量依赖性。耳毒性的发生机制可能与药物引起内耳淋巴液电解质成分改变有关。肾功能不全或同时使用其他耳毒性药物，如并用氨基苷类抗生素时较易发生耳毒性。

3.高尿酸血症　袢利尿药可能造成高尿酸血症，并诱发痛风。本类药和尿酸竞争有机酸分泌途径是其原因之一。

4.其他　可有恶心、呕吐，大剂量时尚可出现胃肠出血。少数病人可发生白细胞、血小板减少。亦可发生过敏反应，表现为皮疹、嗜酸粒细胞增多，偶有间质性肾炎等，停药后可迅速恢复。本品尚能抑制内源性胰岛素分泌而升高血糖，合用药物时应予以注意。

中效能利尿药（moderate efficacy diuretics）

噻嗪类（thiazides）

噻嗪类是临床广泛应用的一类口服利尿药和降压药。是由杂环苯并噻二嗪与一个磺酰胺基组成。本类药物作用相似，仅所用剂量不同。常用的噻嗪类有**氢氯噻嗪**（hydrochlorothiazide）、**氯噻嗪**（chlorothiazide）。其他如**吲哒帕胺**（indapamide，每日口服剂量为 2.5～10mg）、**氯噻酮**（chlortalidone）等，它们虽无噻嗪环但有磺胺结构，其利尿作用与噻嗪类相似。

【药理作用与临床应用】

1. 利尿作用　增强 NaCl 和水的排出，产生温和持久的利尿作用。其作用机制是抑制髓袢升支粗段皮质部和远曲小管近端 Na^+/Cl^- 共转运子，抑制 NaCl 的重吸收。由于转运至远曲小管远端 Na^+ 增加，促进了 K^+/Na^+ 交换。尿中 K^+ 的排泄也增多，长期服用可引起低血钾。主要用于各种原因引起的水肿。

此外，与袢利尿药相反，噻嗪类还促进远曲小管由甲状旁腺素调节的 Ca^{2+} 重吸收过程，而减少尿 Ca^{2+} 含量，减少 Ca^{2+} 在管腔中的沉积。这可能是由于 Na^+ 重吸收减少，肾小管上皮细胞内 Na^+ 降低，促进基侧质膜的 Na^+/Ca^{2+} 交换所致。可用于治疗各种原因引起的水肿，以及高尿钙伴有肾结石者。

2. 抗利尿作用　噻嗪类能明显减少尿崩症患者的尿量及口渴症状，主要因排 Na^+，使血浆渗透压降低，而减轻口渴感，其作用机制不明。用于肾源性尿崩症。

3. 降压作用　噻嗪类是常用的降压药，用药早期通过利尿、血容量减少而降压，长期用药则通过扩张外周血管而产生降压作用（见第二十章）。本类药是治疗高血压的基础用药之一，多与其他降压药合用，可减少后者的剂量，减少副作用。

【不良反应】

1. 电解质紊乱　如低血钾、低血钠、低血镁、低氯性碱血症等，合用保钾利尿药可防治。

2. 高尿酸血症　痛风者慎用。

3. 代谢变化　可导致高血糖、高脂血症。可能是因其抑制了胰岛素的分泌以及减少组织利用葡萄糖。纠正低血钾后可部分翻转高血糖效应。本类药可使血清胆固醇和低密度脂蛋白升高，糖尿病、高血脂患者慎用。

4. 过敏反应　本类药物为磺胺类药物，与磺胺类有交叉过敏反应。可见皮疹、皮炎（包括光敏性皮炎）等，偶见严重的过敏反应如溶血性贫血、血小板减少、坏死性胰腺炎等。

低效能利尿药

低效能利尿药按作用方式的不同分为两类：保钾利尿药和碳酸酐酶抑制药。

保钾利尿药在集合管和远曲小管产生作用，它们或者通过直接拮抗醛固酮受体（如螺内酯）、或者通过抑制管腔膜上的 Na^+ 通道（氨苯蝶啶和阿米洛利）而发生作用。碳酸酐酶抑制药的代表药为乙酰唑胺。

螺内酯［spironolactone，又称安体舒通（antisterone）］

【药理作用】

螺内酯是醛固酮的竞争性拮抗剂。该药阻止醛固酮在集合管上皮细胞内形成醛固酮-受体复合物而产生拮抗醛固酮的作用，抑制 Na^+/K^+ 交换，表现出排 Na^+、保 K^+ 的作用。

【临床应用】

螺内酯的利尿作用弱，起效缓慢而持久。其利尿作用与体内醛固酮的浓度有关，仅在体内有醛固酮存在时，才发挥作用。对切除肾上腺的动物则无利尿作用。

1. 治疗与醛固酮升高有关的顽固性水肿　对肝硬化和肾病综合征水肿患者较为有效。

2. 充血性心力衰竭　近年来认识到螺内酯用于心衰的治疗不仅仅限于通过排 Na^+、利尿消除水肿，而是通过多方面的作用改善病人的状况（见第二十一章）。

【不良反应】

不良反应较轻，少数患者可引起头痛、困倦与精神错乱等。久用可引起高血钾，尤其当肾功能不良时，故肾功能不全者禁用。此外，还有性激素样副作用，可引起男子乳房女性化和性功能障碍及妇女多毛症等。

氨苯喋啶和阿米洛利（triamterene and amiloride）

氨苯喋啶和阿米洛利虽化学结构不同，却有相同的药理作用。

二药并非竞争性拮抗醛固酮，它们作用于远曲小管末端和集合管，通过阻滞管腔 Na^+ 通道而减少 Na^+ 的重吸收。同时由于减少 Na^+ 的重吸收，使管腔的负电位降低，因此驱动 K^+ 分泌的动力减少，抑制了 K^+ 分泌，因而产生排 Na^+、利尿、保 K^+ 的作用。它们在临床上常与排钾利尿药合用治疗顽固水肿。

不良反应较少。长期服用可致高钾血症，严重肝、肾功能不全者、有高钾血症倾向者禁用。偶见嗜睡及恶心、呕吐、腹泻等消化道症状。

乙酰唑胺（acetazolamide）

又称醋唑磺胺（diamox），是现代利尿药发展的先驱。它也是磺胺的衍生物。

【药理作用】

乙酰唑胺通过抑制碳酸酐酶的活性而抑制近曲小管管腔内的 HCO_3^- 的重吸收（图 26-2），由于 Na^+ 在近曲小管可与 HCO_3^- 结合排出，近曲小管 Na^+ 的重吸收减少，水的重吸收因而减少。但集合管 Na^+ 重吸收会大大增加，使 K^+ 的分泌相应增多（Na^+/K^+ 交换增多）。乙酰唑胺主要造成尿中 HCO_3^-、K^+ 和水的排出增多。

乙酰唑胺还抑制肾脏以外部位碳酸酐酶依赖的 HCO_3^- 的转运。如眼睫状体向房水中分泌 HCO_3^- 以及脑脉络丛向脑脊液分泌 HCO_3^-。虽然在这些过程中，HCO_3^- 的转移方向与在近曲小管中相反，但都可以被乙酰唑胺所抑制，并改变液体的生成量和 pH 值。

【临床应用】

本药利尿作用较弱，现在很少作为利尿药使用。但它们仍有几种特殊的用途。

1. 治疗青光眼　减少房水的生成，降低眼压，对多种类型的青光眼有效。

2. 急性高山病　登山者在急速登上 3000 米以上时会出现无力、头昏、头痛和失眠的症状。一般症状较轻，几天后可自然缓解。但严重时，会出现肺水肿或脑水肿而危及生命。乙酰唑胺可减少脑脊液的生成和降低脑脊液及脑组织的 pH 值，减轻症状，改善机体机能。在开始攀登前 24 小时口服，可起到预防作用。

3. 碱化尿液　采用乙酰唑胺碱化尿液，可促进尿酸、胱氨酸和弱酸性物质（如阿司匹林）的排泄。

4. 其他　可用于癫痫的辅助治疗、纠正代谢性碱中毒和伴有低血钾症的周期性麻痹等。

【不良反应】

严重不良反应少见。作为磺胺的衍生物，可能会造成骨髓抑制、皮肤毒性、磺胺样肾损害，对磺胺过敏的病人易对本药产生过敏反应。长时用药后，体内贮存的 HCO_3^- 减少可导致高氯性酸中毒。长期用药也会引起肾结石、低血钾。较大剂量常引起嗜睡和感觉异常等。

二、脱水药

脱水药又称渗透性利尿药（osmotic diuretics），包括甘露醇、山梨醇、高渗葡萄糖、尿素等。渗透性利尿药静脉注射给药后，可以提高血浆渗透压，产生组织脱水作用。当这些药物通过肾脏时，增加水和部分离子的排出，产生渗透性利尿作用。该类药具备如下特点：①静脉注射后不易通过毛细血管进入组织；②易经肾小球滤过；③不易被肾小管再吸收。

甘露醇（mannitol）

甘露醇为己六醇结构，临床主要用20%的高渗溶液静脉注射或静脉点滴。

【药理作用和临床应用】

1. 脱水作用　静脉注射后，该药不易从毛细血管渗入组织，能迅速提高血浆渗透压，使组织间液向血浆转移而产生组织脱水作用，可降低颅内压和眼压。口服给药，则造成渗透性腹泻，可用于从胃肠道消除毒性物质。

甘露醇是治疗脑水肿降低颅内压安全而有效的首选药物。青光眼病人的急性发作和术前应用可以降低眼压。

2. 利尿作用　静脉注射甘露醇后，血浆渗透压升高，血容量增加，血液粘滞度降低；并通过稀释血液而增加循环血容量及肾小球滤过率；该药在肾小球滤过后不易被重吸收，使水在近曲小管和髓袢升支的重吸收减少；导致肾排水增加。此外由于排尿速率的增加，减少了尿液与肾小管上皮细胞接触的时间，使电解质的重吸收也减少。

可用于预防急性肾功能衰竭。在少尿时，若及时应用甘露醇，通过脱水作用，可减轻肾间质水肿。同时渗透性利尿效应可维持足够的尿量，稀释肾小管内有害物质，保护肾小管免于坏死。另外，还能改善急性肾衰早期的血流动力学变化，对肾功能衰竭伴有低血压者效果较好。

【不良反应】

少见，注射过快时可引起一过性头痛、眩晕、畏寒和视物模糊。因可增加循环血量而增加心脏负荷，慢性心功能不全者禁用。另外，活动性颅内出血者禁用。

山梨醇（sorbitol）

山梨醇是甘露醇的同分异构体，作用与临床应用同甘露醇，进入体内大部分在肝内转化为果糖，故作用较弱。易溶于水，价廉，一般可制成25%的高渗液使用。

高渗葡萄糖（hypertonic glucose）

50%的高渗葡萄糖也有脱水及渗透性利尿作用，但因其可部分地从血管弥散进入组织中，且易被代谢，故作用弱而不持久。停药后，可出现颅内压回升而引起反跳，临床上主要用于脑水肿和急性肺水肿，一般与甘露醇合用。

临床用药评价

1. 慢性心功能不全或心源性水肿的治疗主要通过改善心功能，利尿药仅能起辅助治疗作用。对轻、中度心源性水肿，常用噻嗪类，对严重心源性水肿可采用高效利尿药。应用中应注意：勿过度使用利尿药，否则可减少回心血量；利尿药引起的代谢性碱中毒，可进一步损害心功能，可给予补钾、生理盐水或乙酰唑胺纠正；利尿药引起的低血钾可能诱发心律失常及强心苷中毒，要避免发生低血钾。

由于认识到醛固酮在心衰中的独特作用，螺内酯在心衰治疗中的作用，已不仅只是排钠、利尿，而可能从根本上给心衰及心肌重构的控制带来益处（见第二十一章）。

2．急性肾炎时，一般不用利尿药，必要时用噻嗪类。慢性肾功能不全，虽可用大剂量呋塞米治疗，因可使血容量减少，降低肾小球滤过率，故临床主要采用饮食和透析治疗。

3．肝性水肿时，因血浆胶体渗透压下降及对醛固酮和抗利尿激素灭活能力下降，不宜先采用高效利尿剂，否则会引起严重的电解质紊乱，加速肝衰竭和诱发肝昏迷。一般宜先用保钾利尿药，或保钾利尿药加噻嗪类或高效利尿药。

4．高血压的治疗详见第二十章。

制剂及用法

呋塞米 片剂：每片 20mg。20mg，tid，为避免发生电解质紊乱，应从小量开始，间隔给药，即服药 1～3 日，停药 2～4 日。注射剂 20mg/2ml。20mg，im 或稀释后缓慢静滴，qd 或 q2d。

布他美尼 片剂：每片 1mg，5mg。

依地尼酸 片剂：每片 25mg。25mg，qd～tid。

氢氯噻嗪 片剂：每片 25mg。每次 25～50mg，bid 或 tid。

氯噻酮 片剂：每片 50mg，100mg。100～200mg，qd 或 q2d。

螺内酯 胶囊（微粒）：每胶囊 20mg。20mg，tid～qid。

氨苯喋啶 片剂：每片 50mg。50～100mg，bid 或 tid。

乙酰唑胺 片剂：每片 0.25g。治疗青光眼每次 0.25g，bid 或 tid。

甘露醇 注射液：20g/100ml，50g/250 ml。1～2g/kg，iv gtt。必要时 4～6 小时重复使用。

葡萄糖 注射液：50% 溶液 20ml。40～60ml，iv。

（李学军）

第二十七章 作用于呼吸系统的药物

呼吸系统疾病是危害人类健康的常见病、多发病，咳、痰、喘、炎为其常见症状。这些症状往往同时存在，互为因果，如得不到及时有效治疗，则可发展为慢性阻塞性肺气肿、甚至慢性肺源性心脏病。及时采取平喘、镇咳、祛痰、抗菌等措施，可有效地控制症状，减少病人的痛苦，起到良好的治疗效果。

平喘药、镇咳药和祛痰药是呼吸系统疾病对症治疗的常用药物。

一、平喘药

平喘药是指能作用于哮喘发生的不同环节，解除支气管平滑肌痉挛，预防、缓解或消除哮喘症状的药物。哮喘的病因较为复杂，目前其病因治疗尚未得到解决，因此，对症治疗占有重要地位。常用的平喘药根据其作用机制不同，可分为五类（表 27 - 1）。

表 27 - 1 平喘药分类

类 别	常 用 药 物
肾上腺素受体激动药	非选择性 β 受体激动药：肾上腺素、麻黄碱、异丙肾上腺素 选择性 β_2 受体激动药：沙丁胺醇、克伦特罗、特布他林、氯丙那林
茶碱类	氨茶碱、二羟丙茶碱、胆茶碱
M 受体阻断药	异丙基阿托品
糖皮质激素类	二丙酸氯地米松、布地缩松
肥大细胞膜稳定药	色甘酸钠、奈多罗米

（一）肾上腺素受体激动药

该类药物可激动支气管平滑肌细胞膜上的 β_2 受体，激活腺苷酸环化酶，使细胞内 cAMP 生成增加，细胞内 Ca^{2+} 水平降低，而使支气管平滑肌松弛，并可激动肥大细胞膜上的 β 受体，抑制过敏介质的释放。目前临床多用高选择性 β_2 受体激动药治疗和预防哮喘发作。

肾上腺素（adrenaline）

肾上腺素可激动 β 和 α 受体。其平喘作用的主要机制是：①激动支气管平滑肌细胞膜上的 β_2 受体，激活腺苷酸环化酶，使平滑肌细胞内 cAMP 的生成增加，细胞内 Ca^{2+} 水平降低，从而松弛支气管平滑肌；②激活肥大细胞膜上的 β_2 受体，抑制肥大细胞释放过敏介质，如组胺、慢反应物质、白三烯、前列腺素等，有助于预防过敏性哮喘的发作；③通过激动 α 受体使支气管粘膜血管收缩，减轻支气管粘膜水肿，有利气道通畅。肾上腺素平喘作用特点为起效快、作用强，皮下注射 3 ~ 5 分钟出现疗效，作用维持 1 ~ 2 小时。临床主要用于控制支气管哮喘急性发作或哮喘持续状态。由于其激动 α 受体和 β_1 受体，因此，可引起心率加快、心肌耗氧量增加、血压升高等。

麻黄碱（ephedrine）

麻黄碱作用与肾上腺素相似，但舒张支气管作用较弱。特点是口服有效，作用缓慢、温和、持久，连续应用易产生快速耐受性。常与其他药物配伍治疗轻症喘息、喘息性支气管炎及预防哮喘发作。不良反应主要是中枢兴奋引起的失眠。

异丙肾上腺素（isoprenaline，喘息定）

异丙肾上腺素对 β_1、β_2 受体均有强大的激动作用，对 α 受体几无作用。其作用特点为：平喘作用强大而迅速，作用时间短。舌下或气雾吸入给药后，可迅速舒张支气管，改善症状。其松弛支气管平滑肌的作用比肾上腺素强，疗效可维持 1 小时左右，口服无效。临床主要用于控制哮喘急性发作。不良反应较多，如心悸、增加心肌氧耗量（激动心脏 β_1 受体）、肌震颤（激动骨骼肌 β_2 受体）等。长期反复应用可产生耐受性。大剂量可引起心律失常，甚至室颤、猝死。哮喘患者由于通气障碍可加重心肌缺氧，因此，应用时应注意心功能。

沙丁胺醇（salbutamol，舒喘灵）

沙丁胺醇对 β_2 受体有选择性激动作用，特点是可以口服给药，作用持久，对心肌兴奋作用弱。兴奋心脏作用仅为异丙肾上腺素的 1/10。抗喘作用强度与异丙肾上腺素相近但较持久，口服 30 分钟起效，维持 4～6 小时；气雾吸入 5 分钟起效，维持 3～4 小时。临床主要用于治疗支气管哮喘和喘息性支气管炎。近年来有缓释和控释剂型，可使作用时间延长，适用于夜间发作的治疗。

克伦特罗（clenbuterol，氨哮素）

克伦特罗为强效选择性 β_2 受体激动剂，松弛支气管平滑肌效应为沙丁胺醇的 100 倍，临床应用剂量小。此外，还能增强气道纤毛运动，促进痰液排出。由于对心脏 β_1 受体的作用较弱，故心血管系统不良反应较少。临床用于防治支气管哮喘、喘息型支气管炎及肺气肿等所致的支气管痉挛。口服吸收较沙丁胺醇好，10～20 分钟起效，作用维持 4～6 小时。气雾吸入 5～10 分钟起效，维持 2～4 小时。直肠给药时，作用维持时间更长，可达 24 小时。

特布他林（terbutaline，叔丁喘宁）

特布他林作用强度较沙丁胺醇弱，对心脏的作用更弱，仅为异丙肾上腺素的 1/100。既可口服，又可注射，且作用持久。皮下注射 5～15 分钟起效，30～60 分钟达高峰，作用持续 1.5～5 小时。重复用药可产生蓄积作用。可用于控制哮喘急性发作。

氯丙那林（clorprenaline，氯喘通）

氯丙那林为选择性 β_2 受体激动剂，但对 β_2 受体的选择性低于沙丁胺醇。对呼吸道平滑肌具有较强的松弛作用，而对心脏的兴奋作用较弱，为异丙肾上腺素的 1/10～1/3。其平喘效果较异丙肾上腺素弱，口服后 15～30 分钟起效，约 1 小时达最大效应，作用持续 4～6 小时。气雾吸入 5 分钟左右即可见哮喘症状缓解。用于支气管哮喘、喘息型支气管炎的治疗，对慢性支气管炎合并肺气肿患者，可止喘并改善肺功能。用药初期可有心悸、手指震颤、头痛及胃肠道反应，继续服药多自行消失。心律失常、高血压病及甲状腺功能亢进症患者慎用。

（二）茶碱类

茶碱（theophylline）为甲基黄嘌呤的衍生物，具有兴奋心脏、利尿、舒张支气管等作用。其治疗哮喘作用的主要药理作用机制为：①促进内源性儿茶酚胺释放，从而激动支气管平滑肌细胞膜 β_2 受体，使 cAMP 的生成增加，松弛支气管平滑肌。②抑制肥大细胞释放组胺、慢反应物质，并能拮抗多种内源性或外源性活性物质引起的支气管平滑肌收缩，对处于痉挛状态的支气管作用更为突出。③拮抗腺苷受体。近年证明腺苷可引起哮喘病人支气管平滑肌收缩，而茶碱类有阻断腺苷受体的作用。④抑制磷酸二酯酶。高浓度可抑制磷酸二酯酶使 cAMP 水平提高，但一般临床用药难以达到此浓度。

155

茶碱松弛支气管平滑肌作用较β受体激动药弱，但改善症状的效果较好，可能与其兴奋骨骼肌增强呼吸肌（膈肌、肋间肌）收缩力、减轻哮喘患者呼吸肌的疲劳感有关。茶碱类可增强β受体激动药的疗效，尤其对β受体激动药不敏感的患者增效作用更显著，二者可合用。

此类药物不良反应的发生率与其血药浓度密切相关，应严格掌握用药剂量，定时监测血药浓度，及时调整用药剂量。

氨茶碱（aminophylline）

氨茶碱为茶碱与乙二胺的复盐，是最常用的茶碱制剂。对急、慢性支气管哮喘及其他慢性阻塞性肺疾患，不论口服、注射或直肠给药，均有疗效。主要用于治疗支气管哮喘、喘息型支气管炎、哮喘持续状态、心源性哮喘。氨茶碱有多种剂型，口服用于急性发作；直肠给药吸收缓慢，对夜间和黎明前哮喘发作病人有效；对于严重的哮喘发作可静脉给药，并可合用糖皮质激素；对重症哮喘及哮喘持续状态患者，在气雾吸入β受体激动药疗效不显著时，可加用氨茶碱静脉滴注。

主要不良反应有：局部刺激症状，口服可致恶心、呕吐、食欲不振，饭后服用可减轻胃肠反应。可引起中枢兴奋作用，导致失眠或不安等，用镇静药可对抗之。因其兴奋中枢，不宜与麻黄碱合用。过量或静注太快可引起头痛、头晕、兴奋不安、血压骤降，严重时可出现心律失常，甚至心跳骤停，如静脉给药应稀释后缓慢推注。有急性心肌梗死、低血压、休克等症状患者禁用。

二羟丙茶碱（diprophylline，甘油茶碱）

为中性化合物，对胃肠刺激小。平喘作用和心脏兴奋作用均较氨茶碱弱（约为氨茶碱的 1/20～1/10），大剂量也可兴奋中枢。临床主要用于伴有心动过速或不宜用拟肾上腺素药及氨茶碱治疗的患者。一般口服给药，也可直肠、肌注或静脉给药。

胆茶碱（choline theophylline）

为茶碱与胆碱的复盐，水溶性为氨茶碱的 5 倍，其药理作用与氨茶碱相似。主要为口服给药，胃肠吸收快，刺激性小，作用维持时间长。

（三）M 受体阻断药

多种刺激可导致内源性乙酰胆碱释放，从而激动支气管平滑肌上的 M 受体，使支气管平滑肌收缩，导致支气管痉挛，而且哮喘患者往往伴有迷走神经功能亢进，因此，胆碱能神经在诱发哮喘发作中有重要作用。M 受体阻断药可用于哮喘治疗，常用的 M 受体阻断药阿托品由于其选择性低、副作用大，故较少使用。目前应用的是人工合成的对支气管平滑肌选择性高的 M 受体阻断药。

异丙基阿托品（ipratropine，异丙托溴铵）

异丙基阿托品为人工合成的阿托品异丙基衍生物，可选择性阻断支气管平滑肌 M 受体，对支气管平滑肌有较强的松弛作用，疗效优于异丙肾上腺素。因其对腺体的作用较弱，一般不影响痰液粘稠度和痰的排出。采用气雾吸入给药，5 分钟见效，维持 4～6 小时。临床主要用于喘息型慢性支气管炎的治疗，其疗效与沙丁胺醇相当，但对支气管哮喘疗效不如沙丁胺醇。因局部用药很少吸收，无明显全身性不良反应。

（四）糖皮质激素类

糖皮质激素有强大的平喘作用，对内源性哮喘和过敏性肺炎的治疗效果较好。特别是在

156

严重哮喘持续状态或哮喘重症发作时，静滴可迅速控制症状。在哮喘引起的呼吸衰竭治疗中，糖皮质激素是首选药物之一。慢性哮喘病患者在用其他类药物效果不明显时，也可用糖皮质激素。临床上常与其他平喘药合用或配合氧疗。其平喘作用机制主要有：①降低毛细血管通透性，减少渗出；②抑制白细胞释放蛋白溶解酶；③抑制前列腺素释放；④对多种参与哮喘发病的炎症细胞产生抑制；⑤抑制炎性介质的形成；⑥提高 β_2 受体对儿茶酚胺的敏感性等。由于糖皮质激素全身给药不良反应严重，尤其静脉给药时，可加重感染、诱发消化道出血等，因此，主要采取气雾吸入给药。

二丙酸氯地米松（beclomethasone，倍氯米松）

二丙酸氯地米松为地塞米松衍生物。局部抗炎作用强大，比地塞米松强 500 倍。气雾吸入能从肺组织迅速吸收，通过抗炎、消除水肿、抑制变态反应而发挥平喘作用。由于其在体内迅速代谢失活，全身不良反应小，长期应用不抑制肾上腺皮质功能。临床主要用于中度或重度支气管哮喘；也可用于依赖肾上腺皮质激素的顽固性支气管哮喘患者。本品吸入给药，由于起效较慢，一般不用于急性发作的抢救。长期用药可发生咽部白色念珠菌感染，宜多漱口，也可局部给以抗霉菌药治疗。

布地缩松（budesonide）

局部抗炎作用与二丙酸氯地米松相同，对支气管哮喘有良好疗效。临床主要用于中度或重度支气管哮喘、喘息型慢性支气管炎的治疗，尤其对糖皮质激素依赖型哮喘患者疗效更佳。

（五）肥大细胞膜稳定药

此类药物能稳定肥大细胞的细胞膜，抑制过敏介质释放。

色甘酸钠（sodium cromoglycate，intal，咽泰）

色甘酸钠属色酮类化合物。

【药理作用】

该药作用机制主要是抑制肥大细胞内磷酸二酯酶使 cAMP 浓度增加，阻止 Ca^{2+} 内流，从而稳定肥大细胞膜，阻止肥大细胞脱颗粒释放过敏介质（组胺、5-HT、慢反应物质等）。其对肥大细胞的阻释作用具有组织专一性，人肺组织的肥大细胞最为敏感，而皮肤组织的肥大细胞和嗜碱粒细胞则不敏感。

【临床应用】

用于各型哮喘的预防性治疗。对外源性哮喘（如变态反应引起的速发性和迟发性哮喘）疗效可达 90%；对内源性（感染性）哮喘效果稍差，约 60% 的病例有效；对运动性哮喘的疗效较满意，大部分病例可防止发作；但对已发作的哮喘无效。也可用于过敏性鼻炎、溃疡性结肠炎及其他胃肠道过敏性疾病。本品吸入给药，起效缓慢，一般给药后数日甚至数周才显效，故预防用药应在接触哮喘诱发因素前 7~10 天给药。

【不良反应】

毒性低。少数患者因药物粉末的刺激可引起呛咳、气急甚至诱发哮喘，与少量异丙肾上腺素合用能防止。

奈多罗米（nedocromil）

为吡喃喹诺酮衍生物。作用比色甘酸钠强，能抑制支气管粘膜各种类型细胞释放炎症介质。实验研究证实，本品可抑制花生四烯酸酯氧酶和环氧酶代谢途径，降低炎性介质释放，从而减轻支气管的气道高反应性和解除支气管平滑肌痉挛。临床用于预防性治疗哮喘、喘息型支气管炎，以及各种刺激引起的支气管痉挛。偶有头痛、恶心。儿童、妊娠期妇女慎用。

二、镇咳药

咳嗽是机体的一种防御性反射活动，有助于清除呼吸道的分泌物和异物以保持呼吸道畅通。但剧烈的咳嗽，特别是无痰的干咳可给患者带来痛苦和消耗，并可引起多种并发症。因此，及时合理的应用镇咳药有助于改善症状和疾病的恢复。镇咳药可分为两类：①中枢性镇咳药：主要抑制延脑咳嗽中枢；②外周性镇咳药：主要抑制咳嗽反射弧中的感受器和传入神经纤维的末梢。

可待因（codeine，甲基吗啡）

可待因药理作用与吗啡相似，但较弱。其镇咳作用强度为吗啡的 1/4，镇痛作用强度为吗啡的 1/10～1/7。可待因对咳嗽中枢有较高选择性，镇咳剂量不抑制呼吸，成瘾性也较吗啡弱，是目前临床应用最有效的镇咳药。临床上主要用于剧烈的刺激性无痰干咳的止咳，也用于中度疼痛的镇痛，胸膜炎患者干咳伴有胸痛时尤为适用。口服后 20 分钟起效，作用强而迅速，持续时间为 2～4 小时。少数患者可发生恶心、呕吐、便秘和眩晕，大剂量可致中枢兴奋、烦躁不安。久用也可产生耐受性和成瘾性，应控制使用。

福尔可定（pholcodine，吗啉吗啡）

福尔可定与可待因相似，具有中枢性镇咳、镇静和镇痛作用，但成瘾性较小，且儿童对本品耐受性较好。用于剧烈干咳和中等度疼痛。偶见恶心、嗜睡等副作用。长期应用可致依赖或成瘾。

右美沙芬（dextromethorphan，右甲吗南）

右美沙芬为中枢性非麻醉性镇咳药，强度与可待因相似。口服后 15～30 分钟起效，可持续 3～6 小时。长期应用无成瘾性，治疗量不抑制呼吸，不良反应少见。用于干咳，但因无镇痛作用，对伴有疼痛的干咳疗效不如可待因。偶有头晕、嗳气，中毒量可引起中枢抑制。

喷托维林（pentoxyverine，维静宁，咳必清）

喷托维林为胺基酯类衍生物，是人工合成的非成瘾性中枢性镇咳药。可选择性抑制咳嗽中枢，镇咳作用强度为可待因的 1/3，无成瘾性；对呼吸道粘膜有局部麻醉作用；较大剂量可使痉挛的支气管松弛，降低气道阻力。适用于上呼吸道炎症引起的急性咳嗽，也可用于小儿百日咳。偶有轻度头痛、头昏、口干、恶心、腹胀、便秘等。因有阿托品样作用，青光眼患者禁用。

二氧丙嗪（dioxopromethazine，双氧异丙嗪，克咳敏）

二氧丙嗪为异丙嗪的衍生物，具有较强的中枢性镇咳作用，还具有抗组胺、解除平滑肌痉挛、抗炎和局部麻醉作用。该药 10mg 的镇咳作用约与可待因 15mg 相当，但无成瘾性。服药后 30～60 分钟显效，作用持续 4 小时以上。用于慢性支气管炎，镇咳疗效显著。还可用于过敏性哮喘、荨麻疹、皮肤瘙痒症等。不良反应为困倦、乏力、头晕等。肝功能不全者慎用。

苯丙哌林（benproperine，咳快好）

苯丙哌林为非成瘾性镇咳药，是具有中枢性和末梢性双重作用的强效镇咳药。其镇咳作用主要是降低咳嗽中枢的兴奋性，部分是周围性作用，如阻断肺及胸膜牵张感受器产生的肺－迷走神经反射，且有平滑肌解痉作用。镇咳作用比可待因强 2～4 倍。口服后 10～20 分钟

158

起效，作用维持4~7小时，可用于各种原因引起的刺激性干咳。有轻度口干、头晕、胃部烧灼感和皮疹等不良反应。

苯佐那酯（benzonatate, tessalon，退嗽）

苯佐那酯为丁卡因的衍生物，有较强的局部麻醉作用，可麻醉呼吸道感受器，抑制肺牵张感受器及感觉神经末梢，阻断咳嗽反射的传入冲动而镇咳；对咳嗽中枢也有一定抑制作用，但止咳剂量不抑制呼吸。镇咳效果较可待因弱。用药后20分钟左右出现作用，维持3~4小时。临床主要用于急性支气管炎、肺癌、肺炎等引起的刺激性干咳；也可用于支气管镜、喉镜等检查或支气管造影前预防咳嗽。有轻度嗜睡、头晕、鼻塞等不良反应，偶见过敏性皮炎。服用时勿将药丸咬碎，以免引起口腔麻木。

三、祛痰药

祛痰药是指能增加呼吸道分泌，稀释痰液或降低其粘稠度，使痰液易于排出的药物。痰液是呼吸道炎症的产物，能刺激气管粘膜而引起咳嗽。粘痰积于小气道内形成粘液栓，可使气道狭窄而致喘息，并加重感染。因此，祛痰药的合理应用，可使痰液变稀，粘稠度降低，易于咳出，使通气功能改善，还可间接起到镇咳、平喘作用。常用的祛痰药主要包括恶心性祛痰药和粘痰溶解药两类。

氯化铵（ammonium chloride）

氯化铵为恶心性祛痰药，属酸性无机盐。口服后可对胃粘膜产生局部刺激，反射性地兴奋迷走神经，增加呼吸道腺体分泌，使痰液稀释，粘度降低。吸收后部分药物从呼吸道粘膜排出，因盐类渗透压作用使呼吸道内水分增加而稀释痰液，这一作用也有助于祛痰。本品祛痰作用较弱，大剂量又可产生恶心、呕吐与支气管痉挛，所以很少单用，多配成复方制剂，用于急、慢性呼吸道炎症而痰多不易咳出的患者。氯化铵有微弱的利尿作用，吸收后能酸化体液及尿液，可用于促进某些弱碱性药物经肾排泄，也可用于某些碱血症的治疗。溃疡病与肝、肾功能不良者慎用。

乙酰半胱氨酸（acetylcysteine，痰易净）

乙酰半胱氨酸为粘痰溶解药，是半胱氨酸的 N-乙酰化物。能与粘蛋白的二硫键结合，使粘痰中连接粘蛋白多肽链的二硫键断裂，从而使粘性痰液化，粘稠度降低，痰液易于咳出。对脓性痰的 DNA 纤维也有裂解作用，对白色粘痰和脓性痰都有效。临床主要用于治疗粘稠痰阻塞气道而咳痰困难者。在粘痰阻塞呼吸道引起呼吸困难和窒息等紧急情况时，可气管内滴入，迅速产生大量分泌液，使痰液变稀，便于吸引排痰，在无吸痰器的情况下不宜应用。非紧急情况时可采用气雾吸入给药。有特殊臭味，可引起恶心、呕吐。此外，对呼吸道有刺激性，可引起呛咳，甚至支气管痉挛，在溶液中加入支气管扩张药如异丙肾上腺素可以对抗之。支气管哮喘病人慎用。本品不宜与青霉素、四环素、头孢菌素混合，以免降低抗生素的活性。喷雾器宜用玻璃或塑料制品，避免氧化。

去氧核糖核酸酶（desoxyribonuclease）

去氧核糖核酸酶为粘痰溶解药，是核酸内切酶。该药吸入给药可使痰液中 DNA 解聚，并使原来与 DNA 结合的蛋白质失去保护，而易被白细胞中的蛋白水解酶消化，使痰的粘度降低。对脓痰滞留导致的气道不畅有较好的疗效，而且使抗生素易于到达感染灶而发挥作用。

溴己新（bromhexine，溴己胺，必嗽平）

溴己新为粘痰溶解药，可直接作用于支气管腺体，促进粘液分泌细胞的溶酶体释出，裂解粘痰中的粘多糖纤维，并抑制其合成，使痰液变稀而易于咳出，此外也有镇咳作用。口服后1小时起效，3～5小时作用最强，可维持6～8小时。适用于慢性支气管炎、哮喘及支气管扩张症痰液粘稠不易咳出者。少数患者可有恶心、胃部不适，偶见转氨酶升高。消化性溃疡、肝功能不良者慎用。

羧甲司坦（carbocisteine，羧甲半胱氨酸）

羧甲司坦为粘痰溶解药，主要机制是减少支气管粘液分泌，溶解痰中多糖蛋白等粘性物质，并改变粘痰的粘蛋白组成，使痰的粘稠度下降，易于咳出。还具有抗炎作用，加强呼吸道纤毛运动，促进痰液排出。口服后4小时即可见明显疗效。适用于慢性支气管炎、支气管哮喘等疾病引起的痰液粘稠、咳痰困难和痰阻气管等的治疗。偶有轻度头晕、恶心、胃部不适、腹泻、胃肠道出血、皮疹等不良反应。消化道溃疡病者慎用。

制剂及用法

硫酸沙丁胺醇 片剂：每片2mg。口服：1次2～4mg，1日3次。气雾剂：0.2%。气雾吸入：每次1～2撤，4小时1次。

盐酸克仑特罗 片剂：每片20μg，40μg。口服：1次20～40μg，1日3次。气雾剂：每瓶2mg。气雾吸入：1次吸入10～20μg，1日3～4次。

硫酸特布他林 片剂：每片2.5mg。口服：1次2.5mg，1日2～3次。注射剂：1ml：1mg。皮下注射：1次0.25mg，15～30分钟无效，可重复注射1次。

盐酸氯丙那林 片剂：每片5mg。口服：1次5～10mg，1日3次。预防夜间发作可于睡前加服5～10mg。气雾剂：2%。气雾吸入：每次6～10mg。

氨茶碱 片剂：每片0.05g，0.1g，0.2g。口服：1次0.1～0.2g，1日3次。氨茶碱控释片：每片100mg。口服：12小时300mg，或24小时400mg。注射剂：2ml：0.25g；10ml：0.25g。肌注：1次0.25g。静注：1次0.25～0.5g，以25%～50%葡萄糖溶液20～40ml稀释后缓慢静脉注射（不得少于5分钟）。

二羟丙茶碱 片剂：每片0.1g，0.2g。口服：1次0.2g，1日3次。注射剂：2ml：0.25g。肌注：1次0.25～0.5g。

胆茶碱 片剂：每片0.1g。口服：1次0.2g，1日3次。

异丙基阿托品 气雾剂：0.025%。气雾吸入：1次40～80μg，1日3～6次。

二丙酸氯地米松 气雾剂：每瓶14mg。气雾吸入：1次0.1～0.2mg，1日2～3次。

布地缩松 气雾剂：每喷一次50μg。

色甘酸钠 粉雾剂：每粒胶囊20mg。特制粉雾吸入器吸入：1次20mg，1日4次。气雾剂：每瓶700mg。气雾吸入：1次2～4mg，1日4次。

奈多罗米 气雾剂：1次2～4mg，1日2次，必要时可1日4次。

磷酸可待因 片剂：每片15mg，30mg。口服：1次15～30mg，1日3次。注射剂：1ml：15mg；2ml：30mg。皮下注射：1次15～30mg，1日3次。

福尔可定 片剂：每片5mg，10mg，15mg。口服：1次5～10mg；极量：1日60mg。

氢溴酸右美沙芬 片剂：每片15mg。口服：1次15～30mg，1日3～4次。

枸橼酸喷托维林 片剂：每片25mg。口服：1次25mg，1日3次。复方咳必清糖浆：每100ml内含喷托维林0.2g，氯化钠3.0g。口服：1次10ml，1日3～4次。

盐酸二氧丙嗪 片剂：每片5mg。口服：1次5mg，1日2～3次。极量：1次10mg，1日30mg。

磷酸苯丙哌林 糖衣片（胶囊剂）：每片20mg。口服：1次20mg，1日3次。

苯佐那酯　糖衣片：每片25mg，50mg。口服：1次50～100mg，1日3次。

氯化铵　片剂：每片0.3g。口服：1次0.3～0.6g，用水稀释或配成合剂，1日3次。

乙酰半胱氨酸　粉针剂：每瓶0.5g，1g。喷雾：以10%溶液喷雾吸入，1次1～3ml，1日2～3次。紧急时气管内滴入：5%溶液，1次1～2ml。

去氧核糖核酸酶　气雾剂：每支2.5万单位。成人雾化吸入每次5～10万单位，溶于10%丙二醇或生理盐水2～3ml中一次喷雾，每日3～4次。

盐酸溴己新　片剂：每片8mg。口服：1次8mg，1日3次。

羧甲司坦　片剂：每片0.25g。口服液：10ml：0.2g，0.5g。糖浆剂：2%。口服：1次0.5g，1日3次。

（张　力）

第二十八章　作用于消化系统的药物

一、助消化药

助消化药多为消化液中的成分，能促进消化，增进食欲。当消化系统分泌功能减弱，消化不良时，作替代疗法以补其不足。另有些药物能促进消化液分泌或阻止肠内食物过度发酵，也可用于治疗消化不良。

稀盐酸（dilute hydrochloric acid）

常用10%的盐酸溶液，口服可增加胃液酸度，有助于胃蛋白酶原转变为胃蛋白酶，并增强胃蛋白酶活性；进入十二指肠可促进胰液分泌，有助于 Fe^{2+} 和 Ca^{2+} 的吸收。主要用于各种胃酸缺乏症和发酵性消化不良。宜在餐前或餐中用水稀释后服用。

胃蛋白酶（pepsin）

由动物的胃粘膜提取。在胃酸环境中能使蛋白质、多肽水解。临床上胃蛋白酶的缺乏常伴有胃酸缺乏症。胃蛋白酶在 pH 值为 2 左右时活性最高，故常与稀盐酸同服。用于因食用蛋白性食物过多所致消化不良、病后恢复期、消化功能减退及慢性萎缩性胃炎、胃癌等所致胃蛋白酶缺乏。临床常与稀盐酸等配成胃蛋白酶合剂应用。

胰酶（pancreatin）

由动物的胰脏提取，内含胰蛋白酶、胰淀粉酶和胰脂肪酶，可水解蛋白质、淀粉和脂肪。在中性或弱碱性环境中活性最强，遇酸易破坏，故多制成肠溶片，不宜与酸性药物同服。用于各种消化不良、食欲不振等，尤其适用于肝、胆、胰腺疾病所致消化功能减退。可引起口腔或肛周溃疡，多见于幼儿。偶见过敏反应，如皮疹、支气管哮喘等。

乳酶生（lactasin，表飞鸣）

为活的乳酸杆菌的干燥制剂。在肠内能分解糖类生成乳酸，增加肠内酸度，从而抑制腐败菌的生长繁殖及防止蛋白质发酵，减少肠内产气，有促进消化和止泻作用。用于消化不良、肠胀气及小儿饮食不当所致腹泻疗效较好。本品不宜与抗菌药、抗酸药及吸附剂配伍。

酵母（干酵母，dried yeast）

为麦酒酵母菌的干燥菌体。含有多种 B 族维生素及酶类（转化酶、麦糖酶等）。用于食欲不振、消化不良及维生素 B 缺乏症的辅助治疗。

二、抗消化性溃疡药物

消化性溃疡是由于攻击性因子（胃酸、胃蛋白酶的分泌、幽门螺杆菌感染）与防御和细胞保护性因子（粘液分泌、重碳酸盐分泌、前列腺素的产生）失衡所致。药物治疗的目的是平衡二者关系，消除症状，促进溃疡愈合，避免复发及并发症的发生。根据药物的作用原理，抗消化性溃疡药可分为以下四类：（1）抗酸药；（2）胃酸分泌抑制药，包括：①H_2 受体阻断药；②M_1 受体阻断药；③胃泌素受体阻断药；④壁细胞 H^+ 泵抑制药；（3）胃粘膜保护药；（4）抗幽门螺杆菌药。

（一）抗酸药

抗酸药（antacids）都是弱碱性化合物，能中和胃酸，降低胃内容物的酸度和胃蛋白酶的活性，缓解胃酸、胃蛋白酶对胃及十二指肠粘膜的侵蚀和对溃疡面的刺激，减轻疼痛，有利于溃疡愈合。临床主要用于胃及十二指肠溃疡和胃酸过多症的治疗。理想的抗酸药应该是作用强、快、持久，不产气（CO_2），不吸收，不引起腹泻或便秘，对粘膜及溃疡面有收敛和保护作用。单一抗酸药难以完全达到以上要求，故临床常合并用药或采用复方制剂。服药时间应在餐后1、3小时，其缓冲作用可长达3~4小时。如睡前加服一次，可中和夜间所分泌的大量胃酸，疗效较好。常用抗酸药除碳酸氢钠易从胃肠道吸收，属于易吸收类外，其他如氢氧化铝、氢氧化镁和三硅酸镁等均属于难吸收类抗酸药。常用碱性抗酸药作用特点见表28-1。

表 28-1　常用碱性抗酸药作用特点比较

	碳酸氢钠 sodium bicarbonate	碳酸钙 calcium carbonate	氢氧化镁 magnesium hydroxide	氢氧化铝 aluminum hydroxide	三硅酸镁 magnesium trisilicate
抗酸强度	弱	较强	强	中	弱
起效时间	最快	较快	快	慢	慢
持续时间	短暂	较久	久	久	久
收敛作用	无	有	无	有	无
保护作用	无	无	无	有	有
碱血症	有	无	无	无	无
产生 CO_2	有	有	无	无	无
继发性胃酸增多	有	有	无	无	无
排便影响	无	便秘	轻泻	便秘	轻泻

（二）胃酸分泌抑制药

胃酸是由胃腺的壁细胞分泌的，既受壁细胞上的质子泵（H^+/K^+-ATP 酶）的直接控制，也受神经分泌（乙酰胆碱）、内分泌（胃泌素）、旁分泌（组胺、生长抑素、前列腺素）的间接调控。药物通过影响以上几个环节，可起到抑制胃酸分泌作用。

1. H_2 受体阻断药

西咪替丁、雷尼替丁、法莫替丁等选择性阻断 H_2 受体，抑制组胺的促胃酸分泌作用，对五肽胃泌素、M 胆碱受体激动剂引起的胃酸分泌也有抑制作用。能明显抑制基础胃酸分泌及食物等因素所引起的夜间胃酸分泌，并减少胃液分泌量、降低胃液蛋白酶浓度，主要用于胃酸分泌过多的疾病如胃肠吻合口溃疡、反流性食道炎等。

2. M_1 受体阻断药

哌仑西平（pirenzepine，哌吡氮平）

一种新型的抗胆碱药，能选择性地阻断胃壁细胞的 M_1 胆碱受体，抑制壁细胞分泌胃酸，可使基础胃酸分泌和五肽胃泌素、胰岛素引起的胃酸分泌均受抑制；并减少胃蛋白酶分泌、保护胃粘膜。用于治疗消化性溃疡、预防溃疡病出血。对唾液腺、眼、心脏等部位 M 受体的阻断作用较阿托品弱，故口干、散瞳、视物模糊、心动过速等副作用较轻微。不易透过脑屏障，故几乎无中枢神经副作用。

3. 胃泌素受体阻断药

丙谷胺（proglumide，二丙谷酰胺）

由于化学结构与胃泌素相似，能竞争性阻断胃壁细胞上的胃泌素受体，特异性地减少胃泌素分泌，进而抑制胃酸及胃蛋白酶的分泌，并具有保护胃粘膜和促进溃疡愈合作用。但临床疗效比 H_2 受体阻断药差，现已少用于治疗溃疡病。

4. 壁细胞质子泵抑制药

胃的壁细胞分布着 M_1、H_2 和胃泌素受体，乙酰胆碱、组胺和胃泌素可激动相应受体，再通过第二信使，最终激活位于壁细胞的管状囊泡和分泌小管膜内的 H^+/K^+-ATP 酶（又称 H^+ 泵或质子泵），将 H^+ 泵出细胞外，形成胃酸，同时将 K^+ 泵入细胞内，完成 H^+/K^+ 交换。凡能抑制壁细胞上的 H^+/K^+-ATP 酶活性，阻止胃酸形成的药物，称为 H^+ 泵抑制药。

奥美拉唑（omeprazole，渥米哌唑）

本身无活性，口服吸收后可选择性地浓集于胃壁细胞分泌小管周围，与 H^+ 结合后转变为有活性的次磺酚胺衍生物。该活性物质能特异性地与壁细胞上 H^+/K^+-ATP 酶结合，使其失活，从而影响 H^+ 泵功能，抑制基础胃酸以及由组胺、促胃液素、乙酰胆碱、食物等引发的胃酸分泌。大剂量可导致无酸状态，是目前最强的抑酸药。奥美拉唑若与一、二种抗生素联合应用，通过抑制胃酸分泌使抗生素降解减少，有显著的协同抑菌作用，可抑制幽门螺杆菌的生长，用于顽固性消化性溃疡，疗效优于雷尼替丁。临床首选治疗卓－艾综合征（Zollinger-Ellison syndrome），给药第一天起胃内酸度降低，症状改善。

（三）胃、十二指肠粘膜保护药

胃壁细胞分泌的胃酸、胃蛋白酶以及胃粘膜存在的幽门螺杆菌，都可作为侵袭因子损害胃及十二指肠粘膜。正常人的胃、十二指肠粘膜能保持其完整性，这与胃、十二指肠粘膜的防御功能有关，包括粘膜上皮细胞之间的紧密连接、上皮细胞的快速修复与再生、粘膜血流量以及粘膜上皮细胞分泌的粘液、前列腺素、生长因子及生长抑素等。当防御功能降低时就可发病。凡能增强胃、十二指肠粘膜防御功能的药物，称为胃肠粘膜保护药。

硫糖铝（sucralfate，胃疡宁）

是蔗糖硫酸酯的碱式铝盐。其作用机制是：①在胃酸作用下，硫糖铝可形成不溶性胶状物，与溃疡面牢固结合，形成保护膜，从而抵御胃酸和消化酶的渗透、侵蚀；②直接与胃蛋白酶结合，持续抑制其活性；③促进胃粘液和碳酸氢盐的分泌，增强粘膜屏障作用；④吸附表皮生长因子浓集于溃疡处，促进粘膜上皮细胞的更新；⑤刺激局部前列腺素 E_2 的合成和释放，从而发挥粘膜保护作用，促进溃疡愈合。临床用于治疗消化性溃疡、慢性浅表性胃炎和反流性食管炎。由于硫糖铝需要胃酸活化，故不宜与抗酸药、H_2 受体阻断药等同时用。不良反应轻微，主要有便秘、口干。偶有恶心、腹泻、皮疹等。

前列腺素衍生物

胃粘膜能通过合成前列腺素 E_2 等刺激胃粘液、碳酸氢盐分泌并抑制胃酸分泌，故可增强胃粘膜对侵袭因素的防御作用。临床应用的米索前列醇（misoprostol）是前列腺素 E_1 衍生物，口服吸收良好，半衰期 1.6～1.8 小时。本品属抗消化性溃疡二线药，但对非甾体抗炎药引起的消化性溃疡及胃出血有特效。不良反应为腹泻，也能引起子宫收缩，孕妇禁用。

枸橼酸铋钾（bismuth potassium citrate）

本品溶于水形成胶体溶液。在胃液 pH 条件下能形成氧化铋胶体沉着于溃疡表面，形成保护屏障隔绝胃液、胃蛋白酶对溃疡面的刺激。最近发现本品还能直接杀灭幽门螺杆菌，常与阿莫西林及甲硝唑合用发挥协同效果。适用于治疗胃溃疡、十二指肠溃疡。

服药期间可使舌、粪染黑。不宜与牛奶或抗酸药同服，以免影响疗效。肾功能不全者及孕妇禁用。

（四）抗幽门螺杆菌药

幽门螺杆菌从人胃粘膜分离，为革兰阴性厌氧菌，可在胃上皮表面产生多种酶及细胞毒素。作为一种特殊的生物性致病因子，与慢性胃炎、消化性溃疡及胃癌的发病有密切关系。根除幽门螺杆菌，对于消化性溃疡能提高治愈率，降低复发率；对慢性胃炎可以改善炎性病变的发展过程。目前临床应用的抗幽门螺杆菌药可分为抗生素（阿莫西林、克拉霉素）、人工合成抗菌药（呋喃唑酮、甲硝唑）、铋制剂和质子泵抑制药四类。但无论哪一类单独应用，幽门螺杆菌的根除率都很低。为了增强疗效，减少不良反应，临床多采用联合用药，以不同的类别组方，配伍成二联疗法、三联疗法或四联疗法。

三、止吐药

胃肠道疾病、晕动病、妊娠反应、放射线治疗及某些药物中毒等产生的呕吐都可服用止吐药，以减轻痛苦并防止因呕吐引起的水和电解质紊乱。

呕吐反射弧在皮层、小脑、延脑催吐化学感受区（CTZ）和孤束核的传入纤维与呕吐中枢相连。CTZ 含有 5-HT$_3$、D$_2$、M$_1$ 受体，孤束核含有 5-HT$_3$、D$_2$、M$_1$、H$_1$ 受体。根据药物作用于呕吐反射的不同环节，可以分为以下四类：

1. M 胆碱受体阻断药　东莨菪碱、阿托品等，止吐作用强，主要用于晕动病。不良反应多，很少单用。

2. H$_1$ 受体阻断药　苯海拉明、异丙嗪等，对晕动病和内耳眩晕症止吐作用良好，也用于妊娠呕吐和放射病呕吐。用药较安全。

3. D$_2$ 受体阻断药　吩噻嗪类的氯丙嗪、奋乃静、硫乙哌丙嗪，甲氧氯普胺（胃复安），多潘立酮（吗丁啉），小剂量抑制延脑催吐化学感受区，大剂量直接抑制呕吐中枢。可用于各种原因引起的呕吐。由于吩噻嗪类药物不良反应严重，只在其他止吐药无效时短时使用。

4. 5-HT$_3$ 受体阻断药　昂丹司琼、格拉司琼、多拉司琼等，对肿瘤化疗、放疗引起的呕吐有很好的止吐效果。不良反应轻微。

甲氧氯普胺（metoclopramide，胃复安）

口服生物利用度 75%，30 ~ 60 分钟起效，静脉注射 1 ~ 3 分钟起效，肌内注射 10 ~ 15 分钟起效。血浆半衰期 4 ~ 6 小时。易通过血脑屏障和胎盘屏障。

阻断延髓催吐化学感受区的 D$_2$ 受体，发挥强大的镇吐作用。并能增进胃运动功能，松弛幽门，加速胃内容物的排空。

适用于各种原因引起的呕吐，特别是胃肠功能失调所致的呕吐。尚可治疗食道反流症。

不良反应有嗜睡、乏力、头晕，大剂量静脉注射或长期应用可引起锥体外系反应。孕妇慎用。

多潘立酮（domperidone，吗丁啉）

选择性阻断外周多巴胺受体而具有胃肠促动和高效止吐作用；并能增加食管下段括约肌张力，防止胃 – 食道反流；增强胃蠕动，扩张幽门，改善胃窦 – 十二指肠的协调运动，促进胃排空并防止十二指肠 – 胃反流。

适用于功能性、器质性、感染性、放射治疗及药物引起的呕吐，还用于由胃排空延缓、胃 – 食道反流、食道炎引起的消化不良症。

首关消除作用强，又不易透过血脑屏障，中枢神经及心血管系统的不良反应较少。偶有轻度腹绞痛，注射给药可引起过敏反应。

昂丹司琼（ondansetron，奥丹西龙）

选择性的 5-HT$_3$ 受体阻断药，口服吸收迅速，半衰期 3～4 小时，通过阻断外周及中枢神经元 5-HT$_3$ 受体，发挥强大的止吐作用，其镇吐效应较甲氧氯普胺强，且无锥体外系反应。主要用于恶性肿瘤化学治疗和放射治疗引起的呕吐，也可防治手术后恶心、呕吐，但对晕动症及多巴胺受体激动剂阿朴吗啡所致呕吐无效。不良反应可见头痛、便秘、腹泻等。对本品过敏者禁用，孕妇及授乳妇慎用。

格雷司琼（granisetron，格雷西龙）

作用机制、用途同昂丹司琼，但对 5-HT$_3$ 受体具有更高的选择性，止吐作用比昂丹司琼强 5～11 倍，在等效剂量时的作用时间约为昂丹司琼的 2 倍，半衰期为 9～11 小时。常见头痛，偶见嗜睡、便秘、腹泻等。

四、泻药

泻药是一类能促进肠蠕动，加速粪便排出的药物。临床主要用于功能性便秘；也可用于肠手术前或腹部 X 线诊断前清洁肠道、加速肠道毒物排出以及难以承受排便时腹压过高的患者。按其作用方式，可分为容积性、接触性和润滑性泻药三类。

（一）容积性泻药

许多盐类离子不易被肠壁吸收，口服后可使肠内容物的渗透压增加而阻止水分在肠道吸收，肠内容积增大，刺激肠壁，促进肠道蠕动。这类药物又称为盐类容积泻药。

食物性纤维素、纤维素衍生物如甲基纤维素和羧甲基纤维素、半合成的多糖如乳果糖等，口服后吸收水分而膨胀，使肠内容物增加，排出软性粪便，与生理排便活动相似，不干扰营养物质的吸收。这类药物称为膨胀性容积泻药。

硫酸镁（magnesium sulfate，泻盐）和硫酸钠（sodium sulfate，芒硝）

为盐类容积性泻药。宜空腹服药，服后应大量饮水。泻下作用强而快，1～3 小时排出液体性粪便。临床用于便秘、排出肠内毒物、清洁肠道或与某些驱肠虫药合用以促进虫体排出。小量硫酸镁可在肠道被吸收，肾功能不良者宜用硫酸钠。心功能不全禁用硫酸钠导泻。

口服硫酸镁溶液或用导管直接注入十二指肠，通过刺激十二指肠粘膜，反射性引起胆总管括约肌松弛，使胆囊排空，发挥利胆作用。用于阻塞性黄疸和慢性胆囊炎。

硫酸镁注射给药有抗惊厥和降压作用。（详见抗惊厥药）

（二）接触性泻药

与肠粘膜直接接触后，能使粘膜通透性增加，Na$^+$ 渗入肠腔；并抑制粘膜 Na$^+$/K$^+$-ATP 酶，减少钠和水的吸收，增加肠腔内液体而反射性增强肠蠕动。

酚酞（phenolphthalein，非诺夫他林）

口服后在碱性肠液中形成可溶性钠盐，刺激结肠粘膜，增加推进性肠蠕动，并抑制水、钠吸收而起缓泻作用。本品约 15% 被吸收，主要由尿排出，作用可维持 3～4 天。适用于慢性或习惯性便秘。不良反应轻微，偶有皮疹及出血倾向等。经肾排泄时在碱性尿液中呈红色，应事先告诉患者。

蓖麻油（castor oil，蓖麻子油）

本品是一种植物油，口服后在十二指肠内水解为甘油和具有刺激性的蓖麻油酸，后者刺激小肠，增强肠蠕动而导泻。口服后 2~8 小时排出大量稀便。主要用于手术前或诊断检查前清洁肠道。大剂量口服可有恶心、呕吐。月经期及孕妇不宜用。

大黄（rheum officinale Baillon）

大黄属蓼科植物，药用根茎中含有的蒽醌苷类是导泻的有效成分。口服后被大肠内细菌分解为蒽醌，能增加结肠推进性蠕动。大黄泻下作用强，久煎则由于蒽醌苷水解而失效。

（三）润滑性泻药

液体石蜡（liquid paraffin）

本品是一种矿物油，口服后在肠内不被消化吸收，能润滑肠壁，并能阻止水分吸收而软化粪便，故使粪便易于排出。适用于年老、体弱、腹部或肛门手术后及高血压患者的便秘。久服可妨碍脂溶性维生素及钙、磷吸收。

开塞露（enema sorbitol）

山梨醇、硫酸镁或甘油的高渗溶液的合剂，使用时将药液经肛门直接注入直肠。由于高渗压刺激肠壁，引起便意，并有润滑作用而导泻。导泻迅速、方便、安全。用于偶发的急性便秘，效果较好。

五、止泻药

腹泻可使肠内细菌及有毒物质排出，具有保护作用，但长期慢性腹泻可致营养不良、水和电解质平衡失调等。因此，可在对因治疗的同时，配合使用止泻药。如治疗感染性腹泻，应首先选用抗菌药物，同时，适当给予止泻药，以控制症状并防止因严重腹泻导致水与电解质紊乱，甚至循环衰竭。止泻效力最好的是阿片类制剂，作用较缓和的是一些保护肠粘膜免受刺激的收敛药、吸附药。

复方樟脑酊（tinctura camphorae composita）

本品为含阿片生物碱的复方制剂，通过增加肠张力，减弱肠蠕动而产生止泻作用。适用于较严重的非细菌性腹泻。久用可成瘾。

地芬诺酯（diphenoxylate，苯乙哌啶）

本品是哌替啶的衍生物，止泻作用类似吗啡，能抑制肠蠕动，延缓肠内容物推进，增加水分吸收，并有收敛止泻作用。可用于急、慢性腹泻。大量久服可成瘾，偶见口干、恶心、头晕、嗜睡等不良反应。

洛哌丁胺（loperamide，苯丁哌胺）

化学结构与药理作用类似地芬诺酯，对胃肠道的选择性更高，止泻作用较强、快、持久。适用于急、慢性腹泻。不良反应轻微。

鞣酸蛋白（tannalbin）和次碳酸铋（bismuth subcarbonate）

口服在肠内被碱性肠液分解释放出鞣酸，与肠粘膜表面蛋白质生成沉淀，形成保护膜，减轻对粘膜的刺激，减少炎性渗出，发挥收敛止泻作用。用于胃肠炎、非细菌感染性腹泻。

药用炭（medicinal charcoal，活性炭）

本品为不溶性的微细干燥骨炭末，能吸附肠内大量气体、毒物及细菌毒素等，减弱刺激性肠蠕动而止泻，并阻止毒物吸收。用于腹泻、胃肠胀气及服毒者解救。

六、利胆药

利胆药分为促进胆汁分泌和溶胆石的药物。

去氢胆酸（dehydrocholic acid）

半合成的胆酸盐，刺激肝细胞，促进肝脏分泌稀薄的胆汁，同时可促使胆道内泥沙状和小结石的排除。适用于胆囊炎、胆结石、胆囊切除综合征等。胆道完全阻塞及严重肝肾功能不全者禁用。

熊去氧胆酸（ursodeoxycholic acid）

可使肝细胞对胆固醇的合成和分泌减少，胆汁中胆固醇含量降低，因此可防止胆固醇结石的形成，长期应用还可使胆石溶解。用于胆囊功能良好的胆固醇结石或以胆固醇为主的混合胆石症，对胆色素性结石和多钙结石基本无效。

制剂及用法

碳酸氢钠 片剂：①0.3g；②0.5g。口服一次 0.3～1.0g，一天 3 次。

氢氧化铝凝胶 含 4%氢氧化铝，口服一次 4.8ml，一天 3 次，餐前 1 小时服。

氢氧化镁 乳剂：含 8%的氢氧化镁混悬液。口服一次 5ml，一天 3 次。

三硅酸镁 片剂：0.3g。口服一次 0.3～0.9g，一天 3～4 次。

哌仑西平 片剂：25mg。口服一次 50mg，一天 2 次。早、晚餐前 1.5 小时服用，一疗程 4～8 周。

丙谷胺 片剂：0.2g。口服一次 0.4g，一天 3～4 次，餐前 15 分钟服，一疗程 4～6 周。

奥美拉唑 胶囊剂：20mg。口服一次 20mg，一天 1 次，清晨服用，一疗程 2～4 周。

硫糖铝 片（胶囊）剂：0.25g。口服一次 1.0g，一天 3 次。

米索前列醇 片剂：200μg。口服一次 200μg，一天 1 次。

枸橼酸铋钾 片剂：120mg。口服一次 120mg，一天 4 次，餐前 1 小时和睡前服，一疗程 2～4 周。

胃蛋白酶合剂 每 10 毫升内含胃蛋白酶 0.2～0.3g、稀盐酸 0.1ml 等。口服一次 10ml，一天 3 次，餐前或餐时服。

胰酶 肠溶糖衣片：①0.3g；②0.5g。口服一次 0.3～1.0g，一天 3 次，餐前服。

甲氧氯普胺 片剂：5mg。口服一次 5～10mg，一天 3 次，餐前半小时服。

多潘立酮 片剂：10mg。口服一次 10～20mg，一天 3 次，餐前 15～30 分钟服。

昂丹司琼 片剂：①4mg；②8mg。口服一次 8mg，每 8 小时服 1 次；注射剂：①1ml：4mg；②2ml：8mg。一次 0.15mg/kg 体重，于化疗前半小时静脉注射，以后每 4 小时一次，共 2 次，再改口服给药。

硫酸镁 导泻：口服一次 5～20g，同时喝大量温开水。利胆：口服一次 2～5g，一天 3 次，餐前服。十二指肠引流：33% 溶液 30～50ml，用导管注入十二指肠。

酚酞 片剂：①50mg；②100mg。口服一次 0.05～0.2g，睡前服。

液体石蜡 口服一次 15～30ml，睡前服。

开塞露 直肠灌注剂：①10ml（小儿用）；②20ml（成人用）。每次一个，经肛门注入直肠。

洛哌丁胺 胶囊剂：2mg。口服一次 2mg，一天 3 次，首剂加倍。

鞣酸蛋白 片剂：0.25g。口服一次 1～2g，一天 3 次。

药用炭 片剂：①0.3g；②0.5g。肠道疾患，口服一次 1～3g，一天 3 次，空腹服；解毒，成人 30～100g，混悬于水中服用。

次碳酸铋 片剂：每片 0.3g，口服一次 0.3～1.0g，一天 3 次。

去氢胆酸 片剂：每片 0.25g，口服一次 0.25g，一天 3 次。

熊去氧胆酸 片剂：①150mg，口服一次 150mg，一天 3 次。②300mg，口服一次 300mg，一天 2 次。饭后服用，持续 6 个月。

（沈丽霞　张力）

第二十九章 作用于血液及造血系统的药物

一、止血药

止血药是能加速血液凝固、抑制纤维蛋白溶解或加强血小板功能，降低毛细血管通透性，而使出血停止的药物。此类药物主要包括：促进凝血因子生成药、抗纤维蛋白溶解药和促血小板生成药。

血液的凝固是一个复杂的蛋白质水解活化的连锁反应过程，有多种凝血因子参与，最终使可溶性的纤维蛋白网罗血细胞而成血凝块。凝血和抗凝血是两种相对立的机制，其动态平衡保证了血液在血管内的正常流动（图 29 – 1）。

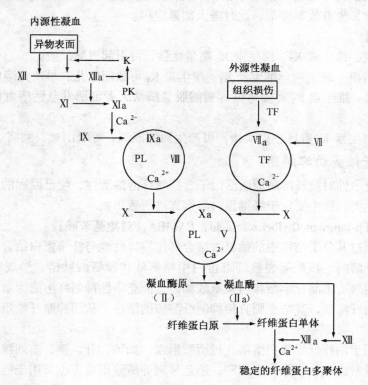

图 29 – 1　凝血过程

PK：前激肽释放酶　　K：激肽释放酶　　PL：血小板　　TF：组织凝血因子

（一）促进凝血因子生成药

维生素 K（vitamin K）

维生素 K 的基本结构为甲萘醌。维生素 K_1 来自于植物，维生素 K_2 来自腐败鱼粉或由肠道细菌产生，二者脂溶性高，需胆汁协助吸收。人工合成的有维生素 K_3（亚硫酸氢钠甲萘醌）和维生素 K_4（乙酰甲萘醌），二者水溶性高，不需胆汁协助即可吸收。

【药理作用】

维生素 K 参与凝血因子 Ⅱ、Ⅶ、Ⅸ、Ⅹ 的合成。这些因子上的谷氨酸残基必须在肝微粒体酶系统的羧化酶作用下，促使其前体物质中的谷氨酸残基 γ-羧化，形成 Ca^{2+} 结合位点，使得这些凝血因子具有生理活性。在羧化反应过程中，氢醌型维生素 K 转变为环氧型，后者在 NADH 作用下可再还原为氢醌型，使之循环利用。当维生素 K 缺乏，使得肝脏只能合成无活性上述凝血因子的前体蛋白质，导致凝血障碍，凝血酶原时间延长而出血。

【临床应用】

1. 维生素 K 缺乏引起的出血　①维生素 K 吸收障碍：如梗阻性黄疸、胆瘘、慢性腹泻等疾病，因肠道缺乏胆汁，致使肠道吸收维生素 K 受阻；②维生素 K 合成障碍：如早产儿、新生儿、长期应用广谱抗生素等。

2. 低凝血酶原所致的出血　如长期应用香豆素类、水杨酸类等药物抑制凝血酶原而引起的出血。

3. 抗凝血灭鼠药中毒的解救　敌鼠钠、大隆、溴敌隆等均可抑制凝血酶原，误服可导致中毒。维生素 K 为有效解毒剂，此时需大剂量应用。

【不良反应】

1. 胃肠反应　维生素 K_3、维生素 K_4 刺激性强，可引起胃肠反应。

2. 溶血性贫血　较大剂量维生素 K_3、维生素 K_4 可致新生儿、早产儿溶血性贫血、高胆红素血症及黄疸。维生素 K_3 对葡萄糖-6-磷酸脱氢酶缺乏者可诱发急性溶血性贫血，故肝功能不良者慎用。

3. 其他　维生素 K_1 静脉注射太快，可产生面部潮红、呼吸困难、胸痛、虚脱。

（二）抗纤维蛋白溶解药

本类药能竞争性对抗纤溶酶原激活因子、抑制纤溶酶活性，使已凝固的血栓或血块不被纤溶酶降解。此类药物主要用于纤维蛋白溶解亢进所致出血。

氨甲苯酸（p-aminomethylbenzoic acid，PAMBA，对羧基苄胺）

纤溶酶原通过其分子结构中的赖氨酸结合部位特异性地与纤维蛋白结合，然后在激活物的作用下变为纤溶酶，该酶能裂解纤维蛋白中精氨酸和赖氨酸肽链，形成纤维蛋白降解产物，使血凝块溶解。本品化学结构与赖氨酸相似，能竞争性抑制纤溶酶原激活因子，使纤溶酶原不能转化为纤溶酶，高浓度则直接抑制纤溶酶的活性，从而抑制纤维蛋白的溶解，产生止血作用。

临床主要用于治疗纤维蛋白溶解亢进所致出血，如肺、肝、脾、前列腺、甲状腺、肾上腺等手术时的异常出血，以及人工流产、胎盘早剥等所致出血。也可用于链激酶和尿激酶过量引起的出血。

过量可致血栓形成、诱发心肌梗死，心、脑供血不足者应慎用。

氨甲环酸（tranexamic acid，AMCHA，止血环酸、凝血酸）

药理作用与临床应用与氨甲苯酸相似，但其抗纤溶作用更强，止血效果更好。

（三）促血小板生成药

酚磺乙胺（etamsylate，止血敏）

酚磺乙胺的主要药理作用机制是：①促使血小板增生，并增强其粘附性和聚集性；②促使血小板释放凝血活性物质，缩短凝血时间，加速血块收缩，有利于血管破损处的血液凝固；③增强毛细血管抵抗力，降低其通透性，减少血浆渗出。

临床主要用于防止手术前后出血过多，以及各种内脏和皮肤出血，如胃肠道、泌尿道、脑、牙龈、眼底、鼻粘膜等处出血。也可用于血小板减少性紫癜、过敏性紫癜。该药作用迅速，作用可维持 4～6 小时。对严重出血可与氨甲苯酸、维生素 K 合用。

可引起恶心、头痛等，静脉注射偶见过敏反应。有血栓病史者慎用。

二、抗凝血药

肝素（heparin）

【来源与化学】

肝素是粘多糖硫酸酯，平均分子量为 15kD，呈强酸性。药用肝素多是生物提取品。

【药理作用】

1. 抗凝　肝素在体内外均有迅速而强大的抗凝作用，可延长凝血时间、凝血酶时间、凝血酶原时间，其作用机制是加强或激活了抗凝血酶Ⅲ（antithrombin Ⅲ，AT-Ⅲ）的作用。AT-Ⅲ是血浆含丝氨酸残基蛋白酶的抑制剂，可与凝血因子Ⅱa、Ⅸa、Ⅹa、Ⅺa、Ⅻa 等结合成复合物并抑制这些因子，发挥抗凝血作用。肝素与 AT-Ⅲ所含的赖氨酸残基结合后，可加速 AT-Ⅲ的抗凝血作用达千倍以上。此外，肝素还可减少血小板的粘附性和聚集性。

2. 降血脂　能促使血管内皮释放脂蛋白酯酶和甘油三酯酶，使乳糜微粒和低密度脂蛋白中的甘油三酯水解，故有降血脂作用。

【体内过程】

肝素是高极性大分子化合物，带有大量阴电荷，不易通过生物膜，口服不被吸收。静脉给药后抗凝作用立即发生。主要留存在血液中，很少进入组织，是分布容积最小的药物之一。在肝脏代谢，由肾排出。肝素抗凝活性半衰期可随剂量增加而延长，肺栓塞、肝硬化患者半衰期也延长。

【临床应用】

1. 血栓栓塞性疾病　如深静脉血栓、肺栓塞、脑栓塞以及急性心肌梗死，可防止血栓形成与扩大。

2. 弥散性血管内凝血　应早期应用。可防止微血栓形成，改善重要器官的供血，并避免凝血酶原、纤维蛋白原及其他凝血因子的耗竭而引起的继发性出血，有利于病情的缓解。

3. 其他　可用于体外循环、器官移植、断肢再植、心血管手术、心导管检查、血液透析，以及血样标本体外实验的抗凝等。

【不良反应及注意事项】

偶见过敏反应，如皮疹、哮喘、发热等。过量可导致粘膜、内脏及伤口出血。此时应停用肝素，缓慢静脉注射肝素特异性解毒剂鱼精蛋白（protamine）解救。鱼精蛋白带有阳电荷，可与肝素结合形成稳定的复合物，使肝素失去抗凝血作用。每 1mg 鱼精蛋白可中和 100 单位肝素，每次剂量不应超过 50mg。应避免与抗血小板药同用。肝肾功能不全、有出血倾向、溃疡病、严重高血压患者、孕妇及产妇分娩后禁用。

香豆素类

香豆素（coumarin）类药物有双香豆素（dicoumarol）、华法林（warfarin，苄丙酮香豆素）和醋硝香豆素（acenocoumarol，新抗凝）等。它们均具有 4-羟基香豆素的基本结构和相似药理作用。因口服有效，故又称口服抗凝药。

【药理作用】

为维生素 K 竞争性拮抗剂，在肝脏抑制维生素 K 由环氧型向氢醌型转化，阻止其循环利用，致使凝血因子 II、VII、IX、X 的 γ-羧化受阻，使凝血因子停留于无凝血活性的前体阶段而抑制凝血过程。对已羧化的上述因子无抑制作用，因此作用出现缓慢，一般需 8～12 小时后发挥作用。作用时间较长，停药后抗凝作用尚可维持数天。体外无效。

【临床应用】

主要用于防治血管栓塞性疾病，可防止血栓形成与发展。也可作为心肌梗死辅助用药以及风湿性心脏病、关节固定术、人工置换心脏瓣膜等手术后防止静脉血栓发生。开始时可与肝素合用，经 1～3 天充分发挥作用后停用肝素。本类药物中，华法林的抗凝血作用快而强，不良反应少，最为常用。

【不良反应】

凝血酶原时间应控制在 25～30 秒（正常值 12 秒），过量易发生出血，可用维生素 K 对抗，必要时输新鲜血浆或全血以补充凝血因子。禁忌证同肝素。

【药物相互作用】

阿司匹林等抑制血小板聚集，水合氯醛、羟基保泰松、甲磺丁脲、奎尼丁等竞争与血浆蛋白结合，丙咪嗪、甲硝唑、西咪替丁等抑制肝药酶，这些药物均可使本类药物抗凝血作用加强，并可增加自发性出血发生率。巴比妥类、苯妥英钠等因诱导肝药酶，可使本类药物作用减弱。

枸橼酸钠（sodium citrate）

枸橼酸钠为体外抗凝血药。其抗凝作用是由于枸橼酸钠中的枸橼酸离子可与血浆中的钙离子形成难解离的可溶性络合物，使血中游离钙离子减少，凝血过程受阻。临床上仅适用于体外抗凝血，防止输血瓶中的血液凝固，每 100ml 全血中加 10ml 2.5% 输血用枸橼酸钠注射剂。大量输血时，应注射适量钙剂，预防低钙血症。

三、抗血栓药

（一）抗血小板药

抗血小板药主要通过抑制血小板花生四烯酸代谢或增加血小板内 cAMP 浓度等机制而抑制血小板的粘附、聚集和释放等功能。

阿司匹林（aspirin）

为解热镇痛抗炎药，可抑制血小板中的前列腺素合成酶，使血栓素 A_2 合成减少，从而抑制血小板的功能，防止血栓形成。阿司匹林对血小板功能亢进而引起的血栓栓塞性疾病效果肯定；对急性心肌梗死或不稳定性心绞痛患者，可降低再梗死率及死亡率；对一过性脑缺血患者也可减少发生率及死亡率。（见第十九章）

双嘧达莫（dipyridamole，潘生丁）

双嘧达莫可通过抑制血小板功能，防止血栓形成和发展。其主要作用机制是：①抑制血小板的磷酸二酯酶，使 cAMP 增加；②抑制红细胞等摄取腺苷，使血浆腺苷浓度增高而激活血小板腺苷酸环化酶，使血小板内 cAMP 含量增多。临床主要用于血栓栓塞性疾病和缺血性心脏病。单用作用较弱，与阿司匹林合用疗效较好。与华法林合用可防止心脏瓣膜置换术后血栓形成。

噻氯匹啶 (ticlopidine)

噻氯匹啶为一强效血小板抑制剂。能抑制 ADP、花生四烯酸、胶原、凝血酶和血小板活化因子等所引起的血小板聚集和释放，防止血栓形成，延长出血时间。用于预防急性心肌再梗死、脑血管和冠状动脉栓塞性疾病。

前列环素 (prostacyclin，依前列醇)

前列环素可激活腺苷酸环化酶而使 cAMP 浓度增高，能抑制多种诱导剂引起的血小板聚集与释放，有扩张血管、抗血栓形成作用。前列环素极不稳定，半衰期仅 2~3 分钟。静脉滴注用于急性心肌梗死、外周闭塞性血管疾病等。

（二）纤维蛋白溶解药

纤维蛋白溶解药可使纤溶酶原转变为纤溶酶，后者迅速降解纤维蛋白和纤维蛋白原，导致血栓溶解，因此，也称溶栓药。临床主要用于治疗急性血栓栓塞性疾病，对形成已久并已机化的血栓难以发挥作用。

链激酶 (streptokinase，SK)

链激酶是从 C 组 β 溶血性链球菌培养液中制取的一种不具酶活性而具抗原性的蛋白质。能与纤溶酶原结合形成稳定的 SK-纤溶酶原复合物，由于纤溶酶原构象改变，形成具有活性的 SK-纤溶酶，从而溶解纤维蛋白。临床主要用于治疗急性血栓栓塞性疾病，对深静脉栓塞、肺栓塞、眼底血管栓塞均有疗效。对急性心肌梗死，可使梗死面积缩小，梗塞血管血流重建。但须早期静脉或冠脉注射用药，血栓形成不超过 6 小时疗效最佳。严重不良反应为自发性出血，可静脉注射抗纤维蛋白溶解药氨甲苯酸等解救；因有抗原性，易引起过敏反应，甚至过敏性休克，在应用前给予组胺受体阻断药异丙嗪或糖皮质激素可预防之。有出血或近期手术史者禁用，有出血倾向、消化道溃疡者禁用。其他禁忌证同肝素。

尿激酶 (urokinase)

由人肾细胞合成，自尿中分离而得的一种蛋白水解酶，无抗原性。能直接激活纤溶酶原，使之成为纤溶酶而溶解纤维蛋白，作用较链激酶弱，对新鲜血栓效果较好。临床应用同链激酶，对脑栓塞疗效好。主要用于链激酶无效或过敏患者。

阿尼普酶 (anistreplase，茴酰化纤溶酶原－链激酶激活剂复合物)

阿尼普酶为第二代溶栓药，其特点是通过茴酰化使纤溶酶原的活性部位可逆性封闭，当此复合物进入体内再缓慢脱去酰基发挥作用。该药溶栓作用强，维持时间长，不需反复注射。常用于急性心肌梗死的治疗。剂量过大引起的出血反应较链激酶重，也可引起过敏反应。

四、抗贫血药

抗贫血药是用于防治缺铁性贫血或由叶酸、维生素 B_{12} 缺乏引起的巨幼红细胞性贫血和恶性贫血的药物。除有针对性的补充治疗外，还应注意对因治疗。

（一）铁制剂

常用的有硫酸亚铁 (ferrous sulfate)、富马酸亚铁 (ferrous fumarate)、枸橼酸铁铵 (ferric ammonium citrate) 和右旋糖酐铁 (iron dextran) 等。

【药理作用与临床应用】

临床主要用于以下原因引起的缺铁性贫血：

1. 慢性失血　如钩虫病、月经过多、消化性溃疡、痔疮、子宫肌瘤等急慢性失血。

2. 铁需求增加　如妊娠、哺乳期及儿童生长期等。

3. 营养不良和吸收障碍　如萎缩性胃炎、慢性腹泻等。

硫酸亚铁和富马酸亚铁吸收良好，不良反应较少，较常用。枸橼酸铁铵为三价铁，吸收差，但刺激性小、作用缓和、易溶于水，可制成糖浆剂应用。右旋糖酐铁供注射应用，毒性较大，仅限于少数严重贫血而又不能口服者应用。

【体内过程】

口服铁剂以 Fe^{2+} 的形式在十二指肠和空肠上段吸收。其吸收率与体内贮铁量有关，正常人吸收率为10%，一般缺铁患者可达20%~30%。吸收入血的 Fe^{2+} 迅速氧化为 Fe^{3+}，并与转铁蛋白结合，运送到肝、脾、骨髓等组织，以铁蛋白形式贮存。铁主要由脱落的肠道及皮肤细胞排出体外，少量经胆汁、汗液和尿等排泄，每日失铁量约1mg，可由食物中补充。

【不良反应及注意事项】

口服可出现胃肠刺激症状，宜餐后服。铁与肠腔中硫化氢结合为硫化铁，减少了硫化氢对肠蠕动的刺激作用，可致便秘、黑便。小儿误服1g以上可致急性中毒，表现为坏死性胃肠炎、血性腹泻、休克、呼吸困难。急救可应用磷酸盐或碳酸盐溶液洗胃，并用解毒剂去铁胺（deferoxamine）注入胃内以结合残存的铁。

胃酸、维生素C、果糖、半胱氨酸等有助于 Fe^{3+} 的还原，可促进吸收。胃酸缺乏、抗酸药、含鞣酸药物、多钙、多磷酸盐食物、浓茶可使铁盐沉淀，妨碍其吸收；四环素等与铁形成络合物，相互妨碍吸收。

（二）维生素类

叶酸（folic acid）

叶酸广泛存在于动、植物中，尤以酵母、肝及绿叶蔬菜中含量较多。人体所需叶酸全部由食物中摄取，每日最低需要量约 $50\mu g$。口服叶酸主要在小肠上段吸收入肝及血液，广泛分布于体内，在肝中贮存量约为全身总量的1/2。大剂量治疗时，尿中叶酸排泄量增加。

【药理作用】

食物中叶酸和叶酸制剂进入体内被还原为具有活性的四氢叶酸，后者是一碳单位的传递体，参与体内多种生化代谢过程（如嘌呤核苷酸、脱氧胸苷酸合成及某些氨基酸的互变等），并与维生素 B_{12} 共同促进红细胞的生长和成熟。当叶酸缺乏时，上述代谢障碍，特别是胸腺嘧啶脱氧核苷酸合成受阻，导致DNA合成障碍，蛋白质合成也因此受影响，故血细胞发育停滞，引起巨幼红细胞性贫血。其他增殖迅速的组织（如消化道粘膜）的上皮细胞增殖也受到抑制，出现舌炎、腹泻等症状。

【临床应用】

用于各种原因所致巨幼红细胞性贫血，如由于营养不良或妊娠期、婴儿期叶酸需要量增加所致巨幼红细胞性贫血，治疗时以叶酸为主，辅以维生素 B_{12} 效果更好。对维生素 B_{12} 缺乏所致恶性贫血，大剂量叶酸治疗可纠正血象，但不能改善神经症状，故治疗时应以维生素 B_{12} 为主，叶酸为辅。对缺铁性贫血无效。

甲酰四氢叶酸钙（calcium leucovorin）

甲酰四氢叶酸钙为叶酸在体内转变成的有效产物，其作用与叶酸相似。临床常用于：①治疗各种原因所致的巨幼红细胞性贫血及白细胞减少症，对恶性贫血需与维生素 B_{12} 联用；

②叶酸拮抗剂甲氨蝶呤等过量时的解毒剂，疗效较叶酸好。

维生素 B_{12}（vitamin B_{12}）

是一类含钴的维生素，存在于动物内脏、牛奶、蛋黄中。

【药理作用】

维生素 B_{12}参与机体多种代谢过程，为细胞发育成熟和维持有鞘神经纤维功能完整性所必需。

1. 参与叶酸循环利用　在同型半胱氨酸甲基化成蛋氨酸过程中，需 N^5-甲基四氢叶酸转变为四氢叶酸为之提供甲基。维生素 B_{12}参与甲基转移反应和四氢叶酸的重复利用。当维生素 B_{12}缺乏时，N^5-甲基四氢叶酸不能转变为四氢叶酸，蛋氨酸合成受阻，从而影响胸腺嘧啶脱氧核苷酸及 DNA 的合成，使红细胞发育成熟受阻。

2. 维持有鞘神经纤维功能　维生素 B_{12}可促使甲基丙二酰辅酶 A 转变为琥珀酰辅酶 A 而进入三羧酸循环。当维生素 B_{12}缺乏时，甲基丙二酰辅酶 A 积聚，导致异常脂肪酸合成，干扰神经髓鞘脂类的合成，引起有鞘神经纤维功能障碍，而出现神经损害症状。

【体内过程】

食物中的维生素 B_{12}必须与胃粘膜壁细胞分泌的内因子结合，形成复合物后，才能免受肠液消化而进入回肠吸收。吸收后有 90%贮存于肝，少量经胆汁、胃液、胰腺排入肠内。主要以原形经肾排泄。恶性贫血患者的胃粘膜萎缩、内因子缺乏，可导致维生素 B_{12}吸收障碍，治疗时须注射给药。

【临床应用】

主要用于治疗恶性贫血或与叶酸合用治疗巨幼红细胞性贫血。对其他原因引起的神经炎及神经萎缩等也有一定疗效。

【不良反应】

少数患者可有过敏反应，宜注意。

（三）其他

红细胞生成素（erythropoietin）

是由肾脏近曲小管管周细胞产生的糖蛋白激素，现用基因工程技术人工合成的重组人促红细胞生成素，也称阿法依泊汀（epoetin-α）。

【药理作用】

红细胞生成素可与红系干细胞表面的红细胞生成素受体结合，刺激红系干细胞生成，促使原始红细胞增殖、分化和成熟，使网织细胞从骨髓中释出。贫血、缺氧时体内的红细胞生成素合成增加，但肾脏疾病、骨髓损伤或缺铁时，此合成增加机制被破坏。

【临床应用】

临床应用广泛。主要用于慢性肾病引起的贫血，对肾衰尿毒症血液透析的贫血患者疗效显著，有效率达 95%以上。还可用于炎症、肿瘤化疗及获得性免疫缺陷综合征等引起的贫血。

【不良反应】

有血压升高、注射部位血栓形成以及流感样症状。

五、促血细胞生成药

近年来采用基因重组技术生产的红细胞生成素、粒细胞集落刺激因子、粒细胞/巨噬细胞集落刺激因子等基因工程产品均属此类药物。红细胞生成素已在前面介绍。

（一）粒细胞集落刺激因子

粒细胞集落刺激因子（granulocyte colony-stimulating factor，G-CSF）是血管内皮细胞、单核细胞和成纤维细胞合成的糖蛋白。G-CSF能促进中性粒细胞成熟并从骨髓释出，增强其趋化及吞噬功能，对其他细胞影响较小。目前应用的为基因重组产品。

非格司亭（filgrastim）

【药理作用】

为重组人粒细胞集落刺激因子，主要刺激粒细胞系的增殖和分化，也可使造血干细胞由静止期进入增殖期。对中性粒细胞系有特异性促生长作用，能促进中性粒细胞成熟并从骨髓释放入血。

【临床应用】

主要用于多种血液病及肿瘤放疗引起的中性粒细胞减少症，也可用于骨髓移植、再生障碍性贫血和获得性免疫缺陷综合征的治疗。可升高中性粒细胞，减少感染发生率。

（二）粒细胞/巨噬细胞集落刺激因子

粒细胞/巨噬细胞集落刺激因子（granulocyte-macrophage colony-stimulating factor，GM-CSF）在T淋巴细胞、单核细胞、成纤维细胞、血管内皮细胞合成。与白细胞介素3共同作用，刺激粒细胞、单核细胞和巨噬细胞等多种细胞的集落形成和增生，对红细胞的增生也有间接影响。对成熟中性粒细胞可增加其吞噬功能和细胞毒性作用，但降低其能动性。临床应用的为基因重组产品。

沙格司亭（sargramostim）

【药理作用】

为重组粒细胞/巨噬细胞集落刺激因子，能促进造血前体白细胞的增殖和分化。刺激粒细胞、单核细胞和T淋巴细胞的生长，使其成熟，还可促进巨噬细胞和单核细胞对肿瘤细胞的裂解作用，而对B淋巴细胞生长无影响。

【临床应用】

用于多种原因引起的白细胞或粒细胞减少症、再生障碍性贫血等，也可用于血小板减少症。

【不良反应】

主要有皮疹、发热、骨及肌肉疼痛、皮下注射部位红斑。首次静脉滴注时可出现潮红、低血压、呼吸急促、呕吐等症状，应给予吸氧及输液处理。

六、扩充血容量药

血容量扩充药通常是高分子化合物，可提高血液胶体渗透压、增加血容量。常用的有右旋糖酐。

右旋糖酐（dextran）

右旋糖酐是高分子葡萄糖聚合物。临床常用的有中分子右旋糖酐（平均分子量约70000），低分子右旋糖酐（平均分子量约40000）和小分子右旋糖酐（平均分子量约10000）。分子量高者扩充血容量的作用较强，分子量低者改善微循环的作用较强。

【药理作用】

1.扩充血容量　右旋糖酐分子量较大，静脉输注后可提高血液胶体渗透压，吸收血管外的水分而扩充血容量，维持血压。作用强度和维持时间与其分子量大小成正比。

2. 抗血栓　右旋糖酐可使已经聚集的红细胞和血小板解聚，加上扩容能稀释血液，可降低血液粘滞性，改善微循环；还具有抑制凝血因子Ⅱ，降低凝血因子Ⅲ和Ⅷ的活性以及抗血小板作用，这些均对防止血栓形成有利。

3. 渗透性利尿　右旋糖酐可经肾小球滤过，但不被肾小管重吸收，从而发挥渗透性利尿作用，其作用强度与其分子量大小成反比。

【临床应用】

1. 中分子右旋糖酐　扩充血容量作用强，可维持 12 小时，效果与血浆相近。主要用于防治低血容量性休克，中毒性休克、烧伤性休克、创伤性休克也可使用。

2. 低分子右旋糖酐　改善微循环，防止弥散性血管内凝血和血栓形成，渗透性利尿作用较强。可用于各种休克，对失血性休克的疗效优于中分子右旋糖酐。也可用于血栓性疾病及预防术后血栓形成。

3. 小分子右旋糖酐　改善微循环，防止弥散性血管内凝血及利尿作用强于低分子右旋糖酐，而扩充血容量的作用较弱而短暂，仅维持 3 小时。主要用于抗休克和各种血栓性疾病，预防休克后急性肾功能衰竭。

【不良反应及注意事项】

偶见过敏反应，如发热、寒战、胸闷、呼吸困难，严重者可致过敏性休克，用药前取 0.1ml 作皮内注射，观察 15 分钟。静脉滴注宜缓慢，特别是开始应用时。用量超过 1000ml 时，少数患者可出现凝血障碍，可用抗纤维蛋白溶解药对抗。禁用于血小板减少、出血性疾病，心、肝、肾功能不全病人慎用。

制剂及用法

维生素 K$_1$　注射剂：1ml：10mg。　肌内或静脉注射：一次 10mg，一天 1～2 次。

维生素 K$_3$　注射剂：①1ml：2mg；②1ml：4mg。肌内注射：一次 4mg，一天 2～3 次。

维生素 K$_4$　片剂：①2mg；②4mg。口服：一次 2～4mg，一天 3 次。

氨甲苯酸　注射剂：①5ml：50mg；②10ml：100mg。静脉注射或滴注：一次 0.1～0.3g，稀释后用。一天不超过 0.6g。

氨甲环酸　片剂：①0.125g；②0.25g。口服：一次 0.25～0.5g，一天 3～4 次。注射剂：①2ml：0.1g；②5ml：0.25g。静脉注射或滴注：一次 0.25～0.5g，10% 葡萄糖液稀释后用。

酚磺乙胺　注射剂：①2ml：0.25g；②2ml：0.5g。肌内或静脉注射：一次 0.25～0.5g，一天 2～3 次。

肝素钠　注射剂：①2ml：1000 单位；②2ml：5000 单位；③2ml：12 500 单位。深部肌内或静脉滴注：一次 5000～10 000 单位，稀释后用，每 8～12 小时一次，总量为一天 25 000 单位。

双香豆素　片剂：50mg。口服：第一天 100mg，2～3 次/日。以后用维持一天 50～100mg。

华法林钠　片剂：①2.5mg；②5mg。口服：第一天 5～20mg，以后用维持量一天 2.5～7.5mg。

醋硝香豆素　片剂：①1mg；②4mg。口服：第一天 8～12mg，第二天 2～8mg，分次服用，以后用维持量一天 1～6mg。

枸橼酸钠　注射剂：10ml：0.25g。每 100ml 血液中加入本品 2.5% 液 10ml。

双嘧达莫　片剂：25mg。口服：一次 25～50mg，一天 3 次。

盐酸噻氯匹啶　片剂：250mg。口服：每次 250～500 mg，1 次/日。

前列环素　粉针剂：500μg。急性心肌梗死的治疗，每分钟 4～5ng，静脉滴注 72 小时。

链激酶　粉针剂：①10 万单位；②15 万单位；③20 万单位；④30 万单位。静脉滴注：初导剂量：50

万单位稀释后30分钟滴完；维持剂量：每小时60万单位稀释后静滴。疗程一般24～72小时。

尿激酶　注射剂：2.5万单位。静脉注射：一次20万单位，稀释后缓慢静注。

阿尼普酶　粉针剂：30单位。用前生理盐水溶解。静脉注射，每次30单位，在5分钟内注完。

硫酸亚铁　片剂：0.3g。口服：一次0.3g，一天3次。餐后服。

富马酸亚铁　片（胶囊）剂：0.2g。口服：一次0.2～0.4g，一天3次。

枸橼酸铁铵　糖浆剂：10%。口服：小儿每天每千克体重1～2ml，分3次服；成人：一次10ml，一天3次。餐后服。

右旋糖酐铁　注射剂：2ml：含元素铁50mg。深部肌注：一天1ml。

叶酸　片剂：5mg。口服：一次5～10mg，一天3次。注射剂：1ml：15mg。肌内注射：一次15～30mg，一天1次。

甲酰四氢叶酸钙　注射剂：1ml：3mg。肌内注射：一次3～6mg，一天1次。

维生素 B$_{12}$　注射剂：①1ml：0.05mg；②1ml：0.1mg；③1ml：0.5mg；④1ml：1mg。肌内注射：一次0.05～0.1mg，一天1次，或隔日1次。

重组人促红细胞生成素　注射剂：1000U/2ml。开始每公斤体重50～100 U，皮下或静脉注射，3次/周。2周后根据红细胞比容调整剂量。

非格司亭　粉针剂：0.3ml：75μg；0.6ml：150μg；1.2ml：300μg。皮下或静脉滴注，开始5μg/kg（以5%葡萄糖液稀释），以后可根据中性粒细胞恢复情况调整剂量。

沙格司亭　粉针剂：每支150μg、300μg。以5%葡萄糖液稀释3～5μg/kg 皮下或静脉滴注，根据白细胞恢复情况调整剂量。

右旋糖酐　注射剂：①6%；②10%。视病情选用，静脉滴注。

（张　力）

第三十章 子宫兴奋药

子宫兴奋药是一类选择性兴奋子宫平滑肌、引起子宫收缩的药物。子宫体肌层由平滑肌束和弹性纤维组成，其中含有丰富的血管。子宫随胚胎的发育而增大，分娩时，子宫产生节律性收缩，使胎儿及其附属物娩出，同时可压迫肌层血管而止血，并使子宫复原。子宫兴奋药的作用强度因子宫生理状态及用药剂量的不同而表现为节律性收缩或强直性收缩。前者可用于催产或引产，后者可用于产后子宫出血和子宫复原。临床常用脑垂体后叶制剂和麦角制剂。此外，中草药红花、当归、益母草等也可作为子宫收缩药使用。

一、垂体后叶激素类

缩宫素（oxytocin，催产素 pitocin）

脑垂体后叶激素含有两种主要成分，即缩宫素（催产素）和加压素（抗利尿激素）。目前临床应用的缩宫素是从牛、猪的脑垂体后叶中提取，也可人工合成。其效价以单位（U）计算，一个单位相当于 $2\mu g$ 纯缩宫素。口服极易被消化液所破坏，必须注射给药。

【药理作用】

1. 兴奋子宫 选择性兴奋子宫平滑肌，加强其收缩。①小剂量缩宫素加强子宫的节律性收缩，以对子宫底部产生节律性收缩为主，对子宫颈作用极弱，这与正常分娩近似，大剂量使子宫产生强直性收缩，直至舒张不全，可致胎死宫内、胎盘早期剥离或子宫破裂。②子宫对缩宫素的敏感性与体内雌激素及孕激素水平有密切关系。雌激素提高子宫对缩宫素的敏感性，而孕激素则降低其敏感性。妊娠早期体内孕激素水平高，子宫对缩宫素不敏感；妊娠后期雌激素水平高，子宫对缩宫素的敏感性大大增加，临产时达到高峰，分娩后逐渐降低。

2. 促进排乳 缩宫素可使乳腺腺泡周围的肌上皮收缩，促进排乳。

3. 其他作用 大剂量缩宫素能舒张血管平滑肌，引起血压短暂下降，并有抗利尿作用。

【体内过程】

肌内注射吸收良好，3～5 分钟内起效，作用持续 20～30 分钟。静脉注射持续时间短，故常静滴给药。大部分经肝脏代谢，小部分以原形由尿排泄。

【临床应用】

1. 催产和引产 对产道和胎位正常而宫缩无力的产妇，可用小剂量的缩宫素催产。对于死胎、过期妊娠或因患严重疾病需终止妊娠者，可用其引产。用法：最安全有效的给药方法是低浓度静脉点滴。一般以每次 2.5U 加入 5% 葡萄糖液 500ml 稀释后，先以 8～10 滴/分的速度静脉滴注，以后根据宫缩、血压和胎心的情况调整速度，最快不超过 40 滴/分。

2. 产后止血 产后出血时立即皮下或肌注较大剂量的缩宫素（5～10U），使子宫肌强直收缩，压迫肌层内血管而止血。因缩宫素作用不持久，应加用麦角制剂维持止血效果。

【不良反应】

不良反应少见，偶见过敏反应。作催产及引产时要严格掌握剂量，以免因用药过量及滴注过快，子宫产生强直性收缩，引发胎儿窒息或子宫破裂。

垂体后叶素（pituitrin）

垂体后叶素是从牛、猪、羊等动物的脑垂体后叶中提取的粗制品，含有缩宫素和加压素。故对子宫的选择性不高，在催产和引产方面的应用已被缩宫素取代。加压素直接收缩内脏小动脉及小静脉以及作用于肾脏远曲小管和集合管，增加水分的重吸收，发挥抗利尿作用。由于本品有升高血压的副作用，临床主要用于肺咯血、食道及胃静脉曲张破裂出血。也用于治疗尿崩症。冠心病、高血压、心力衰竭患者禁用。

二、麦角生物碱类

麦角是寄生在黑麦或其他禾本科植物上的一种麦角菌的干燥菌核。现已用人工方法生产。

麦角主要成分是麦角碱类，按结构可分为两类：

（1）氨基麦角碱类：包括麦角新碱（ergonovine，ergometrine）和甲基麦角新碱（methylergometrine）。口服吸收快且规则，作用迅速而短暂。

（2）氨基酸麦角碱类：包括麦角胺（ergotamine）和麦角毒（ergotoxine）。口服吸收不良，且不规则，作用缓慢而持久。

【药理作用】

1. 兴奋子宫　麦角碱类能选择性兴奋子宫平滑肌，使子宫收缩，其中以麦角新碱的作用最强。作用特点是：①对子宫的兴奋作用比缩宫素强而持久；②对子宫体和子宫颈的作用无明显区别；③剂量稍大即可引起子宫强直性收缩；④对妊娠子宫较未孕子宫敏感，临产时或新产后最敏感。

2. 收缩血管　氨基酸麦角碱类能收缩动、静脉血管，其中以麦角胺的作用最强。

3. 阻断 α 受体　氨基酸麦角碱类有阻断 α 受体的作用，可翻转肾上腺素的升压作用。

【临床应用】

1. 子宫出血　麦角新碱使子宫平滑肌产生强直性收缩，可压迫肌层血管而止血，用于产后或其他原因引起的子宫出血。

2. 产后子宫复原　如产后子宫复原缓慢，易引起出血和感染，服用麦角制剂等子宫兴奋药可促进子宫收缩，加速其复原。常用麦角流浸膏。

3. 偏头痛　麦角胺收缩血管作用强，临床可用于治疗偏头痛。利用其收缩脑血管作用，减少动脉搏动的幅度而减轻头痛。可单用或与咖啡因合用。

4. 中枢抑制作用　麦角毒的氢化物称氢化麦角毒（海得琴），具有抑制下丘脑体温调节中枢、血管运动中枢和 α 受体的阻断作用，故与异丙嗪、哌替啶配成冬眠合剂用于人工冬眠。

【不良反应】

部分病人有恶心、呕吐、头晕及血压升高等反应。麦角流浸膏中含有麦角胺和麦角毒，长期应用可损害血管内皮细胞，导致肢端干性坏疽，尤其是肝脏病、外周血管疾病患者更为敏感。

三、前列腺素类

前列腺素（prostaglandins，PGs）

是一类存在于体内的不饱和脂肪酸，具有广泛的生理和药理作用。目前临床产科常用的此类药物有前列腺素 E_2（PGE_2，地诺前列酮，dinoprostone）、前列腺素 $F_{2\alpha}$（$PGF_{2\alpha}$，地诺前列腺素，dinoprostum）。

与缩宫素不同，上述两种前列腺素对妊娠各期子宫均有兴奋作用，妊娠末期子宫更为敏感。引起的子宫收缩与正常分娩非常相似，能增强子宫平滑肌的节律性收缩，同时还能松弛子宫颈部肌肉，有利于胎儿娩出。主要用于足月引产，也可用于妊娠早期和中期需要中止妊娠时的引产，给药方法为静脉滴注，阴道内、子宫腔或羊膜腔内给药。

主要不良反应为恶心、呕吐、腹泻、发热等。静脉滴注过量可引起子宫强直性收缩，故应密切观察宫缩情况，以防宫缩过强发生子宫破裂。青光眼、心脏病、肝肾功能严重不全、哮喘及发热患者禁用。

制剂及用法

缩宫素　注射剂：5U/ml、10U/ml。sc 或 im 每次 5～10U，静滴每次 2～5U，用 5% 葡萄糖液 500ml 稀释后静滴，滴速开始为 8～10 滴/分，以后视子宫收缩情况，最快不超过 40 滴/分。

马来酸麦角新碱　片剂：每片 0.2mg、0.5mg，口服每次 0.2～0.5mg，bid 或 tid。注射剂：0.2mg/1ml、0.5mg/2ml。im 每次 0.2～0.5mg，必要时半小时可重复一次。iv gtt 每次 0.2mg，以 5% 葡萄糖液稀释后 iv gtt，极量每次 0.5mg，1mg/d。

马来酸甲基麦角新碱　片剂：每片 0.2mg。口服每次 0.2～0.4mg，bid～qid。注射液：0.2mg/1ml。im 每次 0.2mg，静滴每次 0.2mg。

酒石酸麦角胺　注射剂：0.25mg/1ml，0.5mg/1ml。sc 或 im 每次 0.25mg。

麦角流浸膏　口服每次 2ml，tid。极量 12ml/d。

氢化麦角毒（海得琴）　注射剂：每支 0.3mg（1ml）。含片：每片 0.25mg，0.5mg。

地诺前列酮　注射剂：2mg。根据需要确定给药途径及剂量。

（沈丽霞　张力）

第三十一章　组胺与抗组胺药

组胺（histamine）由组氨酸脱羧而生成，广泛存在于自然界动、植物组织中，也是很多昆虫叮咬分泌液中的主要成分。在人体，组胺分布广泛，以皮肤、呼吸道、消化道、结缔组织中含量最高。组胺主要存在于肥大细胞及血液嗜碱性粒细胞的颗粒中，通常组胺与蛋白质结合，以复合物的形式贮存于所在部位。组胺是速发型变态反应及局部炎症反应的重要介质，物理或化学等许多因素的刺激均能使组胺从结合部位（如肥大细胞脱颗粒）释放。释放的组胺与靶细胞上特异受体结合，产生强大的生物效应。

组胺受体至少有 H_1、H_2、H_3 三种亚型，各亚型受体功能见表 31-1。

表 31-1　组胺受体分布及效应

受体类型	所在组织	效　应	阻断药
H_1	支气管平滑肌	收　缩	苯海拉明
	胃肠平滑肌	收　缩	异丙嗪
	子宫平滑肌	收　缩	氯苯那敏等
	皮肤血管	扩张，通透性增加	
	心房肌	收缩加强	
	房室结	传导减慢	
	冠状血管	扩　张	
H_2	胃壁细胞	分泌增多	西咪替丁
	血　管	扩　张	雷尼替丁等
	心室肌	收缩加强	
	窦房结	心率加快	
H_3	中枢与外周	负反馈性调节	硫丙咪胺
	神经末梢	组胺合成与释放	

组胺本身无治疗用途，目前主要作为临床诊断用药。组胺受体阻断药，如 H_1 受体阻断药和 H_2 受体阻断药具有重要的药理作用，现广泛应用于临床。H_3 受体阻断药目前仅作为药理研究工具药使用。

一、组胺受体激动药

倍他司汀（betahistine，抗眩啶）

倍他司汀是组胺 H_1 受体激动药，作用比组胺弱。能扩张内耳、脑、肝、脾等处的动脉及冠状动脉，增加这些部位的血流量，但不增加毛细血管通透性。本药可纠正内耳血管痉挛，减轻膜迷路积水。主要用于治疗内耳眩晕症、耳鸣、组胺性头痛以及脑供血不足引起的眩晕、恶心、呕吐等。副作用少见，偶有恶心、头痛、心悸、溃疡病加重等。消化性溃疡、支气管哮喘和嗜铬细胞瘤患者慎用。

二、H 受体阻断药

根据目前常用抗组胺药物对组胺受体的选择性，将其分为 H_1 受体阻断药和 H_2 受体阻断药。

（一）H_1 受体阻断药

H_1 受体阻断药被称为传统的抗组胺药物（antihistamines）。人工合成的 H_1 受体阻断药多具有组胺的乙基胺的共同结构。乙基胺链与组胺的侧链相似，对 H_1 受体有较大亲和力，但无内在活性，故对 H_1 受体有竞争性阻断作用。

【药理作用】

1. 外周作用　能竞争性阻断外周组织 H_1 受体，对抗组胺对胃、肠、气管、支气管平滑肌的收缩作用，并能部分对抗组胺所致血管扩张与毛细血管通透性增加，缓解或消除内源性组胺释放引起的过敏症状。对皮肤、粘膜过敏反应疗效较好。

2. 中枢作用　多数 H_1 受体阻断药在治疗量可抑制中枢神经系统，而产生镇静、嗜睡等作用，并与巴比妥类药物有协同作用。其作用机制可能与其阻断中枢 H_1 受体有关。此类药物的中枢抑制作用强度因个体敏感性和药物品种而异，其中以苯海拉明、异丙嗪作用最强；阿司咪唑、特非那定因不易通过血脑屏障，几乎无中枢抑制作用；而苯茚胺则略有中枢兴奋作用。此外，有些药物如苯海拉明、异丙嗪等还有抗晕动、镇吐作用，可能与其中枢抗胆碱作用有关。

3. 其他作用　多数 H_1 受体阻断药有较弱的外周抗胆碱作用。其抗胆碱作用是引起某些不良反应的药理基础。

各种 H_1 受体阻断药的作用特点见表 31－2。

表 31－2　常用 H_1 受体阻断药作用比较

药　　物	镇静程度	止吐作用	抗胆碱作用	作用时间（小时）
苯海拉明（diphenhydramine）	＋＋＋	＋＋	＋＋＋	4～6
异丙嗪（promethazine，非那根）	＋＋＋	＋＋	＋＋＋	4～6
曲吡那敏（tripelennamine，吡苄明，扑敏宁）	＋＋	－	－	4～6
氯苯那敏（chlorpheniramine，扑尔敏）	＋	－	＋＋	4～6
布可利嗪（buclizine，安其敏）	＋	＋＋＋	＋	16～18
美可洛嗪（meclizine，氯苯甲嗪）	＋	＋＋＋	＋	12～24
去氯羟嗪（decloxizine，克喘嗪）	＋	－	＋	4～6
赛庚啶（cyproheptadine）	＋	－	＋	4～6
阿司咪唑（astemizole，息斯敏）	－	－	－	＜24
特非那定（terfenadine）	－	－	－	12～24
苯茚胺（phenindamine，抗敏胺）	略兴奋	－	＋＋	6～8

（＋＋＋ 作用强；＋＋ 作用中等；＋ 作用弱；－ 无作用）

【体内过程】

多数 H_1 受体阻断药口服或注射均易吸收，口服后 15～30 分钟起效，1～2 小时达高峰，多数药物一次给药后作用可维持 4～6 小时，有些药物如特非那定和阿司咪唑在体内可形成活性代谢物，故其作用的维持时间达 12 小时以上。药物在肝内代谢后，经肾排出。

【临床应用】

1. 防治皮肤粘膜变态反应性疾病　本类药物对由内源性组胺释放所引起的荨麻疹、枯草热和过敏性鼻炎等皮肤粘膜变态反应及血管神经性水肿疗效较好。对昆虫咬伤引起的皮肤瘙痒和水肿也有良效，但对已产生的皮肤损伤无效。对药疹、接触性皮炎和黄疸引起的皮肤瘙痒也有良好的止痒效果。而阿司咪唑、特非那定在治疗慢性过敏性鼻炎和慢性荨麻疹方面疗效较好。

2. 晕动病及呕吐　苯海拉明、异丙嗪、布可利嗪、美可洛嗪对晕动病、妊娠呕吐以及放射病呕吐等均有镇吐作用，常与东莨菪碱等合用以增强疗效。防晕动病应在乘车、船前 15 ~ 30 分钟服用。

3. 失眠　对中枢有明显抑制作用的异丙嗪、苯海拉明可用于烦躁失眠，特别是因变态反应性疾病所致者尤为适用。

【不良反应】

常见镇静、嗜睡、注意力不集中、乏力等中枢抑制现象，故服药期间应避免驾驶车、船和高空作业。少数患者则有烦躁、失眠、头痛、头晕等。还可引起口干、厌食、恶心、呕吐、便秘或腹泻等，与食物同服可减轻。急性中毒可引起中枢神经系统先抑制，继之兴奋，甚至出现惊厥，严重者可因循环和呼吸衰竭而死亡。偶见粒细胞减少及溶血性贫血。布可利嗪、美克洛嗪可致动物畸胎，妊娠早期禁用。阿司咪唑过量可致晕厥、心跳停止。

（二）H_2 受体阻断药

本类药物对 H_2 受体有高度选择性，能与组胺竞争 H_2 受体而阻断其作用。H_2 受体阻断药能竞争性拮抗组胺引起的胃酸分泌，可部分拮抗组胺舒血管和降压作用。H_2 受体阻断药的主要临床用途为治疗消化性溃疡和其他病理性胃酸分泌过多症（详见第二十八章）。

制剂及用法

盐酸倍他司汀　片剂：每片 4mg。口服：1 次 4 ~ 8mg，1 日 3 次。注射剂：2ml：2mg，4mg。肌内注射：1 次 2 ~ 4mg，1 日 2 次。

盐酸苯海拉明　片剂：每片 25mg，50mg。口服：1 次 25 ~ 50mg，1 日 3 次。注射剂：1ml：20mg。肌内注射：1 次 20mg，1 日 1 ~ 2 次。本药有刺激性，不宜皮下注射。

盐酸异丙嗪　片剂：每片 12.5mg，25mg。口服：1 次 12.5 ~ 25mg，1 日 2 ~ 3 次。注射剂：1ml：25mg；2ml：50mg。肌内或静脉注射：1 次 25 ~ 50mg。本药有刺激性，不宜皮下注射。

盐酸曲吡那敏　片剂：每片 25mg，50mg。口服：1 次 25 ~ 50mg，1 日 3 次。

马来酸氯苯那敏　片剂：每片 4mg。口服：1 次 4mg，1 日 3 次。注射剂：1ml：10mg；2ml：20mg。皮下或肌内注射：1 次 5 ~ 20mg。

盐酸布可利嗪　片剂：每片 25mg，50mg。口服：1 次 25 ~ 50mg，1 日 2 次。

盐酸美可洛嗪　片剂：每片 25mg。口服：1 次 25mg，1 日 2 次。大量可致畸胎，孕妇慎用。

盐酸去氯羟嗪　片剂：每片 25mg，50mg。口服：1 次 25 ~ 50mg，1 日 3 次。

盐酸赛庚啶　片剂：每片 2mg。口服：1 次 2 ~ 4mg，1 日 3 次。

阿司咪唑　片剂：每片 10mg。口服：1 次 10mg，1 日 1 次。

特非那定　片剂：每片 60mg。口服：1 次 60mg，1 日 2 次。

酒石酸苯茚胺　片剂：每片 25mg。口服：1 次 25mg，1 日 2 ~ 3 次。

（张　力）

第三十二章　肾上腺皮质激素类药物

肾上腺皮质所分泌的激素属甾体类化合物，可分为三类：①盐皮质激素（mineralocorti-coids），由球状带分泌，有醛固酮（aldosterone）和去氧皮质酮（desoxycortone, desoxycorti-costerone）等。②糖皮质激素（glucocorticoids），由束状带合成和分泌，有氢化可的松（hydro-cortisone）和可的松（cortisone）等，其分泌和生成受促皮质素（ACTH）调节。③性激素，由网状带所分泌。通常所指肾上腺皮质激素，不包括性激素。临床常用的皮质激素是糖皮质激素。

一、糖皮质激素

【化学结构及构效关系】

肾上腺皮质激素的基本结构为甾核，构效关系：①C_3的酮基、C_{20}的羰基及$C_{4\sim5}$的双键是保持生理功能所必需；②糖皮质激素的C_{17}上有－OH；C_{11}上有＝O或－OH；③盐皮质激素的C_{17}上无－OH；C_{11}上无＝O或有O与C_{18}相连；④$C_{1\sim2}$为双键以及C_6引入－CH_3则抗炎作用增强、水盐代谢作用减弱；⑤C_9引入－F，C_{16}引入－CH_3或－OH则抗炎作用更强、水盐代谢作用更弱。但有的含氟制剂在增强抗炎作用的同时，对水盐代谢的作用也明显增加如氟轻松等，主要外用于皮肤局部。

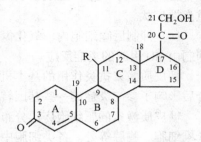

肾上腺皮质激素的基本结构

【生理效应】

1. 糖代谢　糖皮质激素能增加肝糖原、肌糖原含量并升高血糖。其机制为：促进糖原异生；减慢葡萄糖分解为CO_2的氧化过程；减少机体组织对葡萄糖的利用。

2. 蛋白质代谢　促进淋巴和皮肤等的蛋白质分解，抑制蛋白质的合成，久用可致生长减慢、肌肉消瘦、皮肤变薄、骨质疏松、淋巴组织萎缩和伤口愈合延缓等。

3. 脂肪代谢　促进脂肪分解，抑制其合成。久用能增高血胆固醇含量，并激活四肢皮下的脂酶，使四肢脂肪减少，还使脂肪重新分布于面部、胸、背及臀部，形成满月脸和向心性肥胖。

4. 水和电解质代谢　有较弱的盐皮质激素的作用，能潴钠排钾。过多时还可引起低血钙，长期应用可致骨质脱钙。

【药理作用】

超生理剂量糖皮质激素有抗炎、免疫抑制等作用。

1. 抗炎作用　糖皮质激素有强大的抗炎作用，能对抗各种原因如物理、化学、生物、免疫等所引起的炎症。在炎症早期可减轻渗出、水肿、毛细血管扩张、白细胞浸润及吞噬反应，从而改善红、肿、热、痛等症状；在炎症后期可抑制毛细血管和纤维母细胞的增生，延缓肉芽组织生成，防止粘连及瘢痕形成，减轻后遗症。但必须注意，炎症反应是机体的一种防御功能，炎症后期的反应更是组织修复的重要过程。因此，糖皮质激素在抑制炎症、减轻症状的同时，也降低机体的防御功能，可致感染扩散、阻碍创口愈合。其抗炎作用通过以下几个方面：

（1）抑制炎症介质的产生及释放：炎症介质，如白三烯（LTs）、前列腺素（PGs）等，前者有较强的白细胞趋化作用和增加血管通透性的作用，后者可引起红、肿、热、痛等炎症反应。糖皮质激素可通过增加脂皮素（lipocortin-1）的合成及释放而抑制炎症介质白三烯、前列腺素及血小板活化因子（PAF）的生成，从而抑制白细胞趋化及炎症反应。

（2）诱导血管紧张素转化酶（ACE）加速缓激肽降解产生抗炎作用：因缓激肽可致痛并可致血管扩张，使通透性和炎性渗出增加，ACE可降解缓激肽。

（3）抑制细胞因子产生，降低炎症的细胞反应与血管反应：细胞因子如白细胞介素（IL-1、IL-3、IL-4、IL-5、IL-6、IL-8等）、肿瘤坏死因子-α（TNF-α）、巨噬细胞集落刺激因子（GM-CSF）等在炎症过程中起到重要作用，它们能促进血管内皮细胞粘附白细胞，进而使其从血液渗出到炎性部位，并能使内皮细胞、嗜中性粒细胞及巨噬细胞活化，还能使血管通透性增加、刺激成纤维细胞增生以及刺激淋巴细胞增殖与分化；各种细胞因子均可诱导一氧化氮合酶（NOS），使NO生成增多而增加炎症部位的血浆渗出，形成炎性水肿及组织损伤，加重炎性症状。

（4）抑制巨噬细胞内一氧化氮合酶（NOS）的活性，使一氧化氮（NO）生成下降，从而抑制由NO引起的炎症反应。

糖皮质激素抗炎作用的基本机制在于糖皮质激素与靶细胞胞浆内的糖皮质激素受体相结合后影响了参与炎症的一些基因转录而产生抗炎效应。

糖皮质激素的靶细胞广泛分布于肝、肺、脑、骨、胃肠平滑肌、骨骼肌、淋巴组织、成纤维细胞、胸腺等处。各类细胞中受体的密度也各不相同。

2. 免疫抑制作用

（1）抑制巨噬细胞对抗原的吞噬和处理，干扰淋巴细胞的识别及阻断淋巴母细胞增殖：巨噬细胞对抗原的吞噬和处理是免疫反应的始动阶段，被激活的巨噬细胞可分泌IL-1，它使静息的淋巴细胞激活，并识别被处理的抗原及产生多种细胞因子（如IL-2、IL-3、IL-6、TNF、γ-IFN、GM-CSF等）使淋巴母细胞增殖，糖皮质激素通过抑制细胞因子的基因转录产生上述作用。

（2）加速淋巴细胞的破坏和解体，并可使淋巴细胞移行至血液以外组织，使血中淋巴细胞迅速减少。

（3）大剂量抑制B细胞转化为浆细胞，使抗体生成减少。

（4）消除免疫反应所引起的炎症反应。

3. 抗毒作用　细菌内毒素可致人体高热、乏力、食欲减退等毒血症状。糖皮质激素虽不能中和细菌内毒素，但能提高机体对内毒素的耐受力，能迅速退热并缓解毒血症状。这与糖皮质激素能稳定溶酶体膜而减少内源性致热原的释放以及抑制下丘脑体温调节中枢对致热原的反应有关。

4. 抗休克作用

（1）加强心肌收缩力，使心输出量增多；

（2）降低血管对某些缩血管活性物质的敏感性，使痉挛血管扩张，改善微循环；

（3）稳定溶酶体膜，减少心肌抑制因子（MDF）形成，从而防止MDF所致的心肌收缩无力与内脏血管收缩。

186

（4）提高机体对细菌内毒素的耐受力，能迅速退热并缓解毒血症状。

5. 中枢作用　糖皮质激素能影响情绪、行为，并能提高中枢神经系统的兴奋性，出现欣快、失眠、激动，少数人可表现焦虑、抑郁，甚至诱发精神失常。大剂量给予儿童偶致惊厥或癫痫样发作。

6. 对血液和造血系统的影响　兴奋骨髓造血机能，使红细胞和血红蛋白含量增加；使血小板增多并提高纤维蛋白原浓度，缩短凝血时间；使中性粒细胞增多，与其从骨髓释放增多、消除变慢以及从血液向血管外游走减少有关，但糖皮质激素抑制中性粒细胞游走、吞噬和消化功能；使血中淋巴细胞、单核细胞、嗜酸及嗜碱性粒细胞减少。

7. 其他作用　糖皮质激素能使胃酸和胃蛋白酶分泌增多，提高食欲，促进消化，但大剂量应用可诱发或加重溃疡病。

【体内过程】

口服、注射均可吸收。口服可的松或氢化可的松后 1～2 小时血药浓度可达高峰。一次给药作用持续 8～12 小时。氢化可的松在血中约 90% 以上与血浆蛋白结合，其中 77% 与皮质激素转运蛋白（transcortin，corticosteroid binding globulin，CBG）结合，另有 15% 与白蛋白结合。吸收后，在肝分布较多。主要在肝中代谢，由尿排出。氢化可的松的血浆半衰期 80～144 分钟，剂量大或肝、肾功能不全者可使半衰期延长；甲状腺功能亢进时，肝灭活皮质激素加速，使半衰期缩短。泼尼松龙（prednisplone）不易被灭活，半衰期可达 200 分钟。可的松和泼尼松（prednisone）在肝内分别转化为氢化可的松和泼尼松龙而生效，严重肝功能不全的病人只适宜应用氢化可的松或泼尼松龙。常用糖皮质激素类药物比较见表 32-2。

表 32-2　常用糖皮质激素类药物的比较

类别	药物	肝糖原沉积（比值）	抗炎作用（比值）	钠潴留（比值）	与受体亲和力（比值）	$t_{1/2}$（分）	维持时间（小时）	等效剂量（mg）
短效	氢化可的松	1.0	1.0	1.0	1.0	90	8～12	20
	可的松*	0.8	0.8	0.8	0.01	90	8～12	25
	氟氢可的松	10.0	10.0	200.0	3.0		8～12	
中效	泼尼松*	4.0	4.0	0.8	0.05	>200	12～36	5
	泼尼松龙	4.0	4.0	0.8	2.2	>200	12～36	5
	甲泼尼龙	5.0	5.0	0.5	12	>200	12～36	4
	曲安西龙	5.0	5.0	0	2～3	>200	12～36	4
长效	地塞米松	25.0	25.0	0.75	10	>300	36～72	0.75
	倍他米松	25.0	25.0	0.60	5.4	>300	36～72	0.75

* 体外无效，在体内可转化为活性代谢物

【临床应用】

1. 替代疗法　用于治疗急、慢性肾上腺皮质功能不全，脑垂体前叶功能减退症及肾上腺次全切除术后。

2. 严重感染　用于中毒性菌痢、暴发型流行性脑脊髓膜炎、中毒性肺炎、重症伤寒、急性粟粒性肺结核及败血症等。用糖皮质激素的目的：产生抗炎、抗毒、抗过敏、抗休克作用并制止危重症状发展，使病人度过危险期；应用原则：用糖皮质激素应同时给予足量抗菌药，糖皮质激素不仅无抗菌作用，还易致细菌扩散，因此要短用、先停，抗菌药先用、足量、后停；病毒性及真菌性感染一般不要用糖皮质激素，如水痘、带状疱疹，接种牛痘等。

3. 自身免疫性及过敏性疾病　用于风湿热、类风湿性关节炎、红斑狼疮及肾病综合征等，可缓解症状，停药后易复发；过敏性疾病如血清病、过敏性皮炎、顽固性重症支气管哮喘、血管神经性水肿、过敏性血小板减少性紫癜等，应综合治疗，糖皮质激素不为首选药。异体器官移植术后的免疫排斥反应也可用糖皮质激素，与其他免疫抑制药合用效果更好。

4. 休克 适用于各种休克。感染中毒性休克在有效的抗菌药治疗下，采用短时间突击使用大剂量糖皮质激素，见效后即停药；过敏性休克，糖皮质激素为次选药，可与首选药肾上腺素合用；心源性休克，须结合病因治疗；低血容量性休克，应首先补足液体、电解质或血液，疗效不明显时合用超大剂量糖皮质激素。

5. 血液病 急性淋巴细胞白血病、再生障碍性贫血、粒细胞减少症、血小板减少症等。

6. 局部应用 接触性皮炎、湿疹、肛门瘙痒等，宜用氢化可的松、泼尼松龙或氟轻松，局部用于眼结膜炎、角膜炎、虹膜炎等，眼脉络膜炎、视网膜炎须全身或球后给药。

【不良反应】

1. 类肾上腺皮质亢进综合征 长期应用大剂量糖皮质激素所致的肾上腺皮质功能亢进症状，如满月脸、向心性肥胖、皮肤变薄、痤疮、多毛、浮肿、低血钾、高血压、糖尿等，停药后可自行消退；由于抑制骨基质蛋白质合成，增加钙、磷排泄，抑制肠道钙吸收，可致骨质疏松，长期用药宜补充钙及维生素 D。

2. 诱发加重感染 糖皮质激素抑制机体免疫功能，易致感染扩散。

3. 诱发、加重溃疡 与阻碍组织修复，减弱 PG 胃粘膜保护作用，使胃酸、胃蛋白酶分泌增加，抑制胃粘液分泌有关。

4. 延缓伤口愈合 术后、角膜溃疡慎用。

5. 影响生长发育 抑制生长激素分泌，抑制蛋白质合成。

6. 其他 欣快、激动、失眠、食欲增加、升高眼压及引起白内障、诱发精神失常。

7. 禁忌证 患有高血压、糖尿病、胃肠溃疡、精神病、癫痫、骨质疏松症、青光眼等慎用。活动性肺结核者禁用。未进行抗感染治疗的急性化脓性眼部感染者禁用。急性单纯性疱疹病毒性角膜炎、牛痘、水痘、感染性疾病、大多数角膜或结膜病毒感染者、真菌感染者、眼结核者慎用。孕妇慎用。急性化脓性关节炎者不宜进行关节内注射。

【停药反应】

1. 医源性肾上腺皮质功能不全 长期用糖皮质激素使血中糖皮质激素水平升高，通过负反馈作用使垂体前叶 ACTH 分泌下降，造成肾上腺皮质萎缩，一旦突然停用外源性糖皮质激素，内源性激素又不能分泌补足，产生肾上腺皮质功能不全，症状表现有恶心、呕吐、食欲不振、肌无力、低血糖、低血压等。肾上腺皮质功能恢复需 9 个月甚至 1~2 年。

对长期使用糖皮质激素的患者应注意：①应缓慢减量，不可骤然停药；②尽量减低每日维持量或采用隔日疗法；③在停药数月或更长时间如遇应激情况，应及时给予足量糖皮质激素。④停药过程中适量应用 ACTH。

2. 反跳现象及停药症状 长期用药因减量太快或骤然停药所致原病复发、加重的现象称为"反跳现象"。

长期用药因减量太快或骤然停药时有些病人出现原来疾病没有的症状，如肌痛、肌强直、关节痛、疲乏无力、情绪消沉、发热等，称为"停药症状"。

【疗程及用法】

1. 大剂量突击疗法 适用于严重感染及休克等危重病人抢救，一般不超过 3~5 天，如氢化可的松首次可静注 200~300mg，1g/d，对休克病人有人主张用超大剂量，每次静注

1.0g，4～6次/日。

2. 一般剂量长程疗法　适用于结缔组织病、肾病综合征、中心性视网膜炎、顽固性支气管哮喘、各种恶性淋巴瘤、淋巴细胞白血病等慢性病，如用泼尼松口服每次 10～20mg，3次/日，产生疗效之后逐渐减至最小维持量，持续数月。

3. 小剂量替代疗法　用于垂体功能减退，阿狄森病及肾上腺皮质次全切除术后，采用一般维持量，可的松 12.5～25mg/d，或氢化可的松 10～20mg/d。

4. 隔日疗法　在长程疗法中对某些慢性病例可采用隔日一次给药法，即将一日或两日的总药量在隔日早晨一次给予。糖皮质激素分泌具有昼夜节律性，上午 8～10 时达分泌高峰，随后逐渐下降，午夜 12 时最低，这是由 ACTH 分泌昼夜节律性引起。循环中氢化可的松对下丘脑和垂体负反馈作用在上午 8 时最强，若清晨一次给药，正与生理性负反馈调节作用时间一致，对肾上腺皮质功能抑制较小；如果在下午或晚间给药，即使剂量不大，次晨氢化可的松的分泌高峰亦会受到抑制。隔日疗法常采用中效制剂，如泼尼松或泼尼松龙。适应证同一般剂量长程疗法。

二、盐皮质激素

醛固酮和去氧皮质酮属盐皮质激素。它们能促进肾远曲小管对 Na^+、Cl^- 的重吸收和 K^+、H^+ 的排出，具有明显的潴钠排钾作用。在增加细胞外液容积及其 Na^+ 浓度的同时，还降低细胞外液 K^+ 浓度。它们对维持机体正常水、电解质代谢起着重要作用。其糖皮质激素样作用较弱，仅为可的松的 1/3。主要用于慢性皮质功能减退症，纠正水、电解质紊乱，恢复水、电解质的平衡。

三、促皮质素

促皮质素（corticotropin，ACTH）是垂体前叶分泌的一种含有 39 个氨基酸的多肽类激素。ACTH 入血后作用于肾上腺，以维持肾上腺正常形态和功能。ACTH 缺乏将引起肾上腺皮质萎缩和分泌功能减退。临床所用 ACTH 多是从牛、羊、猪垂体前叶分离的精制品。

ACTH 的主要作用是促进肾上腺皮质分泌以氢化可的松为主的皮质激素。本品口服无效，必须注射给药。本品显效较慢，难以应急，一般在用药 2 小时后，肾上腺皮质才开始分泌氢化可的松。临床上主要用于垂体肾上腺皮质功能减退症、医源性肾上腺皮质功能不全或用于诊断脑垂体—肾上腺皮质功能不全。ACTH 易引起过敏反应，现已少用。

临床用药评价

泼尼松龙适用于各种急性严重细菌感染、严重的过敏性疾病、胶原性疾病（红斑狼疮、结节性动脉周围炎等）、风湿病、肾病综合征、严重的支气管哮喘、血小板减少性紫癜、粒细胞减少症、急性淋巴性白血病、各种肾上腺皮质功能不全症、剥脱性皮炎、天疱疮、神经性皮炎、湿疹等症。滴眼用于睑球结膜炎、角膜炎等。采用局部封闭注射泼尼松龙治疗急性骶髂劳损及四肢等组织致密部位慢性炎症疗效显著。

甲泼尼松龙适用于危重疾病的急救，还可用于内分泌失调、风湿性疾病、胶原性病、皮肤疾病、过敏反应、眼科疾病、胃肠道疾病、血液疾病、白血病、休克、脑水肿、多发性神经炎、脊髓炎及防止癌症化疗引起的呕吐、脏器移植等。国内报道，小儿肾病综合征应用本品冲击治疗，近期总有效率达 93.7%，对原发性肾病效果更佳。

倍氯米松适用于慢性支气管哮喘病人，以防止哮喘急性发作。倍氯米松也可用于常年性及季节性过敏性鼻炎和血管收缩性鼻炎。还用于各种皮肤病，如各种急性或慢性湿疹、过敏性皮炎、神经性皮炎、接触性皮炎、牛皮癣等疾病。

糖皮质激素与噻嗪类利尿药合用易引起低血钾，与洋地黄类强心苷合用易引起洋地黄中毒，应注意补钾。

制剂及用法

醋酸可的松 片剂：每片25mg，替代（补充）疗法：口服，12.5～37.5mg/d，分两次；药理治疗：口服，开始75～300mg/d，分3～4次，维持量25～50mg/d。肌内注射每次25～125mg，2～3次/日，用前摇匀。

氢化可的松 片剂：每片20mg，替代（补充）疗法：口服，20～30mg/d，分两次；药理治疗：口服，开始60～120mg/d，分3～4次。维持量20～40mg/d。注射液：10mg/2ml、25mg/5ml、50mg/10ml、100mg/20ml，静脉滴注，每次100～200mg或更多，1～2次/日，临用时以等渗氯化钠溶液或5%葡萄糖溶液500ml稀释。0.5%～2.5%软膏外用。

氢化可的松琥珀酸钠酯 注射液：135mg相当于氢化可的松100mg，肌内或静脉注射。

泼尼松 片剂：每片5mg，开始一般剂量每次5～15mg，3～4次/日，维持量5～10mg。

泼尼松龙 片剂：每片5mg，口服，开始每次5～15mg，2～4次/日。维持量5mg/d。注射液：10mg/2ml，静脉滴注，每次10～20mg，加入5%葡萄糖液50～500ml中。

甲泼尼龙 片剂：每片2mg、4mg，口服，开始16～40mg/d，分4次；维持量4～8mg/d。注射用其琥珀酸钠酯，53mg相当于甲泼尼龙40mg。

氟氢可的松 软膏剂：0.1%～0.25%，局部涂搽。

地塞米松 片剂：每片75mg，口服，开始每次0.75～1.5mg，3～4次/日，维持量0.5～0.75mg/d。皮下、肌内或静脉注射，每次5～10mg，2次/日。

曲安西龙 片剂：每片1mg，开始8～40mg/d，分1～3次，维持量4～8mg/d。注射液：10mg/1ml、40mg/1ml肌内注射，每次40～80mg，1次/周。关节腔内或皮损部位注射，每次10～25mg。

倍他米松 片剂：每片0.5mg，口服，开始1.5～2mg/d，分3～4次，维持量0.5～1mg/d。

丙酸倍氯米松 气雾剂：吸入，成人每次100～200μg，2～3次/日，每日最大剂量1mg。

布地奈德 气雾剂：吸入，成人开始时每日200～400μg，分2～4次用。维持剂量一般为200～400μg/d，分2次用。

氟轻松 0.01%～0.025%软膏剂、洗剂、霜剂，外用，3～4次/日。

（马俊江）

第三十三章　性激素类药及避孕药

性激素（sex hormones）为性腺所分泌的激素，包括雌激素、孕激素和雄激素。目前临床应用的性激素类药物是人工合成品及其衍生物。常用的避孕药（contraceptives）大多属于性激素制剂。性激素属甾体（steroids）激素，其基本结构是甾体核。

一、雌激素类药及雌激素拮抗药

（一）雌激素类药

【来源】

卵巢分泌的雌激素（estrogens）主要是雌二醇（estradiol）。从孕妇尿提出的雌酮（estrone）和雌三醇（estriol）等，为雌二醇的代谢产物。雌二醇是传统的雌激素类药物，近年来以雌二醇为母体，人工合成许多高效的衍生物，如炔雌醇（ethinyl estradiol）、炔雌醚（quinestrol）及戊酸雌二醇（estradiol valerate）等。此外也合成一些类甾体结构具有雌激素样作用的制剂，如己烯雌酚（diethylstilbestrol；乙蔗酚，stilbestrol）。

【生理及药理作用】

1. 对未成年女性，雌激素能促使其第二性征和性器官发育成熟。如子宫发育、乳腺腺管增生及脂肪分布变化等。

2. 对成年妇女，除保持女性性征外，并参与形成月经周期。它使子宫内膜增殖变厚（增殖期变化），并在黄体酮的协同作用下，使子宫内膜继续增厚进入分泌期，提高子宫平滑肌对缩宫素的敏感性。同时使阴道上皮增生，浅表层细胞发生角化。

3. 较大剂量时，可作用于下丘脑垂体系统，抑制 GnRH 的分泌，发挥抗排卵作用，并能抑制乳汁分泌。此外还具有对抗雄激素的作用。

4. 在代谢方面，有轻度水、钠潴留作用。能增加骨骼钙盐沉积，加速骨骺闭合，并能预防围绝经期妇女骨钙丢失。此外，雌激素可降低低密度脂蛋白，升高高密度脂蛋白含量。

【临床应用】

1. 绝经期综合征　采用雌激素替代治疗可抑制垂体促性腺激素的分泌，从而减轻各种症状，并能防止由雌激素水平降低所引起的病理性改变。围绝经期妇女使用雌激素和孕激素能预防骨钙丢失引起的骨质疏松，并可降低冠心病的发病率。绝经期和老年性骨质疏松可使用雌激素与雄激素联合治疗。此外，老年性阴道炎及女阴干枯症等，局部用药也能奏效。

2. 卵巢功能不全和闭经　原发性或继发性卵巢功能低下患者以雌激素替代治疗，可促进外生殖器、子宫及第二性征的发育。与孕激素类合用，可产生人工月经周期。

3. 功能性子宫出血　可用雌激素促进子宫内膜增生，修复出血创面，也可适当配伍孕激素，以调整月经周期。

4. 乳房胀痛　部分妇女停止授乳后可发生乳房胀痛，可用大剂量雌激素抑制乳汁分泌，克服乳房胀痛。

5. 晚期乳腺癌　绝经 5 年以上的乳腺癌可用雌激素治疗，缓解率约 40%。但绝经期以前的患者禁用，因为这时应用反而可能促进肿瘤的生长。

6. 前列腺癌　大剂量雌激素类可使症状改善，肿瘤病灶退化。这是其抑制垂体促性腺激素分泌，使睾丸萎缩而抑制雄激素的产生所致，也有抗雄激素的作用参与。

7. 痤疮　青春期痤疮是由于雄激素分泌过多所致，故可用雌激素类治疗。

8. 避孕　见本章第四部分。

【不良反应及注意事项】

1. 常见恶心、食欲不振，早晨及口服时多见。小剂量开始，逐渐增加剂量可减轻反应。

2. 长期大量应用可引起子宫内膜过度增生及子宫出血，故有子宫出血倾向及子宫内膜炎者慎用。

3. 本品经肝脏灭活，并可能引起胆汁淤积性黄疸，故肝功能不良者慎用。

4. 除晚期乳腺癌、前列腺癌外，禁用于其他肿瘤患者。

（二）雌激素拮抗药

本类药物能与雌激素受体结合，发挥竞争性拮抗雌激素作用。常用药有氯米芬（clomiphene）、他莫昔芬（tamoxifen）、雷洛昔芬（raloxifene）等，统称为雌激素拮抗剂或称为选择性雌激素受体调节剂（selective estrogen-receptor modulators，SERM）。上述雌激素拮抗药物的一个显著的特点是对生殖系统表现为雌激素拮抗作用，而对骨骼系统及心血管系统则发挥拟雌激素样作用，这对雌激素的替代治疗具有重要意义。

氯米芬（clomiphene，克罗米酚）为三苯乙烯衍生物，与己烯雌酚的化学结构相似。本品有较弱的拟雌激素活性，它能促进人的垂体前叶分泌促性腺激素，从而诱使排卵。这可能是因阻断下丘脑的雌激素受体，从而消除雌二醇的负反馈性抑制。用于月经紊乱及闭经，对无排卵型及精子缺少性不育症以及乳房纤维囊性疾病和晚期乳腺癌亦有一定疗效。连续服用大剂量可引起卵巢肥大，故卵巢囊肿患者禁用。

二、孕激素类药

孕激素（progestogens）主要由卵巢黄体分泌，天然孕激素为黄体酮（孕酮，progesterone），临床应用的是人工合成品及其衍生物。

【生理及药理作用】

1. 生殖系统

（1）月经后期，在雌激素作用的基础上，使子宫内膜继续增厚、充血、腺体增生并分支，由增殖期转为分泌期，有利于孕卵的着床和胚胎发育。

（2）抑制子宫收缩，降低子宫对缩宫素的敏感性，起到保胎作用。其机制是黄体酮选择性地结合于缩宫素受体，抑制其介导的磷酸肌醇的生成与钙活动。

（3）一定剂量可抑制垂体前叶 LH 的分泌，从而抑制卵巢的排卵过程。

（4）促使乳腺腺泡发育，为哺乳作准备。

2. 代谢　竞争性地对抗醛固酮，从而促进 Na^+ 和 Cl^- 的排泄并利尿。

3. 升温作用　有轻度升高体温作用。

【临床应用】

1. 功能性子宫出血　因黄体功能不足所致子宫内膜不规则的成熟与脱落而引起出血时，应用孕激素类可使子宫内膜协调一致地转为分泌期，故可维持正常的月经。

2. 痛经和子宫内膜异位症　可抑制排卵并减轻子宫痉挛性收缩从而止痛，也可使异位的子宫内膜退化。与雌激素制剂合用，疗效更好。

3. 先兆流产与习惯性流产　由于黄体功能不足所致的先兆流产与习惯性流产，孕激素类药有保胎作用，但对习惯性流产，疗效不确实。19-去甲睾酮类具有雄激素作用，可使女性胎儿男性化，故不宜采用。

4. 子宫内膜腺癌、前列腺肥大或癌症。

【不良反应】

不良反应较少，偶见头晕、恶心及乳房胀痛等。长期应用可引起子宫内膜萎缩，月经量减少，并易诱发阴道真菌感染。19-去甲睾酮类大剂量时可致肝功能障碍。黄体酮可能引起生殖器畸形，须注意。

三、雄激素类药和同化激素类药

（一）雄激素类药

【来源】

天然雄激素（androgens）主要是睾丸间质细胞分泌的睾酮（睾丸素，testosterone）。已能合成睾酮及一些新衍生物，临床常用的为甲睾酮（methyltestosterone，甲基睾丸素）、丙酸睾酮（testosterone propionate，丙酸睾丸素）和苯乙酸睾酮（testosterone phenylacetate，苯乙酸睾丸素）。

【生理及药理作用】

1. 生殖系统　促进男性性征和生殖器官发育，并保持其成熟状态。睾酮还可抑制垂体前叶分泌促性腺激素（负反馈），对女性可减少雌激素分泌。尚有抗雌激素作用。

2. 同化作用　雄激素能显著地促进蛋白质合成（同化作用），减少氨基酸分解（异化作用），使肌肉增长，体重增加，降低氮质血症，同时出现水、钠、钙、磷潴留现象。

3. 骨髓造血功能　在骨髓功能低下时，大剂量雄激素可促进细胞生长。是通过促进肾脏分泌促红细胞生成素所致，也可能是直接刺激骨髓造血功能。

【临床应用】

1. 睾丸功能不全　无睾症或类无睾症（睾丸功能不全）时，作替代疗法。

2. 功能性子宫出血　利用其抗雌激素作用使子宫平滑肌及其血管收缩，内膜萎缩而止血。对严重出血病例，可用己烯雌酚、黄体酮和丙酸睾酮等三种混合物作注射，以达止血之效，停药后则出现撤退性出血。

3. 晚期乳腺癌　对晚期乳腺癌或乳腺癌转移者，采用雄激素治疗可使部分病例的病情得到缓解。这可能与其抗雌激素作用有关，也可能通过抑制垂体促性腺激素的分泌，减少卵巢分泌雌激素。此外，雄激素尚有对抗催乳素的乳腺癌刺激作用。其治疗效果与癌细胞中雌激素受体含量有关，受体数量高者，疗效较好。

4. 再生障碍性贫血及其他贫血　用丙酸睾酮或甲睾酮可使骨髓功能改善。

【不良反应】

1. 如长期应用于女性病人可能引起痤疮、多毛、声音变粗、闭经、乳腺退化、性欲改变等男性化现象。发现此现象应立即停药。

2. 多数雄激素均能干扰肝内毛细胆管的排泄功能，引起胆汁淤积性黄疸。应用时若发现黄疸或肝功能障碍时，则应停药。

【禁忌证及应用注意】

孕妇及前列腺癌病人禁用。因有水、钠潴留作用，肾炎、肾病综合征、肝功能不良、高血压及心力衰竭病人也应慎用。

（二）同化激素类药

临床应用雄性激素虽有较强的同化作用，但用于女性或非性腺功能不全的男性，常可出现雄激素作用，从而限制了它的临床应用；因此，合成了同化作用较好，而雄激素样作用较弱的睾酮的衍生物，即同化激素（anabolic steroids），如苯丙酸诺龙（nandrolone phenylpropionate）、司坦唑醇（stanozolol，康力龙）及美雄酮（metandienone，去氢甲基睾丸素）等。

本类药物主要用于蛋白质同化或吸收不良，以及蛋白质分解亢进或损失过多等情况；如严重烧伤、手术后慢性消耗性疾病、老年骨质疏松和肿瘤恶病质等病人。服用时应同时增加食物中的蛋白质成分。

长期应用可引起水钠潴留及女性轻微男性化现象，有时引起肝内毛细胆管胆汁淤积而发生黄疸。肾炎、心力衰竭和肝功能不良者慎用，孕妇及前列腺癌病人禁用。

四、避孕药

生殖过程是一个复杂的生理过程，包括精子和卵子的形成与成熟、排卵、受精、着床，以及胚胎发育等多个环节。阻断其中任何一个环节都可以达到避孕和终止妊娠的目的。这些环节多发生在女性体内，这使女性避孕药较男性避孕药发展为快。

（一）主要抑制排卵的避孕药

【药理作用】

目前应用的女性避孕药以此类为主。它们由不同类型的雌激素和孕激素类组成，主要通过抑制排卵而发挥避孕作用。一般认为雌激素通过负反馈机制抑制下丘脑 GnRH 的释放，从而减少 FSH 分泌，使卵泡的生长成熟过程受到抑制，同时孕激素又抑制 LH 释放，两者协同作用而抑制排卵。停药后，垂体前叶产生和释放 FSH 和 LH 以及卵巢排卵功能都可以很快恢复。

除以上作用外，此类药物还可干扰生殖过程的其他环节，可使子宫内膜的正常增殖受到抑制，腺体少而内膜萎缩，因此不适宜受精卵的着床；影响子宫和输卵管的正常活动，改变受精卵在输卵管的运行速度，以致受精卵不能适时地到达子宫。此外，可使宫颈粘液变得更粘稠，使精子不易进入子宫腔等。

【分类及用途】

1. 短效口服避孕药　如复方炔诺酮片、复方甲地孕酮片及复方炔诺孕酮片等（其成分见表33－1）。从月经周期第5天开始，每晚服药1片，连服22天，不能间断。一般于停药后2~4天就可以发生撤退性出血，形成人工月经周期。下次服药仍从月经来潮第5天开始。如停药7天仍未来月经，则应立即开始服下一周期的药物。偶尔漏服时，应于24小时内补服一片。

2. 长效口服避孕药　是以长效雌激素类药物炔雌醚与不同孕激素类如炔诺孕酮或氯地孕酮等配伍而成的复方片剂。每月服1次，成功率为98.3%。服法是从月经来潮当天算起，第5天服1片，最初两次间隔20天，以后每月服1次，每次1片。

3. 长效注射避孕药　如复方己酸孕酮注射液（即避孕针1号），第一次于月经周期的第5日深部肌内注射2支，以后每隔28日或于每次月经周期的第11~12天注射1次，每次1支。注射后一般于14天左右月经来潮。如发生闭经，仍应按期给药，不能间断。

几种避孕药常用制剂的成分见表33-1。

表 33-1　几种甾体避孕制剂的成分

制剂名称	孕激素（mg）	雌激素（mg）
短效口服避孕药		
复方炔诺酮片（口服避孕药片Ⅰ号）	炔诺酮 0.6	炔雌醇 0.035
复方甲地孕酮片（口服避孕药片Ⅱ号）	甲地孕酮 1.0	炔雌醇 0.035
复方炔诺孕酮甲片	炔诺孕酮 0.3	炔雌醇 0.03
长效口服避孕药		
复方炔诺孕酮乙片（长效避孕片）	炔诺孕酮 12.0	炔雌醚 3.0
复方氯地孕酮片	氯地孕酮 12.0	炔雌醚 3.0
复方次甲氯地孕酮片	16-次甲氯地孕酮 12.0	炔雌醚 3.0
长效注射避孕药		
复方己酸孕酮注射液（避孕针1号）	己酸孕酮 250.0	戊酸雌二醇 5.0
复方甲地孕酮注射液	甲地孕酮 25.0	雌二醇 3.5
探亲避孕药		
甲地孕酮片（探亲避孕1号片）	甲地孕酮 2.0	
炔诺酮片（探亲避孕片）	炔诺酮 5.0	
双炔失碳酯片（53号避孕片）	双炔失碳酯 7.5	

4. 埋植剂　以己内酯小管装入炔诺孕酮 70mg，形成棒状物，植入臂内侧或左肩胛部皮下。

5. 多相片剂　为了使服用者的激素水平近似月经周期水平，并减少月经期间出血的发生率，可将避孕药制成多相片剂，如炔诺酮双相片、三相片和炔诺孕酮三相片。双相片是开始 10 天每日服 1 片含炔诺酮 0.5mg 和炔雌醇 0.035mg 的片剂，后 11 天每日服 1 片含炔诺酮 1mg 和炔雌醇 0.035mg 的片剂，这种服用法的优点是很少发生突破性出血。三相片则分为开始 7 天每日服 1 片含炔诺酮 0.5mg 和炔雌醇 0.035mg 的片剂，中期 7 天每日服用 1 片含炔诺酮 0.75mg 和炔雌醇 0.035mg 的片剂，最后 7 天每日服用 1 片含炔诺酮 1mg 和炔雌醇 0.035mg 的片剂，其效果较双相片更佳。炔诺孕酮三相片则为开始 6 天每日服用 1 片含炔诺孕酮 0.05mg 和炔雌醇 0.03mg 的片剂，中期 5 天每日服用 1 片含炔诺孕酮 0.075mg 和炔雌醇 0.04mg 的片剂，后 10 天每日服用 1 片含炔诺孕酮 0.125mg 和炔雌醇 0.03mg 的片剂，这种服法更符合人体内源性激素的变化规律，临床效果更好。

【不良反应】

1. 类早孕反应　少数妇女在用药初期可出现轻微的类早孕反应，如恶心、呕吐及择食等。一般坚持用药 2～3 个月后可减轻或消失。

2. 子宫不规则出血　较常见于用药后最初几个周期中，如出现不规则出血，可加服炔雌醇。

3. 闭经　约有 1%～2% 服药妇女发生闭经，有不正常月经史者较易发生。如连续两个月闭经，应停药。

4. 乳汁减少　少数哺乳妇女乳汁减少。长效口服避孕药可通过乳汁影响乳儿，使其乳房肿大。

5. 凝血功能亢进　有报道本类药物可诱发血栓性静脉炎、肺栓塞或脑血管栓塞等，应注意。

6. 其他　可能出现痤疮、皮肤色素沉着，个别人可能血压升高。

【禁忌证及应用注意】

充血性心力衰竭或有其他水肿倾向者慎用。急慢性肝病及糖尿病需用胰岛素治疗者不宜使用。应用避孕药可减少子宫内膜癌、卵巢癌、子宫肌瘤，以及乳腺纤维囊性和纤维腺性病变的发病率；然而，用药可使子宫颈癌和乳腺癌的发病率有增高趋势，前者可能与药物避孕者不再使用避孕器具，增加了人乳头瘤病毒感染有关，后者仅对35岁以上妇女构成危险。如长期用药过程中出现乳房肿块，应立即停药。宫颈癌患者禁用。

（二）抗着床避孕药

此类药物也称探亲避孕药，主要使子宫内膜发生各种功能和形态变化，使之不利于孕卵着床。我国多用大剂量炔诺酮（每次5mg）或甲地孕酮（每片2mg）；此外还研制成一种新型抗着床药双炔失碳酯（anorethidrane dipropionate，53号避孕片）。本类药物主要优点是其应用不受月经周期的限制，无论在排卵前、排卵期或排卵后服用，都可影响孕卵着床。一般于同居当晚或事后服用，14日以内必须连服14片，如超过14日，应接服Ⅰ号或Ⅱ号口服避孕药。

（三）男性避孕药

棉酚（gossypol）是棉花根、茎和种子中所含的一种黄色酚类物质。其作用可能通过棉酚负离子自由基，以及抑制NO合成，作用于睾丸曲细精管的生精上皮，使精子数量减少，直至无精子。停药后可逐渐恢复。Ⅰ期临床试验结果表明，每天20mg，连服两个月即可达节育标准，有效率达99%以上。其不良反应有乏力、食欲减退、恶心、呕吐、心悸及肝功能改变等。此外，棉酚可引起低钾血症，并可引起不可逆性精子发生障碍，这限制了棉酚作为常规避孕药使用。

临床用药评价

临床应用雌二醇控释贴片，每贴含雌二醇E_2 2.5mg，贴片接触皮肤面积$10cm^2$，贴于下腹部，每7天使用1贴，每月3贴，停用1周，使用贴片的最后5天加服醋酸甲孕酮一次4mg，1次/日，连续5日。贴片连续使用3~6个月，用药后更年期综合征症状明显改善，卵巢功能低下引起的潮热、多汗、头痛、失眠等症状明显好转。

肿瘤化疗加用甲羟孕酮可明显改善化疗药的毒副作用，使肿瘤病人食欲及体重增加，骨髓抑制减轻，甲羟孕酮、甲地孕酮被认为是化疗保护药。

制剂及用法

苯甲酸雌二醇　注射液：1mg/ml、2mg/ml，肌内注射，每次1~2mg，2~3次/周。

己烯雌酚　片剂：每片0.1mg，0.25mg，0.5mg，1.0mg，注射液：1mg/ml、2mg/ml，用于卵巢功能不全、垂体功能异常的闭经或绝经期综合征：一日量不超过0.25mg；用于人工周期，口服0.25mg/d，连服20日，待月经后再服，用法同前，共3周；或先用己烯雌酚每次1mg，每晚1次，连用22天，于服药后第16日开始肌内注射黄体酮10mg，共5日。阴道栓剂：每粒0.1~0.5mg。

炔雌醇（乙炔雌二醇）　片剂：每片5μg，20μg，50μg，500μg，每次20～50μg，1～3次/日。用于前列腺癌每次50～500μg，3～6次/日。

黄体酮　注射液：10mg/ml、20mg/ml，肌内注射，先兆流产或习惯性流产：10～20mg/d。检查闭经的原因，10mg/d，共3～5日，停药后2～3日若见子宫出血，说明闭经并非由于妊娠。

醋酸甲羟孕酮　片剂：每片1mg、2mg，口服，2～10mg/d。

枸橼酸氯米芬　片剂：促排卵，口服，每次50mg，1次/日，连服5日。

甲地孕酮醋酸酯　片剂：每片2mg、4mg，口服每次2～4mg，1次/日。

炔诺酮　片剂：每片2.5mg、5mg，口服，每次1.25～5mg，1次/日。

丙酸睾酮　注射液：10mg/ml、25mg/ml、50mg/ml，肌内注射，10～50mg/d，1～3次/周。

甲睾酮　片剂：每片5mg、10mg，舌下给药或口服，每次5～10mg，1～2次/日。

苯乙酸睾酮　注射液：25mg/2ml、50mg/2ml，效力较丙酸睾酮强而持久，每次10～25mg，2～3次/周。

睾酮小片　片剂：每片75mg，每6周植入皮下1片。用于无睾症等作替代疗法。

苯丙酸诺龙　注射液：10mg/ml、25mg/ml，肌内注射，每次25mg，1～2次/周。

司坦唑醇　片剂：每片2mg，口服，每次2mg，2～3次/日。

避孕药制剂见表33－1。

（马俊江）

第三十四章　甲状腺激素及抗甲状腺药

一、甲状腺激素

甲状腺激素为碘化酪氨酸的衍化物，包括甲状腺素（thyroxine，T_4）和三碘甲状腺原氨酸（triiodothyronine，T_3）。正常人每日释放 T_4 与 T_3 量分别为 75μg 及 25μg。

【甲状腺激素的合成、贮存及分泌】

1. 甲状腺腺泡结构及碘的摄取　甲状腺主要由甲状腺腺泡构成。每一腺泡外围是单层立方形腺泡上皮细胞，腺泡上皮细胞面向泡腔一侧顶端有大量微绒毛，在腺泡上皮细胞基膜上存有碘泵。血液循环中的碘化物通过碘泵主动摄取进入腺泡上皮细胞。

2. 碘的活化及酪氨酸碘化　碘化物在过氧化物酶的作用下被氧化成活性碘。活性碘与甲状腺球蛋白（thyroglobulin，TG）上的酪氨酸残基结合，生成一碘酪氨酸（MIT）和二碘酪氨酸（DIT）。

3. 碘化酪氨酸的偶联及 T_3、T_4 的贮存　在过氧化物酶作用下，一分子 MIT 和一分子 DIT 偶联生成 T_3，二分子 DIT 偶联生成 T_4。

4. 贮存　生成的 T_3、T_4 仍结合在 TG 分子上，贮存于腺泡腔内。

5. 甲状腺激素的分泌　在促甲状腺素作用下，腺泡上皮细胞顶端微绒毛伸出伪足进行胞饮，将 T_3、T_4 连同 TG 吞入胞内，形成胶质滴，溶酶体即与之融合，在蛋白水解酶作用下，TG 分解并释出 T_3、T_4 进入血液。

【药理作用】

1. 维持生长发育　调控全身组织尤其是神经系统发育，脑发育期 T_4、T_3 不足可造成身材矮小，智力低下，称为"呆小病"。

2. 促进代谢和产热　促进物质代谢，增加耗氧量，提高基础代谢率（BMR），增加产热。对糖代谢可促进葡萄糖吸收，增加糖原分解和异生。对蛋白质代谢，适量 T_4、T_3 促进其合成，甲亢时促进其分解。对脂代谢可加速脂肪氧化分解。

3. 提高交感 – 肾上腺素系统敏感性　T_4、T_3 使机体对儿茶酚胺敏感性提高，甲亢时情绪激动、失眠、心悸、血压增高。

【作用机制】

垂体、心、肝、肾、骨骼肌、肺、肠组织细胞的胞膜、线粒体、核内存有甲状腺素受体；近来证明甲状腺激素受体是具有结合 DNA 能力的非组蛋白，分子量为 52kD。T_3 可与膜受体结合，也可被动进入胞内与胞浆结合蛋白（cytosol binding protein，CBP）结合并与游离 T_3 形成平衡状态；T_3 与膜受体结合增加氨基酸、葡萄糖进入细胞；T_3 与线粒体受体结合影响能量代谢；T_3 与细胞核染色质上的受体结合，使 RNA 多聚酶活性增加，启动、调控转录，增加 mRNA 及蛋白质合成，引起新蛋白质（酶）合成增加发挥效应。

【体内过程】

口服易吸收，T_3 及 T_4 的生物利用度分别为 50% ~ 75% 及 90% ~ 95%，与血浆蛋白结合率均高达 99% 以上。但 T_3 与蛋白质的亲和力低于 T_4，其游离量可为 T_4 的 10 倍，T_3 作用快

198

而强，维持时间短，而 T_4 则作用慢而弱，维持时间长。半衰期较长，T_4 为 5 天，T_3 为 2 天，主要在肝、肾线粒体内脱碘，并与葡萄糖醛酸或硫酸结合经肾排泄。甲状腺激素可通过胎盘，亦可进入乳汁。

【临床应用】

1. 粘液性水肿　口服甲状腺片。粘液性水肿昏迷，静脉注射大剂量 T_3，同时给予氢化可的松。

2. 呆小病　出生后应尽早确诊，及时连续治疗。

3. 单纯性甲状腺肿　口服甲状腺片。缺碘所致者应补碘。用万分之一碘化钾或十万分之一碘化钠加入缺碘地区的食盐中。

4. 不典型及亚临床型甲状腺功能减退症　常见于甲亢手术或药物治疗后。

5. T_3 抑制试验　先测定摄碘率作对照，然后令病人服 T_3，T_3 可明显抑制摄碘率，抑制值大于对照值 50% 者为单纯性甲状腺肿；抑制值小于对照值 50% 者为甲亢。

【不良反应】

过量可致心悸、手震颤、多汗、兴奋、失眠。严重者呕吐、腹泻、发热、体重减轻、老年或心脏病患者可诱发心力衰竭或心律失常。应立即停药，必要时给 β 受体阻断剂。

二、抗甲状腺药

可用于治疗甲状腺功能亢进的药物有硫脲类、碘化物、放射性碘及 β 受体阻断药。

(一) 硫脲类

硫脲类可分为二类：①硫氧嘧啶类，包括甲硫氧嘧啶（methylthiouracil）、丙硫氧嘧啶（propylthiouracil）；②咪唑类，包括甲巯咪唑（thiamazole，他巴唑）、卡比马唑（carbimazole，甲亢平）。

【药理作用】

硫脲类可作为甲状腺过氧化物酶（TPO）的底物被碘化，使碘不能结合到甲状腺球蛋白上；还可抑制过氧化物酶活性，阻止 I^- 的活化，从而抑制酪氨酸的碘化及碘化酪氨酸的偶联，妨碍 T_3、T_4 合成。硫脲类不能对抗已合成的 T_3、T_4，需待贮存的激素适当消耗后才能显效，症状改善需 2~3 周，BMR 在 1~2 个月后才能恢复正常。丙硫氧嘧啶尚可抑制外周组织的 T_4 转化为生物活性较强的 T_3。

【体内过程】

本类药物口服吸收快，2 小时血药浓度可达峰值，血浆蛋白结合率为 75%，分布于全身各组织，其中以甲状腺分布较多。能通过胎盘，易从乳汁分泌。主要在肝脏代谢，亦可与葡萄糖醛酸结合而排出。丙硫氧嘧啶半衰期约 1.5 小时，甲硫氧嘧啶和甲巯咪唑的半衰期分别为 6~8 小时和 6~13 小时。卡比马唑在体内转化成甲巯咪唑后才能发挥作用。

【临床应用】

1. 甲亢内科治疗　适用于轻症或不宜手术和放射治疗的中、重度病人；也可用于放射性碘治疗的辅助治疗。

2. 甲亢术前准备　目的是使甲状腺功能控制在正常水平，以减少麻醉或手术合并症及甲状腺危象，但用药后腺体增生，手术易出血，须在术前 2 周加服大剂量碘剂。

3. 甲状腺危象辅助治疗　甲亢病人在有感染、外伤、手术、情绪激动等应激诱因时可

导致大量 T_3、T_4 突然释放入血，使患者发生高热、心衰、肺水肿、水和电解质紊乱，严重时可致死亡，称为甲状腺危象。应立即给大剂量碘剂抑制 T_3、T_4 释放，同时合用硫脲类阻抑新激素合成。

【不良反应】

1. 偶有过敏反应　瘙痒、皮疹、发热等轻度不良反应多见，少数可发生剥脱性皮炎。

2. 消化道反应　表现为厌食、呕吐、腹痛、腹泻。

3. 白细胞减少和粒细胞缺乏　应定期检查血象，发现咽痛、发热等前趋症状应立即停药。

（二）碘及碘化物

【药理作用】

大剂量碘剂有抗甲状腺作用。碘剂的药理作用包括抑制蛋白水解酶，使 T_3、T_4 不能由 TG 解离，分泌减少；拮抗 TSH 促进 T_3、T_4 释放；抑制酪氨酸的碘化及碘化酪氨酸的缩合；抑制 TSH 促进腺体的增生。小剂量碘剂可作为合成甲状腺素的原料，促进甲状腺激素的合成。

【临床应用】

1. 单纯性甲状腺肿　早期患者服用碘化钾或复方碘溶液即可使腺体缩小而后痊愈。

2. 甲状腺术前准备　术前 2 周常规给予大剂量碘剂，使腺体缩小变韧，血管增生减轻，便于手术。

3. 甲状腺危象　碘化钾 0.5g 加于 10% 葡萄糖溶液内静脉滴注，或卢戈液（碘 5%，碘化钾 10%）3.6ml 口服。

【不良反应】

1. 一般反应　咽喉不适、呼吸道刺激、鼻窦和眼结膜炎症状及涎腺肿大等，停药后可消退。

2. 过敏反应　用药后立即或几小时内发生，表现为发热、皮疹、皮炎，重者血管神经性水肿，咽喉水肿，可致窒息。

3. 诱发甲状腺功能紊乱　长期服用碘剂可诱发甲亢，用硫脲类控制了的甲亢病人也可因服用少量碘剂而复发；碘剂也可诱发甲状腺功能低下，碘剂能进入乳汁和通过胎盘，引起新生儿甲状腺肿，孕妇及授乳妇慎用。

（三）放射性碘

临床应用的放射性碘是 ^{131}I，其半衰期为 8 天。

【药理作用】

利用甲状腺高度摄碘能力，^{131}I 可被甲状腺摄取，并可产生 β 射线（占 99%），在组织内的射程仅约 2mm，因此其辐射作用只限于甲状腺内，破坏甲状腺实质，而很少波及周围组织。^{131}I 还产生 γ 射线（占 1%），可在体外测得，故可用作甲状腺摄碘功能的测定。

【临床应用】

1. 甲状腺功能亢进的治疗　^{131}I 适用于不宜手术或手术后复发及硫脲类无效或过敏者，^{131}I 能使腺泡上皮破坏、萎缩、减少分泌。

2. 甲状腺功能检查　小量 ^{131}I 可用于检查甲状腺功能。甲状腺功能亢进时，摄碘率高，摄碘高峰时间前移。反之，摄碘率低，摄碘高峰时间后延。

【不良反应】

易致甲状腺功能低下，故应严格掌握剂量和密切观察有无不良反应，一旦发生甲状腺功能低下可补充甲状腺激素对抗之。

（四）β受体阻断药

普萘洛尔等也是甲亢及甲状腺危象时的辅助治疗药，用于不宜用抗甲状腺药、不宜手术及^{131}I治疗的甲亢患者。主要通过其阻断β受体的作用而改善甲亢的症状。此外还能抑制外周T_4脱碘成为T_3，因T_3是主要的外周激素，故这一作用有助于控制甲亢。

β受体阻断药不干扰硫脲类药物对甲状腺的作用，且作用迅速，对甲亢所致的心率加快、心收缩力加强等交感神经活动增强的症状有效。但单用时其控制症状的作用有限。若与硫脲类药物合用则疗效显著。

临床用药评价

甲硫氧嘧啶一次口服给药观察结果表明，可明显抑制T_3在外围组织形成，给药后4小时血清T_3绝对值仅相当于服用甲巯咪唑的70.9%，甲硫氧嘧啶对甲亢危象的治疗作用优于甲巯咪唑，起效亦较快；比较两药的长期效应、临床症状改善及血清T_4、T_3浓度的下降，两药均有显著疗效，无明显差别。

制剂及用法

甲状腺粉、片　是家畜甲状腺的干燥粗制剂，每片10mg、40mg、60mg，治疗粘液性水肿，开始不超过15～30mg/d，渐增至90～180mg/d，分3次服。基础代谢恢复到正常后，改用维持量（成人一般为60～120mg/d）。单纯性甲状腺肿，开始每日60mg，渐增至120～180mg/d，疗程一般为3～6个月。

碘塞罗宁（三碘甲状腺原氨酸钠）　片剂：每片20μg、25μg、50μg，成人开始10～20μg/d，以后渐增至80～100μg/d，分2～3次服。儿童体重在7公斤以下者开始2.5μg/d，7公斤以上者5μg/d，以后每隔一周增加5μg/d，维持量15～20μg/d，分2～3次服。

甲状腺素钠　片剂：每片25μg、50μg、100μg，注射液0.1mg/ml，本品0.1mg相当于甲状腺片60mg，口服0.1～0.2mg/d，静脉注射0.3～0.5mg/d。

丙硫氧嘧啶　片剂：每片50mg、100mg，开始剂量300～600mg/d，分3～4次；维持量25～100mg/d，分1～2次服。

甲硫氧嘧啶　片剂：每片50mg，剂量基本同丙硫氧嘧啶。

甲巯咪唑　片剂：每片5mg、10mg，开始剂量20～60mg/d，分3次服，维持量5～10mg/d，服药最短不能少于1年。

卡比马唑　片剂：每片5mg，15～30mg/d，分3次服。服用4～6周后如症状改善，改用维持量，2.5～5mg/d，分次服。

碘化钾　治疗单纯性甲状腺肿开始剂量宜小，10mg/d，20日为一疗程，连用两个疗程，疗程间隔30～40日，约1～2月后，剂量可渐增大至20～25mg/d，总疗程约3～6个月。

复方碘溶液（卢戈液）　每1000ml含碘50g，碘化钾100g。治疗单纯性甲状腺肿：每次0.1～0.5ml，1次/日，2周为一疗程，疗程间隔30～40日。用于甲亢术前准备：每次3～10滴，3次/日，用水稀释后服用，约服2周。用于甲状腺危象：首次服2～4ml，以后每4小时1～2ml。或静脉滴注，3～5ml加于10%葡萄糖液500ml中。

（马俊江）

第三十五章 胰岛素及口服降血糖药

一、胰岛素

【来源与化学】

1. 胰岛素（insulin）是一个分子量为 56kD 的酸性蛋白质，由 A、B 两条多肽链组成，通过两个二硫键相连。

2. 胰岛素由胰岛 β 细胞分泌，药用胰岛素由猪、牛胰腺提得，也可用 DNA 重组技术利用大肠杆菌合成。

3. 猪、牛胰岛素与人胰岛素分子结构相似，生物活性相近。

4. 结晶锌胰岛素为胰岛素与锌的结合物，易溶于稀酸溶液，室温下稳定。

5. 结晶锌胰岛素与碱性蛋白结合制剂，使等电点接近体液 pH 值，使溶解度降低且稳定，形成皮下沉淀，吸收缓慢，作用维持时间长，如鱼精蛋白锌胰岛素、珠蛋白锌胰岛素（表 35 - 1）。

6. 胰岛素在稀酸或中性溶液中稳定，4℃或室温下保存，冰冻可使之活性下降，蛋白、酶、乙醇、强酸、强碱可将其破坏。

表 35 - 1 胰岛素制剂及其作用时间

分类	药　　物	注射途径	作用时间（小时）			给药时间
			开始	高峰	维持	
短效	正规胰岛素（regular insulin）	静脉	立即	0.5	2	急救
		皮下	0.5 ~ 1	2 ~ 3	6 ~ 8	餐前 0.5 小时，3 ~ 4 次/日
中效	低精蛋白锌胰岛素（isophane insulin）	皮下	2 ~ 4	8 ~ 12	18 ~ 24	早餐或晚餐前 1 小时，一日 1 ~ 2 次
	珠蛋白锌胰岛素（globin zinc insulin）	皮下	2 ~ 4	6 ~ 10	12 ~ 18	
长效	精蛋白锌胰岛素（protamine zinc insulin）	皮下	3 ~ 6	16 ~ 18	24 ~ 36	早餐或晚餐前 1 小时，1 日 1 次

【药理作用】

1. 对代谢的影响

（1）糖代谢：加速葡萄糖的无氧酵解和有氧氧化，促进糖原合成，同时又抑制糖原分解和糖异生。换言之，使血糖的利用增加而来源减少，从而降低血糖。

（2）脂肪代谢：促进脂肪合成，抑制脂肪分解，从而减少游离脂肪酸和酮体生成。

（3）蛋白质代谢：促进核酸、蛋白质的合成，与生长激素有协同作用。

（4）钾离子转运：胰岛素可激活 Na^+/K^+-ATP 酶，促进 K^+ 内流，增高细胞内的 K^+ 浓度。

2. 促生长作用 促进蛋白质、脂肪及核苷酸等合成的作用与促生长有关。生长激素和性激素对蛋白质合成的促进作用，只有在胰岛素存在的情况下才能表现出来。这在胎儿生长和器官发生以及细胞分化、组织修复或再生时尤其重要。

【体内过程】

口服无效，因易被消化酶破坏，因此所有胰岛素制剂都必须注射。皮下注射吸收快，代谢快，半衰期为 9～10 分钟，但作用可维持数小时，因其分布于组织后与组织结合而发挥作用。主要在肝、肾灭活，经谷胱甘肽转氨酶还原二硫键，再由蛋白水解酶水解成短肽或氨基酸，也可被直接水解。严重肝、肾功能不良能影响其灭活。用碱性蛋白与之结合，使等电点提高到 7.3，接近体液 pH 值，再加入微量锌使之稳定，这类制剂经皮下及肌内注射后，在注射部位发生沉淀，再缓慢释放、吸收，作用时间延长。所有中、长效制剂均为混悬剂。见表 35-1。

【临床应用】

1. 胰岛素依赖型（Ⅰ型）糖尿病。
2. 非胰岛素依赖型（Ⅱ型）糖尿病，经饮食控制或口服降血糖药无效者。
3. 酮症酸中毒及非酮症高血糖高渗性昏迷。
4. 轻中度糖尿病并发感染、甲亢，或有妊娠、分娩、手术、创伤、消耗性疾病等情况。

【不良反应及应用注意】

1. 低血糖症　胰岛素过量而未按时就餐引起，症状表现：饥饿感、头晕、面白、冷汗、心悸、震颤等，严重者惊厥、昏迷或休克，静注 50% 葡萄糖抢救。乙醇能抑制糖异生，减少肝脏的葡萄糖输出，加重胰岛素引起的低血糖。β 受体阻断剂能阻断低血糖时的代偿性升血糖反应，并可掩盖心率加快等低血糖症状，因而应避免与胰岛素合用，以防引起严重低血糖。

2. 过敏反应　一般反应较轻，少数人有荨麻疹、紫癜、血管神经性水肿，偶发过敏性休克。牛胰岛素抗原性最强，可用猪胰岛素代替。

3. 胰岛素抵抗性（耐受性）　是指机体对胰岛素的生物反应性低于正常，即对胰岛素不敏感。糖尿病患者在并发感染、创伤、手术、情绪激动、酮症酸中毒或吸烟等，体内生成抗胰岛素物质如糖皮质激素、胰高血糖素、儿茶酚胺、酮体等增多可产生急性耐受。有些病人体内产生了抗胰岛素抗体，或因胰岛素受体基因异常、受体数目下降、受体功能缺陷、抗胰岛素受体抗体生成等可产生慢性胰岛素耐受性。防治胰岛素抵抗性的措施是：选用抗原性小的胰岛素制剂，尽量避免间断使用胰岛素，避免高胰岛素血症和血糖波动，换用不同种属动物提取的胰岛素或胰岛素制剂，加服磺酰脲类口服降血糖药。

4. 反应性高血糖　当胰岛素用量不当而发生轻度低血糖时虽无明显低血糖症状，却能引起调节机制的代偿反应，使生长激素、肾上腺素、胰高血糖素和糖皮质激素分泌增多，而形成高血糖，也可出现糖尿。这样的血糖波动往往易被误认为胰岛素剂量不足而得不到正确处理，并可导致微血管并发症等不良后果。

5. 注射部位皮下脂肪萎缩。

二、口服降血糖药

（一）磺酰脲类

本类药物临床常用的有：甲磺丁脲（tolbutamide，甲糖宁，D-860），氯磺丙脲（chlorpropamide，P-607），格列本脲（glibenclamide，优降糖），格列喹酮（gliquidone，糖适平），格列吡嗪（glipizide，吡磺环己脲，美吡达），格列齐特（gliclazide，甲磺吡脲，达美康），格列波脲（glibornuride，克糖利），格列美脲（glimepiride）。

【药理作用及作用原理】

1. 降血糖作用　磺酰脲类对胰岛功能尚存的糖尿病患者有降血糖作用，可刺激胰岛 β 细胞释放胰岛素；胰岛 β 细胞膜有磺酰脲受体，磺酰脲类与该受体结合后使胰岛素释放有关的蛋白质磷酸化，触发胞吐作用释放胰岛素。

2. 促进生长抑素释放，使胰岛 α 细胞释放胰高血糖素下降。

3. 增强胰岛素受体的敏感性。

4. 氯磺丙脲有抗利尿作用　此药可促进抗利尿激素（ADH）的分泌并增强其作用。

5. 格列齐特有抑制血小板粘附、刺激纤溶酶原合成、恢复纤维蛋白溶解能力的作用。

【体内过程】

本类药物口服吸收快，与血浆蛋白结合率高。多数药物在肝内氧化成羟基化合物，经尿排泄。甲磺丁脲口服后 3 小时达血药浓度高峰，半衰期约 5 小时，作用维持 6～12 小时。氯磺丙脲半衰期长达 33～36 小时，连续服药 5～6 天才能达到坪值，故增量应谨慎；因其有 20% 以原形从肾小管分泌排泄，故肾功能不良者不宜应用。

【临床应用】

1. 用于胰岛功能尚未丧失的轻中度病人　与胰岛素、二甲双胍有相加作用，对甲磺丁脲耐药者用氯磺丙脲、格列苯脲有效，肾功不良者宜选用格列喹酮。

2. 胰岛素抵抗患者　胰岛素与磺酰脲类合用。

3. 尿崩症　氯磺丙脲用于尿崩症，因可促进抗利尿激素（ADH）分泌。

【不良反应及应用注意】

常见不良反应为胃肠不适、恶心、腹痛、腹泻及皮肤过敏反应；大剂量可引起中枢神经系统症状如嗜睡、眩晕、精神错乱、共济失调，亦可引起肝损伤及胆汁淤积性黄疸，氯磺丙脲尤甚；少数患者可见白细胞及血小板减少，需定期检查血象；本类药物作用时间较长的制剂可引起突发严重低血糖，导致不可逆脑损伤或死亡，过量可致持久性低血糖，氯磺丙脲尤甚，老年及肝肾功能不全者易发，须反复注射葡萄糖解救；长期应用可引起甲状腺功能减退；大剂量可致畸胎，孕妇忌用；对磺胺过敏及酮症者忌用。

【药物相互作用】

由于本类药物有较高的血浆蛋白结合率，可与其他高结合率药物（如保泰松、水杨酸类、磺胺类、吲哚美辛、青霉素、双香豆素等）发生竞争，使游离药物浓度上升而引起低血糖反应。磺胺类、保泰松、双香豆素等亦可与本类药物竞争代谢酶而相互增强作用。此外，氯丙嗪、糖皮质激素、噻嗪类利尿药、口服避孕药均可降低磺酰脲类药物的降血糖作用。

（二）双胍类

本类药物临床常用的有：甲福明（metformin，二甲双胍，降糖片），苯乙福明（phenformin，苯乙双胍，降糖灵），丁双胍（buformin）。

【药理作用】

1. 促进组织对葡萄糖的摄取，增加肌肉组织中糖的无氧酵解。

2. 减少葡萄糖在肠道吸收；减少肝内糖异生。

3. 改善胰岛素与其受体结合，增加胰岛素作用。

4. 拮抗胰高血糖素及其他拮抗胰岛素物质的作用。

【体内过程】

口服易吸收，苯乙福明口服后 2～3 小时血药浓度达峰值，血浆蛋白结合率仅约 20%，较磺酰脲类低。大部分在体内代谢，约 1/3 以原形从尿排出，半衰期约 3 小时，作用维持 4～6 小时。

【临床应用】

1. 轻症非胰岛素依赖型糖尿病，尤其是胰岛素抵抗的肥胖病人，宜选用二甲双胍。

2. 与胰岛素和/或磺酰脲类合用于中、重度病人，以增加疗效，减少胰岛素用量。

【不良反应】

1. 乳酸血症　增加葡萄糖无氧酵解，不增加葡萄糖有氧氧化，使乳酸生成增加，苯乙双胍较易引起乳酸血症。

2. 胃肠道反应　恶心、呕吐、食欲不振、腹泻。

3. 维生素 B_{12} 缺乏　因妨碍维生素 B_{12} 在肠道吸收。

4. 心、肝、肾功能不良及慢性肺疾患者忌用，不宜单独用于幼年患者。

（三）α-葡萄糖苷酶抑制药

阿卡波糖（acarbose，拜糖平）

阿卡波糖作用在小肠上皮细胞刷状缘，竞争性抑制 α-葡萄糖苷酶，阻止 1，4-糖苷键水解，使淀粉等碳水化合物水解产生葡萄糖减慢，从而延缓葡萄糖吸收。临床应用于轻、中度 Ⅱ 型糖尿病，对应用磺酰脲类或胰岛素效果不佳者，加用该药可明显降低餐后血糖，减少磺酰脲类或胰岛素用量。主要不良反应是使碳水化合物在肠道滞留和酵解产气，造成嗳气、腹胀、腹泻及排气增多。

（四）胰岛素增敏剂

本类药物包括罗格列酮（rosiglitazone）、吡格列酮（pioglitazone）、环格列酮（ciglitazone）、恩格列酮（englitazone）等。多为噻唑烷二酮类（thiazolidinedione）衍化物。主要的作用是增强肌肉和脂肪组织对胰岛素的敏感性，改善糖及脂肪的异常代谢，可降低空腹血糖。本类药物对胰岛素的分泌没有影响。治疗时不引起体重增加及低血糖反应。其作用机制可能与拮抗过氧化物酶体增殖活化 γ 受体（peroxisome proliferation activating receptor，PPARγ）有关。只适用于胰岛功能尚存的 Ⅱ 型糖尿病及胰岛素受体敏感性降低的患者。可单用或与磺酰脲类或双胍类合用。

临床用药评价

格列齐特降血糖作用较平稳，其强度不及格列本脲，但很少发生严重低血糖反应。格列齐特对糖尿病微血管病变有防治作用，适用于老年性糖尿病及伴有心血管并发症的糖尿病患者。

格列喹酮适用于老年糖尿病尤其是 60 岁以上患者；用其他口服降血糖药反复发生低血糖者；初检 Ⅱ 型糖尿病患者；仅需用小剂量口服降血糖药来控制餐后高血糖者；用其他口服磺酰脲类降血糖药使病情控制满意后可改用本品；一日胰岛素需用量为 20～30IU 或某些 Ⅱ 型糖尿病人可考虑改用本品治疗；Ⅱ 型糖尿病伴有肾功能不全而肾小球滤过率不低于 30ml/min 者；其他磺酰脲类药物疗效不佳时改用本品。与其他酰磺脲类药物相似，格列喹酮的降血糖作用与病人病情和药物剂量有关。对轻症病人、病程较短的病人及未曾治疗过的新病人，格列喹酮的疗效比较好，所需剂量较小；而对于重症、病程长和经用其他药物治疗效果欠佳的病人疗效较差，剂量较大。格列喹酮也存在病人对药物敏感性的个体差异。临床资料显示，其降血糖作用与格列苯脲相似，略优于格列吡嗪、格列齐特。

二甲双胍有助于控制血糖水平而避免磺酰脲类的许多副作用，如低血糖、体重增加等。苯乙双胍造成乳酸血症的比率显著高于二甲双胍，这亦是在国外苯乙双胍被淘汰的原因。

制剂及用法

胰岛素（正规胰岛素） 注射液：剂量和给药次数视病情而定，通常24小时内所排尿糖每2～4g者，给胰岛素1U，中型糖尿病人每日需给5～10U，重型者每日用量在40U以上。一般饭前半小时皮下注射，3～4次/日，必要时可作静脉注射或肌内注射。

低精蛋白锌胰岛素 注射液：剂量视病情而定，早饭前（或加晚饭前）30～60分钟给药，仅作皮下注射。

珠蛋白锌胰岛素 注射液：剂量视病情而定，早饭前（或加晚饭前）30分钟给药，1～2次/日，皮下注射。

精蛋白锌胰岛素 注射液：400U/10ml，800U/10ml，剂量视病情而定，早饭前30～60分钟给药，1次/日，皮下注射。

甲磺丁脲（甲糖宁） 片剂：每片0.5g，口服，第一天每次1g，3次/日；第2天起每次0.5g，3次/日。饭前服，待血糖正常或尿糖少于每日5g时，改为维持量，每次0.5g，2次/日。

氯磺丙脲 片剂：每片0.1g，口服，治疗尿病：每次0.1～0.3g，1次/日，待血糖降到正常时，剂量酌减至0.1～0.2g/d，早饭前一次服。治疗尿崩症：0.125～0.25g/d。

格列本脲（优降糖） 片剂：每片2.5mg，口服，开始每日早饭后服2.5mg，以后逐渐增量，但每日不得超过15mg，待增至每日10mg时，应分早、晚二次服，至出现疗效后，逐渐减量至2.5～5mg/d。

格列齐特（达美康） 片剂：每片40mg，口服，开始时40～50mg/d，1次/日；随后按情况递增至160～320mg/d。日剂量超过160mg时，需分2次服。

格列喹酮（糖适平） 片剂：每片30mg，口服，开始时15mg/d，早餐前30分钟一次；随后可按情况递增15mg/d，直至45～60mg/d，分2～3次服。

甲福明（二甲双胍，降糖片） 片剂：每片0.25g，每次0.25～0.5g，3次/日，饭后服。以后根据尿糖（或血糖）情况增减。

罗格列酮（文迪雅） 片剂：每片2mg、4mg，每次2～4mg，2次/日。

阿卡波糖 片剂：每片50mg、100mg，初始剂量为25～50mg/d，一周后增加50mg至每次100～200mg，3次/日。

（马俊江）

第三十六章　抗菌药物概论及抗菌药物的合理应用

抗菌药物是一类对体内外病原微生物（细菌、立克次体、支原体、衣原体、真菌等）具有抑制或杀灭作用的药物，包括抗生素（如青霉素）、化学合成药（如磺胺类、喹诺酮类）及抗菌中草药（如黄连）三类。在临床上，它与抗寄生虫药、抗肿瘤药一起统称为化学治疗药。理想的化疗药物应对病原体具有高度选择性，而对机体无毒或毒性很低。

一、抗菌药物概论

（一）抗菌药物基本概念

1.抑菌药和杀菌药　仅有抑制病原微生物生长繁殖而无杀灭作用的药物，称抑菌药，如四环素类等；不仅能抑制病原微生物的生长繁殖且具有杀灭作用的药物，称杀菌药，如青霉素类抗生素等。

2.抗菌谱　抗菌药的抗菌范围称为抗菌谱。仅作用于某一菌种或某一菌属的药物称为窄谱抗菌药，例如异烟肼只对结核杆菌有效；另一些药物抗菌范围广泛，对革兰阳性细菌、革兰阴性细菌、衣原体、支原体、立克次体等病原体均有抑制作用，称为广谱抗菌药，例如四环素类抗生素。

3.抗菌活性　抗菌药物抑制或杀灭病原微生物的能力称为抗菌活性，临床上常用最低抑菌浓度或最低杀菌浓度来表示。体外实验中，抑制培养基内细菌生长的最低浓度称为最低抑菌浓度（MIC）；杀灭培养基内细菌的最低浓度称为最低杀菌浓度（MBC）。

4.化疗指数　动物半数致死量（LD_{50}）与治疗感染动物的半数有效量（ED_{50}）的比值称为化疗指数。化疗指数愈大，表明该药物疗效愈高，毒性愈低。但化疗指数高者并非绝对安全，如化疗指数较大的青霉素，却有引起过敏性休克的危险。

5.抗生素　抗生素是某些微生物产生的具有抑制或杀灭其他病原微生物的代谢产物，也包括半合成的衍生物及少数合成品。临床上抗生素有两种分类方法：按照药物的化学结构可分为β-内酰胺类、大环内酯类、氨基糖苷类、多肽类、四环素类、氯霉素类及其他类；按抗菌谱可分为作用于革兰阳性菌类、作用于革兰阴性菌类、广谱类、抗病毒类、抗真菌类、抗肿瘤类及其他类等。

（二）抗菌药物作用机制

抗菌药抑菌或杀菌的机制，主要是通过不同方式干扰病原微生物的生化代谢过程。

1.抑制细菌细胞壁的合成　细菌具有坚韧的细胞壁维持细菌形态和正常的功能，其基础成分是粘肽。革兰阳性细菌细胞壁粘肽层厚而密，革兰阴性杆菌细胞壁粘肽层薄而松，粘肽含量的不同导致对药物的敏感性不同。青霉素类和头孢菌素类等抗生素通过抑制转肽酶的功能干扰粘肽的合成，使新生细菌细胞壁缺损，水分在渗透压的作用下不断进入菌体内，加上自溶酶的作用，造成菌体膨胀、裂解而死亡。

2.影响胞浆膜通透性　细菌胞浆膜是一种半透膜，具有渗透屏障和运输物质的功能。多粘菌素能选择性地与革兰阴性杆菌胞浆膜中的磷脂结合；而制霉菌素、两性霉素 B 等多烯类抗生素则与真菌胞浆膜上的固醇类物质结合，使胞浆膜通透性增加，导致菌体内蛋白质、核苷酸、氨基酸、盐类等重要物质外漏，造成细菌死亡。

3. 抑制蛋白质合成　细菌的核蛋白体为 70S，由 30S 和 50S 亚基构成，与哺乳动物核蛋白体的生理、生化功能明显不同。氨基糖苷类、大环内酯类、四环素类等抗生素均选择性地作用于细菌的核蛋白体，抑制菌体蛋白质合成的不同阶段而呈现抑菌或杀菌作用。

4. 抑制核酸合成　喹诺酮类抑制 DNA 回旋酶，使菌体 DNA 复制受阻；利福平能抑制细菌的 RNA 多聚酶，阻止 RNA 的合成。

5. 影响叶酸代谢　磺胺类可抑制二氢叶酸合成酶而妨碍菌体叶酸代谢，导致细菌生长繁殖受阻。

（三）细菌的耐药性

耐药性又称抗药性，分为天然耐药性和获得耐药性两类。天然耐药性是细菌染色体基因所决定，如某些绿脓杆菌对多种抗菌药不敏感；获得耐药性是指敏感菌株与抗菌药反复接触后，产生了结构、生理、生化等方面的改变，对抗菌药物的敏感性下降或消失。通常所指的耐药性系指获得耐药性。有些细菌对某种药物产生耐药性后，对同类其他药物也具有耐药性，称为交叉耐药性。近年来，由于大量抗菌药物的不合理应用，耐药性已成为影响抗菌药疗效的严重问题，必须加以重视。耐药性产生机制主要有以下几种方式。

1. 产生灭活酶　灭活酶分为水解酶和钝化酶两类。水解酶如 β 内酰胺酶，可水解青霉素和头孢菌素；钝化酶又称合成酶，如乙酰化酶，可改变氨基糖苷类抗菌药的结构，使其失去抗菌活性。

2. 改变细菌胞浆膜通透性　细菌可通过多种方式阻止抗菌药物透过胞浆膜进入菌体内，如绿脓杆菌可改变胞壁、胞膜非特异性的功能，使广谱青霉素类、头孢菌素类抗生素产生耐药。

3. 细菌体内靶位结构改变　细菌通过改变靶位蛋白结构，降低与抗生素的亲和力而导致耐药。如利福霉素类耐药菌株其抗生素作用靶位 RNA 多聚酶的 β 亚基结构发生改变；链霉素耐药菌株主要是其核蛋白体 30S 亚基上链霉素受体 P_{10} 蛋白发生构型改变。某些肺炎球菌、淋球菌和金黄色葡萄球菌也可改变靶位蛋白（青霉素结合蛋白）结构而减弱与 β-内酰胺类抗生素的亲和力。

4. 改变代谢途径　对磺胺药耐药的菌株，可直接利用外源性叶酸或产生较多的磺胺药拮抗物对氨苯甲酸（PABA）而使磺胺药耐药。

二、抗菌药物的合理应用

在抗菌药物广泛应用的今天，由于药物滥用给感染性疾病的治疗带来日益严重的问题，如二重感染、耐药性等，因此，临床必须合理使用抗菌药物。在应用抗菌药物治疗感染性疾病时，要充分考虑机体、病原微生物和药物三者之间的关系（图 36-1），注重调动机体的防御机能，减少或避免药物的不良反应，有效控制病原微生物的耐药性。在临床应用中，要注意以下几方面。

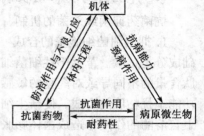

图 36-1　机体、抗菌药物及病原微生物的相互作用

1. 严格根据适应证选药　不同的致病菌对药物的敏感性不同，各种抗菌药都有特定的抗菌谱与适应证，要根据临床诊断、细菌学诊断、药物的药效学及药动学特点，

208

选择有效的抗菌药物（表 36 - 1）。

表 36 - 1　抗菌药物选择用药参考表

病原微生物	首选药	可选药
不产酶金黄色葡萄球菌	青霉素 G	大环内酯类、四环素类、林可霉素、第一代头孢菌素
产酶金黄色葡萄球菌	耐酶青霉素类	大环内酯类、四环素类、林可霉素、第一代头孢菌素、利福平、万古霉素
溶血性链球菌	青霉素 G	大环内酯类、林可霉素、第一代头孢菌素、SMZ + TMP
肠球菌	青霉素 G + 链霉素	氨苄青霉素 + 氨基糖苷类，头孢菌素或万古霉素 + 氨基糖苷类
肺炎双球菌	青霉素 G	大环内酯类、氯霉素、第一代头孢菌素
脑膜炎球菌	青霉素 G + SD	氯霉素、第三代头孢菌素、头孢呋辛
淋球菌	青霉素 G、诺氟沙星	氧氟沙星、依诺沙星、头孢三嗪、大观霉素
大肠杆菌	庆大霉素、哌拉西林	第二、三代头孢菌素、氨基糖苷类、氟喹诺酮类
肺炎杆菌	庆大霉素、第二代头孢菌素	第三代头孢菌素、丁胺卡那霉素、氨苄青霉素、羧苄青霉素、氟喹诺酮类
鼠疫杆菌	链霉素 + 磺胺类	氯霉素、氨基糖苷类、二甲胺四环素
变形杆菌	庆大霉	氨苄青霉素、羧苄青霉素、磺胺类、氨基糖苷类
绿脓杆菌	庆大霉素 + 羧苄青霉素	第三代头孢菌素、多粘菌素
沙门菌	氯霉素、诺氟沙星	SMZ + TMP、氨苄青霉素、羟氨苄青霉素
志贺菌	诺氟沙星、呋喃唑酮	氯霉素、SMZ + TMP、黄连素、吡哌酸
产气荚膜杆菌	青霉素 G	氯霉素、红霉素、哌拉西林、头孢唑林
炭疽芽胞杆菌	青霉素 G	红霉素、四环素
破伤风杆菌	青霉素 G	氯霉素、红霉素、哌拉西林、头孢唑林
白喉杆菌	青霉素 G	大环内酯类
放线菌	青霉素 G	氨苄青霉素、磺胺类、四环素类
螺旋体	青霉素 G	四环素、氯霉素
立克次体	四环素类	红霉素、氯霉素、利福平、氟喹诺酮类
肺炎支原体	四环素类、大环内酯类	氯霉素、氧氟沙星
衣原体	四环素类	氯霉素、磺胺类

2. 治疗方案个体化　应依据病人的年龄、性别、生理病理状态、免疫及肝肾功能、经济承受力等不同情况，制定恰当的给药方案。对妊娠及哺乳期妇女要避免使用致畸药物和影响婴儿生长发育的药物；新生儿肝肾功能尚未发育完全、老年患者肝肾功能减退，要减少或避免使用对肝肾有毒害作用的药物；肝肾功能不良患者，可致血药浓度增高及半衰期延长，应注意减量或延长给药间隔时间（表 36 - 2），避免药物蓄积中毒。同时应根据药物经济学知识，确定合理的药效价格比，减轻患者的经济负担。

表 36 – 2　常用抗生素在肾功能不全时的给药间隔时间

抗生素	主要消除途径	$t_{1/2}$（h）		给药间隔时间（h）			
		正常	少尿时	肾功能正常	肾功能损伤程度		
					轻度	中度	重度
青霉素 G	肾	0.5 ~ 1	7 ~ 10	6	8	8	12
苯唑青霉素	肝/肾	0.5 ~ 2	2	6	6	6	8 ~ 12
氨苄青霉素	肾/肝	1.0	8 ~ 12	6	8	12	24
羧苄青霉素	肾/肝	1.0	13 ~ 15	6	8	12	24
头孢噻吩	肾	0.65	3 ~ 18	4 ~ 6	6	6	8 ~ 12
头孢氨苄	肾	0.9	21	6	6	8	12 ~ 24
头孢唑林	肾	1.5	5 ~ 20	6	8	12	24 ~ 48
头孢呋辛	肾	1.2	5 ~ 20	6	8	12	24 ~ 48
头霉甲氧噻吩	肾	0.75	5 ~ 10	6	8	12	24
链霉素	肾	2 ~ 3	52 ~ 100	12	24	24 ~ 48	48 ~ 72
庆大霉素	肾	2	60	8	12 ~ 24	24 ~ 48	48 ~ 72
卡那霉素	肾	2 ~ 3	72 ~ 96	8	12 ~ 24	24 ~ 28	48 ~ 72
丁胺卡那霉素	肾	2 ~ 3	72 ~ 96	8	12 ~ 24	24 ~ 48	48 ~ 72
红霉素	肝	1.5 ~ 3	5 ~ 6	6	6	6	8 ~ 12
克林霉素	肝/肾	3	3 ~ 5	6	6	6	12
四环素	肾/肝	6 ~ 8	57 ~ 108	6	12	12 ~ 48	48 ~ 72
土霉素	肾/肝	10	72 ~ 100	6	12	12 ~ 48	48 ~ 72
强力霉素	肝/肾	13 ~ 22	16 ~ 36	12	12	12	12
多粘菌素 B	肾	2 ~ 8	48 ~ 72	12	24	24 ~ 48	48 ~ 72
万古霉素	肾	6	216	12	72	240	240

3. 选用适当的剂量和疗程　剂量过小不但疗效欠佳还易诱导细菌产生耐药性；剂量过大不仅造成浪费还会带来严重的毒副作用。疗程过短会使疾病复发或转为慢性。对于一般性感染，抗生素应用至体温正常、症状消退后 3 ~ 4 天。

4. 尽量避免局部用药　除主要供局部应用的磺胺米隆等药物外，其他抗菌药应尽量避免局部应用，以减少耐药和过敏反应的发生。

5. 防止二重感染　近年来，随着广谱抗菌药在临床的大量应用，二重感染（菌群交替症）日益严重。二重感染是指长期应用广谱抗菌药，使敏感菌受到抑制，而不敏感菌乘机大量繁殖，造成新的感染。临床上主要以继发真菌感染和耐药菌感染最常见，给治疗带来困难。因此，抗菌药应首选对敏感菌有高度选择性的窄谱抗菌药，对混合感染需用广谱抗菌药时，应注意疗程并采取相应的预防措施。

6. 注意联合用药的指征　单一药物能控制的感染原则上不联合用药，对疾病的治疗并非用药越多越好，联合用药要有明确的指征：病因未明并危及患者生命的感染；单一抗菌药不能控制的混合感染或严重感染；易产生耐药性的感染；抗菌药物不易渗入部位的感染；为减少毒性反应或增强疗效的必要联合等。

7. 严格控制预防用药 目前抗菌药预防性应用过滥，导致耐药菌发生或产生其他不良后果。因此，应严格控制其预防性应用。对于病毒性感染或发热原因不明者，除非有细菌感染的较大可能者，一般不宜应用抗菌药，以免掩盖症状和使病原菌不易被检出。

8. 树立综合治疗观念 在应用抗菌药治疗细菌感染的过程中，要注重人体内在因素尤其是机体免疫力的提高，单纯依赖抗菌药的功效往往力不能及。因此在抗感染治疗的同时要尽力改善全身状况，采取综合性措施，如改善微循环、补充血容量、纠正酸碱平衡及水、电解质紊乱、处理局部病灶和原发疾病等。

（李建恒）

第三十七章　人工合成抗菌药

一、喹诺酮类药物

喹诺酮类（quinolones）是具有 4-喹诺酮基本结构的一类抗菌药。此类药物发展迅速，至今已有许多新品种用于临床。按照药物的化学结构、抗菌作用和体内过程等特点，此类药物可分为第一、二和三代。第一代药物为萘啶酸（1962 年），其抗菌谱窄，对部分革兰阴性杆菌有效，口服吸收差，尿中有一定浓度，仅用于敏感细菌所致的尿路感染，现已淘汰。第二代的代表药物为吡哌酸（1974 年），抗菌活性增强，不良反应较第一代少，用于尿路感染和肠道感染。第三代自 1979 年合成的诺氟沙星（氟哌酸）问世以来，相继合成多种药物，其化学结构特点是在喹诺酮母核的第 6 位上引入氟，第 7 位上引入哌嗪基或吡咯啉的衍生物，故称为氟喹诺酮类（fluoroquinolones），如培氟沙星（甲氟哌酸）、环丙沙星（环丙氟哌酸）、依诺沙星（氟啶酸）、氧氟沙星（氟嗪酸）、司帕沙星等。

氟喹诺酮类同第一、二代比较具有下列特点：

1. 抗菌谱广，抗菌作用强。对革兰阴性菌如大肠杆菌、痢疾杆菌、伤寒杆菌、绿脓杆菌、流感杆菌、淋球菌等作用较强。对革兰阳性菌如金黄色葡萄球菌、肺炎双球菌、链球菌等也有效。部分品种如司帕沙星对厌氧菌、衣原体、支原体、军团菌及结核分枝杆菌也有较强的抗菌作用。

2. 多数品种为口服制剂，口服吸收好，半衰期较长，服药次数少，使用方便。组织穿透力强，体内分布广，组织体液药物浓度高，可达有效抑菌或杀菌水平。用于治疗尿路、胃肠道及呼吸道感染、前列腺炎等，还可用于严重的全身性感染，也用于慢性感染的长期治疗。

3. 细菌对其产生突变耐药的发生率低，与其他抗菌药物无交叉耐药性。

【抗菌机制】

喹诺酮类的抗菌机制是通过抑制细菌 DNA 回旋酶的作用，阻碍 DNA 复制导致细菌死亡。DNA 回旋酶和超螺旋状态与 DNA 的复制有密切关系。DNA 回旋酶的作用是维持染色体的负超螺旋形式。在完整的细菌细胞中，DNA 回旋酶是由两个亚单位 A 和两个亚单位 B 组成的四聚体酶，酶的 A 亚单位使 DNA 的双链断裂形成切口，此反应由具有 ATP 酶活性的 B 亚单位催化 ATP 水解提供能量，继之在亚单位 A 的参与下切口再重新连接形成负超螺旋。喹诺酮类是亚单位 A 的抑制剂，通过形成药物-DNA-酶复合物而抑制酶反应，从而阻碍细菌 DNA 的复制，导致细菌死亡。实验证明，喹诺酮类对 DNA 回旋酶的抑制作用与抗菌活性之间有良好的相关性。哺乳动物细胞内虽然有与细菌 DNA 回旋酶相似的酶，但是一般治疗浓度下的喹诺酮类药物对人体细胞酶无明显影响。

【不良反应】

本类药物的不良反应主要有：①胃肠道反应：恶心、呕吐、胃部不适、食欲减退等；②中枢反应：头痛、失眠、眩晕等，并可致精神症状；③过敏反应：皮疹、皮肤瘙痒、白细胞减少；④大剂量或长期应用易致肝脏损害；⑤由于本类药物可抑制 γ-氨基丁酸（GABA）的作用，因此可诱发癫痫，有癫痫病史者慎用；⑥本类药物可影响软骨发育，孕妇、未成年儿童应慎用。

【药物相互作用】

1. 碱性药物、抗胆碱药、H_2受体阻滞剂均可降低胃液酸度而使本类药物的吸收减少，应避免同服。

2. 利福平、氯霉素均可使本类药物的作用降低，使萘啶酸和氟哌酸的作用完全消失，使氟嗪酸和环丙氟哌酸的作用部分抵消。

3. 氟啶酸、甲氟哌酸和环丙氟哌酸可抑制茶碱的代谢，与茶碱联合应用时，使茶碱的血药浓度分别升高 11%、20% 和 23%，可出现茶碱的毒性反应，应予注意。氟嗪酸几乎无此种作用。

吡哌酸（pipemidic acid）

对大肠杆菌、变形杆菌、痢疾杆菌等有较好的抗菌作用，对肠杆菌属、绿脓杆菌、金黄色葡萄球菌需较高浓度才有抗菌作用。口服 400mg，血药浓度 2 小时达峰值，约为 2.5mg/L，不足治疗浓度，但尿中浓度可达血清浓度的 100 倍以上。主要用于敏感菌所致的尿路感染和肠道感染，与庆大霉素、羟氨苄青霉素等有协同作用。

诺氟沙星（norfloxacin，氟哌酸）

口服后部分吸收，血药浓度较低，但尿、肠道药物浓度高，广泛用于肠道和尿路感染，较大剂量（1.2g/d）也用于伤寒等较重感染的治疗。

培氟沙星（pefloxacin）

有口服和静脉用制剂，半衰期长，对血脑屏障穿透性较高，除用于尿路感染、呼吸道感染和皮肤软组织感染外，还可用于某些化脓性脑膜炎的治疗。本药约 50% 在肝内代谢，肝功能损害者宜减量。不良反应发生率约 10%，多属轻度，近半数为胃肠道反应。

依诺沙星（enoxacin）

体外抗菌活性与诺氟沙星相近，但体内抗菌作用较诺氟沙星强 2~9 倍，这与它口服吸收较完全、血药浓度较高有关。用于治疗急慢性尿路感染（包括前列腺炎、淋球菌尿道炎、宫颈炎）、呼吸道感染、肠道感染、皮肤软组织感染和胆道感染等。不良反应发生率约 6%，其中半数以上为胃肠道反应。

氧氟沙星（ofloxacin）

本品抗菌作用强，口服吸收迅速而完全，是氟喹诺酮类口服制剂中血药浓度最高者，临床用途同依诺沙星，不良反应发生率为 3.3%。

环丙沙星（ciprofloxacin）

为目前氟喹诺酮类中体外抗菌作用最强者，有口服和静脉制剂。口服制剂的吸收较氧氟沙星、培氟沙星和依诺沙星差，略优于诺氟沙星。用于治疗各种感染，包括泌尿生殖道感染，肠道、呼吸道感染，耳鼻喉感染等。不良反应发生率 5.4%~10.2%，与用药剂量较大（1~1.5g/d）有关，但多属轻度。多数患者仍可耐受。

二、磺胺类药物

磺胺类药物基本化学结构为对氨基苯磺酰胺，简称磺胺。结构中对位氨基（N_4）或磺酰胺基（N_1）上氢原子被不同基团所取代，构成各种磺胺药。其 N_1 的氢原子被芳香杂环基团取代可得多种有明显抗菌作用的衍生物，如 SD，SMZ 等；N_4 的氢被取代则抗菌作用减弱或消失。

【药物分类】

根据药物被肠道吸收的程度和临床用途，通常将
磺胺类药物分为三大类：

1. 用于全身性感染的磺胺药　口服易吸收，根据
血浆半衰期长短又分为三类：①短效类（＜10小时），
如磺胺异噁唑（SIZ）；②中效类（10～24小时），如磺胺嘧啶（SD）、磺胺甲噁唑（SMZ）；
③长效类（＞24小时），如磺胺间甲氧嘧啶（SMM）、磺胺对甲氧嘧啶（SMD）、磺胺多辛
（SDM，周效磺胺）。因血浓度低，抗菌弱，易出现过敏反应，长效类已极少应用。

2. 用于肠道感染的磺胺药　口服吸收少，如柳氮磺胺吡啶（SASP）。

3. 外用的磺胺药　如磺胺米隆（SML）、磺胺嘧啶银（SD-Ag）和磺胺醋酰钠（SA-Na）。

磺胺类药物化学结构

【抗菌作用及作用机制】

磺胺类的抗菌范围较广，对大多数革兰阳性球菌和阴性菌均有抑制作用，其中以溶血性
链球菌、脑膜炎球菌、痢疾杆菌较为敏感；对葡萄球菌、肺炎球菌、大肠杆菌、鼠疫杆菌及
衣原体、放线菌亦有效；此外 SMZ 对伤寒杆菌、SDM 对疟原虫，SDM 和磺胺甲氧吡嗪（SM-
PZ）对麻风杆菌、磺胺米隆和磺胺嘧啶银对绿脓杆菌均有一定的抑制作用。磺胺类药物对支
原体、立克次体和螺旋体无效。

磺胺的基本结构与对氨苯甲酸（PABA）相似，能与 PABA 竞争二氢叶酸合成酶，妨碍
二氢叶酸的合成，最终使核酸合成受到阻碍（图 37 - 1），从而抑制细菌生长繁殖。人和哺
乳动物能直接利用外源性叶酸，故不受影响。脓液中含有大量 PABA，能减弱磺胺药的抗菌
作用。局麻药普鲁卡因在体内水解生成 PABA，也可降低磺胺类的疗效。

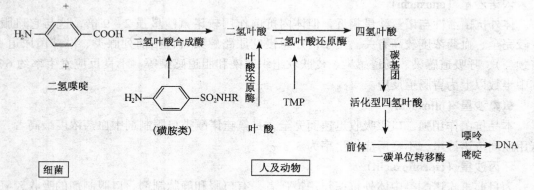

图 37 - 1　磺胺类和 TMP 等抗菌作用机制示意图

细菌对磺胺易产生耐药性，尤其在药量不足或疗程过长时更易发生。耐药的原因可能与
细菌改变代谢途径有关，如产生过多的 PABA，增加二氢叶酸合成酶或直接利用外源性叶
酸，较易产生耐药性的有葡萄球菌、痢疾杆菌、大肠杆菌、肺炎球菌、链球菌等，脑膜炎球
菌较少发生。各种磺胺药之间有交叉耐药性。与甲氧苄啶（TMP）合用可延缓耐药性。

【体内过程】

用于全身性感染的磺胺药，口服吸收迅速而完全，2～3小时血药浓度达到高峰，分布
全身组织和体液中，也可通过胎盘进入胎儿体内。在血浆内一部分为有抗菌活性的游离型药

214

物，另一部分与血浆蛋白结合，但不牢固，能逐渐释放出游离型药物发挥抗菌作用。不同药物的血浆蛋白结合率不同，蛋白结合率低的易透过血脑屏障，脑脊液中浓度高，首选用于治疗流行性脑脊髓膜炎，如 SD。蛋白结合率高的不易透过血脑屏障，也不易被肾小球滤过，排泄较慢，血中有效浓度维持时间较长，如长效磺胺类。

磺胺类在肝脏代谢，主要方式是游离氨基乙酰化，小部分与葡萄糖醛酸结合。乙酰化后失去抗菌作用，而且溶解度降低，易析出结晶，损伤肾脏。原形药和代谢产物经肾小球滤过排出，脂溶性较高者易被肾小管重吸收，故排泄较慢。

【临床应用】

磺胺药能治疗各种细菌感染，主要适应证为流行性脑脊髓膜炎、敏感菌所致的尿路感染、呼吸道感染等。与 TMP 合用尚可治疗伤寒、布氏杆菌感染和疟疾等。口服不易吸收的磺胺药在肠内保持较高浓度，故仅用于肠道感染或作肠道手术前消毒药。

【不良反应】

1. 泌尿系统损害　在酸性尿液中，磺胺药及其乙酰化物的溶解度降低，易在肾小管中析出结晶，损伤肾脏，引起血尿、尿少、尿闭等症状。在常用磺胺药中，SD 较易引起肾脏损害，长期大量使用 SMZ 也可发生，故在使用此类磺胺时应同服碳酸氢钠以碱化尿液并多饮水，以增加其溶解度。

2. 过敏反应　以皮疹、药热较常见，偶致剥脱性皮炎和多形性红斑。各种磺胺药之间有交叉过敏反应。

3. 造血系统反应　偶见粒细胞减少或缺乏、再生障碍性贫血、血小板减少，对葡萄糖-6-磷酸脱氢酶缺乏者可致溶血性贫血。

4. 其他　可引起恶心、呕吐、头痛、眩晕、乏力等，一般轻微，不必停药。但驾驶员、高空作业者应用磺胺药时应慎重。

三、甲氧苄啶

甲氧苄啶（trimethoprim，TMP）

又名甲氨苄氨嘧啶或称为磺胺增效剂。

本药的抗菌谱和磺胺药基本相似，但抗菌作用较强，对多种革兰阳性和阴性细菌有效。单用易产生耐药性。其抗菌作用机制是抑制二氢叶酸还原酶，阻碍四氢叶酸的合成（图 37 -1）。与磺胺类合用，可使细菌的叶酸代谢遭到双重阻断，因而抗菌作用可增强数倍至数十倍，甚至出现杀菌作用，常与 SMZ 或 SD 合用，如复方新诺明。用于治疗呼吸道感染、尿路感染、肠道感染、伤寒和其他沙门菌属感染以及流脑的预防用药。此外，本药对抗生素也有增效作用，尤以增强四环素和庆大霉素的作用较为显著，故又称为抗菌增效剂。

【体内过程】

口服吸收迅速而完全，2~3 小时血浓度达高峰，分布全身组织，约 40% 与血浆蛋白结合，脑脊液中药物浓度约为血药浓度的一半。大部分以原形由尿排出。半衰期约为 10 小时，与 SMZ 相近。

【不良反应】

长期大量服用（每日超过 0.5g），少数患者可出现白细胞和血小板减少，停药后可恢复，必要时可用甲酰四氢叶酸治疗。其他不良反应有恶心、呕吐、皮疹等。本品可能引起畸胎，孕妇禁用。肝肾功能不良者慎用。

四、硝基呋喃类药物

本类药物抗菌谱广，对革兰阳性和阴性细菌均有杀菌作用，但对绿脓杆菌作用较差，细菌不易产生耐药性。与其他抗菌药物无交叉耐药性，但本类药物毒性较大，血中浓度低，不适于全身性感染。

常用药物有呋喃西林、呋喃妥因、呋喃唑酮。

呋喃妥因（furantoin）

又名呋喃坦啶。口服后吸收迅速，但大部分在组织内破坏，其余部分随尿排出，故血药浓度很低，而尿药浓度很高。适用于尿路感染，特别在酸性尿中抗菌活性增强。主要不良反应有恶心、呕吐、皮疹、药热等；剂量过大或肾功能减退时可引起周围神经炎；长期服药者可发生间质性肺炎和肺纤维化；先天性葡萄糖-6-磷酸脱氢酶缺乏者用药可发生溶血性贫血。

呋喃唑酮（furazolidone）

又名痢特灵，口服后很少吸收，在肠道内浓度高，主要用于肠炎、菌痢。近年来应用本品治疗幽门螺杆菌所致的胃窦炎和溃疡病有较好疗效。不良反应与呋喃妥因相似，但较轻。

呋喃西林（furacilin）

因毒性大，仅外用治疗皮肤粘膜感染、化脓性中耳炎等。一般用 0.02%～0.2% 溶液或 0.2%～1% 软膏。

临床用药评价

磺胺药是最早用于治疗全身性感染的抗菌药物，目前在临床应用上虽然大部分被抗生素取代，但由于它对某些感染（如流脑、鼠疫、泌尿道感染等）有显著疗效，且易于生产，性质稳定，使用方便，故仍是可用的抗菌药物。特别是磺胺增效剂（TMP）的发现，使磺胺药的疗效明显增强，抗菌范围扩大，使磺胺药的应用重新受到重视。呋喃类药物的毒性较大，目前临床应用渐趋减少。第三代喹诺酮类药物为化学合成药中发展迅速的药物，它们使用方便，抗菌作用强，与其他抗菌药物无交叉耐药性是其优点，但不良反应发生率较高，而且孕妇、儿童不宜应用。

制剂及用法

萘啶酸　片剂：每片 0.25g，0.5g，每次 0.25～0.5g，qid。

吡哌酸　片剂：每片 0.25g，每次 0.25～0.5g，qid。

诺氟沙星　胶囊或片剂：每个 0.1g，每次 0.1～0.2g，tid 或 qid。

培氟沙星　片剂：每片 0.1g，0.2g，每次 0.1～0.2g，bid。

环丙沙星　片剂：每片 0.25g，0.5g，每次 0.25g，bid。注射剂：0.1g/50ml，0.2g/100ml，每次 0.1～0.2g，静点，bid。

依诺沙星　片剂：每片 0.1g，0.2g，每次 0.1～0.2g，tid。

氧氟沙星　片剂：每片 0.1g，每次 0.1～0.2g，bid 或 tid。

磺胺异噁唑　片剂：每次 0.5g。每次 1g，q6h，首剂加倍。注射液：2g/5ml，im 或 iv，剂量与 po 相同。

磺胺嘧啶　片剂：每片 0.5g。每次 1g，bid，首剂加倍，同服等量碳酸氢钠。治疗流脑时，每次 2g，q6h。注射液：1g/5ml，0.4g/2ml，深部 im，也可稀释成 5% 溶液缓慢 iv 或静滴。

磺胺甲噁唑　片剂：每片 0.5g，每次 1g，bid，首剂加倍。大量长期服用时，应同服等量碳酸氢钠。

酞磺胺噻唑　片剂：每片 0.5g。每次 1～1.5g，q6h，首剂 1.5g。

柳氮磺胺吡啶 片剂：每片 0.25g。2～3g/d，分 3～4 次口服，逐渐增量至 4～6g/d；好转后减量为 1.5g/d，直至症状消失。灌肠，每日 2g 做成 20～50ml 生理盐水混悬液。

磺胺醋酰钠 10%～30%水溶液作滴眼用。

甲氧苄啶 片剂：每片 0.1g。每次 0.1～0.2g，po，tid。注射液，0.1g/1ml，iv 或 im，剂量同 po。

增效磺胺甲基异噁唑（复方新诺明片，TMP-SMZ） 片剂：每片含 TMP 0.08g，SMZ 0.4g，每次 1～3 片，bid。

双嘧啶片（DMD） 片剂：每片含 TMP 0.05g，SD 0.5g，每次 2 片，bid。

呋喃妥因 片剂：每片 0.05g，0.1g，每次 0.05～0.1g，tid 或 qid。

呋喃唑酮 片剂：每片 0.1g，每次 0.1g，tid 或 qid。

（爱　民）

第三十八章　β-内酰胺类抗生素

β-内酰胺类抗生素是一类化学结构中含有 β-内酰胺环的抗生素，除临床上广泛应用的青霉素类、头孢菌素类抗生素外，还包括一些新型的 β-内酰胺类。此类抗生素具有抗菌活性强、毒性低、临床疗效好的优点。

一、青霉素类

青霉素类的基本结构是由母核 6-氨基青霉烷酸（6-APA）和侧链组成，其母核中的 β-内酰胺环为抗菌活性必需部分，侧链则主要与抗菌谱和药理特性有关，临床上按其来源不同分为天然青霉素和半合成青霉素两类。

（一）天然青霉素

天然青霉素从青霉菌培养液中获得，其中以青霉素 G 性质稳定，疗效好，是临床治疗敏感菌感染的首选药。

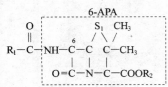

青霉素类抗生素的基本结构

青霉素 G（penicillin G）

分子结构中侧链 R 为苄基，故又称苄青霉素。临床常用其钠盐和钾盐，易溶于水，但水溶液极不稳定，室温放置 24 小时即大部分失效，并产生引起过敏反应的降解物，因此，必须临用前配制。遇酸、碱、醇、重金属离子及氧化剂易被破坏，应避免配伍使用。

【抗菌作用】

1. 抗菌谱　青霉素 G 抗菌作用强，但抗菌谱较窄。敏感菌有：革兰阳性球菌如肺炎球菌、金黄色葡萄球菌、溶血性链球菌；革兰阴性球菌如淋球菌、脑膜炎双球菌；革兰阳性杆菌如白喉杆菌、炭疽杆菌、破伤风杆菌、产气荚膜杆菌；其他如放线菌、螺旋体也敏感，但对病毒、真菌、立克次体、阿米巴原虫无效。

2. 抗菌机制　抑制细菌细胞壁上粘肽合成酶，阻止粘肽合成，使之不能交叉连结而造成胞壁缺损，在渗透压和自溶酶的作用下，菌体破裂死亡。根据其作用机制，我们可以得出青霉素的几个作用特点：对繁殖期细菌作用强（细菌在繁殖期需要合成大量细胞壁）；对革兰阴性杆菌不敏感（革兰阴性杆菌细胞壁粘肽含量低）；对人体细胞无损伤，对真菌无效（哺乳类动物和真菌无细胞壁）。

3. 耐药性　多数细菌不易产生耐药性，但金黄色葡萄球菌较易产生。其途径主要是产生破坏青霉素的酶（β-内酰胺酶），使青霉素的 β-内酰胺环裂解而失去抗菌活性，也可通过改变青霉素结合蛋白（PBPs）的结构或细胞壁的通透性而产生耐药。

【体内过程】

口服易被胃酸及消化酶破坏，肌注吸收快而完全。约 30 分钟血药浓度达高峰，主要分布于细胞外液，不易透过血脑屏障，但脑膜炎时，由于脑血管扩张，大剂量可达有效浓度。主要以原形从尿中排泄，半衰期为 0.5 小时。长效制剂如普鲁卡因青霉素和苄星青霉素，由于吸收缓慢而作用维持时间较长，但因血药浓度较低，仅适用于轻症患者或预防感染。丙磺舒可与青霉素竞争肾小管的分泌载体，提高青霉素的血药浓度，但因丙磺舒有消化道反应、过敏反应及干扰酸碱平衡等不良反应，一般不常规合用。

【临床应用】

青霉素问世已有半个多世纪，由于其高效、低毒、价廉，目前仍为治疗敏感菌的首选药。

1. 革兰阳性球菌感染　肺炎球菌感染如大叶性肺炎、支气管肺炎、脓胸、急性支气管炎等；金黄色葡萄球菌感染如疖、痈、脓肿、败血症、脊髓炎等；溶血性链球菌感染如咽炎、中耳炎、扁桃体炎、丹毒、猩红热、心内膜炎、蜂窝组织炎等。

2. 革兰阴性球菌感染　淋球菌感染如淋病；脑膜炎双球菌感染如流行性脑脊髓膜炎，常与磺胺嘧啶（SD）合用。

3. 革兰阳性杆菌感染　如白喉、气性坏疽、破伤风等；治疗时应配合特异的抗毒素。

4. 其他感染　如放线菌引起的放线菌病；螺旋体感染如梅毒、回归热、钩端螺旋体病等。

【不良反应】

青霉素 G 毒性很低，最主要的是过敏反应。

1. 过敏反应　可出现药疹、药热、血清病样反应等，严重者可出现过敏性休克。由于喉头水肿、肺水肿、支气管痉挛可引起呼吸道阻塞症状：如胸闷、心悸、呼吸窘迫、喉头阻塞感等；由于微血管扩张、循环衰竭出现面色苍白、畏寒、冷汗、脉搏微弱、血压下降等；中枢神经系统症状：如抽搐、昏迷、意识丧失、大小便失禁等，抢救不及时可在短时间内死亡。

为防止出现过敏反应，应用时必须注意：详细询问病史；注射前必须做皮试（包括中途更换批号、厂家及停药三天以上重新给药者）；避免局部用药和饥饿时用药；药物可通过胎盘、皮肤、乳汁引起胎儿或婴幼儿过敏；给药后观察 30 分钟以上，药前应备好急救药品和器械。一旦出现过敏反应，必须及时就地抢救，可立即肌注 0.1% 肾上腺素 0.5~1.0ml，严重者可静脉给药。必要时可给予糖皮质激素、抗组胺药等，呼吸困难者应给予氧气吸入或做气管切开。

2. 青霉素脑病　青霉素对中枢神经系统有激惹作用，全身大剂量应用可引起肌肉痉挛、抽搐、昏迷等反应，偶可致癫痫样发作。

3. 赫氏反应（herxheimer reaction）　青霉素治疗梅毒、钩端螺旋体病时可有症状加剧现象。可能与螺旋体释放内热原有关。

4. 其他　大剂量静脉注射青霉素钾盐或钠盐可引起高钾、高钠血症，肌内注射钾盐可有局部刺激症状，出现疼痛、红肿或硬结。

（二）半合成青霉素

青霉素高效、低毒，但因其抗菌谱窄、不耐酸、不耐酶而限制了它的应用。为改变这一状况，从 1959 年开始通过人工合成的办法，在其母核 6-APA 上引入不同侧链，得到了耐酸、耐酶、广谱、抗绿脓杆菌、抗革兰阴性菌等不同药理特性的半合成青霉素。其抗菌机制、不良反应与青霉素相同，并存在交叉过敏反应。

1. 耐酸青霉素　包括青霉素 V（penicillin V）、非奈西林（phenethicillin）。它们耐酸可口服，但不耐酶，抗菌谱与青霉素 G 相同，但抗菌活性弱，仅用于非严重感染。由于本类药物不会导致二重感染，近几年在临床上应用较普遍，但仍应避免滥用，以防止耐药菌株的快速出现。

2. 耐酶青霉素　主要有苯唑西林（oxacillin）、氯唑西林（cloxacillin）、双氯西林（dicloxacillin）、氟氯西林（flucloxacillin）。本类药物耐酸，可口服。抗菌谱与青霉素相同，但对革兰阳性菌作用不如青霉素，对耐药金黄色葡萄球菌作用较强。主要用于耐药金黄色葡萄球菌引起的感染如肺炎、心内膜炎、败血症等，也可作为术后预防葡萄球菌感染或长期用药治疗某些敏感菌引起的慢性感染。

3. 广谱青霉素　本类药物耐酸可口服，不耐酶，对耐药金黄色葡萄球菌感染无效，对革兰阳性和革兰阴性菌均有杀灭作用。包括氨苄青霉素（氨苄西林，ampicillin）和羟氨苄青霉素（阿莫西林，amoxicillin）等氨基青霉素。

氨苄青霉素

本品虽耐酸可口服，但吸收不完全，严重感染仍需注射给药。由于其结构为青霉素苄基上的一个氢被氨基取代，使药物易透过细菌外壁的脂多糖和磷脂层，故对革兰阴性杆菌也有较强的抗菌作用，但绿脓杆菌、肺炎杆菌对其不敏感。对革兰阳性菌作用不及青霉素，但对肠球菌较敏感。主要用于敏感菌如百日咳杆菌、流感杆菌、布氏杆菌、变形杆菌、大肠杆菌、伤寒杆菌等引起的呼吸道、消化道、泌尿道、胆道感染及伤寒、副伤寒。严重感染时可与氨基糖苷类抗生素合用。

羟氨苄青霉素

其结构为氨苄青霉素侧链的苯环上多了一个羟基，因此其药理特性与氨苄青霉素略有不同。

【抗菌作用】

为广谱抗生素，对于溶血性链球菌、草绿色链球菌、肺炎球菌、金黄色葡萄球菌、流感嗜血杆菌、肠球菌、沙门菌、伤寒杆菌、变形杆菌等均有抗菌活性。抗菌机制同青霉素，对产酶金黄色葡萄球菌无效，与氨苄青霉素有完全交叉耐药性。

【体内过程】

耐酸能力强，口服吸收良好。1小时血药浓度达高峰，血清药物浓度比相同剂量的氨苄青霉素高2倍，血清蛋白结合率为17%，8小时尿中排泄达70%，半衰期为1小时。本品在尿液、胆汁中有较高的浓度，并能渗入痰液达到有效抗菌浓度。

【临床应用】

用于敏感菌引起的上呼吸道感染、咽炎、扁桃体炎、急慢性支气管炎、肺炎、尿路感染、皮肤及软组织感染等。

【不良反应】

偶有腹泻、恶心、呕吐等胃肠道反应及皮疹，长期应用或儿童患者应注意二重感染的发生。

【禁忌证】

对青霉素类药物过敏者禁用。

4. 抗绿脓杆菌青霉素　包括羧苄青霉素（羧苄西林，carbenicillin）、羧噻吩青霉素（替卡西林，ticarcillin）、磺苄青霉素（磺苄西林，sulbenicillin）、呋苄青霉素（呋苄西林，furbenicillin）、氧哌嗪青霉素（哌拉西林，piperacillin）、阿洛西林（azlocillin）、美洛西林（mezlocillin）、阿帕西林（apalcillin）。本类药物不耐酸，需注射给药，阿洛西林和美洛西林在组织间液、伤口渗出物中浓度较高。对绿脓杆菌和变形杆菌作用较强，对革兰阳性菌和革兰阴性菌药效不如青霉素和氨苄西林，临床上主要用于绿脓杆菌、变形杆菌、大肠杆菌以及其他肠杆菌所致的各种感染，如腹腔感染、肺部感染、尿路感染、妇科感染及败血症等。其中羧苄青霉素常与庆大霉素合用治疗烧伤继发绿脓杆菌感染，但两药不能用同一容器给药，以防庆大霉素生成氨基酰胺化合物而失效。

5. 主要作用于革兰阴性菌的青霉素　包括美西林（mecillinam）、匹美西林（pivmecillinam）和替莫西林（temocillin）。美西林和匹美西林可口服，替莫西林则需注射给药。对革兰阴性菌产生的 β-内酰胺酶稳定，主要用于革兰阴性菌感染的治疗，对某些肠杆菌科细菌有较强的活性，对革兰阳性菌作用差，对绿脓杆菌无效。临床用于敏感菌引起的尿路感染和软组织感染。

二、头孢菌素类

头孢菌素类抗生素是以头孢菌素 C 裂解而获得的 7-氨基头孢烷酸（7-ACA）为母核，用化学方法接上不同的侧链而成的另一族 β-内酰胺类的广谱半合成抗生素。其母核 7 位取代基（R_1）的不同，将影响其抗菌谱和对 β-内酰胺环的稳定性；3 位上的取代基（R_2）则主要影响其体内过程。本类药物具有抗菌作用强、耐青霉素酶、疗效高、毒性低、过敏反应较青霉素少等优点，但要注意肾脏毒性及二重感染。头孢菌素类抗菌机制、耐药机制均与青霉素类相同。目前临床应用的头孢菌素类药物共有四代产品，其分类及主要特点见表 38－1。此外，头孢菌素与 β-内酰胺酶抑制剂、甲氧苄啶等组成的复方制剂也已应用到临床，使头孢菌素类药物的抗菌谱及抗菌活性进一步扩大。

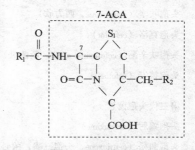

头孢菌素类抗生素的基本结构

【药理作用】

1. 第一代头孢菌素类药物对大多数革兰阳性球菌及耐药金黄色葡萄球菌敏感，对大肠杆菌、奇异变形杆菌、肺炎杆菌、沙门菌、痢疾杆菌也有一定活性；对青霉素酶稳定，但可被多种革兰阴性菌产生的 β-内酰胺酶破坏。

2. 第二代头孢菌素对革兰阳性菌的作用略差，对多数革兰阴性菌作用增强，部分药物对厌氧菌有效，但对绿脓杆菌无效；对革兰阴性菌产生的 β-内酰胺酶稳定。

3. 第三代头孢菌素对革兰阴性菌包括肠杆菌属和绿脓杆菌及厌氧菌均有较强的作用，对流感杆菌、淋球菌亦有良好的抗菌活性，但对不动杆菌属常耐药，对革兰阳性菌作用不如第一、二代；对多种 β-内酰胺酶有较高的稳定性；血浆半衰期延长，体内分布广，组织穿透力强，脑脊液中可达一定浓度。

4. 第四代头孢菌素对枸橼酸菌属、肠杆菌属、沙雷菌属较敏感，对革兰阳性球菌的作用较第三代强，但比第一代差。

耐甲氧西林葡萄球菌、肠球菌对头孢菌素类耐药，李斯特菌属一般耐药。

【体内过程】

头孢氨苄、头孢克洛等耐酸，口服吸收好，但大部分头孢菌素需注射给药。吸收后分布较广，易透过胎盘，在滑囊液、心包积液中浓度较高。头孢呋辛及第三代头孢菌素类可透过血脑屏障，在脑脊液中浓度较高，亦能分布于前列腺，还可透过房水，在胆汁中也有较高浓度。头孢曲松半衰期可达 8 小时，但大多数头孢菌素的半衰期均较短（0.5～2.0 小时）。

表 38-1　常用头孢菌素分类及主要特点

名　称	主要特点
第一代头孢菌素	
头孢噻吩（cephalothin，先锋霉素Ⅰ）	1. 对革兰阳性菌的作用较第二至四代强
头孢噻啶（cephaloridine，先锋霉素Ⅱ）	2. 对革兰阴性菌的作用差，对绿脓杆菌无效
头孢氨苄（cephalexin，先锋霉素Ⅳ）	3. 对青霉素酶稳定，但对其他 β-内酰胺酶的稳定性较第
头孢唑啉（cefazolin，先锋霉素Ⅴ）	二至四代差
头孢拉定（cephradine，先锋霉素Ⅵ）	4. 对肾脏有一定毒性
头孢羟氨苄（cefadroxil）	
第二代头孢菌素	
头孢孟多（cefamandole）	1. 对革兰阳性菌的作用较第一代稍差
头孢呋辛（cefuroxime，西力欣）	2. 对革兰阴性菌的作用较第一代强，部分药物对厌氧菌
头孢克洛（cefaclor）	有效，但对绿脓杆菌无效
头孢呋辛酯（cefuroxime axetil，新菌灵）	3. 对多种 β-内酰胺酶比较稳定
头孢替安（cefotiam）	4. 对肾脏毒性较小
第三代头孢菌素	
头孢噻肟（cefotaxime）	1. 对革兰阳性菌的作用较第一、二代弱
头孢曲松（ceftriaxone，头孢三嗪，菌必治）	2. 对革兰阴性菌的作用更强，包括肠杆菌类、厌氧菌及
头孢他啶（ceftazidime，复达欣）	绿脓杆菌均有较好作用
头孢哌酮（cefoperazone，先锋必）	3. 对多种 β-内酰胺酶高度稳定
头孢唑肟（ceftizoxime）	4. 对肾脏基本无毒
	5. 较易通过血脑屏障；部分药物 $t_{1/2}$ 延长
第四代头孢菌素	
头孢匹罗（cefpirome）	1. 抗菌谱和抗菌活性与第三代相似，但对葡萄球菌属等
头孢匹肟（cefepime）	革兰阳性球菌的作用增强
	2. 对 β-内酰胺酶尤其超广谱酶和染色体介导的Ⅰ型酶稳定
	3. 无肾毒性
	4. 药物 $t_{1/2}$ 趋向延长

【临床应用】

1. 第一代头孢菌素主要用于革兰阳性菌及耐药金黄色葡萄球菌引起的各种感染，亦可用于预防外科手术后感染。口服头孢拉定、头孢氨苄、头孢羟氨苄主要用于轻度感染，重者需注射给药。

2. 第二代头孢菌素用于治疗大肠杆菌、克雷伯菌、肠杆菌、变形杆菌等敏感菌所致的肺炎、胆道感染、尿路感染、菌血症以及流感杆菌、肺炎球菌、各种链球菌引起的呼吸道感染。应用较多的是头孢孟多、头孢呋辛及头孢替安等注射剂，可口服的有头孢克洛、头孢呋辛酯等。

3. 第三代头孢菌素用于革兰阴性杆菌引起的脑膜炎；肠杆菌科细菌引起的全身严重感染，如肺炎、脊髓炎、败血症等，尤其是耐药菌感染和院内感染；病原菌尚未查明的严重感染。头孢他啶、头孢哌酮常用于绿脓杆菌感染的治疗；头孢曲松单剂用于产酶淋球菌所致单纯性尿道炎可获满意疗效。

4. 第四代头孢菌素的适应证与第三代相同，临床应用尚不普遍。因其对 β-内酰胺酶尤其超广谱酶和染色体介导的 Ⅰ 型酶稳定，临床试用于对某些第二代或第三代头孢菌素耐药的革兰阴性杆菌所致感染，对革兰阳性球菌作用优于第三代头孢菌素。

【不良反应】

1. 过敏反应　发生率及严重程度皆低于青霉素，一般为皮疹、药热、哮喘等，严重者也可发生过敏性休克。约 5%～10% 与青霉素类抗生素有交叉过敏现象，对青霉素过敏者慎用。

2. 胃肠道反应　口服制剂或从胆汁中排泄较多的注射剂常可引起胃肠道反应，如恶心、呕吐、食欲减退、腹泻等。

3. 肾毒性　常发生于大剂量使用第一代头孢菌素如头孢噻吩、头孢噻啶后，可出现蛋白尿、血尿、尿素氮升高，甚至急性肾功能衰竭，与其他肾毒性药物联合应用时（如氨基糖苷类抗生素、强效利尿药等）可加重这一不良反应。

4. 低凝血酶原血症　头孢孟多、头孢哌酮可干扰体内维生素 K 的合成而致低凝血酶原血症，与其他抗凝血药、水杨酸制剂、非甾体抗炎镇痛药等合用时可增加出血的危险性，可用维生素 K 预防和治疗，用药期间不能饮酒。

5. 二重感染　和其他广谱抗菌药一样，头孢菌素有出现二重感染的危险，临床应严格掌握其适应证。

6. 其他　大剂量应用偶可发生抽搐等中枢神经系统反应；静脉滴注局部浓度过高时易出现静脉炎；肌注可引起局部疼痛，常需与利多卡因混合注射；大量静注还应注意高钠血症的发生。

头孢氨苄（cephalexin）

口服给药，半衰期约 0.6 小时。对金黄色葡萄球菌（包括耐青霉素 G 菌株）、溶血性链球菌、肺炎球菌作用强，对流感杆菌、变形杆菌、肺炎杆菌等也有效。临床主要用于敏感菌所引起的呼吸道、泌尿道、皮肤、软组织、生殖器官（包括前列腺）等感染。口服后可见胃肠道反应。

头孢唑啉（cefazolin）

注射给药，半衰期约 1.8 小时。是第一代头孢菌素中抗革兰阴性杆菌作用最强的一种。对革兰阳性球菌及耐药金黄色葡萄球菌亦有作用。临床主要用于葡萄球菌（包括耐药菌株）、链球菌（肠链球菌除外）、肺炎球菌、大肠杆菌、变形杆菌、流感杆菌、肺炎杆菌等敏感菌所致的呼吸道、泌尿道、皮肤、软组织、胆道等感染，也可用于心内膜炎、败血症的治疗。少数人可致转氨酶升高和蛋白尿。

头孢呋辛（cefuroxime）

注射给药，半衰期约 1～2 小时。对革兰阴性杆菌及耐药菌株（耐氨苄青霉素及第一代头孢菌素）作用强大，临床主要用于敏感的革兰阴性杆菌所致的下呼吸道、泌尿道、皮肤、软组织、骨、关节等部位及妇科感染。对肝、肾均有一定损害。

头孢哌酮（cefoperazone）

注射给药，半衰期约 2 小时。革兰阳性菌仅对溶血性链球菌有较强作用，对大多数革兰阴性菌疗效好，大肠杆菌、变形杆菌、流感杆菌、肺炎杆菌、沙门杆菌对本品敏感，对绿脓杆菌作用强。临床主要用于敏感菌所致的呼吸道、泌尿道、皮肤、软组织、胆道、骨、关节等部位的感染，也可用于脑膜炎和败血症。大剂量应用时可有出血倾向。

头孢曲松（ceftriaxone）

注射给药，半衰期约 8 小时。对革兰阴性菌作用强，对 β-内酰胺酶稳定，治疗耐药金黄色葡萄球菌、耐氨苄青霉素的流感杆菌、耐第一代头孢菌素和庆大霉素的一些革兰阴性菌引起的感染可获满意疗效。临床主要用于敏感菌所致的呼吸道、泌尿道、皮肤、软组织、胆道、骨、关节等部位的感染，也可用于胸膜炎、腹膜炎、脑膜炎、五官感染及败血症。

头孢他啶（ceftazidime）

注射给药，半衰期约 1.8 小时。对流感杆菌、绿脓杆菌和肠杆菌科细菌如大肠杆菌、肺炎杆菌有较高的抗菌活性，肺炎球菌、溶血性链球菌亦敏感，对某些厌氧菌也有一定的抗菌活性，但对脆弱类杆菌抗菌作用差。对多种 β-内酰胺酶有较高的稳定性。可用于敏感革兰阴性杆菌所致的败血症、下呼吸道感染、胆道感染、尿路感染和严重皮肤软组织感染等，对于由多种耐药革兰阴性杆菌引起的免疫缺陷者感染及绿脓杆菌或革兰阴性杆菌所致中枢神经系统感染亦有较好疗效。不良反应主要有局部反应、过敏反应和胃肠道反应，过量使用可产生神经系统症状如癫痫、昏迷、脑病、抽搐等。

三、其他 β-内酰胺类抗生素

本类抗生素的化学结构中虽有 β-内酰胺环，但无青霉素类与头孢菌素类典型的结构，故又称为非典型 β-内酰胺类抗生素，在临床上日益受到重视。本类药物包括头霉素类、碳青霉烯类、氧头孢烯类、单环 β-内酰胺类抗生素。

（一）头霉素类

头霉素（cephamycin）的化学结构与头孢菌素相似，其母核 7 位碳上有甲氧基，故仍以头孢命名，是自链霉菌获得的 β-内酰胺类抗生素。本类药物有头孢西丁（cefoxitin）、头孢美唑（cefmetazole）等。

大多采用注射给药，可迅速分布于各种组织和体液。抗菌谱与第二代头孢菌素相仿，对革兰阴性菌作用较强，对厌氧菌包括脆弱类杆菌敏感，对革兰阴性菌产生的 β-内酰胺酶有较高的稳定性。适用于盆腔感染、妇科感染及腹腔等需氧与厌氧菌混合感染。不良反应与头孢菌素类相似。

（二）碳青霉烯类

碳青霉烯类（carbapenems）的化学结构与青霉素类相仿，不同之处是噻唑环中 C_2 和 C_3 间有不饱和链；1 位的 S 原子为 C 所替代。本类药物有硫霉素（thienamycin）、亚胺培南（imipenem）、美洛培南（meropenem）等。

硫霉素稳定性极差，不适用于临床；亚胺培南在体内很快被肾去氢肽酶 I 水解失活，临床常与去氢肽酶抑制剂西司他丁（cilastatin）按 1∶1 组成复方制剂（泰能）。该复方制剂具极广的抗菌谱和极强的抗菌作用，对多数革兰阳性球菌、革兰阴性菌、绿脓杆菌和脆弱类杆菌等敏感，对 β-内酰胺酶和超广谱 β-内酰胺酶高度稳定。适用于多重耐药菌引起的严重感染、医院内感染和严重需氧与厌氧菌混合感染。常见不良反应有恶心、呕吐、药疹、静脉炎、血清转氨酶暂时性升高等。

（三）氧头孢烯类

主要药物有拉氧头孢（latamoxef）和氟氧头孢（flomoxef）。

224

本类抗生素为广谱抗菌药，对革兰阳性菌、革兰阴性菌、厌氧菌和脆弱类杆菌具较强抗菌活性，对多种 β-内酰胺酶稳定，血浆半衰期较长。临床用于敏感菌所致的呼吸道、泌尿道、胆道、妇科感染，也可用于脑膜炎、腹腔感染及败血症。不良反应以皮疹为多见，偶见低凝血酶原血症和出血症状，可用维生素 K 预防。

（四）单环 β-内酰胺类

氨曲南（aztreonam）

为合成的单环 β-内酰胺类抗生素，对革兰阴性菌包括绿脓杆菌有强大的抗菌活性，但对革兰阳性菌和厌氧菌作用差，此外还具有耐酶、低毒、与青霉素无交叉过敏等优点，故可用于青霉素过敏的患者。临床常用于革兰阴性杆菌和绿脓杆菌感染，尤其是常用药物耐药菌株所致各种感染。不良反应少而轻。

四、β-内酰胺酶抑制剂

β-内酰胺类抗生素（青霉素类、头孢菌素类）临床疗效好、毒性低，但耐药问题严重。耐药的主要方式是细菌产生 β-内酰胺酶使药物的 β-内酰胺环水解而失活，为此，除研制具有耐酶性能的抗生素外，还开发了 β-内酰胺酶抑制剂（β-lactamase inhibitors），与 β-内酰胺类抗生素组成复方制剂。由于酶抑制剂可与细菌产生的 β-内酰胺酶结合并使之失去活性，因此保护了复方制剂中的 β-内酰胺类抗生素，使之免遭酶的水解而保持或增强其抗菌活性。目前用于临床的 β-内酰胺酶抑制剂主要有克拉维酸、舒巴坦、三唑巴坦，都是 β-内酰胺酶不可逆的竞争性抑制剂。

克拉维酸（clavulanic acid，棒酸）

抗菌谱广、毒性低，但抗菌活性弱。与 β-内酰胺类抗生素合用增强抗菌效果并减少后者用量。常用复方制剂有阿莫西林-克拉维酸（augmentin，力百汀）、替卡西林-克拉维酸（timentin，特美汀），主要用于产 β-内酰胺酶金黄色葡萄球菌、表皮葡萄球菌、肠球菌及流感杆菌等所致的感染，不良反应与所含的 β-内酰胺类抗生素相似，用前也需做皮试。

舒巴坦（sulbactam，青霉烷砜）

抗菌作用略强于克拉维酸，与 β-内酰胺类抗生素合用有协同作用。常用的复方制剂有氨苄西林-舒巴坦（unasyn，优力新），主要用于产 β-内酰胺酶的流感杆菌、淋球菌、肠杆菌科细菌、金黄色葡萄球菌、表皮葡萄球菌、肠球菌、脆弱类杆菌等感染；头孢哌酮-舒巴坦（sulperazon，舒普深），此制剂可增强头孢哌酮对葡萄球菌属、假单孢菌属、脆弱类杆菌等的抗菌作用；氨苄西林-舒巴坦双酯甲苯磺酸盐（sultamicillin，舒他西林），口服制剂，在肠壁被酯酶水解为舒巴坦和氨苄西林。

三唑巴坦（tazobactam）

是舒巴坦的衍生物，抑酶作用优于克拉维酸和舒巴坦。常用复方制剂有哌拉西林-三唑巴坦（特治星），此制剂对耐哌拉西林的大肠杆菌、肺炎杆菌、不动杆菌与奇异变形杆菌等具有良好的抗菌作用，适用于腹腔感染、下呼吸道感染、软组织感染和菌血症的治疗。

临床用药评价

β-内酰胺类抗生素具有抗菌活性强、毒性低、临床疗效好的优点，在抗感染治疗中占有非常重要的地位。天然青霉素价廉效高及无二重感染之虑，仍然是敏感菌治疗的首选用药，主要缺点是过敏反应和耐药菌株常见，但近年有研究表明其过敏反应系由所含杂质引起，此方面如有突破其应用范围将会进一步扩大。半合成青霉素克服了天然青霉素的某些不足，具有耐酶、可口服、广谱等优点，在临床上应用广泛，但应严格掌握适应证，制定合理的剂量和疗程，以防耐药菌株增多和二重感染。头孢菌素类药物具有抗菌作用强、耐青霉素酶、疗效高、毒性低、过敏反应较青霉素少等优点，但要注意肾脏毒性及二重感染。新型β-内酰胺类抗生素除对革兰阳性菌、革兰阴性菌有作用外，还对部分厌氧菌有较好的抗菌活性，尤其是β-内酰胺酶抑制剂的应用，使很多耐药菌株感染得到了有效的控制，故已日益受到重视，成为抗感染治疗药物中重要的组成部分。

制剂及用法

青霉素 G 钾盐或钠盐　粉针剂：40 万单位、80 万单位、100 万单位、160 万单位。一次 40 ~ 80 万单位，肌内注射，普通感染 2 次/日，严重感染 4 次/日，必要时可增加用量。严重感染时可静脉滴注，但钾盐忌静脉推注。

普鲁卡因青霉素　粉针剂：40 万单位、80 万单位。一次 40 ~ 80 万单位，肌内注射，1 次/日。

苄星青霉素（长效西林）　粉针剂：60 万单位、120 万单位。一次 60 ~ 120 万单位，肌内注射，成人 1 ~ 2 次/月，儿童 1 次/月。

青霉素 V 钾　片剂：0.25g（40 万单位）。口服给药，成人每次 20 万 ~ 80 万单位（125 ~ 500mg），3 ~ 4 次/日。每次每公斤体重 6250 ~ 22500 单位（3.75 ~ 14mg），4 次/日；每次每公斤体重 8333 ~ 30000 单位（5 ~ 18.7mg），3 次/日。

苯唑西林钠（新青霉素 II）　胶囊剂：每粒 0.25g。空腹口服，成人每次 0.5 ~ 1.0g，4 ~ 6 次/日；儿童每日 50 ~ 100mg/kg，分 4 ~ 6 次。粉针剂：0.5g、1g。肌内注射剂量同口服，静脉滴注，成人 4 ~ 6g/d，儿童每日 50 ~ 100mg/kg。

氯唑西林钠　胶囊剂：每粒 0.25g。成人每次 250 ~ 500mg，2 ~ 4 次/日；儿童每日 30 ~ 60mg/kg，分 2 ~ 4 次口服。粉针剂：0.5g。肌内注射剂量同口服。

双氯西林　胶囊剂：每粒 0.5g。成人 1 ~ 3g/d，儿童每日 30 ~ 50mg/kg，分 4 次服用。

氟氯西林　胶囊剂：成人每次 0.125 ~ 0.25g，4 次/日，或每次 0.5 ~ 1.0g，3 次/日，口服。

氨苄西林　片剂：0.25g。成人每次 0.25 ~ 1.0g，4 次/日；儿童每日 20 ~ 80mg/kg，4 次/日。粉针剂：0.5g、1g。肌内注射剂量同口服。静脉给药，成人 2 ~ 6g/d，儿童每日 50 ~ 150mg/kg。

阿莫西林　胶囊剂：每粒 0.125g、0.25g。成人每次 0.3 ~ 0.6g，3 ~ 4 次/日，口服；儿童 10 岁以下，病情轻者每次 0.15g，3 次/日，口服。

羧苄西林　粉针剂：0.5g、1.0g。肌内注射，成人 4g/d，儿童每日 100mg/kg，分 4 次。静脉给药用于绿脓杆菌感染，成人 10 ~ 20g/d，儿童每日 100 ~ 400mg/kg。

哌拉西林　粉针剂：0.5g、1.0g。肌内注射，成人 4 ~ 8g/d，儿童每日 100 ~ 150mg/kg；分 4 次。静脉给药，成人 8 ~ 16g/d，儿童每日 100 ~ 300mg/kg。分 4 次给药。

美西林　粉针剂：成人 1.6 ~ 2.4g/d，儿童每日 30 ~ 50mg/kg，分 4 次静脉或肌内给药。

替莫西林钠　粉针剂：每次 0.5 ~ 2g，2 次/日，静脉注射或肌内注射。

头孢噻吩钠（先锋霉素 I）　粉针剂：0.5g，1.0g。成人每次 0.5g，4 次/日，肌内注射；严重感染 2 ~ 4g/d，静脉给药。

226

头孢噻啶（先锋霉素Ⅱ）　　粉针剂：0.5g、1.0g。成人每次 0.5～1.0g，2～4 次/日，儿童每日 50～75mg/kg。

　　头孢氨苄（先锋霉素Ⅳ）　　片剂：0.125g、0.25g；胶囊剂：0.125g、0.25g；颗粒剂：0.05g、0.125g、0.25g。成人 1～4g/d，分 3～4 次口服；儿童每日 25～50mg/kg，4 次/日。

　　头孢唑啉（先锋霉素Ⅴ）　　粉针剂：0.25g、0.5g。成人每次 0.5g，2～4 次/日，肌内注射或静脉注射，严重感染 3～5g/d；儿童每日 20～100mg/kg，4 次/日。

　　头孢拉定（先锋霉素Ⅵ）　　片剂：0.25g、0.5g；胶囊剂：0.25g、0.5g。成人 2～4g/d，分 4 次口服；儿童每日 50～100mg/kg，4 次/日。

　　头孢孟多　　粉针剂：0.5g、1.0g、2.0g。肌内注射，成人 2～4g/d，儿童每日 50～100mg/kg；分 3～4 次；静脉注射，成人 8～12g/d，儿童每日 100～200mg/kg；分 2～4 次。

　　头孢呋辛　　粉针剂：0.75g、1.5g。肌内注射，成人 2～2.5g/d，儿童每日 30～60mg/kg，分 3～4 次；静脉注射，成人 4.5～6g/d，儿童每日 50～100mg/kg，分 2～4 次。

　　头孢克洛　　胶囊剂：0.25g；片剂：0.125g、0.25g；颗粒剂：每袋 0.125g。成人 2～4g/d，分 4 次口服。

　　头孢噻肟　　粉针剂：0.5g、1.0g。肌内注射，成人 2～6g/d，儿童每日 50～100mg/kg，分 3～4 次；静脉注射，成人 2～8g/d，儿童每日 50～150mg/kg，分 2～4 次。

　　头孢曲松　　粉针剂：0.5g、1.0g。肌内注射，1g/d，溶于利多卡因注射液 3.5ml，深部注入；静脉快速滴注，成人 0.5～2g/d。

　　头孢他定　　粉针剂：0.5g、1.0g、2.0g。成人 1.5～6g/d，儿童每日 50～100mg/kg，分 3 次静脉注射；肌内注射时，溶于 1% 利多卡因 0.5ml，深部注射。

　　头孢哌酮　　粉针剂：0.5g、1.0g、2.0g。成人 2～4g/d，儿童每日 50～150mg/kg，分 2～3 次。

　　头孢西丁　　粉针剂：成人 3～8g/d，分 3～4 次，儿童每日 45～120mg/kg，分 4～6 次。

　　拉氧头孢　　粉针剂：成人 1～2g/d，分 2 次，静脉注射或肌内注射，重症患者 4g/d；儿童每日 40～80mg/kg，重者每日 150mg/kg，分 2～4 次。

　　亚胺培南/西司他丁钠　　粉针剂：亚胺培南 0.25g、0.5g，西司他丁等量。用量以亚胺培南计，每次 0.25～1.0g，2～4 次/日。

　　氨曲南　　粉针剂：每瓶 1g，成人 1.5～6g/d，分 3 次，静脉注射或肌内注射。

　　阿莫西林－克拉维酸钾片　　有 2:1 片和 4:1 片，一般感染用 2:1（含阿莫西林 0.25g）片剂，每次 1 片，3 次/日，重症感染用 4:1（含阿莫西林 0.5g）片剂，每次 1 片，3～4 次/日。

　　替卡西林钠－克拉维酸钾　　每瓶含替卡西林 1.5g 或 3.0g，每次 1 瓶，4～6 次/日。

　　氨苄西林钠－舒巴坦钠　　2:1 组方。每瓶含氨苄西林 0.5g 或 1g，轻度感染每次 1 瓶，1 次/日；重度感染每次 1 瓶，3～4 次/日。

　　头孢哌酮钠－舒巴坦钠　　1:1 组方。每瓶含头孢哌酮 0.5g，2～4 瓶/日，分 2 次给予。

（李建恒）

第三十九章　大环内酯类及其他抗生素

一、大环内酯类

大环内酯类抗生素是一类具有 14~16 元大内酯环结构的抗生素。临床使用的有 14 元内酯环结构的红霉素、罗红霉素、交沙霉素、克拉霉素；15 元环衍生物阿奇霉素；16 元环衍生物麦迪霉素、乙酰螺旋霉素、吉他霉素、罗他霉素、乙酰麦迪霉素等。以红霉素为代表的天然大环内酯类抗生素抗菌谱窄，生物利用度低，耐药菌株多见，因此其临床应用受到限制。近年来由于发现某些流行日益广泛的病原体（如军团菌、支原体、衣原体等）和较难控制的一些病原体（如弓形体和分枝杆菌）对本类药物敏感，使大环内酯类抗生素的研制再度受到重视，已研制开发出一系列新的衍生物用于临床。新的半合成大环内酯类抗生素具有很多优点：生物利用度高，对胃酸稳定；血药浓度高，组织渗透性好；半衰期延长，用药次数减少；抗菌谱广，对革兰阴性菌和某些细胞内衣原体的抗菌活性增强；不良反应轻。

红霉素 〔erythromycin〕

【抗菌作用】

与青霉素相似，对革兰阳性菌作用较强，敏感菌有金黄色葡萄球菌、链球菌、肺炎球菌、白喉杆菌等；革兰阴性菌如脑膜炎球菌、淋球菌、流感杆菌、百日咳杆菌等；除脆弱类杆菌和梭杆菌以外的厌氧菌；对军团菌属、某些螺旋体、肺炎支原体、立克次体和衣原体等亦有抑制作用。

抗菌机制：与细菌核糖体 50S 亚单位结合而抑制细菌蛋白质的合成。为快速抑菌剂，应避免与 β-内酰胺类合用，以免发生拮抗作用。

【体内过程】

红霉素不耐酸，口服易被胃酸破坏。临床常制成肠溶片或包肠溶膜，或制成酯类及酯化合物的盐类，如红霉素肠溶片、硬脂酸红霉素、琥乙红霉素、依托红霉素（无味红霉素）和可供静脉滴注的乳糖酸红霉素等。红霉素在体内分布广泛，可到达各种组织和体液中，能透过胎盘和进入乳汁，但难进入脑脊液；主要在肝脏代谢，从胆汁排泄，少量由尿排泄，可形成肝肠循环，半衰期约为 2 小时。

【临床应用】

用于对青霉素过敏患者或对青霉素耐药的革兰阳性菌包括金黄色葡萄球菌、肺炎球菌和其他链球菌引起的感染；对军团菌病、弯曲杆菌肠炎、支原体肺炎、沙眼衣原体所致的婴儿肺炎和结膜炎、红癣、痤疮、白喉带菌者可作为首选药应用；百日咳、厌氧菌和需氧菌引起的口腔感染。

【不良反应】

1. 胃肠道反应　红霉素局部刺激性强，口服可出现恶心、呕吐、腹胀、腹泻等胃肠道反应；静脉给药可引起血栓性静脉炎，故红霉素静滴时药物浓度不宜超过 1 mg/ml。

2. 肝毒性　以酯化型红霉素最常见，主要表现为胆汁淤积、黄疸、转氨酶升高等，停药后可恢复。

228

3. 过敏反应　偶见皮疹、药热。

罗红霉素（roxithromycin）

对革兰阳性菌和厌氧菌的作用与红霉素近似，对肺炎支原体、衣原体作用较强，但对流感杆菌的作用较红霉素弱。口服吸收良好，血与组织浓度均高于红霉素，吸收后分布广泛，扁桃体、中耳、肺、前列腺及泌尿生殖道组织中可达有效浓度；原形及代谢产物自胆道、肺及尿排出。半衰期可达 12～15 小时。主要用于敏感菌所致的呼吸道、泌尿道、皮肤和软组织、耳鼻咽喉等部位感染。不良反应以胃肠道反应为主，偶见皮疹、皮肤瘙痒、头痛、头昏等。

阿奇霉素（azithromycin）

抗菌谱与红霉素相仿，但对流感杆菌、卡他莫拉菌、淋球菌、弯曲菌、支原体属、衣原体属、军团菌有较强作用。抗菌机制：阻碍细菌转肽过程，抑制菌体蛋白质合成，还可破坏细菌细胞壁的完整性，增强白细胞的吞噬功能而杀菌。口服吸收迅速，生物利用度高于红霉素。口服后 2～3 小时达峰值，吸收后分布广泛，扁桃体、肺、前列腺及泌尿生殖系统组织的药物浓度高于血药浓度达数十倍，组织中消除缓慢，半衰期可达 2～3 天，每天仅需给药一次。由于食物会影响阿奇霉素的吸收，故应空腹口服。大部分以原形及代谢产物自胆汁排泄，小部分由尿排出。用于敏感菌所致的中耳炎、鼻窦炎、咽炎、扁桃体炎、支气管炎、肺炎等呼吸道感染；皮肤和软组织感染；沙眼衣原体或非多重耐药淋球菌所致的单纯性生殖系统感染。不良反应发生率较红霉素低，主要为轻中度胃肠道反应，偶见肝功异常与轻度中性粒细胞减少症。

克拉霉素（clarithromycin）

对革兰阳性菌、嗜肺军团菌、肺炎衣原体的作用最强，对沙眼衣原体、肺炎支原体、流感杆菌及厌氧菌的作用亦强于红霉素。口服吸收较红霉素完全，药动学特性良好。在扁桃体、肺及皮肤等组织中有较高的浓度。主要经尿排泄，半衰期为 3.5～4.9 小时。主要用于呼吸道感染、泌尿生殖系统感染及皮肤软组织感染的治疗。主要不良反应为胃肠道反应，偶可发生皮疹、皮肤瘙痒及头痛等。

二、林可霉素类

林可霉素类主要包括林可霉素（lincomycin，洁霉素）和克林霉素（clindamycin，氯洁霉素）。林可霉素与克林霉素在化学结构上与大环内酯类不同，但抗菌谱相似。克林霉素是林可霉素的半合成衍生物，其抗菌作用优于林可霉素。

【抗菌作用】

两药对葡萄球菌、各型链球菌、肺炎球菌等革兰阳性球菌具强大抗菌作用，对白喉杆菌、破伤风杆菌、产气荚膜杆菌、厌氧菌包括脆弱类杆菌、人型支原体、沙眼衣原体及多数放线菌属敏感，对恶性疟原虫和弓形体亦有一定作用。克林霉素的抗菌活性比林可霉素强 4～8 倍，两药之间呈完全性交叉耐药。

抗菌机制：与红霉素相似，能与核蛋白体 50S 亚基结合，阻止肽链延伸，抑制蛋白质合成。故本类药物不宜与红霉素合用，以免因竞争同一结合部位而产生拮抗作用。

【体内过程】

两药均可口服给药。但林可霉素口服生物利用度低（20%～35%），克林霉素口服吸收迅速完全，为给药量的 90%，进食不影响吸收。克林霉素口服后 1～2 小时即可达峰值，而林可霉素则需2~4小时。克林霉素半衰期为2~2.5小时，林可霉素半衰期为4~6小时。吸收后两药分布广泛，骨组织、胆汁中药物浓度较高。可透过胎盘和进入乳汁，但不易透过正常的血脑屏障。主要经肝代谢，经胆汁和粪便排泄，小部分经肾排泄。

【临床应用】

主要用于金黄色葡萄球菌引起的骨髓炎及关节感染；链球菌引起的咽喉炎、中耳炎、肺炎等感染；厌氧菌引起的腹膜炎、盆腔感染、脓肿等；弓形虫病和衣原体感染。

【不良反应】

1. 胃肠道反应　口服或肌内注射均可产生胃肠道反应，引起恶心、呕吐、腹泻、食欲减退等。

2. 伪膜性肠炎　与难辨梭状芽胞杆菌大量繁殖和产生外毒素有关，可用万古霉素和甲硝唑治疗。

3. 其他　偶见皮疹、药热、中性粒细胞减少、肝功异常及静脉炎等。

三、万古霉素类

主要有万古霉素（vancomycin）和去甲万古霉素（demethylvancomycin）

万古霉素和去甲万古霉素的化学结构相似（去甲万古霉素少一个甲基），两药的抗菌谱、适应证、不良反应基本相同，去甲万古霉素抗菌作用略强于万古霉素。

【抗菌作用】

对多种抗生素耐药的革兰阳性球菌如金黄色葡萄球菌、表皮葡萄球菌、溶血性链球菌、草绿色链球菌、肺炎球菌以及炭疽杆菌、白喉杆菌等革兰阳性杆菌有强大的抗菌作用，尤其对耐甲氧西林葡萄球菌和肠球菌及难辨梭状芽胞杆菌作用显著，与其他抗生素之间无交叉耐药性。

抗菌机制：与细菌细胞壁粘肽侧链形成复合物，阻碍细菌细胞壁的合成，对胞浆中的RNA合成亦有抑制作用。

【体内过程】

口服不吸收，肌内注射可引起剧痛和组织坏死，故除治疗肠道感染外只宜静脉给药。体内分布广，可进入各组织、体液，不易透过血脑屏障，但可透过胎盘进入胎儿。半衰期为6小时，主要经肾脏排泄。

【临床应用】

用于耐药的革兰阳性球菌引起的严重感染，如败血症、心内膜炎、脑膜炎、肺炎、骨髓炎、结肠炎等，为耐甲氧西林葡萄球菌和耐青霉素肠球菌所致严重感染的首选药，难辨梭状芽胞杆菌引起的伪膜性肠炎应口服给药。

【不良反应】

毒性较大，大剂量长期应用可出现较严重的耳毒性及肾功不良，老年人更易发生。偶可引发肾损害和过敏反应。静脉滴注浓度不宜过高，过高可致静脉炎；静脉滴注速度不宜过快，过快可引起红斑样反应。

临床用药评价

大环内酯类抗生素用于对青霉素过敏患者或对青霉素耐药的革兰阳性菌、百日咳杆菌、厌氧菌和需氧菌引起的感染，对军团菌病、弯曲杆菌肠炎、支原体肺炎、沙眼衣原体所致的婴儿肺炎和结膜炎、红癣、痤疮、白喉带菌者可作为首选药应用。新的大环内酯类抗生素体内药动学特性良好，半衰期延长，服药次数减少，不良反应减轻，对目前流行的某些敏感菌如军团菌、支原体、衣原体抗菌活性增强，因此，临床应用广泛，但要注意肝损害及耐药性。儿童应用可因胃肠道反应引起食欲减退而导致体质下降，应严格掌握适应证。林可霉素类主要用于金黄色葡萄球菌引起的骨髓炎及关节感染；万古霉素类为耐甲氧西林葡萄球菌和耐青霉素肠球菌所致严重感染的首选药，难辨梭状芽胞杆菌引起的伪膜性肠炎口服给药效果显著。

制剂及用法

红霉素 片剂：0.125g、0.25g；眼膏剂：0.5%；注射剂（乳糖酸盐）：0.25g、0.3g。口服每次 0.2～0.5g，4 次/日，饭前服，肠溶片应整片吞服。静脉滴注每次 0.3～0.6g，3～4 次/日，用 5% 葡萄糖液稀释。

乙酰螺旋霉素 片剂：0.1g、0.2g。口服，成人 2g/d，分 2～4 次；儿童每日 50～100mg/kg，分 4 次。

琥乙红霉素（利菌沙） 片剂：0.1g、0.125g；颗粒剂：每袋 0.25g。口服 0.25～0.5g，3～4 次/日；儿童每日 30～40mg/kg，分 4 次。

麦迪霉素 片剂：0.1g、0.2g。口服 0.8～1.2g/d，分 3～4 次。

罗红霉素 胶囊剂：0.15g。饭前服，0.3～0.6g/d，2 次/日。

阿奇霉素 片剂或胶囊剂：0.25g；颗粒剂：0.125g。空腹口服，成人 0.5g/d，1 次/日；儿童每日 10mg/kg，1 次/日，连用 3 日。

克拉霉素 片剂：0.2g。口服，成人 0.25～0.5g/d，2 次/日；小儿每日 7.5mg/kg，分 2 次。

林可霉素 片剂或胶囊剂：0.25g、0.5g。口服成人 1.5～2.0g/d，分 3～4 次；儿童每日 30～60mg/kg，分 3～4 次。注射剂：0.6g/2ml。肌注或静注 0.6～1.8g/d，2～4 次/日。

克林霉素 片剂：0.15g；注射剂：0.3g/2ml、0.6g/2ml；口服，成人 0.6～1.2g/d，分 3～4 次；儿童每日 8～16mg/kg，分 3～4 次。肌注或静注 0.6～1.8g/d，2～4 次/日。

万古霉素 粉针剂：0.5g。静脉滴注，成人 1～2g/d，儿童每日 20～40mg/kg，分 2～4 次，应稀释后缓慢滴注。

去甲万古霉素 粉针剂：0.5g。成人 0.8～1.6g/d，肌注，2 次/日。

（李建恒）

第四十章　氨基糖苷类抗生素及多粘菌素

一、氨基糖苷类抗生素

氨基糖苷类是由氨基糖分子与氨基环醇以苷键连接而成的一类抗生素。目前国内常用的氨基糖苷类抗生素有：阿米卡星、庆大霉素、妥布霉素、奈替米星、链霉素、大观霉素、小诺霉素等。新霉素因毒性大，主要供局部应用；巴龙霉素毒性大，只口服用于阿米巴痢疾。

（一）共同特点

氨基糖苷类均为有机碱，临床常用其硫酸盐，易溶于水，性质稳定，在碱性环境中抗菌作用增强。

【抗菌作用】

氨基糖苷类属静止期杀菌药。对革兰阴性杆菌如大肠埃希菌、克雷伯菌属、肠杆菌属、变形杆菌属、志贺菌属等有强大抗菌活性；对枸橼酸菌属、沙雷菌属、沙门菌属、产碱杆菌属、不动杆菌属、分枝杆菌属等也有一定抗菌活性；对革兰阴性球菌如淋病奈氏菌、脑膜炎奈氏菌等作用较差；对各型链球菌作用强；结核分枝杆菌对链霉素敏感，对阿米卡星较敏感，对庆大霉素不敏感。肠球菌、厌氧菌多数呈现耐药。

【抗菌机制】

阻碍细菌蛋白质合成：①起始肽链阶段，抑制70S始动复合物形成；②肽链延长阶段，药物选择性与30S亚基结合，使mRNA上的遗传密码错译，导致合成无功能的蛋白质；③终止肽链阶段，阻碍终止因子进入核蛋白体，使已合成的肽链不能释出。本类药物还能抑制胞浆膜蛋白质合成，增加通透性，使药物易于进入胞浆，导致胞浆内容物外渗而死亡。

【耐药性】

细菌对本类抗生素可产生不同程度的耐药性，其机制：①病原菌可产生乙酰化酶、磷酸化酶和核苷转移酶等钝化酶，使氨基糖苷类抗生素失去抗菌活性；②改变细胞壁通透性或使细胞转运功能异常，阻止抗生素进入；③基因突变使菌株核糖体靶位蛋白改变，影响进入细胞内的抗生素与核糖体的结合。细菌在各药间存在部分或完全交叉耐药性。

【体内过程】

本类药物的水溶性高，有相似的药动学特征：①口服不易吸收，可作为肠道感染用药；②注射吸收迅速，在体内主要分布于细胞外液。不易进入中枢，能透过胎盘屏障；③在体内不被代谢，主要以原形经肾排泄。尿药浓度高，有利于治疗尿路感染。肾功能减退时，药物半衰期明显延长。

【不良反应】

1. 肾毒性　连续使用本类抗生素几天以上，约8%会发生不同程度的可逆性肾损害。是药物在肾皮质部蓄积及对肾近曲小管细胞高亲和性所致，临床可见蛋白尿、血尿，肾小球滤过减少，严重者可致氮质血症及无尿等。一般是可逆的，连续用药较间歇给药发生率高。常用剂量肾毒性的大小顺序为庆大霉素和阿米卡星 > 妥布霉素 > 链霉素，奈替米星肾毒性很低。肾毒性易发生于老年、休克、脱水、原有肾病的患者，以及并用多粘菌素、两性霉素

B、呋塞米等肾毒性药物的患者，并与用量、疗程密切相关。

2.耳毒性　氨基糖苷类对前庭和耳蜗有损伤作用，但程度不一。前庭功能损害多见于链霉素和庆大霉素，表现为眩晕、恶心、呕吐、眼球震颤和平衡失调等；耳蜗功能损害多见于阿米卡星和卡那霉素，表现为耳鸣与不同程度的听力减退，严重者可致耳聋。妥布霉素与奈替米星耳毒性相对较低。孕妇用药可损害胎儿耳蜗功能，值得警惕。耳毒性发生原因与内耳淋巴液药物浓度过高、损害柯蒂细胞器毛细胞的功能有关。为防止、减少耳毒性发生，用药期间应注意耳鸣、眩晕等早期症状，进行听力监测，避免与其他有耳毒性的药物合用。

3.过敏反应　氨基糖苷类可引起嗜酸性粒细胞增多、各种皮疹、发热等，也可致过敏性休克。尤其是链霉素引起过敏性休克的发生率仅次于青霉素，使用时应谨慎。

4.神经肌肉阻滞　大剂量静脉滴注或腹腔给药时可出现四肢软弱无力、呼吸困难甚至呼吸停止。一旦发生，可用新斯的明、葡萄糖酸钙抢救。

（二）常用药物

阿米卡星（amikacin）

【作用及用途】

阿米卡星又名丁胺卡那霉素，是氨基糖苷类抗生素中抗菌谱最广的一种。适用于：①革兰阴性菌感染：绿脓杆菌、各型变形杆菌、沙雷菌属、大肠埃希菌、克雷伯菌属及不动杆菌属所致的菌血症、心内膜炎、急性支气管炎、肺炎、胸膜炎、复发性尿路感染及妇科感染等；②葡萄球菌所致的各种感染；③结核及其他一些非典型分枝杆菌感染。突出优点是对许多氨基糖苷类抗生素钝化酶稳定，适用于对庆大霉素或妥布霉素耐药的革兰阴性菌感染，尤其是绿脓杆菌的感染。

【体内过程】

肌内注射45～90分钟血药浓度达峰值，静脉滴注15～30分钟达峰值。在体内不被代谢，主要经肾排泄，半衰期2～2.5小时。

【不良反应】

耳毒性主要损害耳蜗功能，比庆大霉素略明显；肾毒性与庆大霉素相似。

庆大霉素（gentamicin）

【作用及用途】

抗菌谱广，对各种革兰阳性和阴性菌均有良好的抗菌作用，抗菌疗效同阿米卡星。临床可用于：①革兰阴性杆菌感染：如败血症、骨髓炎、肺炎、腹腔感染、脑膜炎等；②绿脓杆菌感染：庆大霉素可与羧苄西林等广谱半合成青霉素或头孢菌素联合应用，以提高疗效；③心内膜炎：应针对不同的病原菌与青霉素、羧苄西林、氯霉素、头孢菌素等联合应用以增强疗效；④肠道感染：口服用于菌痢、伤寒及婴儿致病性大肠埃希菌肠炎等肠道感染或作结肠手术前准备；与克林霉素、甲硝唑合用可减少结肠手术后的感染率。

庆大霉素耐药性产生较慢，但绿脓杆菌、变形杆菌、克雷伯菌属及金黄色葡萄球菌的耐药性有逐年增长的趋势，切忌滥用。

【体内过程】

水溶液稳定，口服吸收极少，主要用作肌内注射或静脉滴注。不易透过血脑屏障，主要以原形经肾排泄，半衰期2～3小时，肾功能不全时可明显延长。

【不良反应】

肾毒性最严重且较多见，耳毒性以损害前庭功能多见，偶见过敏反应，甚至休克。

链霉素 （streptomycin）

为最早应用的氨基糖苷类抗生素。由于对一般细菌抗菌作用不强、耳毒性和肾毒性发生率高、耐药菌增多，再加上新型青霉素类及头孢菌素类等的应用，链霉素使用范围已逐渐缩小。临床主要用作抗结核病的一线药，治疗鼠疫和兔热病（土拉菌病）的首选药物，与四环素或氯霉素联合治疗布鲁杆菌病效果较满意。

妥布霉素 （tobramycin）

口服吸收很少，肌内注射后 30 ~ 90 分钟血药浓度达峰值，可维持 8 ~ 9 小时。能通过胎盘屏障进入胎儿循环，用药后 8 小时可经肾排出原形药物达 84%，半衰期约为 2 小时。抗菌谱与庆大霉素相似，对绿脓杆菌作用较庆大霉素强，而且对耐庆大霉素的菌株仍有效。主要用于各种严重的革兰阴性杆菌感染，但一般不作首选药。对本品耐药的菌株一般对庆大霉素同样耐药。

奈替米星 （netilmicin）

本品属新的氨基糖苷类抗生素。药动学特性类似庆大霉素和妥布霉素。具广谱抗菌作用，对铜绿假单胞菌和大肠埃希菌、克雷伯菌属、沙门菌属、变形杆菌等都具较强抗菌活性。因耐酶性能较强，对耐其他氨基糖苷类革兰阴性杆菌及耐青霉素类的金黄色葡萄球菌感染依然有效。临床用于敏感菌所致尿路、肠道、呼吸道及创口等部位感染。耳毒性、肾毒性是氨基糖苷类抗生素中最低的，但仍应注意。孕妇禁用，哺乳妇女用药期应停止哺乳。

小诺霉素 （micronomicin）

抗菌谱与庆大霉素相似。对中耳炎、胆道感染等有较高的疗效，对泌尿系统和呼吸系统感染的疗效不亚于庆大霉素。耳、肾毒性也低于庆大霉素，其他不良反应少，偶见转氨酶升高。

大观霉素 （spectinomycin）

大观霉素因其作用机制与氨基糖苷类相似而列入本类抗生素。口服不吸收，肌内注射半衰期为 2.5 小时。仅对淋病奈氏菌有高度抗菌活性，对其他细菌则无效，只用于淋病治疗。容易产生耐药性，仅限于青霉素、四环素耐药或对青霉素过敏的淋病患者应用。

二、多粘菌素类

多粘菌素包括多粘菌素 B （polymyxin B）和多粘菌素 E （polymyxin E，粘菌素，抗敌素，colistin），为多肽类抗生素。

【抗菌作用】

对多数革兰阴性杆菌有杀灭作用。多粘菌素作用于细菌胞浆膜，使膜的通透性增加，菌体重要成分外漏，导致细菌死亡。本类药物对繁殖期和静止期的细菌都有效。

【体内过程】

口服不易吸收。肌注后 2 小时血药浓度达峰值，有效血药浓度可维持 8 ~ 12 小时，半衰期约为 6 小时。肾功能不全者消除减慢，半衰期可达 2 ~ 3 天。广泛分布于全身组织，其中肝、肾的浓度最高，并可保持较长时间。不易扩散到胸腔、腹腔、关节腔，也不易进入脑内，胆汁中的浓度较低，主要经肾排泄。

【临床应用】

主要用于对其他抗生素耐药而难以控制、但仍对本药敏感的铜绿假单胞菌感染。口服用于治疗肠炎和肠道手术前准备，局部用于敏感铜绿假单胞菌所致眼、耳、皮肤、粘膜感染及烧伤后感染。

【不良反应】

本类药物毒性较大，主要表现在肾脏和神经系统两个方面，其中多粘菌素 B 的毒性比多粘菌素 E 多见。肾损害症状为蛋白尿、血尿等，偶有肾衰竭和急性肾小管坏死。大剂量、快速静脉滴注时，由于神经肌肉的阻滞，可导致呼吸抑制。

制剂及用法

硫酸阿米卡星　粉针剂：0.2g；注射剂：2ml：0.2g。一次 0.1～0.2g，一天 2 次。临用前加灭菌注射用水适量溶解后肌内注射，或用注射液稀释后供静脉滴注。

硫酸庆大霉素　注射剂：①1ml：20mg；②1ml：40mg；③2ml：80mg（10mg＝1 万单位）。肌内注射，一次 80mg，至少间隔 8 小时；或稀释后静脉滴注，忌与青霉素等混合滴注。

硫酸链霉素　粉针剂：①0.75g；②1g；③2g（1g＝100 万单位）。一天 0.75g～1.0g，分 1～2 次肌内注射。

硫酸妥布霉素　注射剂：①1ml：10mg；②1ml：40mg；③2ml：80mg。粉针剂：1.2g。按 1～1.7mg/kg，一天 3 次，肌内注射或静脉滴注。一疗程 7～10 天。

硫酸奈替米星　注射剂：1.5ml：0.15g。一天按 3～4mg/kg，分两次肌内注射或静脉滴注。严重感染一天 7.5mg/kg，分 2～3 次肌内注射。

硫酸小诺米星　注射剂每支 60mg/2ml，泌尿道感染每次 120mg，每日 2 次，肌内注射；其他感染每次 60mg，每日 2～3 次；疗程一般不超过 2 周。本品不可静脉推注，老年人应减量。

硫酸大观霉素　粉针剂：每支 2g。一次 2g，溶于 3.2ml 的 0.9% 苯甲醇溶液中深部肌内注射，一天 1～2 次。

硫酸多粘菌素 E　注射剂：每支 50 万单位。肌内注射或静脉滴注：100 万～150 万单位/日，分 2～3 次。

（周玉娟）

第四十一章 广谱抗生素

四环素类和氯霉素抗菌谱广，对革兰阳性菌及阴性菌、立克次体、衣原体、支原体、螺旋体及放线菌等均有作用，故称为广谱抗生素。

一、四环素类

四环素类（tetracyclines）抗生素化学结构基本相同，有共同的氢化骈四苯母核，仅在5、6、7位上的取代基有所不同。金霉素、土霉素（tetramycin）、四环素（tetracycline）属天然产品，美他环素（甲烯土霉素）、多西环素（doxycycline）和米诺环素（minocycline）等为半合成四环素类。

由于四环素类抗菌谱广，口服方便，在临床上曾广泛应用。近年来细菌对四环素类的耐药现象日益严重，故对大多数常见细菌所致感染的疗效较差。半合成四环素类，如多西环素（强力霉素）、美他环素和米诺环素（二甲胺四环素）等的抗菌活性高于四环素，耐药菌株较少。金霉素目前多作外用。

【抗菌作用】

四环素类抗菌谱广，不仅对革兰阳性菌有作用，对革兰阴性菌也有抑菌作用。与其他抗生素相比，对革兰阳性菌不如青霉素和头孢菌素，对革兰阴性菌则不及氨基糖苷类和氯霉素。对一些立克次体、衣原体、支原体、螺旋体、放线菌和阿米巴原虫等也有抑制作用。对病毒、真菌、绿脓杆菌、伤寒杆菌、结核杆菌无效。本类药物抗菌范围基本相同。作用最强的是米诺环素，其他依次为多西环素、金霉素、四环素、土霉素。

四环素类作用于细菌核蛋白体30S亚基，抑制细菌蛋白质的合成，还可改变细菌细胞膜的通透性，使胞内重要成分外漏，从而抑制DNA的复制，产生快效抑菌作用，高浓度时也具杀菌作用。

细菌对四环素类的耐药性一般产生缓慢，但一旦对某品种耐药，则对其他品种也呈耐药，即具有交叉耐药性。但在天然品与半合成品之间无完全交叉耐药现象。

【体内过程】

口服易吸收，但不规则，血药浓度2～4小时内达峰值，维持6～8小时。一般空腹时吸收较好，同服牛奶、奶制品、钙、镁、铝、铋或铁剂等金属离子，可与四环素络合而影响吸收。同服碳酸氢钠提高胃内pH值，也减少药物吸收。多西环素、米诺环素受食物及金属离子影响小，吸收较完全，排泄较慢，有效血药浓度维持较长。吸收后广泛分布于各组织和体液中，并能沉积于骨组织及牙釉质中。能透过胎盘和由乳汁分泌，但不易透过血脑屏障。主要以原形经肾脏排出，尿药浓度较高，有利于治疗尿路感染。大部分还以原形排入胆汁，进入小肠后再吸收，形成肝肠循环。胆汁中浓度较高。

【临床应用】

1. 立克次体感染引起的斑疹伤寒和恙虫病，支原体感染引起的肺炎，衣原体感染引起的沙眼和性病淋巴肉芽肿等，为首选用药。对回归热也有一定疗效。

2. 革兰阳性和阴性菌感染一般仅作为次选药，半合成的四环素类可用于对青霉素过敏的病人。四环素类药物对急慢性布鲁杆菌感染有效，急性病例可单独选用四环素，严重病例可联合应用链霉素。也用于痤疮、酒渣鼻的治疗。多西环素和米诺环素还可用于金黄色葡萄球菌所致的皮肤软组织感染。

【不良反应】

1. 胃肠道反应 可引起恶心、呕吐、上腹部不适以及食道烧灼感等，剂量越大，刺激反应越重。与食物同服可以减轻。

2. 二重感染 正常人体内的菌群处于一种平衡共生状态，长期应用广谱抗生素后，使敏感菌受到抑制，不敏感菌乘机在体内繁殖生长，造成新的感染，称为二重感染，又称菌群交替症，多见于老人、婴儿、体弱者、腹部手术以及应用皮质激素的患者。二重感染多见于真菌或耐四环素的细菌如白色念珠菌、金黄色葡萄球菌、难辨梭状芽胞杆菌、变形杆菌及厌氧菌等感染。比较多见的二重感染有口腔感染和假膜性肠炎。口腔感染多为白色念珠菌病，如鹅口疮，可用抗真菌药物治疗；假膜性肠炎多为难辨梭状芽胞杆菌的外毒素引起，出现肠壁坏死、剧烈腹泻而导致严重失水，甚至休克，有致死危险。宜选用万古霉素或甲硝唑抢救。

3. 对牙齿及骨发育的影响 儿童长程或短程应用四环素均可引起牙齿变灰黄和失去光泽，剂量越大黄染越重。也沉积于骨组织影响骨骼发育，以新生儿和 5 岁以下幼儿影响最大，疗程长短比用药总量所起的作用更大。妊娠 5 个月以上的孕妇服用这类药物，会使出生儿的幼儿乳牙釉质发育不全及黄色沉着，故孕妇、乳母及 7 岁以下儿童禁用。

4. 其他 长期大剂量使用，可引起肝、肾损坏。还会引起各种皮肤变态反应，一般发生率均较低，主要为药热、皮疹等过敏反应。

二、氯霉素

氯霉素（chloramphenicol）属广谱抗生素，1947 年由委内瑞拉链丝菌培养液中得到，第二年即用化学方法合成，是第一个完全人工合成的抗生素。药用为左旋体，化学性质稳定。

【抗菌作用】

氯霉素为广谱抗生素。与四环素相比，它对革兰阴性菌的作用更强，大肠杆菌、流感杆菌、百日咳杆菌及沙门菌属等多种革兰阴性杆菌以及脑膜炎球菌、淋球菌等对氯霉素均敏感；革兰阳性菌如链球菌、肺炎球菌、破伤风杆菌、白喉杆菌、炭疽杆菌大多敏感；部分金黄色葡萄球菌已耐药。对梅毒螺旋体、钩端螺旋体、支原体、衣原体以及立克次体感染也有效。对分枝杆菌属、病毒、真菌和原虫则无作用。

氯霉素主要通过与细菌核蛋白体 50S 亚基结合，抑制转肽酶，使肽链的延伸受阻，从而抑制细菌蛋白质的合成，属快效抑菌药。细菌对氯霉素的耐药主要由于产生乙酰化酶，通过质粒传递而获得，但发展缓慢。近年耐药菌株有逐渐上升趋势。

【体内过程】

氯霉素脂溶性高，口服后吸收迅速且完全，生物利用度高。广泛分布于全身组织器官，并可渗透入胸、腹腔和关节液中，脑脊液中的浓度也较高，约是血浆药物浓度的 35% ~ 65%。可通过胎盘和进入乳汁。大部分在肝脏代谢，经肾脏排泄。尿中原形药物大约为口服量的 0.5% ~ 18%，并能达到有效抗菌浓度，有利于治疗泌尿系统的感染。

【临床应用】

首选用于敏感菌株所致的伤寒、副伤寒。也可用于沙门菌属感染以及某些严重感染，如细菌性脑膜炎和脑脓肿等。对立克次体引起的斑疹伤寒也有效。但是，由于氯霉素的毒性较大，全身用药已普遍减少。氯霉素能渗透入眼内，用 0.5% 的眼液滴眼治疗各种细菌性眼炎及全眼球炎仍为有效药物，广泛应用。

【不良反应】

1. 抑制骨髓造血功能　为氯霉素最严重的不良反应。主要有两种表现：一类为可逆性抑制骨髓造血机能，使白细胞及血小板首先减少，继而出现明显的贫血症状，且儿童多于成人，这一反应与剂量和疗程有关，一旦发生，应立即停药，可望恢复正常；另一类为不可逆性再生障碍性贫血，与剂量大小、疗程长短无关，虽然罕见，但死亡率极高，长期反复用药更易发生。由于氯霉素对骨髓的毒性，应严格掌握用药的指征，避免长期用药（一般不宜超过 2 周）。在治疗中应定期检查血象，发现骨髓造血机能受到抑制时应及时停药，并给予大剂量叶酸、维生素 B_1、B_{12} 等。

2. 灰婴综合征　多见于早产儿及新生儿，由于肝药酶系统尚不完善，使氯霉素在肝内代谢缓慢，体内药物蓄积引起的中毒症状，主要表现为腹胀、呕吐、呼吸抑制、循环衰竭、紫绀和皮肤苍白。皮肤苍白和循环障碍为突出的临床表现，故称为"灰婴综合征"。及早停药，积极治疗可望于停药后 24~36 小时逐渐恢复。早产儿及出生 2 周以内新生儿应避免使用。

3. 神经系统反应　氯霉素偶可致视神经炎、视力障碍，并发展为视神经萎缩及失明。

4. 其他　胃肠道反应、二重感染等。

【药物相互作用】

氯霉素为肝药酶抑制剂，与双香豆素和苯妥英钠同用时，可使上述药物的血药浓度增高。

制剂及用法

盐酸四环素　片剂或胶囊剂：每片 0.05g，0.125g，0.25g，1g = 100 万单位。成人每次 0.25~0.5g，tid 或 qid，8 岁以上小儿一日 30~40mg/kg，分 3~4 次服用。粉针剂：每瓶 0.125g，0.25g，0.5g。每次 0.5g，bid，临用前以无菌注射用水溶解为 1~2mg/ml 静滴、或稀释为 2.5~5.0mg/ml，以每分钟 0.5~1.0ml 速度静注。

盐酸土霉素　片剂：每片 0.05g、每片 0.125g、每片 0.25g，1g = 100 万单位。剂量及用法同四环素。

盐酸多西环素（强力霉素）　片剂：每片 0.05g、0.1g。1g = 100 万单位。成人首剂 0.2g，以后 0.1g，qd 或 bid。8 岁以上小儿首剂 4mg/kg，以后 2~4mg/kg，qd 或 bid。注射液每支 0.1g，0.2g，qd，每次 0.1~0.2g，加于 5% 葡萄糖注射剂 250ml 中静滴。

氯霉素　片剂或胶囊剂：每片（粒）0.25g。成人每次 0.25~0.5g，1~2g/d；儿童一日 25~50mg/kg，分 3~4 次服用；新生儿一般不用，必要时一日不超过 25mg/kg。注射液：丙二醇为溶媒的注射剂 0.25g/2ml。

琥珀氯霉素（琥珀酸钠氯霉素）　粉针剂：每瓶 0.125g，0.25g，0.5g。每次 0.5~1.0g，1~2g/d，临用前加灭菌注射用水适量使溶解 im，或稀释后静滴。

无味氯霉素　为 B 晶型棕榈氯霉素。片剂：每片 50mg。儿童一日 25~50mg/kg，分 3~4 次服用。悬浮剂：25mg/ml。成人每次 10~20ml，tid 或 qid；儿童一日 1~2ml/kg，分 3~4 次服用。

（马丽杰）

第四十二章　抗真菌药和抗病毒药

一、抗真菌药

真菌感染可分为浅部感染和深部感染。浅部癣菌感染如皮肤、毛发、指（趾）甲等，发病率高，危险性小。深部感染常见致病菌如白色念珠菌和新型隐球菌，主要侵犯内脏器官和深部组织，发病率低，但危害性大。近年随肾上腺皮质激素、广谱抗生素以及免疫抑制剂应用的增多，使深部真菌病的发病率有所增高，并带来治疗困难。常用的抗真菌药物如下：

两性霉素 B（amphotericin B）

【抗菌作用及应用】

两性霉素 B 是广谱抗真菌药。敏感的真菌有新型隐球菌、皮炎芽生菌、组织胞浆菌、球孢子菌属、念珠菌属等。高浓度有杀菌作用，是治疗深部真菌感染的首选药。可治疗各种真菌性脑膜炎、肺炎、心内膜炎及尿路感染。局部应用治疗眼科、皮肤科、妇科真菌病。

【体内过程】

口服、肌肉注射均难吸收，且有刺激性，必须采用缓慢静脉滴注。不易透过血脑屏障。体内消除缓慢，半衰期为 24 小时。治疗真菌性脑膜炎时需配合鞘内注射。

【不良反应】

毒性反应较大。静脉滴注中或静滴后发生寒战、高热、严重头痛、恶心和呕吐，有时可出现血压下降、眩晕等，滴注过快可出现心室纤颤和心脏骤停，此外尚有肾脏损害、低血钾症和贫血，偶见过敏反应。

制霉菌素（nystatin）

本品体内过程和抗真菌作用与两性霉素 B 基本相同，但毒性更大，不能注射。主要用于治疗消化道念珠菌感染，局部用药对口腔、皮肤及阴道念珠菌感染有效。大剂量口服可有恶心、呕吐、腹泻等反应。

灰黄霉素（griseofulvin）

本品为治疗浅部真菌感染的药物。口服易吸收，分布全身，以脂肪、皮肤、毛发含量较高，对病变组织亲和力大，能渗入并储存在皮肤角质层，与角蛋白结合，阻碍癣菌继续侵入。因本药不直接杀菌，必须连续用药直至被感染的皮肤或毛发脱落，病变才被清除，故治疗时间达数周乃至数月。本药不易透过表皮角质层，外用无效。主要用于治疗癣病，治疗头癣的有效率可达 90% 以上，对体癣、股癣均有良好效果，但易复发，也易再感染。治疗手、足癣有一定疗效，对指（趾）甲癣疗效较差。

常见胃肠道反应，如恶心、呕吐、食欲不振、腹泻等，一般较轻。部分病人可出现头痛、嗜睡、乏力等。少数病人可出现过敏反应，与青霉素存在交叉过敏现象。

咪唑类抗真菌药

该类药物常用的有克霉唑、酮康唑、氟康唑、咪康唑等。

酮康唑（ketoconazole）

是新型的口服广谱抗真菌药。对深部真菌，如念珠菌属、着色真菌属、球孢子菌属、组织胞浆菌属等感染均具有抗菌作用，对毛发癣菌等具有抗菌活性。口服易吸收，血浆蛋白结合率高，不易透过血脑屏障，脑脊液中浓度较低。主要经肝脏代谢，少量以原形经肾脏排出。口服治疗皮肤粘膜念珠菌感染和癣病。本品在酸性环境易溶解吸收。长期应用可致肝损害。动物有致畸作用，孕妇慎用。部分从乳汁分泌，哺乳期慎用。

克霉唑（clotrimazole）

对大多数真菌均有抗菌作用。口服易吸收，体内分布广，脑膜炎时脑脊液中可达有效浓度。有肝药酶诱导作用。不良反应较多，主要用于局部治疗皮肤粘膜的霉菌病。

氟康唑（fluconazole）

属三唑类抗真菌药。具有广谱抗真菌作用，对深部、浅部真菌病均有抗菌作用，尤其对念珠菌、隐球菌具有较高的抗菌活性。口服易吸收，在体内分布较广，可通过血脑屏障。主要以原形从尿中排出，肾功能减退者需调整剂量。主要用于治疗念珠菌、隐球菌引起的感染，治疗严重深部真菌感染需增大剂量，延长疗程。不良反应较小，主要为消化道反应和神经系统反应，一般均可耐受。

咪康唑（miconazole）

具有广谱抗菌活性，对隐球菌属、念珠菌属、球孢子菌属均敏感。对部分念珠菌抗菌活性稍差。主要用于不能耐受两性霉素 B 的深部真菌感染患者，对念珠菌病、隐球菌病均有肯定疗效。口服还可用于治疗肠道念珠菌感染，外用治疗皮肤癣病。静脉给药可引起血栓静脉炎，此外尚有恶心、呕吐、腹泻、头晕及过敏反应等。

氟胞嘧啶（flucytosine）

为抗代谢药，对隐球菌、念珠菌有较高抗菌活性，主要产生抑菌作用，高浓度有杀菌作用。疗效不及两性霉素 B，并易产生耐药性，临床主张将此二药联合应用于深部真菌感染，以减少复发率。不良反应较少，剂量过大时可致肝脏损害及骨髓抑制，并引起脱发。动物试验有致畸作用，孕妇慎用。

二、抗病毒药

病毒不具有细胞结构，是最简单的微生物，主要由核酸和蛋白质组成。寄生于宿主细胞内，合成病毒核酸和蛋白质，然后在胞浆内装配为成熟的感染性病毒体，以各种方式自细胞释出并感染新的细胞。抗病毒药可以从病毒增殖周期的不同阶段发挥作用。现有的抗病毒药多数有较大的毒性，且临床疗效也不满意。现将常用药物分述如下。

金刚烷胺（amantadine）

能阻止亚洲甲型流感病毒穿入宿主细胞，还能抑制病毒脱壳，使增殖受抑制。可用于亚洲甲型流感的防治。对感染早期患者有一定治疗效果，能减轻症状。

口服吸收良好，在体内较为稳定，几乎以原形经肾排出。常见的副作用有中枢神经系统和胃肠道反应，停药后可迅速消失。

阿昔洛维（aciclovir，ACV）

是嘌呤核苷衍生物，对 DNA 合成有抑制作用。抗病毒的范围较窄，仅对单纯疱疹病毒及水痘带状疱疹病毒有效，为治疗单纯疱疹脑炎的首选药。阿昔洛维的不良反应较少，偶有发热、头痛、低血压、皮疹等，停药后迅速消失。大剂量静脉滴注可发生结晶而致肾小管阻塞、尿素氮和肌酐升高，故肾功能减退者慎用。

利巴韦林（三氮唑核苷，病毒唑，ribavirin）

系鸟苷、次黄嘌呤核苷类化合物。为广谱抗病毒药，既抗 RNA 病毒，也抗 DNA 病毒。在组织培养液中对甲、乙型流感病毒、副流感病毒、麻疹病毒、甲肝和乙肝病毒、流行性出血热病毒等有抑制作用。临床对流感、疱疹、麻疹及流行性出血热、甲型肝炎有一定疗效。长期使用可致贫血、免疫抑制、胃肠道出血及血清胆红素升高。动物实验可致畸胎，孕妇慎用。

碘苷（idoxuridine，疱疹净）

为脱氧碘化尿嘧啶核苷，竞争性地抑制 DNA 合成酶，从而抑制病毒生长，对 RNA 病毒无效。主要用于单纯疱疹病毒引起的急性疱疹性角膜炎及其他疱疹性眼病，对慢性溃疡性实质层疱疹性角膜炎疗效较差，对疱疹性角膜虹膜炎无效。

吗啉胍（moroxydine，病毒灵）

对流感病毒增殖周期各个阶段有抑制作用，主要用于治疗普通感冒、流感、流行性腮腺炎、水痘及麻疹等。临床疗效不肯定。

制剂及用法

两性霉素 B 粉针剂：每瓶 10mg，25mg，50mg。用 5% 葡萄糖液稀释（不可用生理盐水，以免沉淀），溶解后应于 24 小时内用完。溶液浓度不超过 0.1mg/ml，iv gtt。剂量（成人与儿童）从一日 0.1mg/kg 开始，逐渐增至一日 1mg/kg。每日或隔日给药一次，疗程总量根据病情决定。鞘内注射：首次 0.1～0.2mg，可逐渐增至每次 0.5～1.0mg（成人）。浓度不超过 0.3mg/ml。应加适量地塞米松。隔日一次。

灰黄霉素 片剂（微粒型）：每片 0.1g。成人 500～600mg/d，儿童一日 10～15mg/kg，分 2～4 次，饭后 po。滴丸（固体分散物）剂量减半。疗程 10～14 日。

制霉菌素 片剂：每片 25 万单位，50 万单位。成人口服每次 50 万～100 万单位，tid 或 qid。儿童酌减。可制成软膏（每克 10 万单位）、阴道栓剂（每个 10 万单位）或混悬剂（每毫升 10 万单位），供局部用。

克霉唑 片剂：每片 0.25mg。成人用每次 0.5～1.0g，tid，儿童一日 20～60mg/kg，分三次 po。霜剂或栓剂：1%～3%，外用。

酮康唑 片剂：每片 200mg。成人一般感染，每次 200mg，qd。其他感染，必要时增至每次 400～600mg，qd。对两性霉素 B 不敏感的球孢子菌病，有时可用至每次 800～1600mg。

氟康唑 片剂（或胶囊）：每片 50mg。念珠菌病、真菌病：每日一次，每次 50mg，必要时增至 100mg，顿服。霉菌病试用剂量：一日 150mg，必要时可增至 300mg，顿服。

氟胞嘧啶 片剂：每片 250mg，500mg。口服：一日量 50～150mg/kg，分成 3～4 次服，疗程数周至数月。

咪康唑 注射液：200mg/20ml，供 iv 用，0.6～1.8g/d，分 3 次，iv gtt。用时稀释于 200ml 以上的生理盐水或 5% 葡萄糖溶液中，于 30～60 分钟滴完。儿童每日 20～40mg/kg，一次量不超过 15mg/kg。

阿昔洛维 胶囊剂：每粒 200mg。po，每次 200mg，每 4 小时一次。注射剂：每瓶 500mg（冻干剂），iv gtt，每次 5mg/kg，8 小时 1 次。眼膏（3%）、霜剂（5%）及滴眼剂（0.1%）等供外用。

利巴韦林 注射剂：100mg/1ml，im 或 iv gtt。一日 10～15mg/kg，分 2 次。

盐酸金刚烷胺 片剂：每片 0.1g，复方片剂：含本品 0.1g，氨基比林 0.15g，扑尔敏 3mg。早晚各一片，po。小儿酌减。可连用 3～5 日，最多 10 日。

碘苷（疱疹净） 滴眼剂：每支（0.1%）5ml，10ml。白天每小时滴眼一次，夜间 2 小时一次。症状显著改善后改为白天每 2 小时一次，夜间 4 小时一次。每次 1～2 滴。

盐酸吗啉胍 片剂：每片 0.1g。每次 0.1～0.2g，po，tid。小儿一日 10mg/kg，分 3 次。滴眼剂（3%）。

（马丽杰）

第四十三章　抗结核病药和抗麻风病药

一、抗结核病药

结核病是由结核杆菌感染引起的慢性传染病。近年来在世界范围内结核病有复燃之势，应引起重视。目前抗结核病药物分为两类：①一线抗结核病药：疗效好，毒性小，用于初治和复治的常规用药，包括异烟肼、利福平、链霉素、吡嗪酰胺和乙胺丁醇等；②二线抗结核病药：因疗效较差或毒性较大，仅在结核杆菌对一线药物产生耐药或患者不能耐受一线药物时使用，包括对氨基水杨酸、氨硫脲、乙硫异烟胺、环丝氨酸、卷曲霉素和卡那霉素等。

异烟肼（isoniazid，INH，雷米封 rimifon）

异烟肼是异烟酸的酰肼，白色结晶性粉末，易溶于水，遇光渐变质。

【药理作用】

异烟肼对结核杆菌有强大抗菌作用，最低抑菌浓度为 $0.025 \sim 0.05\mu g/ml$，较高浓度有杀菌作用。它易渗入细胞内，故对细胞内的结核菌也有抗菌作用。抗菌机制尚未完全阐明，可能是抑制分枝杆菌细胞壁特有的主要成分分枝菌酸的合成，因此异烟肼对结核杆菌有高度选择性抗菌作用，对其他细菌则无作用。单用异烟肼时，结核杆菌易产生耐药性。如与其他抗结核药联合应用，则能延缓耐药性的产生并增强疗效。

【体内过程】

异烟肼口服吸收快且完全，1~2 小时后血药浓度达峰值，血浆蛋白结合率很低，广泛分布于全身体液和组织中，可渗入胸、腹腔、关节腔和病变组织，当脑膜有炎症时，脑脊液中浓度几乎与血药浓度相等，主要在肝内代谢（乙酰化），由肾脏排出。人体对异烟肼乙酰化的速度有明显的种族和个体差异，分为快代谢型和慢代谢型，前者的血浆半衰期约为 70 分钟，后者约为 3 小时。欧美国家中两种代谢型约各占 50%，中国人的慢代谢型占 25.6%，快代谢型占 49.3%。

【临床应用】

适用于各种类型的结核病，除早期轻症或预防应用外，均应与其他抗结核药联合应用。对急性粟粒性结核和结核性脑膜炎应增大剂量，必要时采用静脉滴注。

【不良反应】

发生率与剂量有关，每日 300mg 以下者很少发生。

1. 周围神经炎　较多见于用药剂量大、时间长及慢代谢型者，常以手足感觉异常开始，继以肌力减退、反射减弱、肌痛，严重者有肌肉萎缩和共济失调。可能是异烟肼与维生素 B_6（吡哆醛）结构相似，增加了维生素 B_6 排泄，造成维生素 B_6 缺乏所致。大剂量用异烟肼或慢代谢型患者可用维生素 B_6 防治。

2. 中枢神经系统　有兴奋、失眠、精神失常或惊厥等，可能与维生素 B_6 缺乏而使中枢神经抑制性递质 γ-氨基丁酸生成减少有关。有癫痫、嗜酒及精神病史者慎用。

3. 肝脏毒性　可有转氨酶升高、黄疸等，多为一过性，少数症状较重者需停药。肝毒性与其代谢产生乙酰肼有关，快代谢型者乙酰肼在肝脏积聚较多，故易引起肝损害。用药期间应定期检查肝功能，老年人及肝病患者慎用。

4. 其他　可有皮疹、药热、粒细胞减少、溶血性贫血等。

利福平（rifampicin，甲哌利福霉素）

利福平是利福霉素 SV 的半合成衍生物，为橘红色结晶粉末，几乎不溶于水，遇光易变质。

【药理作用】

利福平有广谱抗菌作用，对结核杆菌、麻风杆菌和革兰阳性球菌（如金黄色葡萄球菌、链球菌、肺炎球菌）、革兰阴性球菌（如脑膜炎球菌、淋球菌）有强大抗菌作用，对革兰阴性杆菌（如大肠、变形、伤寒、流感、痢疾、绿脓杆菌）也有抑制作用，低浓度抑菌，高浓度杀菌。高浓度对衣原体和某些病毒也有作用。抗结核的有效抑菌浓度为 $0.005 \sim 0.2\mu g/ml$。抗菌机制是抑制细菌依赖于 DNA 的 RNA 多聚酶，阻碍 mRNA 合成，对人体细胞的 RNA 多聚酶无影响。结核杆菌对利福平易产生耐药性，故不宜单用。与异烟肼、乙胺丁醇等合用有协同作用，并能延缓耐药性的产生。

【体内过程】

口服吸收迅速而完全，$1 \sim 2$ 小时后血药浓度达峰值，血浆蛋白结合率为 $75\% \sim 80\%$。食物或同服对氨水杨酸（PAS）可影响吸收（因 PAS 片剂中的赋形药铝吸附利福平所致），故宜空腹服药。血浆半衰期 $2.5 \sim 5$ 小时，有效血药浓度可维持 $8 \sim 12$ 小时。分布在全身组织和体液，易渗入细胞内，能进入病变组织、结核空洞，在脑膜有炎症时脑脊液中可达血药浓度的 20%。主要在肝脏代谢（乙酰化），其代谢产物和原形药由胆汁排泄，在胆汁内药物浓度较高，并形成肝肠循环，约有 20% 由肾排出。病人的尿、痰、泪液均可呈红色。利福平有肝药酶诱导作用，可加速自身代谢及其他药物的代谢。

【临床应用】

利福平是治疗结核病联合用药中的主要药物，对各种类型的结核病，包括初治和复治病例均有良好效果，也是治疗麻风病的主要药物。此外，对耐药金黄色葡萄球菌、肺炎球菌和其他敏感细菌所致感染均有明显疗效，但单独用药细菌易产生耐药性。外用可治疗沙眼、结膜炎、角膜炎等。

【不良反应】

较常见的为胃肠道刺激症状。少数病人可产生肝脏损害和黄疸，与异烟肼合用时较易发生，老年人、营养不良者、嗜酒者或肝脏有病者也较易发生，用药期间需定期查肝功能。过敏反应如皮疹、药热、血小板减少或粒细胞减少等，多见于间歇疗法。对动物有致畸作用，妊娠早期慎用。

利福霉素 SV 的半合成衍生物还有：利福定（异丁基哌嗪利福霉素，rifandin）、利福喷汀（环戊去甲利福平，rifapentine），它们的抗菌活性比利福平强，不良反应较少。用途与利福平相同。它们与利福平有交叉耐药性。

乙胺丁醇（ethambutol）

乙胺丁醇对繁殖期结核杆菌有较强的抑制作用，有效抑菌浓度为 $1 \sim 5\mu g/ml$，疗效优于 PAS。对链霉素或异烟肼有耐药的结核杆菌，本药仍有效。单用易产生耐药性，但较缓慢，主要与利福平或异烟肼等合用。其抗菌机制可能是与二价金属离子如 Mg^{2+} 结合，干扰细菌 RNA 的合成。

本品口服吸收迅速，$2 \sim 4$ 小时血药浓度达峰值，半衰期 $3 \sim 4$ 小时。分布全身组织，但胸水、腹水和脑脊液中浓度低，脑膜炎时脑脊液浓度可达血药浓度的 30%～50%。本品血浆蛋白结合率在 10% 以下。约 50% 药物以原形经肾排出，肾功能不良者慎用。

主要与其他一线药物联合用药，用于治疗各型结核病。由于治疗量时毒性较小，且产生耐药性较慢，现已有取代 PAS 的趋势。其不良反应的发生率与剂量有关。大剂量、长期用药可引起球后视神经炎，表现为视物模糊、视野缩小、红绿色盲等。减小剂量(15mg/kg·d)则很少发生。其他为胃肠道反应，偶有过敏反应和肝功能损害。

链霉素（streptomycin）

链霉素是另一个有效的抗结核药，最低抑菌浓度为 0.4μg/ml，高浓度有杀菌作用。它不易透过血脑屏障，对细胞穿透力弱，单用易产生耐药性。临床用于结核病急性期，与其他抗结核药联合用药。

吡嗪酰胺（pyrazinamide）

吡嗪酰胺为烟酰胺的衍生物，对结核杆菌有抑制作用。其抗菌活性在体内外有较大差异，体外抗菌作用较弱，体内作用较强，且能进入细胞内发挥抗菌作用。本品与利福平和异烟肼合用有明显的协同作用。单独应用易产生耐药性。抗菌机制尚不清楚，可能与在细胞内转变成吡嗪酸而发挥作用有关。本药是短程、联合用药的一个重要成分。

本品口服吸收好，2 小时血药浓度达峰值，分布全身组织，脑脊液浓度较高。在体内大部分被代谢，少部分以原形由肾排出。半衰期为 9～10 小时。不良反应较多，主要为肝脏损害。此外还可促进肾小管对尿酸的重吸收，可能诱发痛风急性发作。

对氨水杨酸钠（p-aminosalicylic acid，PAS）

本品难溶于水，其钠盐易溶于水，水溶液不稳定，遇光迅速变色。PAS 口服易吸收，1.5～2 小时血药浓度达峰值，半衰期约 1 小时，血浆蛋白结合率 50%～73%。分布于全身体液和组织，但脑脊液浓度低。主要在肝脏代谢，大部分变成无活性的乙酰化物，迅速由肾脏排出。

PAS 对结核杆菌只有抑菌作用，最低抑菌浓度为 0.5～2μg/ml，单用价值不大，主要与异烟肼和链霉素等合用增强疗效，延缓耐药性的产生。抗菌作用机制可能是 PAS 竞争性拮抗 PABA，阻碍细菌的叶酸合成。

本品毒性小，但不良反应发生率高达 l0%～30%，主要为胃肠道刺激症状及乙酰化物对肾脏的损害。偶见过敏反应，如皮疹、药热、关节痛等。

【抗结核病药的用药原则】

1. 早期用药　结核病变的早期主要是渗出性反应，病灶局部血液循环好，药物容易渗入；且细菌正处于繁殖旺盛期，对药物较敏感，因此早期用药疗效较好。

2. 联合用药　单用一种药时，结核菌极易产生耐药性。例如单用异烟肼 1 个月，痰菌（敏感株）阳性者中有 11% 转呈耐药，2 个月时为 52%，3 个月时为 71%，至 7 个月时 100% 耐药。联合用药可以延缓耐药性的产生，而且可提高疗效，降低毒性。一般多在异烟肼的基础上加用 1～2 种其他抗结核药，两药联合以加利福平或利福定为最好，通常加用价格较廉的链霉素或对氨水杨酸。严重结核病如粟粒性结核和结核性脑膜炎则应三药或四药联合应用。

3. 坚持全疗程规律用药　患者时用时停或随意变换用量常是结核病化疗失败的主要原因，难以保证抗结核药效果，而且易产生耐药或复发。在强化治疗阶段联合应用作用强的药物、足够的疗程可获得较好疗效，复发率也低。用药方法包括短程疗法、长程疗法和间歇疗法。短程疗法（共6～9个月）疗效较好，毒性反应轻。最初2个月采用异烟肼、利福平和吡嗪酰胺联合治疗，如病变广泛，病情严重，则采用四联合用（加乙胺丁醇或链霉素），尽快控制，病情明显好转后，再继续用异烟肼、利福平巩固治疗，减少复发。长程疗法（18～24个月）疗程长，不良反应多，病人常难以坚持全疗程，故主张在强化阶段每日用药，而巩固阶段改用间歇疗法。

4. 适宜的剂量　用药剂量过大，不良反应多而严重；剂量过小，不仅难见疗效，也易使细菌产生耐药性导致失败。

5. 结核病的复治　由于选药不当或不规则治疗，细菌产生耐药性，导致初治失败而需复治，复治的效果一般不及初治。对以往未用过利福平和乙胺丁醇者，可用此二药联合异烟肼进行复治。也可选用其他二线药物，应注意其不良反应，疗程须持续1年半到2年。

二、抗麻风病药

麻风杆菌与结核杆菌同属分枝杆菌属，抗结核药利福平对麻风病也有效。目前麻风病治疗应用最重要的是砜类化合物，如氨苯砜和苯丙砜。

氨苯砜（dapsone，DDS）和苯丙砜（phenprofon）

氨苯砜为最常用的抗麻风病药。苯丙砜不易吸收，用量大，需在体内转化为氨苯砜才显效，现已少用。

【药理作用及临床应用】

氨苯砜的化学结构与磺胺类相似，抗菌谱和作用机制也与磺胺类相似，但作用较强，毒性较大，不作一般抗菌药。突出作用是对麻风杆菌有抑制作用。对各型麻风病都有效，患者服用3～6个月后，症状即可改善，一般粘膜病变好转较快，皮肤病变较迟，神经损害恢复最慢。细菌对本药可产生耐药性，治疗中应坚持长期用药（1～3年）和联合用药。为避免复发与传染，瘤型和结核型麻风患者在达到治愈标准后须继续巩固治疗，时间不少于5年。

【不良反应】

较常见的为溶血性贫血，并可引起胃肠刺激症状、头痛、失眠、精神失常等，少数病人有皮疹、药热等过敏反应。在用药早期或剂量增加过快时，可发生麻风症状加重的反应（麻风反应），一般认为是机体对菌体裂解产物引起的过敏反应。轻者不必停药，重者减量或更换药物，必要时用沙利度胺（thalidomide，反应停）和肾上腺皮质激素治疗。严重贫血、肝、肾功能不全及对磺胺或砜类过敏者禁用。

其他抗麻风病药

麻风宁，亦名2-巯基苯骈咪唑，具有比砜类毒性低、疗效好、疗程短、患者容易耐受等优点，适用于各型麻风病或对砜类过敏者。

利福平或利福定，对麻风杆菌有快速杀菌作用，显效快，近期疗效好，可与氨苯砜联合应用。对瘤型麻风的疗效优于氨苯砜。

制剂及用法

异烟肼　片剂：每片0.05g，0.1g，0.3g。0.3～0.4g/d，一次po。或每次0.1g，tid。粟粒性结核和结核性脑膜炎等重症可酌情增至每次0.2g，tid。儿童一般一日10～20mg/kg。注射剂：0.05g/1ml、0.1g/2ml。剂量视病情而定，一般与口服量相同，可作肌注、腔内注射或用5%葡萄糖或生理盐水稀释至0.1%，静滴（如用于结核性脑膜炎等）。

利福平 片剂、胶囊剂：每片（粒）0.15g、0.3g。0.45～0.6g/d，空腹一次 po。儿童一日 20mg/kg。

利福定 胶囊剂：每粒 0.05g，0.15g。0.15～0.2g/d，空腹一次 po。儿童一日 3～4mg/kg。眼部疾病采用局部给药。

乙胺丁醇 片剂：每片 0.1g，0.2g、0.4g。初始病例一日 25mg/kg，一次或分 2～3 次 po。服药 8 周后改为维持量一日 15mg/kg。

链霉素 制剂见第三十九章。抗结核剂量，重症：0.75～1.0g/d，分 2 次 im，轻症：每次 1.0g，每周 2～3 次。小儿一日 20～40mg/kg，最多不超过 1.0g/d。一般疗程是 3～6 个月。

对氨水杨酸钠 片剂：每片 0.5g。每次 2～3g，qid。注射剂：每支 2g，4g。用于重症或口服不能耐受者，供静滴用。注射液应新鲜配制，避光条件下 2 小时内滴完，若变色，不能用。

吡嗪酰胺 片剂：每片 0.25g，0.5g。每次 0.5g，tid，po。

乙硫异烟胺 肠溶片剂：每片 0.1g。每次 0.2g，bid 或 tid，po。

环丝氨酸 片剂：每片 0.1g，0.25g。成人 0.5g/d，小儿一日 10mg/kg，bid，po，首剂用半量。

氨苯砜 片剂：每片 0.05g。0.0125～0.1g/d，一次 po。从小量开始，因有蓄积性，每周服药 6 天，连服 3 月，停药半月。

苯丙砜 片剂：每片 0.5g。开始 0.5g/d，以后渐增至 2～3g/d，分次 po，也可每周服药 6 天，服药 2.5～3 个月，停药半月。注射剂：2g/5ml。每周 2 次，im。第 1 周每次 1ml，第 2 周每次 2ml，第 3 周起每次 3ml，10 周为一疗程。

麻风宁 片剂：每片 0.025g。开始 0.025g/d，4～6 周内渐增至 0.1g/d，每周服 6 日，连服 3 月，停药 1 周。

沙利度胺（反应停） 片剂：每片 0.025g。一般 0.1～0.2g/d，qid，po。

（爱 民）

第四十四章　抗寄生虫药

本章包括抗疟药、抗阿米巴病药、抗滴虫药及驱肠虫药。

一、抗疟药

疟疾是由疟原虫感染引起、由按蚊传播的一种传染性疾病。寄生于人体的疟原虫有三种：间日疟原虫、三日疟原虫和恶性疟原虫，它们分别引起间日疟、三日疟和恶性疟，前二者合称良性疟。恶性疟病情严重，死亡率高。

抗疟药是用于预防和治疗疟疾的药物，疟原虫生活史中不同阶段对不同抗疟药的敏感性不同。疟原虫的生活史分两个阶段（图 44 - 1）。

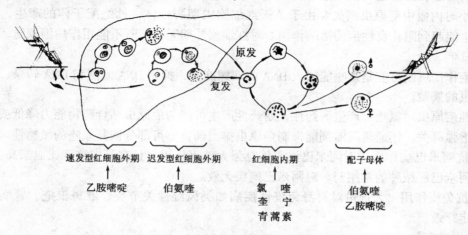

图 44 - 1　疟原虫生活史与抗疟药的作用

1. 有性生殖阶段　在雌性按蚊体内进行。当按蚊叮咬疟疾病人时，人体中雌雄配子体随血液进入蚊体，经有性生殖发育成为子孢子，并移动到蚊的唾液腺内。蚊体内的子孢子是疟疾传播的根源。乙胺嘧啶能抑制配子体在蚊体内的繁殖发育，故可阻止疟疾的传播。

2. 无性生殖阶段　在人体内进行，可分以下各期：

（1）速发型红细胞外期：子孢子进入人体后，经血液循环先潜入肝细胞中进行裂体增殖，此期发生在进入红细胞之前，并不发生症状，称为速发型红细胞外期。对此期有杀灭作用的药物，如乙胺嘧啶，可起病因预防作用。

（2）红细胞内期：速发型红细胞外期在肝细胞生成的大量裂殖子破坏肝细胞而进入血液，侵入红细胞，发育成裂殖体，破坏红细胞，释放出大量裂殖子，后者又侵入新的红细胞，重复红细胞内裂殖体增殖过程，引起寒战、高热等临床症状反复发作。对此期疟原虫有杀灭作用的药物，如氯喹、奎宁、青蒿素等，有控制症状发作的作用。

（3）迟发型红细胞外期：间日疟原虫的子孢子在遗传学上有两个类型，即速发型子孢子和迟发型子孢子。它们同时进入肝细胞，速发型子孢子经短时期发育，完成速发型红细胞外期后，全部进入红细胞内期。而迟发型子孢子则经过相当长的休眠期后，才开始并完成其红细胞外期裂殖体增殖，并向血液释放裂殖子，此期即迟发型红细胞外期。迟发型子孢子是间日疟复发的根源。能杀灭此期疟原虫的药物，如伯氨喹，对间日疟有阻止复发的作用。恶性疟和三日疟原虫无迟发型红细胞外期。

(4) 配子体：红细胞内期疟原虫经几代裂殖后，不再进行分裂，而发育成雌雄配子体，成为疟疾流行传播的根源。伯氨喹能杀灭配子体，可以防止疟疾传播。

常用抗疟药分为三类：

(1) 主要用于控制症状的抗疟药：氯喹、奎宁和青蒿素等。

(2) 主要用于控制复发和传播的抗疟药：伯氨喹。

(3) 主要用于病因预防的抗疟药：乙胺嘧啶。

氯喹 （chloroquine）

【药理作用和临床应用】

1. 抗疟作用 氯喹主要杀灭红细胞内期疟原虫，其特点是作用快、效力强、作用持久，是控制疟疾症状的首选药。一般服药 24～48 小时后，发热、寒战等疟疾症状大部分消退。48～72 小时内血中疟原虫消失。由于杀灭红细胞内期裂殖体，杜绝配子体的产生，在一定程度上也能起到阻止良性疟传播的作用。对红细胞外期无效，既不能用作病因预防，也不能根治间日疟。

抗疟作用机制可能是氯喹能嵌入 DNA 的双螺旋中，抑制 DNA 复制和 RNA 转录，从而干扰疟原虫的繁殖。

恶性疟原虫对氯喹可产生耐药性，耐药性产生可能与疟原虫结合药物能力降低或排泄药物能力增强有关。钙通道阻滞剂能抑制疟原虫排出药物，可部分恢复氯喹的敏感性。

2. 抗阿米巴病作用 对阿米巴滋养体有强大杀灭作用，且在肝内浓度比血浆高数百倍，是治疗阿米巴肝脓肿的常用药。对阿米巴痢疾无效。

3. 抗免疫作用 大剂量对自身免疫性疾病如类风湿性关节炎、红斑狼疮、肾病综合征等有一定疗效。

【体内过程】

口服吸收快而完全，在红细胞内的浓度比血浆内浓度高约 10～20 倍。被疟原虫侵入的红细胞，氯喹的浓度比正常红细胞又高约 25 倍。这种分布特点有利于杀灭红细胞内裂殖体。在肝、脾、肺等组织浓度高于血浆浓度 200～700 倍。大部分在肝内代谢，其代谢产物仍有抗疟作用。小部分以原形经肾排泄，代谢与排泄均较缓慢，故作用持久。

【不良反应】

常见有头痛、头晕、烦躁、耳鸣、胃肠反应及皮肤瘙痒等，停药后可自行消失。长期大剂量应用，可发生较严重的不良反应，出现视物模糊或失明，还可发生房室传导阻滞，甚至阿－斯综合征而死亡。长期用药者，应定期作眼科检查。

【药物相互作用】

1. 与伯氨喹合用时，部分患者可产生严重心血管系统不良反应，如改为序贯疗法，疗效不减而不良反应降低。

2. 与氯丙嗪等对肝有损害的药物合用可加重肝损害。与保泰松合用，易引起过敏性皮炎。与氯化铵合用可加速排泄而降低血中浓度，须注意。

奎宁 （quinine）

奎宁是茜草科植物金鸡纳树皮中所含的一种生物碱。是应用最早的有效抗疟药。

【药理作用和临床应用】

氯喹对各型疟原虫的红细胞内期均有抑制作用，但作用弱，维持时间短，易于复发，且不良反应多，已不作首选药。但疟原虫对奎宁不易产生耐药性，可用于抗氯喹的恶性疟疾。对脑型疟不能口服药物时，可用奎宁静脉滴注，作用快、疗效显著。

【体内过程】

奎宁口服后在肠内迅速吸收，1~3小时血药浓度达峰值，半衰期为12小时。大部分在肝脏氧化失效，小部分以原形经肾排泄，24小时几乎全部排完，无蓄积性。

【不良反应】

1. 金鸡纳反应　常见恶心、呕吐、耳鸣、头痛、视力及听力减退等，严重者可产生暂时性耳聋。

2. 特异质反应　少数恶性疟患者用少量奎宁后，发生急性溶血症状（黑尿热），表现有寒战、高热、呕吐、血红蛋白尿、极度贫血等，可致死亡。有些过敏可引起皮疹、瘙痒、血管神经性水肿及支气管哮喘等。

3. 其他　静脉推注可因抑制心脏而引起血压剧降，甚至休克而死亡，故应严禁静脉推注。肌内注射可致局部疼痛或组织坏死。有兴奋子宫作用，孕妇禁用。

青蒿素 （artemisinin）

青蒿素是我国医药工作者从菊科植物黄花蒿中提取的有效单体成分，是一种新型、高效、速效、低毒的抗疟疾药，已成为世界卫生组织推荐的有效抗疟药。

【药理作用和临床应用】

只对红细胞内期疟原虫有强大、快速的杀灭作用，对红细胞外期及蚊体内疟原虫均无影响。主要通过改变疟原虫滋养体的膜系结构而发挥作用。治疗间日疟、恶性疟可迅速控制症状，对抗药恶性疟疗效显著。抢救脑型疟可获满意效果。其主要缺点是复发率高，与伯氨喹合用可降低复发率。

【体内过程】

口服吸收快，分布广，在胆汁及肝、肾等脏器分布较多。脂溶性高，易通过血脑屏障，对脑型疟有效。代谢、排泄快，有效血浓度维持时间短，不利于彻底杀灭疟原虫，复发率高。

【不良反应】

不良反应少见，偶有四肢麻木感和心动过速。

蒿甲醚 （artemether）

蒿甲醚为青蒿素的脂溶性衍生物，可肌内注射或口服。抗疟作用同青蒿素，复发率低于青蒿素，与伯氨喹合用可降低复发率。

伯氨喹 （primaquine）

伯氨喹为人工合成的8-氨基喹啉类衍生物，常用其磷酸盐。

【药理作用和临床应用】

伯氨喹对间日疟的迟发型红细胞外期和各型配子体都有较强的杀灭作用，是目前根治间日疟和控制疟疾传播的首选药。对红细胞内期疟原虫作用弱，特别对恶性疟红细胞内期完全无效，因此不能用来控制症状。通常与氯喹合用。

【不良反应】

1. 毒性反应　治疗量即可引起头晕、恶心、呕吐、腹痛、疲乏等，偶见药热及粒细胞减少，停药后可恢复。

2. 特异质反应　少数特异质患者可发生急性溶血性贫血和高铁血红蛋白症。这是由于病人红细胞内缺乏葡萄糖-6-磷酸脱氢酶（G-6-PD）所致，表现为紫绀、胸闷等。有蚕豆病史及药物溶血史者禁用。

乙胺嘧啶 （pyrimethamine）

乙胺嘧啶的化学结构与甲氧苄氨嘧啶（TMP）相似，是目前用作病因预防的首选药。

【药理作用和临床应用】

对各型疟原虫的速发型红细胞外期有抑制作用，是病因性预防的首选药。此药在肠道吸收完全，排泄缓慢，作用持久，一次用药其预防作用可持续一周以上。为了延长抗药性的形成，现主张与磺胺类（周效磺胺）合用，预防效果更好。对红细胞内期未成熟裂殖体有抑制作用，对已成熟者无效，故不适用于急性发作的治疗。对配子体无杀灭作用，但含药的血液进入蚊体后，能阻止疟原虫在蚊体内的有性生殖，能起到阻断传播的作用。

乙胺嘧啶的抗疟机制与TMP相似，也是抑制二氢叶酸还原酶，使二氢叶酸不能转化成四氢叶酸，从而影响核酸的合成，使疟原虫繁殖受到抑制。与磺胺药合用，对疟原虫的叶酸代谢发挥双重阻断作用，从而产生协同效应，并能减少耐药性产生。

【不良反应】

毒性低，一般防治剂量无不良反应，但长期大剂量应用可干扰人体叶酸代谢，偶致巨幼红细胞性贫血和白细胞减少，一旦发生可用甲酰四氢叶酸钙治疗。此药略带甜味，易被儿童误作糖果服用而中毒，中毒症状为恶心、呕吐、发热、发绀、惊厥，甚至死亡。若出现中毒，应立即洗胃、输液，并用巴比妥类药物抗惊厥。动物实验有致畸作用，孕妇禁用。

二、抗阿米巴病药及抗滴虫药

阿米巴病是由溶组织阿米巴原虫引起的一种寄生虫病，包括肠内阿米巴病和肠外阿米巴病。阿米巴原虫生活史中有包囊、小滋养体、大滋养体三种生活形态。包囊本身无致病性，是传播的根源。当它被人吞食后，在肠内发育成小滋养体，与肠道菌丛共生。当机体抵抗力低下时，小滋养体侵入肠壁，形成大滋养体，破坏肠组织，引起急、慢性阿米巴痢疾，即肠内阿米巴病。当肠壁的大滋养体侵入血管时，随血流进入肝、肺等组织形成脓肿，称为肠外阿米巴病，如阿米巴肝脓肿、肺脓肿。当机体抵抗力增强时，肠内大滋养体又变为小滋养体，进而变为包囊，不断随粪便排出体外，此时患者不表现任何症状，成为无症状排包囊者，是传播阿米巴病的根源。

常用的抗阿米巴原虫的药物主要作用于大、小滋养体，对包囊无效，但如果治疗适当，可完全消灭滋养体，使包囊的来源断绝，也能达到根治和防止传播的目的。有些抗阿米巴药也有抗滴虫作用。

按作用部位不同（图44－2），可将药物分为三类：

（1）抗肠内外阿米巴病药：如甲硝唑、替硝唑、依米丁。

（2）抗肠内阿米巴病药：如卤化喹啉、二氯尼特、抗生素等。

（3）抗肠外阿米巴病药：如氯喹。

甲硝唑 （metronidazole）

甲硝唑又名灭滴灵，为人工合成咪唑衍生物。原为抗滴虫病药，后又用于阿米巴病的治疗，自发现对厌氧菌有良好的作用后，现作为抗厌氧菌首选药。

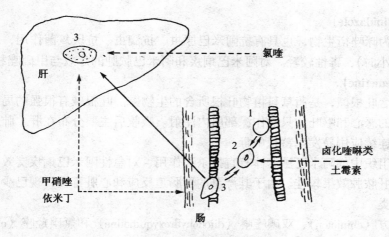

图 44 - 2   抗阿米巴病药作用部位示意图
1. 包囊体   2. 小滋养体   3. 大滋养体

【药理作用和临床应用】

1. 抗阿米巴作用   对阿米巴滋养体有强大的杀灭作用，对肠道内和肠道外阿米巴病都有良好疗效。治疗阿米巴痢疾，合用肠道内抗阿米巴药可提高根治率。治疗阿米巴肝脓肿，可与氯喹或依米丁合用。其优点是毒性小、疗效高、口服方便、适应证广。但对无症状排包囊者效果差。

2. 抗滴虫作用   对阴道滴虫有强大杀灭作用，而不影响阴道正常菌群生长，是治疗阴道滴虫的首选药，一个疗程治愈率可达 90%。

3. 抗厌氧菌作用   对革兰阴性厌氧菌、革兰阳性厌氧芽胞杆菌及所有厌氧球菌均有明显的杀灭作用。用于治疗厌氧菌引起的败血症、菌血症、坏死性肺炎、骨髓炎、产后脓毒症、盆腔脓肿、腹膜炎、中耳炎、口腔感染和牙周炎等。也可用于阑尾、结肠和妇产科手术的病人，可降低或避免手术感染。还可用于贾第鞭毛虫病、酒渣鼻等。

【体内过程】

口服吸收迅速而完全，半衰期约为 8 小时，一次给药可维持 12 小时。易进入组织和体液，可分布到肝、肾和阴道分泌物、精液、唾液和乳汁中。部分经肝代谢，代谢产物和原形药经肾排泄，可使尿液呈红棕色。

【不良反应】

1. 胃肠道反应   出现恶心、呕吐、食欲不振、腹痛、腹泻、口有金属味，一般不影响治疗。

2. 神经系统   头痛、头晕、肢体麻木及感觉异常等。

3. 过敏反应   少数病人可出现荨麻疹、白细胞减少，停药后可恢复正常。

有中枢神经疾病及血液病者禁用。近年报道，大量长期使用可致癌、致畸，故孕妇禁用。

【药物相互作用】

1. 治疗期间应戒酒，因能抑制乙醇代谢，可致乙醛中毒引起腹痛、呕吐、头痛等症状。

2. 可抑制华法林及其他香豆素类药物的代谢，增强其抗凝作用，合用时应注意调整剂量。

替硝唑 （tinidazole）

替硝唑也为咪唑衍生物，也具有抗阿米巴原虫、抗滴虫、抗厌氧菌作用，比甲硝唑半衰期长（12～24小时），毒性较轻。对阿米巴痢疾和阿米巴脓肿的疗效与甲硝唑相当。

依米丁 （emetine）

依米丁又名吐根碱，是茜草科植物吐根所含的生物碱。吐根碱有很强的局部刺激性，口服能引起强烈的恶心和呕吐，只能作深部肌内注射。吸收后主要分布在肝、肺、脾和肾，经肾缓慢排泄，连续应用易发生蓄积中毒。

依米丁对组织中的阿米巴滋养体有直接杀灭作用，对急性阿米巴痢疾奏效快，但复发率高。对阿米巴肝脓肿效果较佳。由于其严重的胃肠道反应和心脏毒性，现已少用。

卤化喹啉类

包括喹碘方（chiniofon）、双碘喹啉（diiodohydroxyquinoline）和氯碘羟喹（clioquinol）等。

【药理作用和临床应用】

本类药物口服吸收较少，肠腔内浓度高，对肠内阿米巴有抑制作用。其抗阿米巴作用可能是抑制了肠内共生菌，而间接使阿米巴滋养体受到抑制。大剂量能杀灭肠内滋养体，故可起到清除肠腔内包囊的作用。

主要用于慢性阿米巴痢疾，对无症状带包囊者疗效更好，可起到根治和切断传染源的效果。对急性阿米巴痢疾疗效差，须与甲硝唑或依米丁合用。

【不良反应】

本类药物毒性低，可出现腹泻。极少数对碘过敏者可出现发热、皮疹、唾液腺肿胀。肝肾功能不良者、甲亢及对碘过敏者禁用。

二氯尼特 （diloxanide）

二氯尼特为二氯乙酰胺类衍生物。本品对肠外阿米巴病无效，对急性阿米巴痢疾效果差，主要用于慢性阿米巴痢疾及无症状排包囊者。不良反应轻，偶有恶心、呕吐、皮疹等。

抗生素

溶组织阿米巴原虫与肠道的正常菌群存在共生依存关系，一些抗生素通过抑制或杀灭肠道菌而间接发挥抗阿米巴作用，如巴龙霉素、土霉素、四环素、红霉素等。抗生素对急性阿米巴痢疾效果好，对慢性阿米巴痢疾效果差。

氯喹 （chloroquine）

氯喹不仅能杀灭红细胞内期疟原虫，对阿米巴滋养体也有杀灭作用。口服吸收完全，肝内浓度高于血浆中数百倍。主要用于阿米巴肝脓肿的治疗，与抗肠内阿米巴病的药物合用，可以防止复发。对阿米巴痢疾无效。

三、驱肠虫药

驱肠虫药是指能杀灭或驱除肠道蠕虫的药物。常见的肠道蠕虫有蛔虫、蛲虫、钩虫、鞭虫及绦虫。多数药物对两种或两种以上肠虫有效，称广谱驱虫药，如甲苯咪唑、阿苯达唑等。各种肠虫对药物的敏感性不同，临床应注意正确选药（表44-1）。

表 44–1 常用驱肠虫药的特点及临床应用

药物	蛔虫	蛲虫	钩虫	鞭虫	牛绦虫	猪绦虫	机制	特点
哌嗪 piperazine	+++	++					阻断虫体神经肌肉接头传导功能	驱虫谱窄；不兴奋虫体，比较安全
左旋咪唑 levamisole	+++	+	++				抑制虫体线粒体能量代谢，导致虫体麻痹	有免疫调节作用
噻嘧啶 pyrantel	+++	+++	++	++			使虫体神经肌肉除极化，导致痉挛和麻痹	溃疡病、心脏病及孕妇禁用
甲苯咪唑 mebendazole	+++	+++	++	+++	++	++	抑制虫体对糖的摄取利用，使其发育受阻	高效、广谱、低毒，孕妇及幼儿忌用
阿苯达唑 albendazole	+++	+++	++	+++	++		作用机制同甲苯咪唑	可致颅内压升高和癫痫发作
噻苯达唑 thiabendazole	++	+++	++	++			作用机制同左旋咪唑	对肝脏有毒性
扑蛲灵 pyrvinium		+++		+			抑制需氧呼吸及对糖的利用	粪便红染
槟榔 semen arecae						+++	对猪绦虫全虫节片有麻痹作用	槟榔碱可兴奋 M 受体
南瓜子 semen ucurbitae					+++		对牛绦虫的孕卵节片有麻痹作用	无毒性；需与槟榔合用
氯硝柳胺 niclosamide					++	++	抑制线粒体的氧化磷酸化反应	要合用止吐药以防虫卵逆流入胃
吡喹酮 praziquantel					+++	+++	促进 Ca^{2+} 内流，使虫肌痉挛	冠心病及心肌炎患者慎用

制剂及用法

磷酸氯喹　片剂：每片 0.25g。控制疟疾发作：第一日 1.0g，第二、三日各 0.5g。预防：一次 0.5，一周 1 次。治疗阿米巴脓肿：第一、二日一次 0.5g，一日 2~3 次，以后每日 0.5g，连服 2~3 周。

硫酸奎宁　片剂：每片 0.3g。一次 0.3g~0.6g，一日 3 次，连服 5~7 日。

二盐酸奎宁　注射剂：0.25g/1ml、0.5g/1ml。一次 0.25~0.5g，用葡萄糖注射液稀释成每毫升含0.5~1mg，缓慢静脉滴注，切忌静脉推注。

青蒿素　片剂：每片 0.1g。首剂服 1g，6~8 小时后再服 0.5g，第二、三日各服 0.5g，疗程总量 2.5g。油混悬注射剂：100mg/2ml。肌内注射，首次 200mg，6~8 小时后 100mg，第二、三日各 100mg，总量为 500~800mg。

磷酸伯氨喹　片剂：每片 13.2mg。每日 52.8mg（4 片），连服 4 日。

乙胺嘧啶　片剂：每片 25mg。病因预防：每次 25mg，每周 1 次或每次 50mg，每两周 1 次。

甲硝唑　片剂：每片 0.2g。阿米巴病：一次 0.4~0.8g，一日 3 次，共用 5 天。滴虫病：一次 0.2g，一日 3 次，7 日为一疗程。

盐酸依米丁　注射液：30mg/1ml、60mg/1ml。深部肌注，每日 0.6~1.0mg/kg，每日不超过 60mg，6 日为一疗程。

喹碘方 片剂：每片 0.25g。一次 0.25～0.5g，一日 3 次，连服 10 日为一疗程。

双碘喹啉 片剂：每片 0.2g。一次 0.6g，一日 3 次，连服 14～21 天。

枸橼酸哌嗪 片剂：每片 0.25g，0.5g。糖浆剂：16%。

盐酸左旋咪唑 片剂：每片 15mg，25mg，50mg。

双羟萘酸噻嘧啶 片剂：每片 0.3g。

甲苯咪唑 片剂：每片 0.1g。成人或儿童均为每次 0.1g，一日 2 次，连服 2～3 日。

阿苯达唑 片剂：每片 0.1g，0.2g。驱蛔虫、蛲虫、鞭虫、钩虫：0.4g 顿服。

噻苯达唑 片剂：每片 0.25g。

扑蛲灵 片剂：每片 50mg。

槟榔煎剂 常用量 60～90g 制成 35% 的煎剂，清晨顿服。

南瓜子 去皮炒熟，一次口服 80～120g，多与槟榔煎剂合用，2 小时后服硫酸镁导泻。

氯硝柳胺 片剂：每片 0.5g。

吡喹酮 片剂：每片 0.2g。绦虫病：成人 15～25mg/kg，顿服。儿童 15mg/kg。

（田河林）

第四十五章　抗恶性肿瘤药

恶性肿瘤是一种严重危害人类健康的常见疾病，患恶性肿瘤死亡的人数占总死亡人数的1/4。恶性肿瘤的治疗是临床医学亟待解决的难题之一。目前常采用手术、放射、药物治疗（化疗）和免疫疗法，进行综合性治疗。药物治疗在综合治疗中占有重要的地位，有时是其他疗法无法替代的，如急性淋巴细胞性白血病的治疗。

现用的抗恶性肿瘤药物种类繁多，药物作用机制各异，肿瘤细胞的不同生理状态对药物的反应也不同，了解细胞增殖动力学有助于解释药物作用机制、寻找新的药物并更合理地应用药物。

一、细胞增殖周期及药物作用环节

（一）根据增殖状态对细胞的分类

1. 增殖周期中的细胞　不断按指数分裂增殖，代谢活跃，对药物敏感。它在全部细胞群中所占的比率称为生长比率（growth fraction, GF）。增长迅速的肿瘤细胞，GF 值较大，接近于 1，对药物最敏感，药物的疗效也好；增长缓慢的肿瘤如多数实体瘤，GF 值小，敏感性低，疗效亦较差。但同一肿瘤的早期，GF 值较大，对药物也敏感。

2. 静止期（G_0）细胞　是后备细胞，有增殖力，但暂不增殖。当处于增殖周期中的细胞被化疗药物杀灭后，静止期细胞即可进入增殖周期。对肿瘤细胞来说，静止期细胞对药物敏感性低，是肿瘤复发的根源，完全杀灭此期细胞是肿瘤根治的关键所在。对机体正常组织来说，此期细胞是机体自我保护的手段，组织修复的基础。

3. 无增殖力细胞（已分化细胞）　这部分细胞有生理功能，但无增殖力，如神经细胞、外周血细胞等。在肿瘤细胞中，这部分细胞为数很少，无治疗意义。

以上三类细胞不是静止不变的，而是处于相对变化中，静止期细胞可进入增殖周期，增殖期细胞亦可变成 G_0 期细胞、无增殖力细胞，它们之间的关系见图 45 - 1。

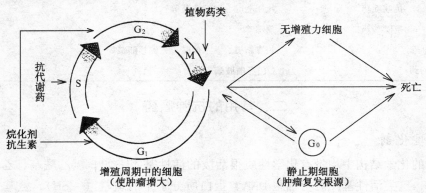

图 45 - 1　细胞增殖周期及药物作用示意图

（二）细胞增殖周期与药物作用环节

细胞从一次分裂结束起到下一次分裂完成为止的时间称为细胞增殖周期。可分为：

1. G_1 期（DNA 合成前期） 主要合成 mRNA 和蛋白质，为 S 期 DNA 的复制作准备。此期约占增殖周期一半时间。烷化剂、抗癌抗生素等均能杀灭 G_1 期肿瘤细胞。

2. S 期（DNA 合成期） 主要复制 DNA，为细胞分裂作准备。干扰 DNA 合成的抗代谢药，如甲氨蝶呤、巯嘌呤、氟尿嘧啶等能杀灭 S 期肿瘤细胞。

3. G_2 期（DNA 合成后期） 此期 DNA 合成已结束，继续合成与有丝分裂有关的蛋白质。烷化剂、抗癌抗生素等对此期肿瘤细胞有效。

4. M 期（有丝分裂期） 经有丝分裂后，一个细胞分裂为二个子细胞。长春新碱、秋水仙碱等药物可抑制有丝分裂，阻止 M 期进行。

（三）抗肿瘤药物的分类

抗恶性肿瘤药物分类方法很多，有根据药物的化学结构、来源进行分类的，也有根据药物的作用机制进行分类的，但目前对临床合理用药具有较大指导意义的分类方法是根据药物对各期肿瘤作用不同进行分类（表 45-1）。

表 45-1 抗恶性肿瘤药物分类

分　类		主要药物
周期非特异性药物		
烷化剂　氮芥类		氮芥、环磷酰胺、消瘤芥等
乙撑亚胺类		噻替哌等
磺酸酯类		白消安等
亚硝脲类		卡氮芥、环乙亚硝脲等
其他		顺铂等
抗肿瘤抗生素		柔红霉素、多柔米星、丝裂霉素、博莱霉素、放线菌素 D、平阳霉素等
激素类		肾上腺皮质激素、雌激素、雄激素等
周期特异性药物		
作用于 S 期的药	抗叶酸药	甲氨嘌呤
	抗嘧啶药	氟尿嘧啶、阿糖胞苷等
	抗嘌呤药	巯嘌呤
作用于 M 期的药		长春新碱、秋水仙碱、三尖杉酯碱等
作用于 G_1 期的药		L-门冬酰胺酶

二、常用的抗肿瘤药

（一）烷化剂

烷化剂的化学结构中均带有化学性质很活泼的活性基团，如 β-氯乙酰基、乙撑亚胺基、磺酸酯基等，这类活性基团可与细胞 DNA、蛋白质分子中的巯基（-SH）、氨基（-NH$_2$）、羧基（-COOH）、羟基（-OH）等起烷化作用，改变了细胞 DNA、RNA、酶或蛋白质的性质和功能，因而起到抗肿瘤作用。

本类药对增殖细胞的各期和非增殖细胞都有杀伤作用。除对肿瘤细胞有强大杀灭作用外，对代谢活跃的机体正常组织如骨髓、皮肤、粘膜细胞也有很强的破坏作用。因此应用后常可出现白细胞下降、血小板减少、恶心、呕吐等毒性反应，使用本类药物时要密切注意血象变化，出现白细胞明显降低应立即停药。临床上采用大剂量间歇疗法，以提高疗效，减少不良反应。

氮芥（chlormethine，HN₂）

【药理作用和临床应用】

氮芥选择性低，对各期肿瘤细胞都有杀灭作用，是最早应用的烷化剂。该药局部刺激性强，只能静脉注射给药。作用迅速而短暂，仅维持数分钟，在体内迅速被水解失效。临床利用其这一特点，做区域动脉内给药或"半身化疗"（即压迫阻断下半身循环，迅速静脉给药，使药物只对上半身产生作用，减少不良反应）。

临床主要用于治疗恶性淋巴瘤和淋巴肉瘤、霍奇金病、网状细胞肉瘤等。

【不良反应】

本药毒性较大，恶心、呕吐、厌食比较明显，对骨髓抑制作用强而持久。

环磷酰胺（cyclophosphamide，CTX）

【药理作用】

环磷酰胺在体外是无活性的，进入体内后在肝微粒体酶的作用下，氧化生成中间产物醛磷酰胺，后者经血循环转运到肿瘤细胞内，分解出有强大烷化作用的磷酰胺氮芥，与DNA发生烷化。

【临床应用】

对恶性淋巴瘤、急性淋巴细胞性白血病、儿童神经母细胞瘤等疗效显著。对肺癌、多发性骨髓瘤、乳腺癌、卵巢癌、结肠癌、前列腺癌等也有一定疗效。

【不良反应】

常见的不良反应有骨髓抑制、出血性膀胱炎、胃肠道反应、脱发、胎儿畸形、闭经及精子减少等。

噻替哌（thiotepa，TSPA）

对细胞周期的各期都有效，抗癌谱广。对乳腺癌和卵巢癌疗效较好。对胃癌、膀胱癌、宫颈癌、肝癌、结肠癌、食管癌、甲状腺癌等也有疗效。局部刺激性较氮芥小。主要不良反应为骨髓抑制和消化道反应。

白消安（busulfan）

又称马利兰（myleran），作用迅速而短暂，常采用口服给药。对粒细胞的生成有选择性抑制作用，因此对慢性粒细胞性白血病有显著疗效，缓解率可达80%～90%，对其他肿瘤疗效不明显。随剂量增加，用药时间延长，其选择性下降，会引起骨髓抑制。

其他烷化剂药物见表45-2。

（二）抗肿瘤抗生素

抗肿瘤抗生素与肿瘤细胞的DNA交叉连结或破坏DNA的基本结构，干扰DNA的复制或转录过程，进而抑制了mRNA及蛋白质的合成。它们常与其他抗肿瘤药联合应用于多种肿瘤的治疗。常用药物的主要适应证和不良反应见表45-3。

表 45 - 2　其他抗肿瘤烷化剂

药　名	适　应　证	主要不良反应
甲酰溶肉瘤素 (formylmerphalan)	精原细胞瘤、多发性骨髓瘤（显著）、恶性淋巴瘤	主要是消化道反应和骨髓抑制
顺铂（顺氯氨铂） (cisplatin)	卵巢癌、睾丸癌（显著）、鼻咽癌、软组织肉瘤、恶性淋巴瘤（较好）、肺癌、肾癌、霍奇金病、膀胱癌、食管癌、宫颈癌、前列腺癌	肾脏及听力损害、胃肠道反应、骨髓抑制、神经病变、过敏反应
卡氮芥 (carmustine，BCNU)	霍奇金病、急性白血病（较好）、脑原发或转移瘤、恶性黑色素瘤、多发性骨髓瘤、肺癌、乳腺癌、胃肠道瘤、睾丸癌、前列腺癌等	骨髓抑制、消化道反应、肝、肾损害
环乙亚硝脲 (lomustine，CCNU)	肺癌、肠癌、脑瘤、霍奇金病、前列腺癌、乳癌、恶性黑色素瘤	同上
消瘤芥 (nitrocaphar，AT-1258)	肺癌、乳腺癌、鼻咽癌、喉癌等	骨髓抑制、消化道反应
异磷酰胺 (isophosphamide，IFX)	小细胞肺癌、淋巴癌、卵巢癌、乳腺癌等	肾脏损害、骨髓抑制
丙卡巴肼 (procarbazine，PCZ)	霍奇金病、淋巴瘤等	肾萎缩、骨髓抑制、消化道反应

表 45 - 3　常用的抗肿瘤抗生素

药　名	适　应　证	主要不良反应
柔红霉素（正定霉素） (daunorubicin)	急性淋巴细胞性白血病、急性粒细胞性白血病	心脏毒性、骨髓抑制
多柔米星（阿霉素） (doxorubicin)	急性白血病、乳腺癌、卵巢癌、膀胱癌、肝癌、甲状腺癌、小细胞肺癌、软组织肉瘤等	同上
丝裂霉素 C（自立霉素） (mitomycin)	胃癌、胰腺癌、结肠癌、乳腺癌、宫颈癌等	骨髓抑制、肝毒性
博莱霉素（争光霉素） (bleomycin，BLM)	鳞状上皮癌（较好）、淋巴瘤等	肺毒性、皮肤色素沉着、增生、红斑疹
放线菌素 D（更生霉素） (dactinomycin)	肾母细胞瘤、尤文肉瘤、横纹肌肉瘤、神经母细胞瘤、绒毛膜上皮癌	骨髓抑制、胃肠道反应
平阳霉素 (pingyangmycin)	头颈部鳞状上皮癌、恶性淋巴瘤（显著）、乳腺癌、宫颈癌、食管癌、鼻咽癌等	发热、消化道反应、皮肤反应

（三）激素类药物

研究发现乳腺癌、前列腺癌等的发生与相应的激素失调有密切关系。应用某些激素或其拮抗药改变失调状态，可抑制这些肿瘤的发生。激素类药物抗肿瘤特点：①大部分药物有一定选择性，只对某种肿瘤有效；②对骨髓造血系统和消化道无明显毒性反应。

肾上腺皮质激素

常用的有强的松、强的松龙和氟美松等。其抗肿瘤的机制还不十分清楚。对急性淋巴细胞性白血病，疗效好，缓解快，常与长春新碱、柔红霉素合用。对恶性淋巴肉瘤、霍奇金病、慢性淋巴细胞性白血病疗效较好。对多发性骨髓瘤、卵巢切除后又复发的晚期乳腺癌等也有一定疗效。

雄激素

临床常用的有氟羟甲睾酮、丙酸睾丸酮等。主要通过对抗雌激素的作用和通过负反馈抑制垂体卵泡刺激素和催乳素的分泌而改变了乳腺癌的生长条件。

适用于绝经前后的晚期乳腺癌，尤其对骨转移者较佳。对其他恶性肿瘤无效。

雌激素

常用药物有己烯雌酚、炔雌醇等，雌激素能通过负反馈，抑制垂体卵泡刺激素的分泌。主要用于女性绝经 10 年以上（尤其软组织转移者）的晚期乳腺癌，对男性晚期乳腺癌也有效。禁用于妇女绝经前的乳腺癌。

雌激素能直接对抗雄激素对前列腺组织的作用，并能通过负反馈抑制垂体促性腺激素分泌，减少睾丸间质细胞分泌睾丸酮。可用于前列腺癌的治疗，雌激素与睾丸切除术并用疗效较好。

抗雌激素药

常用的有他莫昔芬（tamoxifen），能在靶组织上对抗雌激素的作用，故可用于治疗晚期乳腺癌。主要用于绝经前后的妇女乳腺癌，其疗效与雄激素相同，但无女性男性化副作用。

（四）抗代谢药

抗叶酸药

甲氨蝶呤（methotrexate，MTX） 又称氨甲蝶呤，其化学结构与叶酸相似，抑制二氢叶酸还原酶的活性，使二氢叶酸不能变为四氢叶酸，进而抑制 DNA 的生物合成，产生抗肿瘤作用。本药刺激性小，可口服、肌内注射和静脉注射，用药方便。对急性白血病（尤其是儿童患者）、绒毛膜上皮癌、恶性葡萄胎、成骨肉瘤均有较好疗效。对头颈部肿瘤、消化道肿瘤、肺癌、乳腺癌和卵巢癌等也有效。

不良反应较多，主要有消化道症状和骨髓抑制，还有肝肾损害、脱发、皮炎、胎儿畸形等。

抗嘌呤药

巯嘌呤（mercaptopurine，6-MP） 也称为 6-巯基嘌呤。巯嘌呤在体内经酶的催化转变为硫代肌苷酸，它可阻止肌苷酸转化为腺苷酸和鸟苷酸，干扰嘌呤代谢，阻碍 DNA 合成。它对 S 期细胞作用明显，对其他各期细胞也有杀伤作用。

本药对儿童急性淋巴性白血病疗效好。也可用于慢性粒细胞性白血病、绒毛膜上皮癌、恶性葡萄胎、恶性淋巴瘤、多发性骨髓瘤等。

抗嘧啶药

氟尿嘧啶（fluorouracil，5-Fu） 氟尿嘧啶可在细胞内转变为 5-氟尿嘧啶脱氧核苷酸（5F-dUMP）。5F-dUMP 可抑制脱氧胸苷酸合成酶的活性，阻止了脱氧尿苷酸（dUMP）转变为脱氧胸苷酸（dTMP），从而抑制了 DNA 的生物合成。本药为 S 期细胞特异性药物，但也能干扰蛋白质合成，故对其他各期细胞也有一定作用。

对胃、结肠、肝、胰腺、食管等消化系统癌症和乳腺癌疗效较好。对卵巢癌、子宫颈癌、绒毛膜上皮癌、膀胱癌、恶性葡萄胎、肺癌、皮肤癌、头颈部癌等也有效。

本药毒性大，骨髓抑制和消化道症状明显，尚可引起静脉炎。

阿糖胞苷（cytarabine，Ara-C） 在体内先经脱氧胞苷激酶催化成为二磷酸胞苷或三磷酸胞苷，进而抑制 DNA 多聚酶的活性，阻止 DNA 合成。

对急性粒细胞性白血病疗效最好，对急性单核细胞白血病及急性淋巴细胞性白血病也有效，常与其他抗癌药联合应用。

不良反应同氟尿嘧啶。

（五）植物药及其他药物

此类药大部分属于 M 期特异性药物，能使微管蛋白变性，抑制肿瘤细胞的有丝分裂，有些药物能抑制 DNA 和蛋白质合成，对 S 期和其他各期细胞也有效。

常用药物见表 45 - 4。

表 45 - 4　常用的抗肿瘤植物药

药物名称	作用机制	临床适应证	不良反应
长春碱 （vinblastine，VLB）	主要抑制纺锤体形成，也可抑制 RNA 合成	霍奇金病、绒毛膜上皮癌、肺癌、乳腺癌、单核细胞性白血病	骨髓抑制、胃肠道反应、神经症状、局部刺激性
长春新碱 （vincristine，VCR）	同上，疗效更好	急性白血病、恶性淋巴瘤、乳腺癌、绒毛膜上皮癌、子宫颈癌等	同上，骨髓抑制较轻
秋水仙碱 （colchicine，COLC）	抑制有丝分裂，使停止于分裂中期	乳腺癌、宫颈癌、胃癌、食管癌、肺癌等	较多，骨髓抑制，胃肠道反应，外周神经炎，肾脏毒性等
喜树碱 （camptothecine，CPT）	破坏 DNA 结构，抑制 DNA 合成，主要作用于 S 期	消化道癌（胃癌、食管癌、贲门癌等）、绒毛膜上皮癌、急慢性粒细胞性白血病、肺癌、肝癌等	泌尿道症状，骨髓抑制，胃肠道反应
三尖杉酯碱 （harringtonine）	抑制蛋白质合成，抑制有丝分裂	各种白血病、恶性淋巴瘤	白细胞减少，消化道反应，心肌损害
鬼臼乙叉苷 （etoposide，VP-16）	破坏纺锤丝形成，使分裂停止在中期	急性粒细胞性白血病、肺癌、恶性淋巴瘤、神经母细胞瘤	骨髓抑制，胃肠道反应
L-门冬酰胺酶 （L-asparaginase，ASP）	抑制肿瘤细胞蛋白质合成	急性白血病、恶性淋巴瘤	消化道反应、精神抑郁、偶见过敏
紫杉醇 （paclitaxel，taxol）	促进微管聚合，抑制微管解聚，抑制有丝分裂	对卵巢癌和乳腺癌有独特疗效，对肺癌、食管癌、大肠癌等也有效	骨髓抑制、过敏反应、神经毒性和心脏毒性

三、抗肿瘤药物常见的不良反应和防治措施

1. 抑制骨髓造血功能　大多数抗肿瘤药物都可抑制人的骨髓造血功能，因为骨髓造血系统增殖代谢活跃，对抗肿瘤药比较敏感。临床表现为全血细胞减少，以白细胞及血小板减少最为明显，严重的还会引起再生障碍性贫血，故接受抗肿瘤药物治疗的病人应定期查血象，密切观察病人的骨髓抑制情况。当白细胞计数下降到 $3 \times 10^9/L$ 或血小板数量低于 $100 \times 10^9/L$ 时，应停用抗肿瘤药，采取必要措施，如病房消毒、隔离病人、注意无菌操作、预防感染。给予一些促进白细胞和血小板生成的药物（如利血生、鲨肝醇、联苯双酯、阿胶等），对于有感染征兆的病人应给予足量有效的抗菌药。

2. 消化道症状　消化道粘膜及肝脏也是代谢旺盛的组织器官，对抗肿瘤药也十分敏感，大部分抗肿瘤药都可引起明显的消化道症状，表现为食欲不振、恶心呕吐、腹痛腹泻、转氨酶升高、肝功能下降、口腔溃疡等。防治措施：①鼓励病人进食，记录出入量；②观察呕吐物形状及大便情况；③适当给予镇吐药、止泻药、解痉止痛药等；④必要时通过输液补给能量及必要的营养物质，调节电解质平衡及酸碱平衡；⑤保肝治疗。

3. 脱发　人的毛发大部分处于活跃生长时期，多数抗肿瘤药都可引起不同程度的脱发，一般停止化疗后头发仍可生长。

4. 肾损害　有些药物（如甲氨蝶呤、巯嘌呤、环磷酰胺、顺铂、丝裂霉素等）对肾脏有一定毒性，可表现为血尿、蛋白尿、少尿甚至发生尿毒症。多饮水保持尿量或碱化尿液可减轻肾损害的发生，必要时可给予利尿药。

5. 降低机体免疫功能　大多数抗肿瘤药可使机体免疫功能下降，这可能是抑制了白细

胞功能，减少抗体及其他免疫因子的生成，降低皮肤粘膜的屏障功能所致。

6．其他 长春新碱、顺铂、甲氨蝶呤和氟尿嘧啶可引起神经毒性；一些大分子如多肽、蛋白质类药，引起过敏反应；多柔米星对心脏有明显毒性。

四、抗恶性肿瘤药的合理应用

目前临床应用的抗肿瘤药选择性差，对机体毒性大，设计合理用药方案可提高疗效，减轻毒性，延缓抗药性产生。

（一）大剂量间歇疗法

本疗法比每日连续小剂量给药的疗效好，原因是：①一次大剂量给药所杀灭的癌细胞数远远超过该量分次用药所能杀灭癌细胞数之和。②一次大剂量给药能较多地杀灭增殖期细胞；诱导 G_0 期细胞转入增殖期，增加肿瘤细胞对抗癌药物的敏感性；③间歇用药还有利于机体造血系统功能的恢复。

（二）序贯疗法

1．对生长比率低的肿瘤，先用周期非特异性药物，杀灭增殖期细胞，促进 G_0 期细胞进入增殖期，继而用周期特异性药物，以杀灭进入增殖周期的癌细胞。重复数疗程，有望达到根治。

2．对生长比率较高的肿瘤，先用周期特异性药物杀灭大量增殖细胞，后用周期非特异性药物，杀灭残存的其他各期细胞。

3．同步化疗法，先用作用于 S 期的药物使肿瘤细胞大量地积聚于 G_1 期，然后采用主要作用于 G_1 期的药物。

（三）联合疗法

为提高疗效，降低毒性，延缓耐药性的产生，根据药物作用机制、毒性、抗瘤谱和细胞增殖动力学原理，设计联合给药方案。

临床用药评价

肿瘤的化学治疗是手术和放疗无法代替的重要手段，随着新的有效低毒药物的出现，化学治疗在肿瘤治疗中的地位还会不断提高。目前临床上所应用的抗肿瘤药，普遍选择性较差，毒性较大，只有根据细胞增殖动力学规律、药物作用原理、毒性反应和抗瘤谱，结合临床经验，设计出合理的给药方案，才能取得较好疗效，减少不良反应，延缓抗药性产生。只要我们用药合理，对部分肿瘤是可根治的，大部分肿瘤患者都可延长生存期。恶性肿瘤的治疗是一个综合性治疗，除了必要的手术、放疗、化疗外，还应辅以精神疗法、支持疗法和体质锻炼等，通过这些辅助治疗可提高患者战胜疾病的信心，提高机体的抗病能力。

提高肿瘤化学治疗效果的前景主要有以下几方面：

1．寻找开发疗效更好、毒性更小的新型抗肿瘤药物。

2．设计更具鲜明特点、高效的化疗方案，这是充分利用现有条件的最好办法。

3．开发应用新型导向制剂，这是抗癌药物与肿瘤导向物质（载体）组成的复合物，在体内能特异地作用于肿瘤细胞，减少对机体正常组织的损害。

4．免疫治疗的发展与化学—免疫联合疗法的应用。

制剂及用法

盐酸氮芥 注射剂：5mg，10mg。静脉注射或动脉插管灌注，每次 0.1mg/kg，1～3 天给药一次，4～6 次为一疗程，必要时隔 4 周进行第 2 疗程。

喜树碱 注射剂：每支 5mg，10mg，静注每次 10mg，每日 1 次，140～200mg 为一疗程，肌注每次 5mg，每日一次，100～140mg 为一疗程。

门冬酰胺酶 注射液：每支 1000U，2000U。肌注或静注，每次 20～200U/kg，每日 1 次或隔日 1 次，10～20 次为一疗程。用药前可皮内注射 10～50U 作过敏试验，观察 3 小时。

环磷酰胺 注射液：每支 100mg，200mg。静注 4mg/kg，每日 1 次或隔日，总量 8～10g 为一疗程。大剂量冲击疗法为每次 10～20mg/kg，每周 1 次，8g 为一疗程。维持用片剂：每片 50mg，每日 2～4mg/kg，分次服用。

噻替哌 注射液：每支 10mg，静注或动脉注射、肌注，一日 0.2mg/kg，连用 5～7 天，以后改为每周 2～3 次，总量约 200～400mg。

白消安 片剂：每片 0.5mg，2mg，2～8mg/d，3 次/日，空腹服用，有效后用维持量 0.5～2mg/d，每日 1 次。

消瘤芥 注射剂：20mg，40mg。静注、动脉注射，每次 20～40mg/kg，每 1～3 日一次，总量 200～400mg 为一疗程。

甲氨蝶呤 片剂：每片 2.5mg，5mg；注射液：每支 5mg，10mg，25mg，50mg。治疗白血病：口服，成人每次 5～10mg，4 岁以上每次 5mg，4 岁以下每次 2.5mg，每周 2 次，总量为 50～150mg。

巯嘌呤 片剂：每片 25mg，50mg。治疗白血病：一日 1.5～2.5mg/kg，分 2～3 次口服。治疗绒毛膜上皮癌：一日 6.0～6.5mg/kg，10 天为一疗程。

氟尿嘧啶 注射剂：每支 250mg，静注一日 10～12mg/kg，连用 3～5 天，以后改为隔日 5～6mg/kg，总量 5～10g 为一疗程。必要时间隔 1～2 个月开始第二个疗程。

盐酸阿糖胞苷 注射剂：每支 50mg，100mg。一日 1～3mg/kg，静注或静滴，10～14 天为一疗程。

卡莫司汀 注射液：每支 125mg，冷冻保存。每日 2.5mg/kg。溶于 5% 葡萄糖溶液或生理盐水内，静滴。连用 3 日为一疗程，每疗程间隔 6～8 周。

洛莫司汀（环己亚硝脲） 胶囊剂：每粒 40mg，每次 100mg/m²，每 6～8 周用一次，以 3 次为一疗程。

司莫司汀（甲环亚硝脲） 胶囊剂：每粒 60mg，80mg，一次 130～200mg/m²，每 6～8 周用一次。

放线菌素 D（更生霉素） 注射液：每支 100μg，200μg。静注 200μg/d，10～14 天为一疗程。

柔红霉素（正定霉素） 注射液：每支 10mg，20mg，静注或静滴，开始每日 0.2mg/kg，增至每日 0.4mg/kg，每日一次或隔日一次，3～5 次为一疗程，间隔 5～7 天再给下一疗程。

多柔比星（阿霉素） 注射液：每支 10mg，静注 30mg/m²，连用 2 天，间歇 3 周后可重复应用。60～75mg/m²，每周应用一次。或 30mg/m²，连用 3 天，间隔 4 周可再用。最大总量 550mg/m²。

平阳霉素 粉针剂：每支 10mg。动脉灌注、静注或肌注，每次 10mg，隔日一次，20～30 次为一疗程。

博来霉素（争光霉素） 注射液：每支 15mg，30mg，每次 15～30mg，静注或肌注，每日一次或隔日一次，300～600mg 为一疗程。

丝裂霉素 C（自力霉素） 注射液：每支 2mg，每日 2mg 静注，60mg 为一疗程。

顺铂 注射液：每支 10mg，20mg，静注或静滴，30mg/d，连用 5 天为一疗程，疗程间隔 2～4 周，可用药 4～5 个疗程。

卡铂（碳铂） 粉针剂：每支 50mg，150mg 及 450mg，静脉滴注。一般剂量为 360mg/m²，用 5% 葡萄糖稀释。每 4 周重复 1 次，2～4 次为一疗程。

长春碱 注射液：每支 10mg，静注 0.2mg/kg，每周一次，60～80mg 为一疗程。

长春新碱 注射液：每支 1mg，静注 0.02mg/kg，每周一次，总量 6～10mg 为一疗程。

262

他莫昔芬（三苯氧胺） 片剂：每片 10mg，每日 2 次，每次 10～20mg。

三尖杉酯碱 注射液：每支 1mg，2mg。静滴每日 0.1～0.2mg/kg，7 天为一疗程，停 2 周再用。

秋水仙碱 复方注射剂：2ml。静滴 2～4ml＋5% 葡萄糖 500ml，每日一次。静注每次 2ml，动脉滴注用量同静脉滴注。

鬼臼乙叉苷 注射剂：每支 100mg；胶囊：每粒 100mg。静注或静滴，每次 60～100mg/m²，每日一次或隔日一次，连用 3～5 次，3～4 周重复用药，总量 1000～2000mg。口服，每日 100～200mg/m²，连用 5 天，3 周后重复用药。

紫杉醇 注射液：6mg/1ml。静滴：常用剂量为 150～170mg/m²，先溶于生理盐水或 5% 葡萄糖液 500～1000ml，静滴时间为 3 小时，每 3～4 周 1 次。给药前先服用地塞米松、苯海拉明及西咪替丁以防止对溶媒发生过敏反应。

（悦随士）

第四十六章 影响免疫功能的药物

免疫系统包括参与免疫反应的各种细胞、组织和器官，如胸腺、骨髓、淋巴结、脾、扁桃体及分布在全身组织中的淋巴组织和浆细胞等。机体的正常免疫功能是指机体识别和排出抗原性异物的功能，属保护性反应，包括免疫防护、自身稳定和免疫监视。利用药物调节免疫功能（抑制或增强免疫）可有效地防治某些免疫性疾病，并作为肿瘤等疾病的辅助治疗。

一、免疫抑制药

免疫抑制药（immunosuppressive drugs）是指能抑制与免疫有关细胞的增殖和功能，降低机体免疫反应的药物。常用的药物有环孢素、肾上腺皮质激素、烷化剂、抗代谢药、抗淋巴细胞球蛋白及单克隆抗体等。多数药物缺乏选择性和特异性，对正常和异常的免疫反应均有抑制作用，长期用药，除各药的特有毒性外，容易降低机体抵抗力而诱发感染，肿瘤发生率增加，并有致畸胎作用等不良反应。主要用于自身免疫性疾病和组织器官移植后的排斥反应。

环孢素 （ciclosporin，cyclosporin A，CsA）

环孢素是由真菌代谢产物中提取的，现已能人工合成。

【药理作用】

环孢素能选择性抑制 T 淋巴细胞活化，不影响骨髓的造血功能，对 B 淋巴细胞、粒细胞及巨噬细胞影响小。它主要抑制辅助性 T 细胞产生细胞因子，如抑制白细胞介素(IL-2)的生成和 IL-2 受体的表达，以致不能对 IL-2 起反应。环孢素对初次和再次细胞免疫反应均有抑制作用，对初次体液免疫反应有抑制作用。对免疫介导的炎性反应也有抑制作用。

【体内过程】

口服吸收不完全，生物利用度约 20% ~ 50%，50% 被红细胞摄取，30% 与血浆蛋白结合，4% ~ 9% 与淋巴细胞结合，血浆内仅 5% 是游离型，半衰期为 10 ~ 27 小时。经肝代谢，由胆汁排泄。

【临床应用】

主要用于防治各种组织器官移植的排斥反应，常与糖皮质激素合用。也试用于治疗某些自身免疫性疾病，如类风湿性关节炎、系统性红斑狼疮及牛皮癣等。

【不良反应】

在抗排斥反应时用量较大，易出现不良反应。主要是肝肾毒性（与肾移植排斥反应相区别）、高血压、胃肠道反应（恶心、呕吐）及神经系统反应（震颤、惊厥、共济失调）。用药期间要监测肝、肾功能。

他克莫司 （tacrolimus，FK-506）

他克莫司是新一代真菌肽类，结构与红霉素相似，对免疫系统作用与环孢素相似，但作用强、肝肾毒性低。

主要抑制淋巴细胞产生 IL-2，IL-3 和 INF-γ（干扰素），抑制 IL-2 受体的表达；对 B 细胞和巨噬细胞影响较小。

264

口服吸收慢，生物利用度为 25%，可分布全身，肝内代谢经尿排出，半衰期约 9 小时。用于肝、肾移植后的抗排斥反应及顽固性自身免疫性疾病。

肾上腺皮质激素类

常用药物有泼尼松、泼尼松龙和地塞米松等（详见第三十二章）。对免疫反应多个环节都有抑制作用。能抑制巨噬细胞对抗原的吞噬和处理，抑制淋巴细胞 DNA 合成和有丝分裂，破坏淋巴细胞，使外周淋巴细胞数量减少；抑制辅助性 T 细胞和 B 细胞，使抗体生成减少。抑制细胞因子如 IL-2 等生成，减轻效应期的免疫性炎症反应等。用于器官移植的抗排斥反应、自身免疫性疾病、变态反应性疾病和肿瘤的治疗。

环磷酰胺（cyclophosphamide）

环磷酰胺是常用烷化剂类免疫抑制剂。主要通过杀伤多种免疫细胞而抑制机体的免疫功能，本药对 T 细胞和 B 细胞均有细胞毒作用，由于 B 细胞生长周期长，故对 B 细胞影响大。作用强大而持久，可以口服。常用于糖皮质激素不能缓解的自身免疫性疾病，如肾病综合征、系统性红斑狼疮、类风湿性关节炎及器官移植的排斥反应等。不良反应主要有骨髓抑制引起白细胞及血小板减少、胃肠道反应、生殖系统抑制、出血性膀胱炎及脱发等（详见第四十五章）。

硫唑嘌呤（azathioprine）

硫唑嘌呤在体内转变为巯嘌呤发挥作用，干扰嘌呤代谢，抑制嘌呤核苷的生物合成，抑制 DNA、RNA 和蛋白质合成，从而抑制淋巴细胞的增殖，阻止抗原敏感的淋巴细胞转化为免疫母细胞。对 T 细胞抑制强，对 B 细胞抑制弱。常与糖皮质激素合用于器官移植的排斥反应及治疗多种自身免疫性疾病。作用慢而持久，毒性较小，是临床广泛应用的免疫抑制剂之一。不良反应有骨髓抑制、胃肠道反应、口腔食管溃疡、肝损害等。

抗淋巴细胞球蛋白（antilymphocyte globulin，ALG）

抗淋巴细胞球蛋白采用人的胸腺细胞、胸导管淋巴细胞、外周血淋巴细胞或培养的淋巴母细胞免疫动物（马、羊、兔等）获得抗淋巴细胞血清，经提纯得到抗淋巴细胞球蛋白，其中用人的胸腺细胞免疫动物得到的制品，又称抗胸腺细胞球蛋白（antithymocyte globulin，ATG），属强免疫抑制剂。

ALG 能使外周淋巴细胞减少，也能使淋巴结及脾内胸腺依赖区的淋巴细胞减少。它主要作用于 T 细胞，而对细胞免疫有较强的抑制。其特点是：无骨髓毒性，能在补体协助下对淋巴细胞产生溶解作用；而且抗淋巴细胞球蛋白一旦结合到淋巴细胞后，可使细胞受体不能识别抗原，从而阻止抗原发现靶细胞而发挥免疫抑制作用。可与硫唑嘌呤或糖皮质激素等合用，预防和治疗器官移植的排斥反应，还用于治疗自身免疫性疾病。因制备所用淋巴细胞来源不同，制剂未标准化，临床疗效不稳定，仅在其他免疫抑制药无效时应用。常见过敏反应，如发热、寒战、皮疹、关节痛、血小板及粒细胞减少，严重时可发生过敏性休克。

二、免疫增强药

免疫增强药能激活一种或多种免疫活性细胞，增强机体免疫功能，使低下的免疫功能恢复并提高的药物。主要用于治疗与免疫功能低下有关的疾病，如免疫缺陷疾病、肿瘤、某些慢性的病毒或真菌感染。目前本类药疗效尚不满意，影响因素主要是剂量、给药方法及机体免疫功能等。现仅介绍应用较广的免疫增强剂。

卡介苗（bacillus calmette-guerin，BCG）

卡介苗是牛结核杆菌的减毒活菌苗或死菌苗，除用于预防结核病外，为非特异性免疫增强剂，可刺激多种免疫活性细胞的功能，增强机体的细胞与体液免疫，提高巨噬细胞杀伤肿瘤细胞和细菌的能力。主要用于肿瘤的辅助治疗，如白血病、黑色素瘤、肺癌等。常用划痕法，用药后可使瘤体缩小，转移减少，延缓肿瘤复发。黑色素瘤内注射效果最好，对已转移者无效。死卡介苗可增强病人的抗感染能力，在防治感冒、慢性支气管炎和支气管哮喘方面，具有一定疗效。

不良反应较多见，严重程度和发生率与剂量、给药方法及免疫治疗的次数等有关。注射局部可见红斑、硬结和溃疡；瘤内注射、胸腔内注射及皮肤划痕均可引起全身反应，有寒战、高热、全身不适等。瘤内注射偶见过敏性休克，甚至死亡。免疫功能严重低下者，可致播散性感染，需用异烟肼治疗。

左旋咪唑（levamisole，LMS）

左旋咪唑系一种口服有效的免疫调节药物（原为一种广谱驱肠虫药）。对正常人和动物几乎不影响抗体的产生，但对免疫功能低下者，促进抗体生成。可使低下的细胞免疫功能恢复正常，还能增强巨噬细胞的趋化和吞噬功能。它还能诱导白细胞介素-2 的产生，增强免疫应答。临床主要用于免疫功能低下者恢复免疫功能，可增强机体抗病能力。与抗癌药合用治疗肿瘤可巩固疗效，减少复发或转移。对多种自身免疫性疾病如类风湿性关节炎、系统性红斑狼疮等症状可改善。不良反应主要有恶心、呕吐、腹痛等，少见有发热、头痛、乏力等现象，偶见有肝功能异常、白细胞及血小板减少等。

白细胞介素-2（interleukin-2，IL-2）

白细胞介素-2 曾称为 T 细胞生长因子（T cell growth factor，TCGF），由 T 细胞和 NK（自然杀伤细胞）细胞产生。其作用是：①可刺激自然杀伤细胞（NK）的活化与增殖，并增强其活性；②诱导细胞毒性淋巴细胞，增强其溶细胞活性；③诱导 LAK（激活杀伤细胞）的分化增殖，LAK 细胞具有广谱抗肿瘤活性，可溶解多种肿瘤细胞；④刺激肿瘤浸润淋巴细胞（TIL）的增生及增强其活性（TIL 细胞对自身肿瘤细胞具有特异性溶解活性）。

临床用于肾细胞瘤、黑色素瘤、结肠和直肠癌效果较好，可控制肿瘤发展，减小肿瘤体积及延长生存时间。

不良反应多数出现流感样症状，如发热、寒战、肌肉痛及关节痛；胃肠道反应，如恶心、呕吐、厌食；神经系统症状，肾功能减退，水肿，血压升高等，剂量减少上述症状可减轻。

白细胞介素是介导细胞间相互作用的一级免疫细胞因子，具有广泛的生物学效应。每种 IL 能与多种免疫细胞相互作用，同时每种免疫细胞又可受多种 IL 调控，不同 IL 之间有相互协调和制约的作用，由此构成极其复杂的细胞因子免疫调节网络。目前已知的 IL 有 20 多种，成为研究热点之一。

干扰素（interferon，IFN）

干扰素是第一个被深入研究的细胞因子。可分为 α、β、γ 三类，现采用 DNA 重组技术生产纯 INF。干扰素具有抗病毒、抑制细胞增殖、抗肿瘤及调节免疫作用。对 RNA 和 DNA 病毒都有抑制作用。

临床可用于疱疹性角膜炎、病毒性眼病、带状疱疹等皮肤疾患、慢性乙型肝炎及调节人体免疫功能等。对成骨肉瘤、肾细胞癌、卡波（Kaposi）肉瘤、多毛细胞白血病（首选药）

及慢性白血病等有效。也可用于获得性免疫缺陷综合征，β-干扰素对多发性硬化症有较好疗效，γ-干扰素可用于治疗类风湿性关节炎。

对免疫调节作用视剂量及注射时间不同而异，致敏前或大剂量给药可抑制体液免疫，相反致敏后或小剂量给药可增强体液免疫功能，同样结果亦可见于细胞免疫。

肌内或皮下注射后入血慢，半衰期为 2～4 小时，脑脊液浓度低。

不良反应有胃肠道反应，流感样症状及神经系统症状（嗜睡、精神错乱），皮疹，肝功能损害等。5% 患者用后产生抗 INF 抗体，原因不明。

转移因子（transfer factor，TF）

转移因子是从健康人白细胞提取的一种多核苷酸和低分子量多肽，无抗原性，可以将供体的细胞免疫信息转移给未致敏受体，使之获得供体样的特异和非特异的细胞免疫功能，其作用可持续六个月，本品可起佐剂作用。但不转移体液免疫，不起抗体作用。临床用于先天性和获得性免疫缺陷病的治疗，也试用于难以控制的病毒性和霉菌感染（如带状疱疹、乙型脑炎、白色念珠菌感染等）、某些自身免疫性疾病及肿瘤辅助治疗。

胸腺素（thymosin）

胸腺素是从胸腺分离的一组活性多肽，少数已提纯，现已成功采用基因工程生物合成。可诱导 T 细胞分化成熟，可调节成熟 T 细胞的多种功能，同时增强白细胞、红细胞的免疫功能，并调节机体的免疫平衡。可治疗胸腺依赖性免疫缺陷疾病（包括艾滋病）、肿瘤及某些自身免疫性疾病和病毒感染等。少数出现过敏反应，过大剂量可产生免疫抑制。

制剂及用法

环孢素　口服溶液：100mg/ml×50ml，一日 10～15mg/kg，于器官移植前 3 小时开始应用并持续 1～2 周，然后逐渐减至维持量 5～10mg/kg。静脉注射浓缩液：每支（5ml）250mg。静脉滴注可将 50mg 以生理盐水或 5% 葡萄糖注射液 200ml 稀释后于 2～6 小时内缓慢点滴，剂量为口服剂量的 1/3。

他克莫司　口服成人每日 150～250μg/kg，儿童每日 200～300μg/kg，分 3 次服。静脉注射成人每日 25～50μg/kg，儿童每日 50～100μg/kg。

卡介苗　皮内注射或皮肤划痕接种。

盐酸左旋咪唑　治疗肿瘤，每两周用药 3 天或每周用药 2 天，3 次／日，每次 50mg。自身免疫性疾病：2～3 次／日，每次 50mg，连续用药。

胸腺素（猪胸腺素）　肌内注射，每次 2～10mg，一日或隔日 1 次。

转移因子　注射液：每支 2ml，每次 1 支，皮下注射，每周 1～2 次，一月后改为每周 1 次。各地产品每批含量不完全一致。

白细胞介素-2　注射剂：10 万单位；20 万单位；40 万单位；100 万单位。静脉滴注：每天 1 次，每周 5 次，每次 50 万～200 万单位，连续给药 2～6 周。体腔给药：每周 2 次，每次 50 万～200 万单位。

（张延霞）

第四十七章　解　毒　药

一、有机磷酸酯类中毒解毒药

有机磷酸酯类（organophosphates）为常用的杀虫剂，如内吸磷（systox，E1059）、对硫磷（parathion，1605）、敌百虫（dipterex）、敌敌畏（DDVP）、乐果（rogor）和马拉硫磷（malathion）等。还有毒力极大的则用作战争毒气（war gases），如沙林（sarin）、梭曼（so-man）和塔崩（tabun）等。

【中毒机制及表现】

有机磷酸酯类多易挥发，脂溶性高，可经消化道、呼吸道、皮肤、粘膜等途径进入人体，其分子中的磷原子以共价键与胆碱酯酶酯解部位的羟基牢固结合，生成有机磷与胆碱酯酶的复合物，进而生成难以水解的磷酰化胆碱酯酶（图47-1），使胆碱酯酶失活，造成ACh在体内大量堆积，从而出现明显中毒症状。急性中毒可分为轻、中、重三级，轻度中毒以M样症状为主，中度中毒M样和N样症状同时出现，重度中毒时除上述症状加重外，还出现中枢症状（表47-1）。

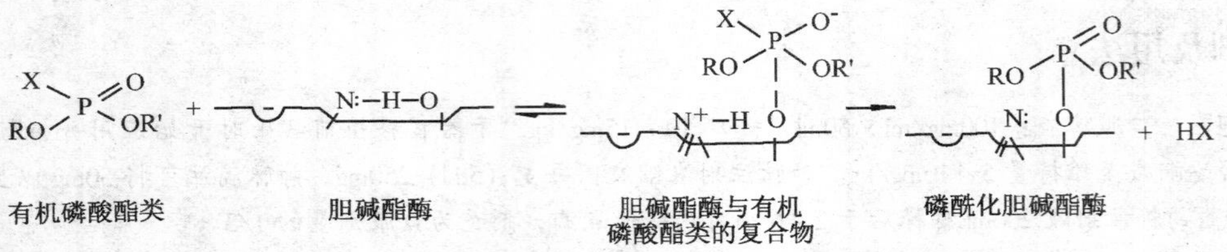

图 47 - 1　有机磷酸酯类抗胆碱酯酶作用示意图

表 47 - 1　有机磷酸酯类急性中毒的临床表现

作用		中毒症状
M样作用		
	兴奋虹膜括约肌	瞳孔缩小、视物模糊、眼痛
	增加腺体分泌	流涎、口吐白沫、出汗、支气管分泌增加
	兴奋平滑肌	呼吸道：支气管痉挛、呼吸困难、严重者有肺水肿
		胃肠道：恶心、呕吐、腹痛、腹泻、大便失禁
		膀胱：小便失禁
	血管扩张	血压下降
	心脏抑制	心动过缓、心跳微弱
N样作用		
	兴奋骨骼肌 N_M 受体	肌肉震颤、抽搐，严重者肌无力甚至麻痹
	兴奋神经节 N_N 受体	心动过速、血压升高（晚期下降）
中枢神经反应	先兴奋后抑制	不安、失眠、谵妄、惊厥、昏迷、呼吸抑制、循环衰竭

【中毒解救】

1. 清除毒物　经皮肤吸收中毒者用温水或肥皂水清洗皮肤，经口中毒者用1%~2%碳酸氢钠溶液洗胃，再用硫酸镁导泻。但碳酸氢钠溶液不宜用于敌百虫中毒，因其在碱性环境中能变成毒性更强的敌敌畏。对硫磷中毒时不宜用高锰酸钾，因其能使之氧化成毒性更强的对氧磷。

2. 对症治疗　一般采用吸氧、人工呼吸、补液等。并须及早、足量、反复注射阿托品，以缓解中毒症状，直至 M 样中毒症状缓解并出现轻度阿托品化（瞳孔较前散大而不再缩小、颜面潮红、皮肤干燥、腺体分泌减少、口干、肺部湿啰音显著减少或消失、轻度躁动不安、心率加快等）。达阿托品化后要逐渐减少阿托品用量，以防引起阿托品中毒，但不能突然停药，否则将引起病情反复。

3. 应用特效解毒药——胆碱酯酶复活剂　临床常用的胆碱酯酶复活剂有碘解磷定（PAM）、氯解磷定（PAM-CL）、双复磷（DMO₄）和双解磷（TMB₄）等，它们能使胆碱酯酶恢复活性。但中毒时间过长（超过 36 小时），此时胆碱酯酶已老化，本类药物已难以使其恢复活性。因此，主张早期应用、足量给药。

碘解磷定（pralidoxime iodide）

碘解磷定又名解磷定、派姆（pyraloxime methiodine，PAM），为最早用于临床的胆碱酯酶复活药。本品略溶于水，水溶液不稳定，在碱性溶液中易水解生成剧毒的氰化物，因此忌与碱性药物合用。

【药理作用】

解磷定进入体内后，其带正电荷的季铵阳离子能与磷酰化胆碱酯酶的阴离子部位以静电引力相结合，肟基与磷酰基以共价键结合，形成磷酰化胆碱酯酶和解磷定的复合物，并进一步裂解为磷酰化解磷定，使胆碱酯酶游离而恢复其活性。

此外，碘解磷定也能与体内游离的有机磷酸酯类直接结合，成为无毒的磷酰化碘解磷定，由尿排出，从而阻止游离的毒物继续抑制胆碱酯酶活性（图 47-2）。

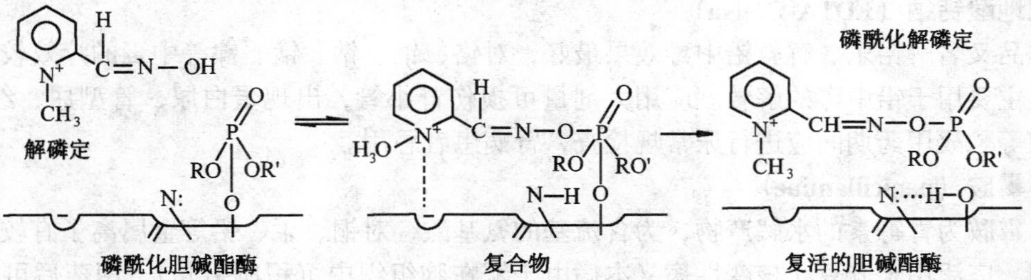

图 47-2　碘解磷定复活胆碱酯酶过程示意图

【临床应用】

本品主要用于中度和重度有机磷酸酯类急性中毒的解救。对骨骼肌的作用最为明显，能迅速制止肌束颤动，对 M 样症状的恢复较差，对中枢症状基本无效。由于碘解磷定也不能直接对抗体内积聚的乙酰胆碱的作用，故应与阿托品合用。

碘解磷定的疗效因不同的有机磷酸酯类制剂而异，对内吸磷、对硫磷、马拉硫磷等疗效较好，对敌百虫、敌敌畏等疗效较差，而对乐果中毒则几乎无效，故抢救乐果中毒应以阿托品为主。

【不良反应】

静脉注射速度过快可引起头晕、头痛、恶心、呕吐、乏力、视物模糊、心动过速等。由于碘的刺激性，有时可致腮腺肿大和咽痛。当剂量过大时，本品也可抑制胆碱酯酶，引起神经肌肉传导阻滞而加重中毒。

氯解磷定（pralidoxime chloride，PAM-CL）

氯解磷定又名氯磷定，其作用和用途与碘解磷定相似，但不良反应较轻，溶解度大，水溶液较稳定，可进行肌内注射或静脉给药，应用方便，且价格低廉。因此，已成为胆碱酯酶复活药中的首选药物。本品不良反应较少，偶见头晕、恶心、呕吐、视物模糊，用量过大或注射过快可致呼吸抑制。

二、金属和类金属中毒解毒药

金属和类金属进入体内后，主要与体内含有巯基（–SH）的酶结合，使该酶失活而中毒。临床应用的金属和类金属中毒解毒药多为络合剂，络合了金属和类金属成为无毒物质由肾排出，从而使巯基酶游离恢复活性。

二巯基丙醇（dimercaprol，BAL）

本品分子中含有两个巯基，与金属的亲和力大，能从组织中夺取与酶结合的金属，形成无毒不易解离的络合物而由肾脏排出，使巯基酶恢复活性，从而解除中毒症状。但所产生的络合物仍有一定程度的解离，因此，应及时反复给药以达解毒目的。

本品主要用于砷、汞中毒，也用于锑、铋、铬、锌、金、铜、镍中毒，但对铅、锰、钒等中毒疗效较差。

该药不良反应较多，常见恶心、呕吐、腹痛、视物模糊、头痛、头晕、乏力、四肢酸痛等，大剂量可收缩小动脉，引起血压升高、心跳加快，多次注射还可引起肝肾损害。

同类药物还有二巯基丁二酸钠（sodium dimercaptosuccinate）和二巯基丙磺酸钠（sodium dimercaptosulfonate，unithiol）。前者对锑中毒的解毒作用较后者强 10 倍。后者对砷、汞中毒的疗效强于二巯基丙醇。两药的毒性均低于二巯基丙醇。

依地酸钙钠（EDTA-Ca-Na）

本品又名解铅乐。解救铅中毒效果最好，对铬、铜、钴、锰、镍等中毒的疗效较差，故临床上主要用于铅中毒的解救。应用大剂量可损伤肾小管，出现蛋白尿、管型尿、红细胞、白细胞等。故用药期间应进行尿常规检查，肾病患者忌用。

青霉胺（penicillamine）

青霉胺为青霉素的水解产物，为含巯基的氨基酸，对铜、汞、铅等金属离子有较强的络合作用，广泛用于肝豆状核变性病（本病由于铜在脑组织中沉积所引起），用药后可使尿铜排出量增加 5～20 倍，症状也随之得到改善，其作用比二巯基丙醇强。而对铅、汞中毒的解毒作用不如依地酸钙钠和二巯基丙磺酸钠。此外，本品还可用于治疗某些免疫性疾病如类风湿性关节炎、慢性活动性肝炎等。不良反应有恶心、呕吐、腹痛，偶有头痛、咽痛、乏力、肾脏损害。本品与青霉素之间有交叉过敏反应，故用药前应作青霉素皮肤过敏试验。

三、氰化物中毒解毒药

氰化物是毒性最强、作用最快的毒物之一。主要为氰化钾、氰化钠、氰氢酸等。桃、杏、枇杷、李子、杨梅、樱桃的核仁和木薯等都含氰苷，经分解可生成氢氰酸，过多地生食这些果仁也可引起中毒。氰化物进入人体后，解离出 CN^-，迅速与细胞色素氧化酶上的三价铁结合，使之不能还原为二价铁，从而抑制酶功能，产生"细胞内窒息"，使中枢神经系统首先受害，表现为先兴奋而后抑制，呼吸麻痹是中毒死亡的主要原因。

【解毒措施】

解救氰化物中毒关键在于迅速恢复细胞色素氧化酶的活性和加速氰化物转变成无毒或低毒的物质。故应首先给予高铁血红蛋白形成剂（如亚硝酸异戊酯、亚硝酸钠或大剂量美蓝），将部分血红蛋白氧化成高铁血红蛋白，后者对 CN^- 有高度亲和力，能将游离的和已经结合的 CN^- 变成氰化高铁血红蛋白。但因氰化高铁血红蛋白中的 CN^- 还能逐渐解离出来，故应用高铁血红蛋白形成剂后，必须再给予供硫剂（硫代硫酸钠），在转硫酶的作用下，与 CN^- 生成稳定而几乎无毒的硫氰酸盐（其毒性只有氰化物的 1/200），经肾脏排出体外，但作用较慢。因此，解救氰化物中毒时应先静注亚硝酸钠，而后立即注射硫代硫酸钠。反应式如下：

$$细胞色素氧化酶 + CN^- \rightarrow 氰化细胞色素氧化酶（细胞呼吸受阻，发生中毒）$$

$$血红蛋白 \xrightarrow[\text{亚硝酸盐或大剂量美蓝}]{\text{氧化}} 高铁血红蛋白（对氰化物有高度亲和力）$$

$$高铁血红蛋白 + 氰化细胞色素氧化酶 \Longleftrightarrow 细胞色素氧化酶 + 氰化高铁血红蛋白$$
$$\quad\quad\quad（失活）\quad\quad\quad\quad\quad\quad\quad\quad\quad\quad（复活）$$

$$硫代硫酸钠（Na_2S_2O_3）+ CN^- \xrightarrow{\text{转硫酶}} 亚硫酸钠（Na_2SO_3）+ CNS^-（毒性解除）$$

四、灭鼠药中毒解救药

灭鼠药的种类繁多，一般分为速效和缓效两类。

速效灭鼠药如磷化锌（Zinc phosphide）。误服或经呼吸道吸入，当遇胃酸后迅速分解为磷化氢和氯化锌。氯化锌对胃肠道粘膜及呼吸道有强烈的腐蚀作用。磷化氢可引起抽搐、心律失常、休克、昏迷及肝肾损害。故误服后须立即催吐、洗胃。一般口服 1% 硫酸铜溶液 5～10ml，每 5～10 分钟一次，至不吐为止。用高锰酸钾溶液洗胃，能使磷化锌氧化成为磷酸盐。并须积极对症治疗。

目前，较常用的缓效灭鼠药为抗凝血性灭鼠药，主要有 1，3-茚满二酮类和 4-羟基香豆素类。1，3-茚满二酮类如敌鼠、联苯敌鼠、杀鼠酮等，主要通过干扰肝对维生素 K 的利用或直接损害肝小叶，抑制凝血酶原及凝血因子 Ⅶ、Ⅸ、Ⅹ 的合成，使凝血时间和凝血酶原时间延长，同时破坏毛细血管壁的通透性，增加血管壁的脆性，引起出血。4-羟基香豆素类如杀鼠迷（立克命）、杀鼠灵（灭鼠灵）、克灭鼠等，通过对抗维生素 K 而阻止谷氨酸残基的 γ 羧化作用而抗凝血，对已形成的凝血因子无影响，与前一类不同的是不损害肝小叶。

敌鼠等灭鼠药中毒的临床表现为恶心、呕吐、食欲不振、腹痛等，1～2 天后有全身出血症状，凝血时间、凝血酶原时间明显延长。解救缓效灭鼠药中毒除催吐、洗胃、导泻、对症处理外，应给予其特效解毒药维生素 K_1。一般用 10～30mg 加入 50% 葡萄糖溶液 40ml 中缓慢静注。也可将 40～60mg 加入 5%～10% 葡萄糖溶液 500ml 中静滴。轻度出血者一般单剂即可，中度出血者必要时每日给药 2～3 次，严重出血者首剂 20～50mg 加入葡萄糖溶液中缓慢静注，然后给 10～20mg，给药 3～5 次，视病情逐渐减量。常用至症状消失、凝血酶原时间正常后 3～5 天。此外，可适当应用立止血 1～2U 静脉推注，每天 2～3 次。也可合并使用大剂量维生素 C 和激素，以降低毛细血管壁的通透性。

制剂及用法

碘解磷定　注射剂：0.5g。每次 0.5～1.0g，静注，可按病情增减剂量，一般均需要重复注射。

氯解磷定　注射剂：0.25g、0.5g。肌注，每次 0.25～0.75g。或用生理盐水 500ml 稀释后静滴。

双复磷 注射剂：0.25g/2ml，每次0.25~0.5g，肌内注射或缓慢静注，也需重复给药。

双解磷 注射剂：0.15g。肌注每次0.15~0.45g，缓慢静注每次0.45~0.75g。

二巯基丙醇 注射剂：0.1g、0.2g。2.5~5 mg/kg，肌注，日用量酌情决定。

二巯基丁二酸钠 粉针剂：0.5g、1.0g。临用时用注射用水稀释。用量视病情而定。

二巯基丙磺酸钠 注射剂：0.25g。静注，每次5mg/kg，每4~5小时一次，第二日2~3次/日，以后1~2次/日，七日为一疗程。

依地酸钙钠 注射剂：1.0g。每次0.5~1.0g，溶于5%葡萄糖注射液中静滴，每日一次，3~5天为一疗程。

青霉胺 片剂：0.1g。1.0g/d，分4次服用，5~7日为一疗程。停药2日开始下一疗程。一般可用1~3个疗程。

亚硝酸钠 注射剂：0.3g。0.3~0.5g缓慢静脉注射。

亚甲蓝（美蓝） 注射剂：20mg、50mg、100mg。每次5~10mg/kg，静注。

硫代硫酸钠 粉针剂：0.32g、0.64g。每次12.5~25g，用生理盐水稀释成25%溶液缓慢静注。

维生素 K_1 注射剂：10mg/1ml。10~30mg加入50%葡萄糖溶液40ml中缓慢静注，或40~60mg加入5%~10%葡萄糖溶液500ml中静滴。

（王新华）

272

第四十八章 皮肤科及五官科用药

一、皮肤科用药

皮肤是人体最大的器官之一，它具有抵御外界各种刺激和维持机体内环境稳定等重要的生理功能。由各种原因引起的皮肤病是临床上的常见疾病。皮肤科药物大多通过直接接触发病部位发挥治疗作用。皮肤科用药种类繁多，按作用机制、临床用途可大致分为以下几类：清洁消毒类：如硼酸等，常用于清洁皮肤；消毒防腐药：如苯酚、乙醇等，用于消毒防腐等目的；抗微生物药：包括抗真菌药，多用于治疗由细菌或真菌引起的皮肤感染；抗病毒药：用于病毒引起的皮肤感染；抗寄生虫药：用于皮肤寄生虫病；杀虫类：如六氯苯，主要用于治疗疥疮、除虱等；角质促进或溶解药：常用于治疗痤疮、银屑病等慢性皮肤病；止痒剂：用于瘙痒性皮肤病、纤维组织炎等；肾上腺皮质激素类药：常用于治疗过敏性皮炎、接触性皮炎、银屑病等；抗组胺药：用于过敏性疾病引起的荨麻疹、血管神经性水肿及皮肤瘙痒等；防光剂：用于避免或减少紫外线对皮肤的损伤等；其他类：包括影响黑色素形成及去鳞屑、去皮脂药等。本章对一些具有特殊作用的常用药作一介绍：

（一）清洁剂（cleaning agent）

硼酸（boric acid）

10%粉剂，用于护肤；2%~3%硼酸水溶液湿敷，用于急性皮炎、湿疹的治疗；5%~10%硼酸软膏，用于创伤及皮肤干裂等。

（二）消毒防腐药（antiseptics）

苯酚（phenol）

0.5%~2%水、酒精溶液或软膏剂，用于止痒、镇痛；5%~10%酒精溶液外搽用于手足多汗症的治疗；20%以上浓度的水溶液，用于急性女阴溃疡及软下疳等。

甲紫（methyl violet）

1%溶液用于表浅创面、糜烂、皮肤感染及粘膜念珠菌感染，并可用于脓皮病、创面感染等。

苯扎溴铵（benzalkonium bromide）

又称洁而灭。用于创面清洁、皮肤消毒。0.05%~0.1%水溶液外搽或浸泡。

（三）抗真菌药（antifungus agent）

真菌病分浅部真菌病和深部真菌病。浅部真菌病是皮肤科的多发病。

十一烯酸（undecylenic acid）

具有抗真菌作用。以5%~10%十一烯酸为主配成的制剂，包括十一烯酸癣药水、脚气灵软膏、新脚气膏等，用于手足癣和体癣等的治疗。

酮康唑（ketoconazole）

见第四十二章。

（四）抗病毒药（antivirotic agent）

见第四十一章。

（五）杀虫药（parasiticide）

升华硫（sulfur sublimatum）

为外用抗菌杀虫药，具有杀细菌、真菌和杀虫作用。其作用原理在于使细菌、真菌及寄生虫的结构成分硫酸化而死亡。本品尚可促进皮肤角质更新。用于痤疮、酒渣鼻、疥疮、单纯糠疹、脂溢性皮炎、慢性湿疹、银屑病、头癣、体癣、手足癣。

（六）角质促进或溶解药

地蒽酚（dithrannol）

又名蒽林，为一角质促进剂。有抑制代谢酶活性的作用，可使蛋白质的合成速度降低，表皮细胞生成速度和皮肤角化速度恢复正常，缩小和消除皮损。治疗银屑病，也适用于进行期斑块型、点滴型和肥厚型牛皮癣。

维甲酸 A（tretinoin）

又名维 A 酸，属于角质溶解药。可促进上皮细胞核分裂加快，上皮细胞增生分裂加速，使角质层细胞粘合疏松易脱落。由于表皮细胞更替加快可促进已有的粉刺去除并抑制新的粉刺产生。毛囊上皮更替的增加可阻止角质栓的堵塞，用于寻常痤疮（对重症脓疱型和囊肿性结节型无效），与过氧苯甲酰合用增加疗效。亦可用于角化障碍病如银屑病、板层状鱼鳞病、毛囊角化病、扁平疣的辅助治疗。

（七）止痒剂（antipruritic）

樟脑（camphor）

属止痒药。涂在皮肤有清凉感，有止痒、轻度止痛和抗刺激作用。用于瘙痒性皮肤病、纤维组织炎、神经痛等。该药在体表易吸收，经肝脏代谢后从肾脏排出。大量误服可引起恶心、呕吐、头痛、头晕、抽搐、中枢抑制，偶有呼吸衰竭。

（八）甾体抗炎药

氢化可的松和多种甾体激素及其新型衍生物用于临床许多皮肤病的治疗取得了较好疗效，已成为皮肤科最为常用的一类外用药。但应注意，本类药物在适应证选择不当时会产生很多不良反应，甚至带来严重后果。甾体抗炎药常用于非感染炎症性皮肤病（如变态反应性接触性皮炎、皮肤湿疹、异位性皮炎、日光性皮炎、银屑病、盘状红斑狼疮、局限性硬皮病、斑秃等），非感染性瘙痒性皮肤病（如神经性皮炎、阴肛瘙痒症、局限性皮肤瘙痒症及结节痒症等），非感染性肉芽肿性皮肤病（如环状肉芽肿、光泽苔癣等）。

甾体抗炎药单独禁用于各种感染性皮肤病及以感染为主的瘙痒性皮肤病的治疗，因为有可能会使原有的感染加重或播散；甾体抗炎药不能外用于有糜烂、溃疡的部位，一方面因可妨碍伤口愈合，另一方面由于创面没有角质层的保护作用，吸收可大大增加，有发生全身性不良反应的可能；长期使用甾体抗炎药易引起许多不良反应，如局部易发生感染、面部皮肤萎缩、毛细血管扩张等。

外用皮质甾体激素的分类及制剂见表 48-1。

表 48-1 外用皮质甾体激素的名称、作用强度和制剂常用浓度

作用强度	药物名称	常用浓度（%）
弱	醋酸氢化可的松（hydrocortisone acetate）	1.0
	醋酸甲基氢化泼尼松（methylprednisolone acetate）	0.25
中	醋酸氢化泼尼松（prednisolone acetate）	0.5
	醋酸地塞米松（dexamethasone acetate）	0.05
	丁酸氯倍他松（clobetasone butyrate）	0.05
	曲安奈德（曲安缩松，triamcinolone acetonide）	0.025～0.1
	丁酸氢化可的松（hydrocortisone butyrate）	1
	醋酸氟氢可的松（fludrocortisone acetate）	0.025
	氟轻松（fluocinolone acetonide）	0.01
强	丙酸倍氯米松（beclomethasone dipropionate）	0.025
	莫美他松（mometasone furoate）	0.1
	氯氟舒松（halcinonide）	0.025
最强	丙酸氯倍他索（clobetasol propionate）	0.02～0.05
	氯氟舒松（halcinonide）	0.1
	戊酸倍他米松（betamethasone 17-valerate）	0.1
	双醋二氟松（diflorasone diacetate）	0.05

（九）其他

甲氧沙林（methoxsalen）

又名甲氧补骨脂素（methoxypsoralen），是中药补骨脂的有效成分补骨脂素经化学修饰而成。为色素形成剂，能引起红斑、黑素和表皮细胞毒反应。确切机制尚不清楚，但本药能使黑色素细胞内酪氨酸酶活力增强，抑制 DNA 合成和细胞分裂，抑制表皮更替等。本药的作用建立在有功能的黑色素细胞存在的基础上。常用于治疗白癜风、银屑病和蕈样肉芽肿等，治疗时需配合长波紫外线 A 照射。

积雪苷（asiaticosid）

系伞科植物积雪草的干净全草提取而得，是一种创伤愈合的促进调整剂。能激活上皮细胞，促进正常肉芽组织形成，抑制成纤维细胞的增殖，对无秩序的瘢痕组织的增殖具有抑制和延缓作用，对粘连的形成有缓解作用。用于治疗各类皮肤溃疡，各种烧灼伤、外伤和手术伤口，肌腱粘连和瘢痕增生以及硬皮病。

二、眼科用药

眼科用药受血-眼屏障的限制，以具有双相溶解度的药物最为理想。临床品种有百余种以上，大体分为四类：①抗感染药；②抗青光眼药；③散瞳药；④其他眼病用药。现将常用的抗感染药和治疗青光眼药物列表如下（表 48-2）：

表 48 – 2　眼科常用的抗感染药及治疗青光眼药

药　物	作用特点	应　用	制　剂
氯霉素（chloramphenicol）	抗菌谱广，滴眼液穿透力强，局部刺激小	沙眼，结膜炎，角膜炎	滴眼液 0.25% ~ 0.5%
磺胺醋酰钠（sulfacetamide sodium）	滴眼液穿透力强，水溶液呈中性，局部刺激小	结膜炎，角膜炎，眼睑炎，沙眼	滴眼液 10% ~ 30%　眼膏 6% ~ 10%
利福平（rifampin）	抗菌谱广，滴眼液穿透力强，局部刺激小	眼部感染	滴眼液 0.05% ~ 0.1%
利巴韦林（三氮唑核苷，ribavirin）	广谱抗病毒药	疱疹性角膜炎，结膜炎，沙眼，防治流感	滴眼液 0.1%　滴鼻液 0.5%
碘苷（疱疹净，idoxuridine）	抗病毒药，滴眼液穿透力弱	疱疹性角膜炎	滴眼液 0.1%
醋酸可的松（cortisone）	皮质激素类药物	过敏性结膜炎，角膜炎，巩膜炎，虹膜炎	滴眼液 0.5%
毛果芸香碱（pilocarpine）	缩瞳，降低眼压	青光眼，对抗散瞳药作用	滴眼液 1% ~ 2%
肾上腺素异戊酯（地匹福林，dipovefrin）	拟肾上腺素药，脂溶性高，渗入前房收缩眼内小血管可减少房水产生	慢性开角型青光眼，常用于其他药物疗效不佳者	滴眼液 0.1%
噻吗洛尔（噻吗心安，timolol）	降低眼压起效快，不影响瞳孔和睫状肌功能状态，不影响视敏度。与其他抗青光眼药有相加作用	原发性开角型青光眼效果好，对无晶状体性青光眼、某些继发性青光眼有一定疗效	滴眼液 0.25% ~ 0.5%
乙酰唑胺（acetazolamide）	抑制碳酸酐酶活性，减少房水生成，使眼压降低	各型青光眼急性发作的短期控制	每片 0.25g，口服
双氯非那胺（dichlorphenamide）	抑制碳酸酐酶活性，减少房水生成，减低眼压	各型青光眼急性发作的短期控制	每片 25mg，口服
安妥碘（entoiodine）	能促进炎性分泌物的吸收并使肉芽组织软化消散	晚期眼底出血，虹膜睫状体炎及角膜斑翳的辅助治疗	注射液，每支 0.4g，肌注

三、耳鼻喉科用药

　　耳部常见疾病为化脓性中耳炎、鼓膜炎、外耳道炎等。根据病原菌的不同，临床常用消毒防腐药及抗生素类滴耳液局部使用。在消毒防腐药中以硼酸、苯酚、鱼石脂、黄降汞等多用；在抗生素中则为氯霉素、新霉素、庆大霉素等抗菌谱较广、局部刺激性小的药物常用。清洁创面常用过氧化氢软化耵聍；清洁耳道习惯用碳酸氢钠等。

　　鼻部用药除用消毒防腐类及抗生素类抑制细菌、真菌外，也局部应用肾上腺皮质激素类药物、抗组胺药及麻黄碱等用于治疗过敏性鼻炎、急慢性鼻炎、鼻窦炎。

茚咪唑啉（indanazoline）

　　为鼻血管收缩剂，作用机制是直接作用于 α 受体，产生拟交感神经作用和周围血管收缩作用。滴鼻用药后可引起鼻粘膜血管强烈收缩，组织缺血。但这种缺血经肉眼及显微镜检查并未发现组织学改变。本品口服后由于拟交感神经作用可引起血压升高、心率增快、尿频及血糖升高等反应。但局部鼻内应用即使大剂量也不会出现此类作用。故本药局部应用安全性高。临床主要用于治疗鼻粘膜充血及由感冒引起的鼻粘膜水肿。

麻黄碱（ephedrine）

　　利用其兴奋 α 受体、收缩皮肤粘膜血管的作用，用于鼻粘膜肿胀、充血引起的鼻塞、急性鼻炎、鼻窦炎、慢性肥大性鼻炎等。

制剂及用法

复方十一烯酸锌软膏（脚气灵膏）　软膏：20%。外用。

酮康唑　霜剂：2%。外用。

阿昔洛韦　滴眼剂：0.1%；眼膏：3%；霜膏剂：5%。滴眼或外用。

升华硫软膏　5%～10%。外涂：1～2次/日。

地蒽酚软膏　乳膏：0.1%；0.5%。局部涂擦，1～2次/日。

樟脑醑　10%樟脑乙醇溶液。局部外擦，2～3次/日。

维 A 酸霜　0.05%～1%。外用。

积雪苷　片剂：每片6mg。口服：每次2片，3次/日。

茚咪唑啉　滴鼻剂：0.1%～0.4%。滴鼻，3次/日。

麻黄碱　滴鼻剂：0.5%～1%。滴鼻，3次/日。

（李卫东）

附录 1

药物剂型及处方

一、药物剂型

药物经过适当加工制成一定形态的剂型称为制剂。药物制成制剂更容易使药物充分发挥疗效，减少毒、副作用，便于应用和保存。剂型一般是指药物制剂的类别，如片剂、注射剂等。

(一) 液体剂型

1. 溶液剂（solutil 或 liquor；solution） 一般为非挥发性药物的澄明溶液，如 10%氯化钾溶液，其溶剂为水、乙醇、植物油或其他液体，供内服和外用。溶液剂易被微生物污染，注意防腐。

2. 合剂（mistura；mixture） 由多种药物配制而成的透明或混悬的水性液体制剂，供内服用，如复方甘草合剂。合剂最好是现用现配，如需大量贮备可酌加防腐剂。

3. 注射剂（injectio；injection） 是供注射用的药物灭菌制剂。密封于玻璃安瓿内，故又称为"安瓿剂"或"针剂"，如庆大霉素注射液。注射剂一般起效迅速，剂量准确，尤其适用于急救和不能口服药物的病人。由于注射剂直接注入体内，故须严格控制质量，保证用药安全有效。注射剂要求无菌，无热源，pH 值与血液 pH 值相等或相近，渗透压与血浆相接近，具有一定的理化和生物稳定性。

4. 酊剂（tinctura；tincture） 系药物的乙醇浸出液或乙醇溶液，如颠茄酊、碘酊等，供内服或外用。挥发性药物的乙醇溶液称"醑剂"，如薄荷醑、樟脑醑等。

5. 糖浆剂（syrupus；syrup） 是指含有药物的蔗糖近饱和水溶液，含蔗糖量不低于 60%，如小儿止咳糖浆，供内服用。

6. 乳剂（emulsum；emulsion） 系两种互不相溶的液体，如油和水，经过乳化剂的处理，制成均匀较稳定乳状液体，可供内服或外用，如鱼肝油乳剂等。乳剂要求分散均匀，不得有分层。

7. 流浸膏（extractum liqulidum；liquid extract） 指生药的浸出液除去一部分溶剂并调整其浓度至规定标准的制剂。除特别规定外，每 1ml 与原生药 1g 相当，如甘草流浸膏、益母草流浸膏等。

(二) 固体剂型

1. 片剂（tabellae；tablets） 系药物与适宜的辅料通过制剂技术制成片状的固体制剂，以口服为主，也可供外用或植入。片剂的特点是剂量准确、服用和携带方便，是临床应用最广泛的固体制剂。除普通片剂外，尚有包衣片、多层片、纸型片、长效片、咀嚼片、口含片、舌下含片、泡腾片、植入片、微囊片等。

2. 胶囊剂（capsulae；capsules） 为避免药物的不良气味，将药物装入空心胶囊内制成的内服制剂。胶囊剂在胃肠道分散、吸收快，生物利用度高，胶囊剂有硬质胶囊如速效伤风胶囊和软质胶囊如鱼肝油胶丸。

3. 丸剂（pilula；pills） 是指用药材细粉（100目以上）或药材提取物加适宜的粘合剂或辅料制成的球形或类球形固体制剂，是传统的中药制剂，供内服用。粘合剂有蜂蜜、米糊或面糊，分别制成蜜丸、水丸、糊丸，如牛黄解毒丸、六神丸等。

4. 冲剂（granula；granule） 系药物或生药提取物加适量辅料制成的干燥颗粒状的内服制剂，如小儿速效感冒冲剂、板蓝根冲剂等。冲剂是在汤剂和糖浆剂基础上发展起来的新型制剂，开水冲化即可服用，具有显效快、味道佳、易保存、便携带等优点。冲剂所用的辅料有蔗糖、糊精、淀粉和乳糖等，在开放状态下易吸湿潮解结块，故应密封保存。

5. 散剂（pulvis；powder） 指一种或多种药物均匀混合制成的粉末状的固体制剂，又称粉剂，供内服或外用，如冰硼散、消化散等。散剂因粉末细而疏松，内服易被吸收，作用较快而强，适于儿童和不习惯吞服片剂者使用。腐蚀性强及易吸湿变质的药物不宜制成散剂。

6. 海绵剂（spongium；sponge） 系用亲水性胶体溶液经加工制成的海绵状灭菌制剂，如明胶海绵、淀粉海绵等。海绵剂具质软、多孔、有弹性、吸水性能强等特点。常用的原料为碳水化合物和蛋白质，有的还加入一些必要的药物。海绵剂常用于局部止血，其多孔可促进血栓形成，是外科常用的辅助止血剂。

（三）软体剂型

1. 软膏剂（unguentum；ointment） 系指药物与适宜基质制成有适当稠度的外用制剂，如地塞米松软膏、烧伤宁软膏等。药物粉末极细（最大颗粒不超过 $75\mu m$），供眼用的灭菌软膏，称眼膏剂，如四环素眼膏等。

2. 硬膏剂（emplastrum；plaster） 是药物与基质混匀后，涂于纸、布或其他薄片上的硬质膏药，遇体温则软化而粘敷在皮肤上，如伤湿止痛膏。

3. 栓剂（suppositoria） 系药物与适宜基质混合制成的用于人体腔道给药的一种半固体制剂。其形状因用途而各异，在室温下为固体，塞入腔道后，由于体温的作用可软化或熔化释放出药物而显效。产生局部作用的，如灭滴灵栓、制霉菌素栓等。产生全身效应的，如消炎痛栓等。

（四）气雾剂

气雾剂（aerosolum；aerosol）是指药物与适宜的抛射剂（液化气体或压缩空气）装于耐压密封容器中的液体制剂，当阀门打开后，借助气化的抛射剂的压力，将药液呈雾状定量或非定量地喷射出来。气雾剂吸入后，药物可达肺部深处，显效快，如异丙肾上腺素气雾剂。皮肤和粘膜用气雾剂，大都能在皮肤粘膜表面形成一层薄膜，有保护创面、消毒、局麻、止痛、消炎、消肿等作用。空间消毒用气雾剂主要用于杀虫和室内空气消毒。

（五）新型制剂

1. 微囊剂（microcapsula；microcapsule） 是利用天然的或合成的高分子物质（简称囊材）将固体或液体药物包于囊心，使成为半透明的封闭的微小胶囊。外观呈球状、葡萄串状，直径约 $5 \sim 400\mu m$。微囊优点在于其释放缓慢，延长药效，其封闭性可提高药物稳定性，减少胃肠道的副作用等。

2. 长效剂与控释剂 长效制剂以制成溶解度小的盐或酯、与高分子化合物生成难溶性复盐、控制颗粒大小等方法减慢溶出速度或通过包衣、微囊化、乳化等方法减慢扩散速度达到延长药物作用的目的。控释剂可控制药物的释放速度，使其以接近零级释放速度，药物释放均匀平稳，达到延长作用时间、减少毒副作用之目的。控释剂由药物贮库、控速部分、动力及传递孔道等部分组成。控释剂可制成供口服、透皮吸收、腔道使用的不同剂型，如片剂、胶囊、注射剂、植入剂等。

3. 定向制剂（targeting preparations） 这是一类能选择性分布于靶器官和组织的高新技术制剂，常用作抗癌药物的载体。通过各种给药途径（多为静注或口服），能将药物导向靶区，对全身其他部位则无明显影响，明显提高药物的选择性，可使药物剂量减少，疗效提高，毒副作用减少。这类制剂包括静脉用复合乳剂、脂质体、毫微胶囊、微球剂、磁性微球剂、单克隆抗体等。它们靶向的方式主要通过淋巴系统定向、提高对靶细胞的亲和力、磁性定位及酶对前体药物的作用等方式来实现。

二、处方

（一）处方的概念及意义

处方是医师根据病情的需要为患者向药房请求配方发药的书面文件，也是病人取药的凭证。因此，处方对医师、药剂人员和病人都有重要意义。

开写处方是医生的日常工作，直接关系到医疗效果和病人的安危。医师不仅要有丰富的临床医学知识，扎实的药理学知识，还应掌握处方的基本知识，才能开出正确的处方。

药剂人员应依据处方，准确、及时地调制和发放药物。发药之前应进行认真审核，一旦发现问题，应与医师联系妥善处理，以免出现差错，延误治疗或对病人的健康造成损害。

处方在法律、技术和经济上亦有重要意义：①法律上是一具有法律性质的客观凭证，如由于开写或调配处方的差错而造成医疗事故，医师或药师都须负法律责任；②技术上，它写明了药名、数量、剂量、剂型、用量和用法，保证了药物的疗效和安全性；③经济上，可用于检查药价，统计贵重、麻醉和毒剧药品的消耗，并作为报销、预算和采购的依据。

（二）处方结构

正规的处方笺格式统一，便于应用和保管，规范的处方应具有下列几部分：

1. 前记 包括医院名称，病人姓名、性别、年龄、门诊或住院号及处方日期。

2. 处方头（上记） 缩写词 Rp 或 R 于左上角，是拉丁语"Recipe"（请取）的缩写，即请求药师取下列药品。

3. 处方正文（中记） 这是处方核心部分，记载药物名称、剂型、规格和数量。

4. 调配方法（下记） 传统处方多是原料药，要注明配制方法，现在多为现成的制剂，已省略此项。

5. 用法（标记） 用拉丁语"Signa"的缩写"S."或"Sig."表示。包括每次剂量、每日次数、给药途径和给药时间。

6. 后记 处方医师和配方药师签字，以示对处方的开写与调配负责。

（三）处方书写规则

1. 处方可用中、英或拉丁文，用钢笔、毛笔或圆珠笔书写。字迹清楚，不得涂改，如有涂改，应在涂改处盖章或签字以示负责。

2. 处方上记各项要认真填写。年龄项应写明实际年龄，婴儿应精确到月龄。

3. 药名应采用《药典》规定名称或常用医药学书上的规范名称。外文药名的第一个字母应大写，有些药名可用通用缩写名。

4. 药物用量单位一律采用国家颁布的法定计量单位，固体药物以"g"、"mg"等为单位，液体药物以"ml"为单位。在处方中"g"和"ml"可以省略不写。药物剂量数字以阿拉伯数字表示。

5. 处方中的药物剂量一般不超过药典规定的极量，因病情需要超过极量时，医师应在剂量旁盖章或签字以示负责，否则药师有权拒绝发药。

6. 处方中每一个药名占一行，如果是多个独立成方的药物，可按上下顺序用阿拉伯数字标明。例如：

> Rp. ①阿司匹林片　　　　0.5×6
> 　　Sig.　0.5　　t.i.d.
> 　　②吗啉双胍片　　　　0.1×9
> 　　Sig.　0.1　　t.i.d.

处方中"用法"可用拉丁语缩写，例如：每日三次可写为"t.i.d."，肌注可写为"i.m."。处方中常用的缩写词可参见后面的常用缩写词表。

7. 麻醉药品、放射性药品等采用专用处方笺。需做皮肤过敏性试验的药物应注明"皮试"字样。急症处方可标有"急诊"或"Cito!"（急速地），药师应优先调配，迅速发药。

（四）处方种类及处方法

1. 处方种类主要包括以下几种

（1）医疗处方：医师根据病情需要所开写的处方，这种处方开写时需将制剂的名称、规格、剂量、调配方法和使用方法明确写出。

（2）法定处方：是国家药典规定的处方，对其成分、含量、浓度及配制方法有明确规定，处方时只写出制剂的名称、用量和用法即可。

（3）协定处方：医疗单位内部或几个单位协商议定的制剂处方。由于制剂是预制好的，处方开写与法定处方相同，可节省时间，提高工作效率。

2. 处方的开写法主要有两种

（1）单量法：此类处方要求药物制剂独立可数，总量按个数计算。如片剂、丸剂、栓剂、胶囊剂、安瓿剂、冲剂等均可用单量法处方，总量一般是规格乘个数，但复方制剂不必写出规格，直接写出总个数即可。例如：

> Rp. ①复方磺胺甲基异噁唑片　　　　12#
> 　　Sig.　2#　　b.i.d.
> 　　②咳必清片　　　25mg×9
> 　　Sig.　25mg　　t.i.d.

（2）总量法：一些不可数的制剂可采用总量法处方，给药时给总量，用法上说明每次分量，如溶液剂、酊剂、合剂、软膏剂、糖浆剂、气雾剂等可采用本法处方。例如：

> Rp.　10%氯化钾溶液　　　100.0
> 　　Sig.　10ml　　　t.i.d.
> Rp.　复方甘草合剂　　　100.0
> 　　Sig.　15ml　　　t.i.d.

（五）处方中拉丁语缩写

在医疗实践中，医药人员为了提高工作效率，在处方中常用拉丁语缩写词，即把原文略去一些字母。缩写词要求简单、明确、能正确辨认，易引起混淆和误解的词，一概避免缩写，但毒性药品、麻醉药品、精神药品不得采用缩写。处方中采用拉丁语缩写在国际上是通用的，处方中常用的药物制剂、剂量单位、给药途径、给药次数、给药时间及其他处方常用词都有规范的缩写（表附1-1）。

表附1-1　处方中常用拉丁语缩写词表

缩写词	原文	中文	缩写词	原文	中文
1. 药物制剂			μg（mcg）	microgramma	微　克
Amp.	ampulla	安瓿剂	q.s.	quantum satis	适　量
Caps.	capsula	胶囊剂	4. 给药次数		
Emul.	emulsio	乳　剂	b.i.d.	bis in die	每日二次
Extr.	extractum	浸膏剂	q.d.	quaque die	每日一次
Inj.	injectio	注射剂	q.2d.	quaque secundo die	每2日一次
Lot.	lotio	洗　剂	q.i.d.	qoater.in die	每日四次
Mist.	mistura	合　剂	q.o.d.	quaque omni die	隔日一次
Ocul.	oculentum	眼膏剂	q.h.	quaque hora	每小时一次
Ol.	oleum	油　剂	q.4h.	quaque quarta hora	每4小时一次
Pil.	pilula	丸　剂	q.m.	quaque mane	每晨一次
Pulv.	pulvis	散　剂	q.n.	quaque nocte	每晚一次
Spt.	spiritus	醑　剂	t.i.d.	ter in die	每日三次
Sol.	solutio	溶液剂	5. 给药时间		
Syr.	syrupus	糖浆剂	a.c	ante cibos	饭　前
Supp.	suppositorium	栓　剂	a.m.	ante meridiem	上　午
Tab.	tabella	片　剂	h.s.	hora somni	就寝时
Tr.	tinctura	酊　剂	p.c.	post cibos	饭　后
Ung.	unguentum	软膏剂	p.m.	post meridiem	下　午
2. 给药途径			p.r.n.	prore nata	必要时，酌情
i.h.	injectio hyodermica	皮下注射	stat.	Statim	立　即
i.m.	injectio muscularis	肌内注射	s.o.s.	si opus sit	需要时用
i.v.	injectio venosa	静脉注射	6. 其他		
i.v.gtt.	injectio venosa gutta	静脉滴注	aa.	ana	各
p.o.	per os	口　服	ad.	ad	加至
p.r.	per rectum	直肠给药	Cito	cito	急速地
us.est.	usum externum	外　用	Co	compositus	复方的
3. 剂量单位			D.S	da signa	给予、标记
g.	gramma	克	M.f	Misce fiat	混合制成
I.U.	interationalis unitas	国际单位	No. 或 N.	Numero	数　目
mg.	milligramma	毫　克	Sig. 或 S.	Signa	标记用法
ml.	millilum	毫　升			

（悦随士）

附录 2

麻醉药品品种目录

1. 醋托啡	31. 二乙噻丁	62. 美沙酮中间体	89. 哌替啶（度冷丁）
2. 乙酰阿法甲基芬太尼	32. 地芬诺辛	63. 甲地索啡	中间体-C
3. 醋美沙朵	33. 二氢埃托啡*	64. 甲二氢吗啡	90. 苯吗庚酮
4. 阿芬太尼	34. 双氢吗啡	65. 3-甲基芬太尼	91. 非那丙胺
5. 烯丙罗定	35. 地美沙朵	66. 3-甲基硫代芬太尼	92. 非那佐辛
6. 阿醋美沙朵	36. 地美庚醇	67. 美托酮	93. 非诺非烷
7. 阿法美罗定	37. 二甲噻丁	68. 吗酰胺中间体	94. 苯哌利定
8. 阿法美沙朵	38. 吗苯丁酯	69. 吗哌利定	95. 匹米诺定
9. 阿法甲基芬太尼	39. 地芬诺酯	70. 吗啡*	96. 氰苯双哌酰胺
10. 阿法甲基硫代芬太尼	（苯乙哌啶）*	71. 吗啡甲溴化物及其他	97. 罂粟壳*
11. 阿法罗定	40. 地匹哌酮	五价氮吗啡衍生物	98. 普罗庚嗪
（安那度尔）*	41. 羟蒂巴酚	72. 吗啡-N-氧化物	99. 丙哌利定
12. 阿尼利定	42. 芽子碱	73. 1-甲基-4苯基-	100. 消旋甲啡烷
13. 苄替定	43. 乙甲噻丁	哌啶丙酸盐	101. 消旋吗拉胺
14. 苄吗啡	44. 依托尼秦	74. 麦罗啡	102. 消旋啡烷
15. 倍醋美沙朵	45. 埃托啡	75. 尼可吗啡	103. 舒芬太尼
16. 倍它羟基芬太尼	46. 依托利定	76. 诺美沙朵	104. 醋氢可酮
17. 倍它羟基-3-甲基	47. 芬太尼*	77. 去甲左啡烷	105. 蒂巴因*
芬太尼	48. 呋替定	78. 去甲美沙酮	106. 硫代芬太尼
18. 倍他美罗定	49. 海洛因	80. 诺匹哌酮	107. 替利定
19. 倍他美沙朵	50. 氢可酮	81. 阿片*	108. 三甲利定
20. 倍他罗定	51. 氢吗啡醇	82. 羟考酮	109. 醋氢可待因
21. 苯晴米特	52. 氢吗啡酮	83. 羟吗啡酮	110. 可待因*
22. 大麻与大麻脂	53. 羟哌替定	84. 促氨代芬太尼	111. 右丙氧芬*
23. 氯尼他秦	54. 异美沙酮	85. 1-苯乙基 4-苯基	112. 双氢可待因
24. 古可叶	55. 凯托米酮	4-哌啶子基乙酸盐	113. 乙基吗啡*
25. 可卡因*	56. 左美沙芬	86. 哌替啶（度冷丁）	114. 尼可待因
26. 可多克辛	57. 左吗拉胺	其盐和制剂*	115. 尼二可待因
27. 罂粟秆浓缩	58. 左芬啡烷	87. 哌替啶（度冷丁）	116. 去甲可待因
28. 地索吗啡	59. 左啡诺	中间体-A	117. 吗啉乙基吗啡
29. 右马拉胺	60. 美他左辛	88. 哌替啶（度冷丁）	（福尔可定）*
30. 地恩丙胺	61. 美沙酮*	中间体-B	118. 丙吡兰

摘自：顾慰萍主编《麻醉药品精神药品商品手册》（1996 年 1 月公布）

　　1. 上述品种包括其盐和制剂

　　2. 品种目录有 * 的麻醉药品为我国生产的品种

283

附录3

精神药品品种目录

第一类:

1. 布苯丙胺
2. 卡西酮
3. 二乙基色胺
4. 二甲氧基安非他明
5. (1，2-二甲基庚基) 羟基四氢甲基二苯吡喃
6. 二甲基色胺
7. 二甲氧基乙基安非他明
8. 乙环利定
9. 乙色胺
10. 麦角乙二胺
11. 二亚甲基双氧安非他明
12. 麦司卡林
13. 甲卡西酮
14. 甲米雷司
15. 甲羟芬胺
16. 乙芬胺
17. 羟芬胺
18. 六氢大麻酚
19. 副甲氧基安非他明
20. 赛洛新
21. 赛洛西宾
22. 咯环利定
23. 二甲氧基甲苯异丙胺
24. 替苯丙胺
25. 替诺环定
26. 四氢大麻酚 (包括其同分异构物及其立体化学变体)
27. 三甲氧基安非他明
28. 苯丙胺 (安非他明)
29. 右苯丙胺
30. 芬乙茶碱
31. 左苯丙胺
32. 左甲苯丙胺
33. 甲氯喹酮
34. 去氧麻黄碱
35. 去氧麻黄碱外消旋体
36. 甲喹酮 (安眠酮)
37. 哌醋甲酯 (利他林)*
38. 苯环利定
39. 芬美曲秦
40. 司可巴比妥*
41. δ-9-四氢大麻酚及其立体化学变体
42. 齐培丙醇
43. 安钠加*
44. 咖啡因*
45. 丁丙诺非*
46. 布桂秦 (强痛定)*
47. 复方樟脑酊*

第二类:

48. 异戊巴比妥*
49. 布他比妥
50. 去甲麻黄碱 (苯丙醇胺)*
51. 环己巴比妥
52. 氯硝西泮
53. 格鲁米特 (导眠能)
54. 喷他佐辛 (镇痛新)*
55. 戊巴比妥
56. 阿洛巴比妥
57. 阿普唑仑*
58. 安非拉酮*
59. 阿米雷司
60. 巴比妥*
61. 苄非他明
62. 溴西泮
63. 溴替唑仑
64. 丁巴比妥
65. 卡马西泮
66. 氯氮草 (利眠宁)*
67. 氯巴占
68. 氯硝西泮*
69. 氯拉草酸
70. 氯噻西泮
71. 氯噁唑仑
72. 地洛西泮
73. 地西泮 (安定)*
74. 艾司唑仑*
75. 乙氯维诺
76. 炔己蚁胺
77. 氯氟草乙酯
78. 乙非他明
79. 芬坎法明
80. 芬普雷司
81. 氟地西泮
82. 氟西泮*
83. 哈拉西泮
84. 卤噁唑仑
85. 凯他唑仑
86. 利非他明
87. 氯普唑仑
88. 劳拉西泮
89. 氯甲西泮
90. 马吲哚*
91. 美达西泮
92. 美芬雷司
93. 甲丙氨酯 (眠尔通)*
94. 美索卡
95. 甲苯巴比妥
96. 甲乙哌酮
97. 咪达唑仑*
98. 硝甲西泮
99. 硝西泮 (硝基安定)*
100. 去甲西泮
101. 奥沙西泮*
102. 恶唑仑
103. 匹莫林*
104. 苯甲曲秦
105. 苯巴比妥*
106. 芬特明
107. 匹那西泮
108. 哌苯甲酯
109. 普拉西泮
110. 吡洛戊酮
111. 仲丁比妥
112. 替马西泮
113. 四氢西泮
114. 三唑仑*
115. 乙烯比妥
116. 氨酚待因*
117. 氨酚妥因Ⅱ号 (安度芬)*
118. 氯芬待因*
119. 丙氧氨酚
120. 麦角胺咖啡因*
121. 萘普待因片*
122. 可待因桔梗片*
123. 丙氧匹林片*
124. 氧胺酮 (原料药)

摘自：顾慰萍主编：《麻醉药品精神药品商品手册》(1996年1月公布)

1. 上述品种包括其盐和制剂

2. 品种目录有*号的为我国目前生产的品种

药名中文索引

288

291

292

药名英文索引

294